Hospital Management

제3판

# 병원경영학

장제훈 저

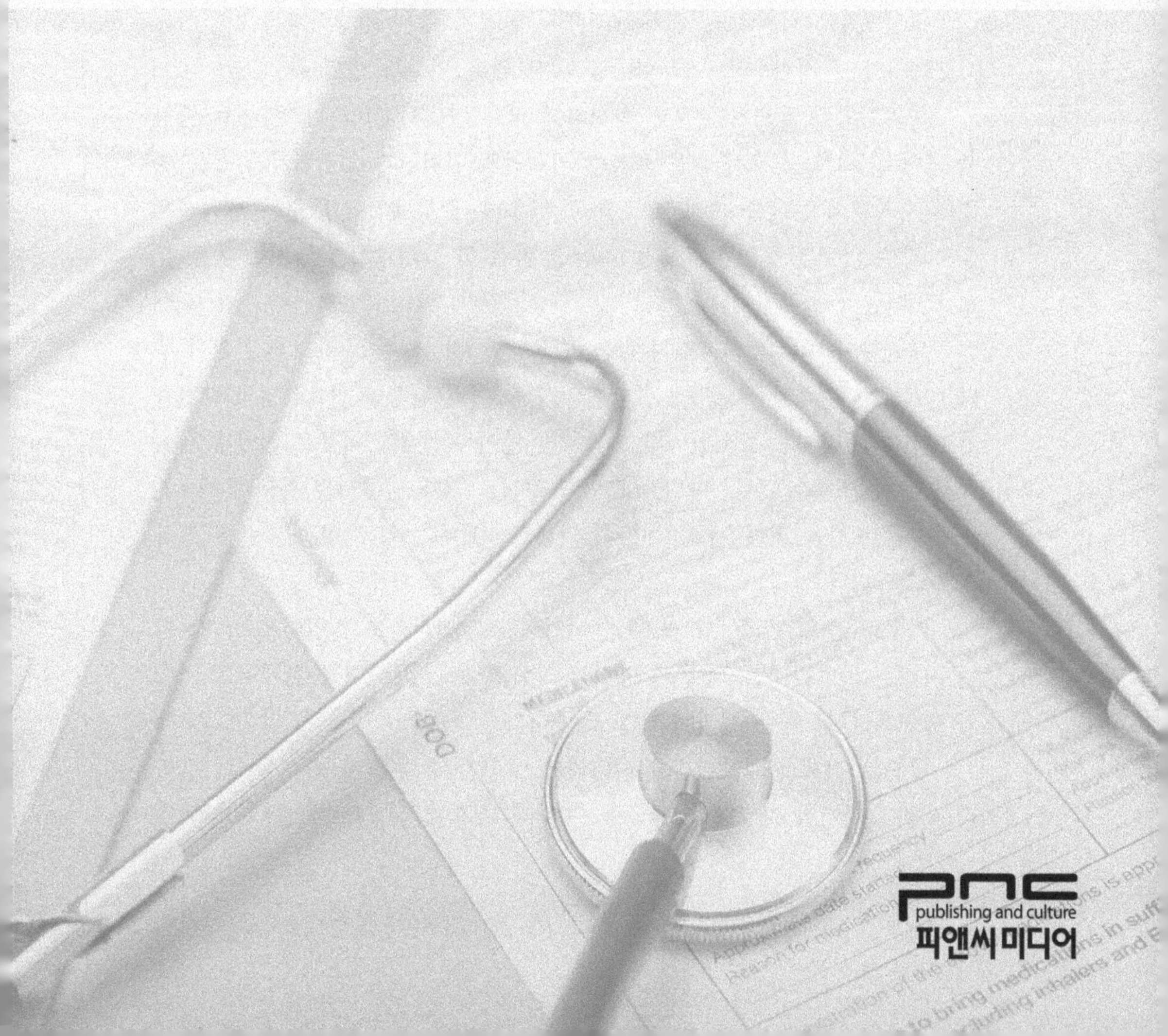

publishing and culture
피앤씨미디어

# 머리말

최근 우리나라는 4차 산업의 탈바꿈과 초고령화 사회로 급속하게 변하고 있으며, 의료업계는 풀어야 할 난제들이 산적해 있습니다.

의료기관은 우수한 서비스와 진료를 통해, 고객에게 끝없는 감동을 선사할 뿐 만 아니라 경영 성과도 좋은 병원들이 많이 생겨야 할 것입니다.

또한, 의료 서비스의 세계 경쟁에서 밀리지 않는 경영역량을 갖추어야 하겠습니다. 하지만, 의료 질 향상을 위한 길은 멀고도 험합니다.

병원경영이 잘되지 않으면 혁신하지 않은 몇몇의 경영자들은 의료 환경을 탓하고, 의사, 간호사 등을 포함한 의료인의 인력난과 입원환자 감소로 병원의 수익감소 문제를 환경 탓만 하고 있으며, 정부에서 시행하는 보건정책 등과 같은 의료를 둘러쌓고 있는 다양한 환경 역시 의료계가 가지고 있는 문제 및 이슈라 하겠습니다.

요즘같이 비난의 목소리가 높은 보건정책, 지불하는 대가에 상관없이 무작정 높은 서비스만을 요구하는 국민의식 등 여러 환경이 의료산업의 발전을 가로막고 있습니다. 중소병원의 병동 가동률이 60%대에 머무르고 있는 현실에서 볼 수 있듯이, 이는 병원 규모의 적정선을 크게 넘어서는 것으로 2차 중소병원의 도산을 확대 시킬 것이며, 의료전달체계의 왜곡 현상을 더욱 심화 시킬 것입니다.

아무리 좋은 보건정책 및 환경 여건이 조성되더라도 병원이 그냥 잘 되는 시대는 지나갔지만, 대부분 병원의 악화일로에 있는 현 상황에서도 소수의 병원은 더욱 좋은 성과를 내고 있습니다.

앞으로 경제가 회복된다고 하더라도 이러한 추세는 계속될 것이며 오히려 격차는 벌어질 것입니다. 양극화, “빈익빈 부익부”는 의료계에서도 예외가 아닐 것입니다.

이 책은 병원경영에 관심이 많은 의료기관 CEO, 의사, 치과의사, 간호사, 의료기사 그리고 병원행정에 관심이 많은 분들에게 경영역량을 제고시키는데 목적이 있습니다.

특히, 병원산업에 진출할 예비 의사들에게 장밋빛 청사진을 설계하는데 초석이 되길 바라며, 앞으로 여러분들의 고견을 참고하여 수정 보완하도록 노력하겠습니다.

이 책을 출간하도록 허락하여 주신 피앤씨미디어 출판사 임직원 여러분께 진심으로 감사드립니다.

본관 연구실에서

저자 장제훈

## 책의 구성

Ⅰ. 병원경영의 기초이론에 대해 설명하였다.

Ⅱ. 병원의 환경의 변화의 관한 내용으로 기술하였다.

Ⅲ. 병원경영의 과제와 전망에 수록된 내용을 바탕으로 미래병원 나아갈 방향과 학생들의 이해을 돕는데 중점을 두었다.

Ⅳ. 병원의 인적자원관리로서 내부직원들의 관리 및 개발을 이해를 돕도록 수록 하였다.

Ⅴ. 병원의 노무관리로서 우리나라의 노무관리 형태 및 노사관계의 중요성이 병원 경영에 미치는 내용으로 설명하였다.

Ⅵ. 병원의 경영전략은 향후 병원경영의 미래 전략의 방향에 대해 쉽게 이해 할 수 있도록 설명하였다.

Ⅶ. 의료서비스의 마케팅환경의 변화의 내용의 바탕으로 향후 마케팅환경이 병원경영에 미칠 수 있는 영향에 대해 설명하였다.

Ⅷ. 끝으로 고객만족경영은 3차산업과 더불어 4차산업에 영향을 고객만족경영에 미칠 수 있는 방안이 무엇이며, 방법을 찾아 병원경영의 영향들을 살펴보았다.

– 부록

– 찾아보기

## 성공하는 리더의 9가지 자질

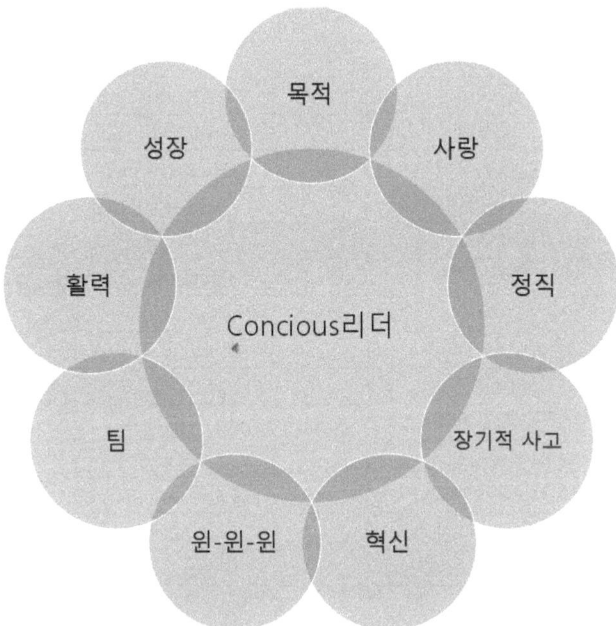


목적충이 되면
어려운 문제를 풀 때 나,
사람들의 의견이 갈릴 때,
하지말자 말들이 많을 때,

우리의 근본적인 목적이 무엇인가 ?
이 문제의 근본적인 목적이 무엇인가 ?
이런 질문을 던지면,
잡스러운 노이즈의 상당 부분을 걸러낼 수 있습니다.

– 존매키, 스티븐 매킨토시, 카터 핍스 “리더는 목적을 먹고 산다” 본문 중에서

# 병원 과별 축약어

| EM | 내분비 내과 | Endocrinology and Metabolis |
|---|---|---|
| GE | 소화기 내과 | Gastro Enterology |
| NE | 신장내과 | NEphrology |
| CV | 심장내과 | Cardiology medicine |
| HO | 혈액종양내과 | Hemato-oncology |
| CM | 호흡기내과 | Chest medicine |
| RM | 류마티스내과 | Rhe Matoiogy |
| ID | 감염내과 | infectious diseases |
| OT | 안과 | Ophthalmology |
| OL | 이비인후과 | Otorhino Larygology |
| ENT | 이비인후과 | Ear Nose & Throat |
| UR | 비뇨기과 | URology |
| AN | 마취통증의학과 | ANesthesiology |
| RE | 재활의학과 | Rehabitational medicine |
| TR | 치료방사선과 | Treatment Radiology |
| ER | 응급의학과 | Emergench Room |
| EO | 응급의학과 외래 | Emergench Outpatient clinic |
| HC | 건강관리과 | Health Care |
| DS | 치과 | Dentistry, Dental Surgery |
| PC | 통증클리닉 | Pain Clinic |
| RI | 핵의학과 | Radioactive & nuclear medicine |
| RD | 영상의학과 | Radiology |
| TS or CS | 흉부외과 | Chest surgery, thordiovascular surgery |
| NS | 신경외과 | Neuro-surgery |
| PS | 성형외과 | Plastic surgery |
| NP | 정신과 | Neuro Psychiatry |
| NR | 신경과 | Neurology |
| OS | 정형외과 | Orthopedic Surgery |
| GS | 외과 | General Surgery |
| OBGY | 산부인과 | obstetrics(산과) Gynecology(부인과) |
| PD | 소아과 | Pe Diatrics |
| NB | 신생아실 | newborn |

# 차 례

CHAPTER

## 01 병원경영의 기초이론

CHAPTER

## 02 병원환경의 변화

CHAPTER

## 03 병원경영의 과제와 전망

CHAPTER

# 05 병원의 노무관리

CHAPTER

# 06 병원의 경영전략

CHAPTER 07 의료서비스 마케팅 환경

CHAPTER

# 08 고객만족경영

CHAPTER 1

# 병원경영의 기초이론

1. 병원의 개념
2. 병원조직의 기능과 역할
3. 병원의 목표
4. 병원의 특성
5. 병원의 사명
6. 병원관련법

# 1 병원의 개념

우리가 병원이라고 하는 영어의 hospital은 라틴어인 hospes에서 기원한 것으로서 방문객 또는 방문객을 맞이하는 사람이라는 뜻이다. hospes는 손님을 맞이하기 위한 숙소라는 의미의 hospitalia에서 중세기에 hospitale로 되었고, 그 후에 프랑스어인 hosptal로 변하였다. 영국에서는 14~15세기에 노인과 허약하거나 어려운 사람을 위하여 머무르게 하는 곳이었다. 그런 의미에서 영국에서는 지금도 병원을 infirmary라고 하기도 한다.

현대적 의미로서 병원은 16세기(1501~1600)에 들어서 아프거나 다친 사람에게 내과적 외과적 치료를 하는 기관으로 정의하였다. hospice, hospitality, host, hostel, hotel 등이 hospital 연관성이 있는 단어들이다.

우리나라에서는 1885년에 서양의료가 도입되어 광혜원, 제중원, 광제원 등 혜택을 베풀거나 구제하는 개념으로 불리다가, 20세기(1901~2000)에 들어서서 대한의원, 자혜의원 등이라고 하였고, 그 후 병원이라고 부르게 되었다. 중국과 대만에서는 병원을 의원이라고 하며, 일본에서는 우리나라와 같이 병원이라고 부른다. 요즘 의료와 병원의 기능이 다양해져 의료조직이라고도 한다.

특히, 의료법 제3조(의료기관) ① 이 법에서 "의료기관"이란 의료인이 공중(公衆) 또는 특정 다수인을 위하여 의료·조산의 업(이하 "의료업"이라 한다)을 하는 곳을 말한다.

② 의료기관은 다음 각 호와 같이 구분한다. [개정 2009.1.30, 2011.6.7 제10785호(노인복지법), 2016.5.29 제14224호(정신건강증진 및 정신질환자 복지서비스 지원에 관한 법률), 2019.4.23, 2020.3.4] [[시행일 2021.3.5]]

1. 의원급 의료기관 : 의사, 치과의사 또는 한의사가 주로 외래환자를 대상으로 각각 그 의료행위를 하는 의료기관으로서 그 종류는 다음 각 목과 같다.

가. 의원

나. 치과의원

다. 한의원

2. 조산원: 조산사가 조산과 임산부 및 신생아를 대상으로 보건활동과

교육·상담을 하는 의료기관을 말한다.

3. 병원급 의료기관 : 의사, 치과의사 또는 한의사가 주로 입원환자를 대상으로 의료행위를 하는 의료기관으로서 그 종류는 다음 각 항목과 같다.

가. 병원

나. 치과병원

다. 한방병원

라. 요양병원(「장애인복지법」 제58조제1항제4호에 따른 의료재활시설로서 제3조의2의 요건을 갖춘 의료기관을 포함한다. 이하 같다)

마. 정신병원

바. 종합병원

③ 보건복지부장관은 보건의료정책에 필요하다고 인정하는 경우에는 제2항제1호부터 제3호까지의 규정에 따른 의료기관의 종류별 표준업무를 정하여 고시할 수 있다.[개정 2009.1.30, 2010.1.18 제9932호(정부조직법)] [[시행일 2010.3.19]]

미국병원협회에서는 최소한 6개 병상을 구비하고 조직화 된 의사들이 환자를 진단·치료하며, 등록 간호사의 지도 감독하에 지속적인 간호서비스를 하도록 인증을 받는 기관이라고 정의하였다. 「세계보건기구(WHO)에서는 최소한 1명 이상의 의사가 지속적으로 근무하면서 입원환자를 위한 시설을 구비하고 진료와 간호를 하는 것이라고 정의」하였다. 과거에는 사회 및 의료조직의 불가결한 역할을 수행하는 기관으로서 그 기능은 지역사회주민들에게 치료와 예방을 통합하는 총괄적인 의료를 서비스하고, 외래진료 활동에 있어서는 가족의 건강증진은 물론 가정환경 개선의 노력까지 포함시켜야 하며, 의료종사자들의 훈련과 생물－사회학적인 연구의 중심기관이라고 정의하는데, 이는 사회적 기능을 포함한 정의라고 하겠다.

## 1.1 병원의 분류

병원은 기능이나 규모, 그리고 설립주체 등 다양한 기준에 의해 분류할 수 있는데 이와 같은 분류는 병원의 구조적인 특성을 명백히 파악하는데 도움이 되며 병원의 특성에 따라 관리적인 접근을 달리 할 수 있다는 점에서 도움이 된다.

### 1.1.1 병원규모

의료법에 따르면 30병상 이상을 병원으로 규정하고 있으며, 100병상 이상의 규모에 기본적인 진료과목과 전문의를 확보한 병원들을 종합병원으로 구분하고 있다. 또한 의료보험에서는 500병상 이상의 대학부속병원이나 700병상 이상의 종합병원들은 환자 의뢰체계 하에서 3차 진료기관으로 규정하는 등 병상 규모나 개설 진료과목에 따라 병원을 분류하기도 한다.

| 이름 | 의원 | 병원 | 종합병원 | |
|---|---|---|---|---|
| 병상 | 30개 미만 | 30개 이상 | 100개이상 | 300개 초과 |
| 진료과목 수 | 상관없음 | 상관없음 | 7개이상 | 9개이상 |
| 필수진료과목 | 없음 | 없음 | 있음 | 있음 |

① 의료법 제3조의3, 종합병원은 다음 각 호의 요건을 갖추어야 한다. <개정 2011.8.4.>

1. 100개 이상의 병상을 갖출 것

2. 100병상 이상 300병상 이하인 경우에는 내과, 외과, 소아청소년과, 산부인과, 영상의학과, 마취통증의학과, 진단검사의학과 또는 병리과, 정신건강의학과 및 치과를 포함한 9개 이상의 진료과목을 갖추고 각 진료과목마다 전속하는 전문의를 둘 것.

② 종합병원은 제1항 제2호 또는 제3호에 따른 진료과목(이하 이항에서 "필수진료과목"이라 한다) 외에 필요하면 추가로 진료과목을 설치· 운영할 수 있다. 이 경우 필수진료과목외의 진료과목에 대하여는 해당 의료기관에 전속하지 아니한 전문의를 둘 수 있다.

### 1.1.2 평균재원기간

환자가 병원에 재원하는 평균 기간에 따라 장기병원과 단기병원으로 구분된다. 장기병원은 일반적으로 90일 이상의 입원을 요하는 병원을 말하며 정신병원이나 결핵병원과 같은 특수병원과 요양병원이 여기에 해당된다. 단기병원은 평균재원기간이 90일이내인 병원을 말한다. 우리나라의 경우 최근 의료법이 개정되면서 요양병원이라는 새로운 형태의 병원이 법적으로 정의되었으나 세부적인 시행령, 시행규칙이 마련되지 않아 아직 운영되고 있다. 일부 단기 병원에서는 병상의 효율적인 운용을 위하여 병원내에 장기병상을 따로 운영하기도 한다.

<평균재원일수>

1) 일정기간의 퇴원환자의 재원일수의 합계/일정기간의 퇴원환자 수
2) 년(월)간의 재원환자총수 / 1/2 × 년(월)간의 입원환자 수 + 년(월)간 퇴원환자 수
3) 입원일수 / 입원환자 수

<병상이용률>

(입원일 수 / (병상 수×365)) × 100

<병산회전율>

(입원환자 수 / (병상 수×365)) × 100

### 1.1.3 병원설립주체

설립주체에 따라 국공립병원과 법인병원 그리고 개인병원으로 크게 구분할 수 있다. 국공립병원은 국가나 지방자치단체가 설립한 병원으로서 국가의 공공 의료기능을 보다 강조하여 설립된 것이며, 예로서 국립의료원·국립경찰병원은 국립병원이며, 시립아동병원·시립정신병원 등은 시립병원, 울진군 보건의료원 등은 국립병원에 속하고, 공립병원으로는 지방공사 병원들이 이에 속한다. 법인병원은 법인이 주체가 되며, 법인의 종류에 따라 학교법인·특수

법인·사단법인·재단법인·사회복지법인·회사법인 그리고 의료법인 등으로 구분된다. 개인병원은 개인이 설립, 운영하는 병원으로서 대부분의 중소병원이 이에 속한다.

▌표 1-1▐ 설립주체에 따른 세부적인 분류

| 설립주체 | 내용 |
|---|---|
| 국·공립병원 | 정부나 지방정부(자치단체) 또는 공공단체에 의하여 설립된 병원으로서 국립의료원, 시립병원 등이 해당된다. |
| 의료법인병원 | 의료법과 민법 제 32조의 규정에 의하여 설립된 의료법인이 운영하는 병원으로 우리나라에서 가장 많은 법인 형태의 병원이다. |
| 재단법인병원 | 재단법인이란 일정한 목적(예, 선교·자선 등)을 위하여 결합된 재산을 개인의 권리에 귀속시키지 않고 독립된 별개의 실체로 운영하기 위하여 그 재산을 구성요소로 법률상 권리능력을 부여받아 설립한 법인을 말한다. 재단법인이 운영하는 병원에는 종교단체가 설립한 병원들이 이에 속한다. |
| 사단법인병원 | 일정한 목적을 위하여 결합된 사람들의 집단으로 법률상 권리·의무의 주체를 인정받은 법인으로서, 사람의 집단이 본체인 점에서 재산이 실질상의 주체인 재단법인과는 다르다. |
| 학교법인병원 | 사립학교법을 근거로 설립된 학교법인이 운영하고 있는 병원으로서 연세대학교 의과대학 부속 세브란스병원 등이 이에 속한다. |
| 특수법인병원 | 특별한 법률(예, 서울대학교병원 설치에 관한 법률)에 근거하여 설립된 병원으로서 서울대학교병원, 적십자병원, 원자력병원 등이 이에 해당한다. |
| 공사병원 | 지방공기업법을 기초로 종래의 시·도립 병원이 공사화한 병원으로서 서울의 강남병원, 부산의료원 등이 해당된다. |
| 사회복지법인병원 | 사회복지사업 법을 기초로 설립된 병원으로서 비영리성이 가장 강한 병원이다. 의료기관 운영이 외에 사회복지사업을 하므로 대부분독립채산이 안되고, 정부나 사회로부터의 보조금에 의존하는 경우가 많다. 삼육재활병원 등이 여기에 속한다. |
| 회사법인병원 | 특정회사의 직원과 가족의 진료를 목적으로 설립되어 회사에 부속되어 있는 병원으로 「대우중공업병원」이 여기에 해당된다. |
| 개인병원 | 개인이 설립한 병원으로 대부분 규모가 작으나 수적으로는 전체병원의 절반정도나 된다. |

### 1.1.4 이윤추구형태

이윤추구 형태에 따라 비영리병원과 영리병원으로 구분된다. 비영리 병원은 국공립병원과 종교단체, 기타 지역사회 단체에 의해 주로 설립된 병원들로서 지역사회 주민의 대한 의료의 공적 기능을 중요시하며, 영리 법인은 개인이나 투자자가 소유하는 병원으로서 이윤의 극대화가 병원운영의 주로 목표가 된다. 우리나라에서는 의료의 비 영리성을 중시하여 영리 법인은 법적으로 인정되지 않고 있으나, 개인이 설립, 운영하는 병원은 세법상 영리기관으로 처리되고 있다.

### 1.1.5 제공하는 서비스의 내용

제공하는 서비스의 내용에 따라 일반병원과 특수병원으로 구분할 수 있다.

일반병원은 일반적인 급성 질환을 진료하는 병원을 뜻하며 대부분의 병원들이 이에 속한다.

특수병원은 특수한 질병이나 장기(臟器)에 대한 진료를 전담하는 병원으로서 나병원, 결핵병원, 정신병원, 재활병원 등이 있으며, 특히 최근에는 질환이나 특정장기 중심의 특수 전문병원수가 늘어나고 있다. 그 외에도 특정집단을 대상으로 하는 특수병원으로 군병원, 경찰병원, 보훈병원, 산재병원 등이 있다.

### 1.1.6 의료전달체계상의 기능

제공하는 의료서비스의 수준에 따라 전문의사가 진료를 하는 2차진료 병원과 분과 전문의사(sup-specialist)가 진료하는 3차진료 병원으로 구분할 수 있다.

전자는 의료급과 밀접한 관계를 가지고 1차진료 기능을 지원하나 현행 환자 의뢰체계상 진료의뢰서가 필요 없이 환자들이 직접 방문할 수 있는 1차진료 기관으로 분류된다.

3차진료 기관은 의과대학 부속병원 또는 이에 준하는 대형 종합병원으로서 중증도가 심한 환자들에 대한 집중적인 진료를 담당하며, 원칙적으로 환자의뢰체계하에서 1차진료 기관으로부터 의뢰된 환자들이 진료를 담당한다.

30개 미만의 병상을 갖추고 주로 외래 환자를 대상으로 진료를 보는 의료기관으로 1차 의료기관 혹은 1차 병원이라고 한다. 여기에서 의원과 보건소가 1차 의료기관하라고도 한다.

2차 의료기관은 30개 이상의 병상을 갖추고 법으로 전해진 진료과목 요건을 갖춘 병원 급 의료기관. 즉 1차 의료기관에서 진료를 받아도 증상이 호전되지 않거나 보다 정밀한 검사가 필요한 경우, 수술 등의 입원 치료가 필요한 경우에 주로 방문하게 되는 의료기관으로 위에서 설명한 "병원"과 그리고 "종합병원"등이 2차 의료기관에 해당한다.

▌표 1-2▐ 상급종합병원

| | 1차의료기관 | 2차의료기관 | | 3차의료기관 |
|---|---|---|---|---|
| 종류 | 의원, 보건소 | 병원, 치과병원, 한방병원, 요양병원, 정신병원 | 종합병원 | 상급종합병원 |
| 병상수 | 30개 미만 | 30개 이상 | 100개 이상 | 500개 이상 |
| 주요업무 | 외래진료 | 외래진료+입원진료 | | 외래진료+입원진료 |
| 필수 진료 과목 | - | 300병상 이하는 진료과목 7개이상, 300병상 초과 시 진료과목 9개이상 필수 보유 | | 필수 진료과목을 포함 20개 이상의 진료과목 + 각 진료과목마다 전문의 1명 이상 필수 보유 |
| 방문시 필요 서류 | 없음 | 없음 | | 진료의뢰서 필요 (진료의뢰가 없을 경우 건강보험 적용 안됨) |

자료 : 보건복지부 홈페이지

### 1.1.7 의사들의 참여 방법

병원에 소속되어 있는 전임 의료진이 진료를 담당하는 경우를 폐쇄형 병원시스템이라고 하며, 전임의사가 없이 비 전임의사(attending physician)가 계약에 의해 병원의 입원 시설이나 수술 및 처치시설을 사용하는 경우를 개방형 병원시스템이라고 한다. 우리나라의 경우, 폐쇄적 병원시스템으로 운영하고 있는 반면, 미국 등에서는 개방형 병원시스템이 주류를 이루고 있다.

### 1.1.8 교육 및 훈련 활동여부

교육과 훈련은 병원의 기본적인 기능에 속하나 특히, 대학교육이나 수련의 교육을 담당하는 병원들은 따로 교육병원으로 분류하기도 한다. 의과대학에 부속되어 임상교육을 담당하는 병원들을 대학부속병원이라고 하며, 인턴이나 레지던트 등 수련의 대한 교육, 훈련을 실시하는 병원을 수련병원이라고 한다.

수련병원(보선 목지 가족부 장관의 지정을 받아 전공의를 수련시키는 의료기관)은 다시 수련기능에 따라 인턴(첫째, 대학교나 고등학교 등의 졸업 예정자 가운데 방학 기간 같은 때에 대학의 추천을 받거나 일정한 선발 양식에 따라 지원하여 사원으로서 미리 회사의 실무를 익히는 과정에 참여한 사람 둘째, 의과 대학을 졸업한 뒤에 전문의 자격을 얻기 위한 임상 실습을 받는 수련의 가운데 첫 1년 동안의 과정에 있는 사람) 수련병원, 레지던트 수련병원(의과 대학을 졸업한 후 의사 자격을 얻은 사람 중에서 특정 진료 과목에 대한 전문의 자격을 취득하기 위하여 병원에서 4년 또는 5년 동안 근무하는 수련 과정) 인턴 및 레지던트 수련병원으로 구분할 수 있다.

## 1.2 세계보건기구의 정의

1948년 보건·위생 분야의 국제적인 협력으로 설립한 UN(united nations : 국제연합) 전문기구로서, 세계의 모든 사람들이 가능한 한 최고의 건강 수준에 도달하는 것을 목적으로 설립한 기구이다. 약칭은 WHO이며, 1946년 61개국의 세계보건기구에 서명한 후 1948년 26개 회원국의 비준을 거쳐 정식 발족하였다. 회원국의 공중보건관련 행정 강화와 확장지원 등의 일을 맡아 보고 있으며, 헌장에서 건강은 육체적·정신적·사회적으로 완전한 행복한 상태를 말하며, 단순히 질병에 관한 것만을 지칭하는 것이 아니라고 정의 한다. 2000년 현재 가맹국을 191개국이며, 한국은 1948년 제2차 로마총회에서, 북한은 1973년에 가입하였다.

또한, 제10차 세계보건기구 총회에서 병원에 대한 기능적 정의를 규정하였다. 병원은 사회 의료 조직중 불가결하며, 지역주민의 치료와 예방을 행하고 보건활동을 제공하는 기능을 한다. 또한 보건관계 종사자의 훈련과 생물사회학적 연구에 있어서도 중심적인 역할을 한다.

# 2 병원조직의 기능과 역할

병원은 입원환자를 진단하고 치료한다는 점에서 의원과 구분된다. 근래에는 유럽을 중심으로 건강증진병원 운동이 전개되고 있으면, 예방업무와 건강상담 등도 포함을 하고 있다. 그러나 병원은 이차진료와 삼차진료를 담당하므로 의원에서 의뢰한 환자에 대하여 외래진료를 담당한다.

현대적의미의 병원은 의료센타, 교육, 연구, 지역사회봉사의 기능을 갖는다. 의료센타란 진단센타, 치료센타, 예방과 재활 등 여러 가지 활동을 종합적으로 하며, 재가진료, 종말진료, 장기진료, 요양, 낮 병원, 통원수술 등 여러 가지 기능을 갖는다.

교육은 학생교육, 전공의 수련, 의사의 평생교육 또는 연수교육 등을 총괄적으로 담당한다.

연구기능은 임상의학적 연구, 새로 개발 중인 의약품의 임상실험(clinical trial)등을 시행한다. 병원의 기능에서는 공익성이 강조된다. 근래에 유럽을 중심으로 건강증진병원(health promoting hospitals) 활동이 활발하다. 병원이 지역사회의 건강증진 활동의 중심이 되고자 하는 움직임이라고 할 수 있다.

## 2.1 보건의료전달체계

### 2.1.1 개념과 유형

국가가 국민의 건강권을 보장하고 양질의 건강서비스를 제공받을 수 있도록 정한 제반 사회제도와 구조이다.

### 2.1.2 의료 전달체계

일차진료(primary care)란 대상자가 일상적 질환으로 입원 또는 보건소를 방문한 대상자에게 의학 질병이 발생하여 의사의 진료가 필요할 때 환자가 처음 의료와 접하게 되는 의료이다. 개업을 하는 일반의, 가정의, 일반내과의사 또는 소아과 의사 등이 담당하게 된다. 이들이 진료한 후에 필요하다고 판단하면 전문의에게 의뢰(referral)한다.

이차진료(secondary care)란 일차 의료기관에서 제공될 수 없는 일차진료를 담당하는 의사로부터 이송 또는 의뢰되어 해당부야의 전문의가 진료하는 것을 말한다. 일차진료 때보다 전문적인 지식과 기술 그리고 장비를 필요로 하며, 병원 또는 종합병원에서 의료서비스 제공을 말한다.

삼차진료(tertiary care)란 1차 또는 2차 의료기관에서 의뢰된 대상자의 전문화된 의료시설에서 상급종합병원과 같은 고도로 복잡한 시술이나 최신의 치료 등 전문화된 진료를 말한다. 분과전문의 또는 세부전문의(sud－specialist)가 담당한다.

우리나라 1차 의료기관은 의원급, 2차 의료기관은 병원급과 종합병원, 3차 의료기관은 종합병원중 보건복지부 장관이 별도로 지정한 의료기관이다. 응급진료와 분만, 6개과(가정의학과, 안과, 피부과, 재활의학과, 치과, 이비인후과)는 1, 2차 진료의뢰서 없이 3차 의료기관에서 1차 의료진료가 가능하다.

▌표 1-3▐ 2023년 우리나라 상급종합병원 현황

| 지역 | 상급종합병원 |
|---|---|
| 서울권 | 강북삼성병원, 건국대학교병원, 경희대학교병원, 고려대학교 구로병원, 서울삼성병원, 서울대학교병원, 연세대학교 강남세브란스병원, 이대목동병원, 서울아산병원, 중앙대학교병원, 고려대학교 안암병원, 카톨릭대학교 서울성모병원, 연세대학교 세브란스병원, 한양대학교병원(14개) |
| 경기권 | 가천대 길병원, 카톨릭대학교 인천성모병원, 고려대학교 안산병원, 분단서울대학교병원, 순천향대학교 부속 부천병원, 아주대학교병원, 한림대학교 성심병원(8개) |
| 강원권 | 강릉아산병원, 연세대학교 원주 세브란스 기독병원(2개) |
| 충청권 | 단국대학교병원, 순천향대학교 부속 천안병원, 충남대학교병원, 충북대학교병원(4개) |
| 경상권 | 경북대학교병원, 경상대학교병원, 계명대학교 동산병원, 대구카톨릭대학교병원, 동아대학교병원, 부산대학교병원, 성균관대학교 삼성창원병원, 양산부산대학교병원, 영남대학교병원, 울산대학교병원, 인제대학교 부산백병원, 칠곡경북대학교병원(12개) |
| 전라권 | 원광대학교병원, 전남대학교병원, 전북대학교병원, 조선대학교병원, 화순전남대학교병원(5개) |

자료 : 보건복지부 홈페이지

## 2.2 클리닉과 진료실

우리나라에서는 의원을 클리닉이라고 하기도 하고, 병원에서는 클리닉 용어를 쓰고 있다. 서양에서 클리닉(clinic)이라고 하고 외과, 소아과, 산부인과, 정신과 등과 같이 의사의 지도 감독 하에 외래환자를 대상으로 진료를 하는 병원의 행정 단위를 말한다.

그러나 외래수술센터, 항암치료, 신장투석 등은 클리닉에 해당하지 않는다. 우리나라에서 의원이라고 부르는 의료기관을 서양에서는 의사의 진료실이라고 하는데, 의사가 병원이나 요양병원 등과 같이 각급 병원이 아닌 다른 곳에서 외래진료를 하는 것을 말한다. 우리나라에서는 흔히 이 진료실을 클리닉이라고 하기 때문에 혼동하기 쉽다.

## 2.3 외래진료와 입원진료

응급을 요하지 않은 통원환자들을 위하여 입원을 하지 않고 병원의 외래에서 하는 진료를 외래진료라 한다. 입원환자란 의학적 관찰, 간호, 진단, 치료, 수술 등을 목적으로 입원에서 입원 서비스를 받기 위해 입원한 사람을 말한다.

## 2.4 통원수술과 외래수술

통원수술이란 병원 또는 통원수술센터의 수술실, 방광경실, 내시경실, 심장도자실, 레이저실 등에 내원하여 예약된 수술 또는 비수술적 처치를 하는 것을 말한다. 이때 치과시술, 유산시술, 신경차단 등 가벼운 시술은 포함되지 않는다.

외래수술이란 경중에 관계 없이 병원에서 하룻밤을 보내지 않고 입원환자 수술실 또는 외래에서 하는 수술적 치료를 말한다. 흔히 통원수술과 외래수술을 같은 의미로 혼용한다.

## 2.5 응급수술(emergency care)

즉시 진료를 받아야 하는 예기치 못한 환자들을 위해 24시간 응급센터를 운영한다. 응급을 요하는 환자와 외래진료 시간(18:00) 이후에 발생하는 환자를 진료한다.

## 2.6 단위기능별 업무

병원은 한마디로 말하면, 호텔형 서비스와 진료를 합한 것이라고 할 수 있다. 그러므로 진료를 중심으로 하고 이를 지원하기 위한 업무, 간호업무 그리고 행정업무를 한다.

1) 진료업무 : 의사가 하는 진단과 치료를 말한다.
2) 진료지원업무 : 진료 업무를 하기위한 지원하는 서비스다. 의무기록, 약제, 영양, 사회사업, 의용공학 업무 등을 말한다.
3) 간호 : 드레싱하기, 붕대감기, 대소변과 배뇨, 도자, 관장, 목욕, 피하근육 정맥주사, 세척, 경비영양법(코를 통한 영양공급), 산소호흡, 체온, 맥박, 혈압측정 등 각종 간호서비스
4) 행정업무 : 환자진료에 관련되는 기획, 감사, 홍보, 총무, 인사, 재무, 시설, 영선, 구매, 업무, 보험, 의료의 질 관리 업무 등 각종 행정업무를 말한다.

▌그림 1-1▐ 병원경영관리 모형

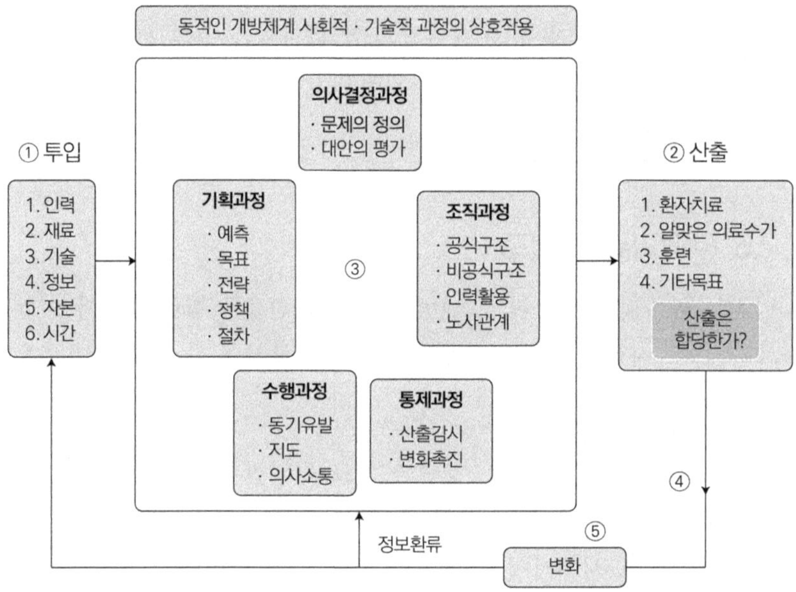


자료 : 한국생산성본부

# 3 병원의 목표

병원은 지적 전문직업인의 집단인 동시에 하나의 사업체이다. 따라서 병원의 목표에는 지적 전문직업인의 집단으로서 목표와 사업으로서의 목표가 있다. 그리고 봉사기관으로서의 목표도 있을 것이다.

▌표 1-4▐ 의료인수 DB차이에 의한 통계

| 구분 | 2020년 | 2019년 | 2018년 | 2017년 | 2016년 |
|---|---|---|---|---|---|
| 총수 | 632,340 | 607,257 | 581,869 | 559,456 | 536,148 |
| 의사수 | 129,294 | 126,795 | 123,173 | 121,638 | 118,765 |

| 치과의사수 | 32,340 | 31,640 | 30,918 | 30,344 | 29,643 |
|---|---|---|---|---|---|
| 한의사수 | 26,115 | 25,592 | 24,885 | 24,187 | 23,460 |
| 조산사수 | 8,220 | 8,247 | 8,266 | 8,297 | 8,328 |
| 간호사수 | 436,340 | 414,983 | 394,627 | 374,990 | 355,772 |

자료 : 보건복지부(보건복지부통계연보('22)참조)

**▌표 1-5▐ 인구 1,000명당 의사 수** (단위: 명, 명/1,000명)

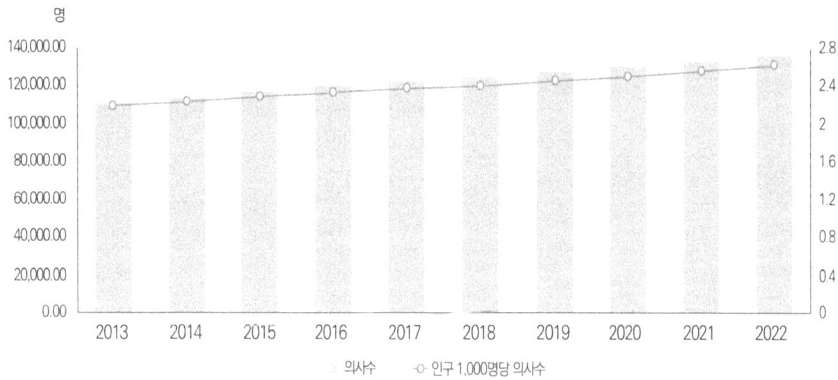


**▌표 1-6▐ 연도별 인구 수**

| 연도별 인구 수 | 2023년 | 2024년 | 2025년 | 2026년 |
|---|---|---|---|---|
| 우리나라 인구 수 | 51,712,619명 | 51,751,065명 | 51,684,564명 | 51,609,121명 |

자료 : 통계청

**▌표 1-7▐ 2024년 지역별 인구 수**

| 행정구역 별 (시군구) | 2024년 | | |
|---|---|---|---|
| | 총 인구수 (명) | 남자인구수 (명) | 여자인구수 (명) |
| 서울특별시 | 9,378,269 | 4,532,115 | 4,846,154 |
| 부산광역시 | 3,284,947 | 1,600,234 | 1,684,713 |
| 대구광역시 | 2,368,670 | 1,163,001 | 1,205,669 |

| 인천광역시 | 3,008,484 | 1,540,078 | 1,504,406 |
|---|---|---|---|
| 광주광역시 | 1,414,862 | 698,628 | 716,234 |
| 대전광역시 | 1,441,272 | 718,797 | 722,475 |
| 울산광역시 | 1,101,059 | 566,255 | 534,804 |
| 세종특별자치시 | 387,726 | 193,099 | 194,627 |
| 경기도 | 13,648,156 | 6,863,252 | 6,784,904 |
| 강원특별자치도 | 1,523,661 | 766,338 | 757,323 |
| 충청북도 | 1,590,854 | 809,485 | 781,369 |
| 충청남도 | 2,133,828 | 1,094,336 | 1,039,492 |
| 전북특별자치도 | 1,748,047 | 870,133 | 877,914 |
| 전라남도 | 1,797,199 | 906,512 | 890,687 |
| 경상북도 | 2,546,120 | 1,287,249 | 1,258,871 |
| 경상남도 | 3,239,224 | 1,631,669 | 1,607,555 |
| 제주특별자치도 | 672,775 | 336,674 | 336,101 |

자료 : 통계청

**표 1-8 성비인구 수 비교**

| 구분 | 2023년 | 2024년 | 2030년 | 2040년 |
|---|---|---|---|---|
| 남자(명) | 25,859,888 | 25,876,776 | 25,627,273 | 24,954,651 |
| 여자(명) | 25,852,731 | 25,874,289 | 25,678,440 | 25,104,567 |
| 성비(여자1백명당) | 100.0 | 100.0 | 99.8 | 99.4 |

자료 : 통계청

**표 1-9 인구 1,000명당 의사 수** (단위: 명, 명/1,000명)

| 구분 | 2015 | 2016 | 2017 | 2018 | 2019 | 2020 | 2021 | 2022 |
|---|---|---|---|---|---|---|---|---|
| 의사수 | 116,045 | 118,765 | 121,638 | 123,173 | 126,795 | 129,294 | 132,065 | 134,953 |
| 인구 1,000명 당 의사수* | 2.27 | 2.32 | 2.37 | 2.39 | 2.45 | 2.49 | 2.55 | 2.61 |

* 인구 1,000명당 의사수 = (면허의사수 ÷ 총인구) × 1,000. 총인구는 2020년 기준 추계인구

자료 : 보건복지부 2024.

**▌표 1-10 ▌ 주요도시 전문의/일반의 연봉** (단위: 원)

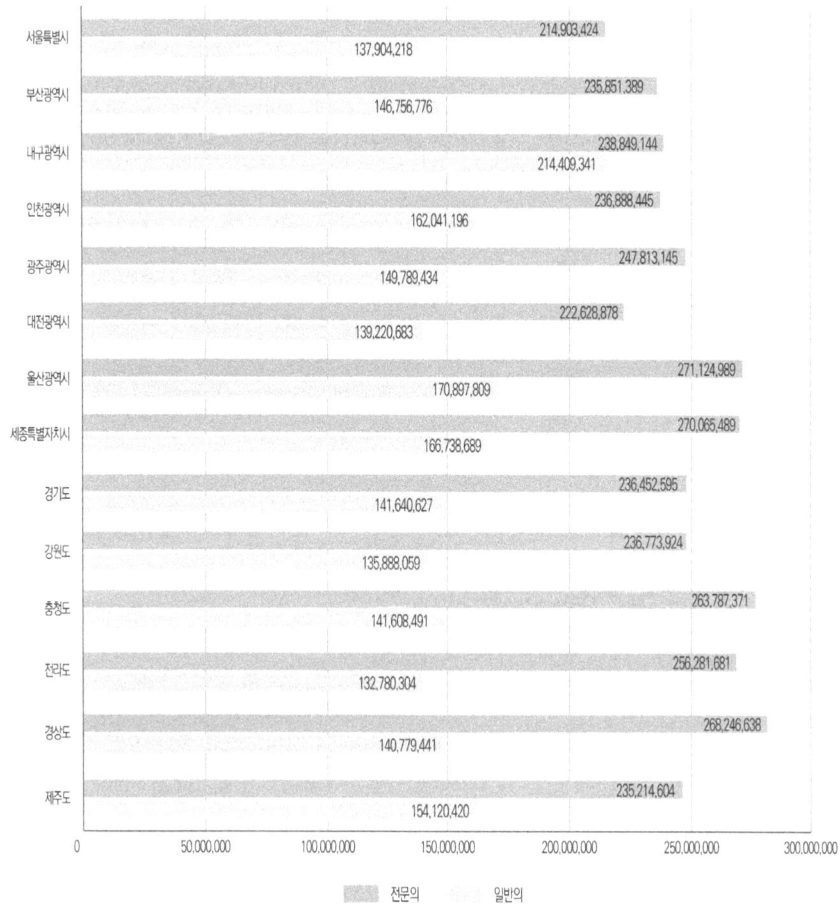


자료 : 통계청 2024.

※ 일반의와 전문의

전문의는 의사면허만 취득한 일반의와 달리 내과 외과 등 26개 진료과목별 자격시험에 합격한 의사. 전문의가 되려면 인턴 1년과 레지던트 4년 과정을 거쳐야 한다. 인턴이나 레지던트를 제외한 의사 가운데 전문의가 차지하는 비중은 93.2% (2012년 기준)다. [출처] 전국 주요 도시 및 각 도 의료인 수와 의사 연봉, 의료인력 1명당 부담 인원수 (2022년 기준)|작성자 슈봉

▌표 1-11▐ 보건의료 인력 수 (단위: 명)

| 구분 | | 2016 | 2017 | 2018 | 2019 | 2020 | 2021 | 2022 | 2023 |
|---|---|---|---|---|---|---|---|---|---|
| 직종별 | 전체 | 398,223 | 414,196 | 430,795 | 460,995 | 478,086 | 498,552 | 517,101 | 538,968 |
| | 의사 | 97,713 | 100,241 | 102,471 | 105,628 | 107,976 | 109,937 | 112,321 | 114,699 |
| | 치과의사 | 24,150 | 25,300 | 25,792 | 26,486 | 26,978 | 27,491 | 27,987 | 28,392 |
| | 한의사 | 19,737 | 20,389 | 20,759 | 21,630 | 22,038 | 22,542 | 22,807 | 23,106 |
| | 간호사 | 179,989 | 185,853 | 195,314 | 215,293 | 225,462 | 240,307 | 254,227 | 269,434 |
| | 약사 | 33,946 | 36,980 | 37,837 | 38,941 | 39,765 | 40,388 | 40,327 | 41,380 |
| | 물리치료사 | 33,345 | 35,587 | 38,015 | 41,457 | 43,735 | 45,385 | 46,871 | 48,978 |
| | 작업치료사 | 5,837 | 6,258 | 6,807 | 7,465 | 7,996 | 8,267 | 8,242 | 8,588 |
| | 사회복지사 | 3,506 | 3,588 | 3,800 | 4,095 | 4,136 | 4,235 | 4,319 | 4,391 |

자료 : 통계청 2024.

## 3.1 지적 전문직업인으로서의 목표

의료인은 지적 전문직업인이고, 이들의 집단이 병원이다. 지적 전문직업이란 전문적이고 학술적인 내용과 격식을 갖춘 직업, 즉 의사, 교수, 목사, 법관, 등이 전형적인 예이다. 이들은 윤리적 지식을 소유하고 있으며, 장기간의 교육을 받았으며, 이윤보다는 서비스 동기를 가진다. 또한 강한 책임감과 지적 움직임이 기본이 되어, 개인보다는 대중을 우선으로 하여, 표준 교육을 이수하고 면허를 받음으로써 스스로를 통제한다.

이러한 기준에서 병원의 목표는 다음과 같다.

① 공중에게 고도의 의료서비스를 제공한다.

② 도덕적으로 기능을 수행하고 윤리적 규범을 지키며 동등한 자격을 가진 사람으로부터 평가 받음으로써 고도의 의료서비스를 제공한다.

③ 고도의 의료서비스를 제공하기 위하여 꾸준히 새로운 지식과 기술을 습득한다.

④ 의료서비스를 공중이 습득할 수 있도록 노력하며 공중이 적절한 의료서비스를 찾아 치료받을 수 있도록 노력한다.

⑤ 제공되는 의료서비스와 일치되도록 치료비를 조정하고 의료인에게도 정당한 대가가 지불되도록 한다.
⑥ 환자나 의사 그 외의 의료진이 만족할 만한 의료서비스가 제공되어야 한다.
⑦ 사회의 유익한 활동에 참여한다.

## 3.2 의료사업으로서의 목표

병원경영은 하나의 사업이다. 자본주의 사회에서 서비스를 생산하고 판매하는 행위는 외부로부터 제약을 받지 않고 비교적 자유롭게 사업을 영위할 수 있다. 병원은 의료서비스를 제공하는 사업인 것이다. 그렇다면 병원이 사업으로 추구해야 할 기본적인 목표는 무엇인가? 이윤은 사업의 지속적 성장과 발전에 필수적이지만, 이윤이 사업 자체의 목표 일 수는 없다. 이윤은 사업자체의 목표보다는 사업이 목표하는 것을 얼마나 잘 달성하는가를 측정하는 기준으로 인식되어야 한다.

병원이 사업으로서의 추구해야 할 목표는 다음과 같다.

① 공중이 원하고 필요로 하는 의료서비스를 생산한다.
② 생산성을 극대화 한다.
③ 의료서비스가 개선될 수 있도록 실험에 참여하고, 새로운 과정을 실용화시키려는 준비를 하여, 사업으로서의 생존과 성장을 위한 능력을 개발한다.
④ 개인과 이해자 집단이 개인적인 목표를 달성할 수 있는 기회를 제공한다.
⑤ 공중의 생활의 질과 표준향상에 기여할 수 있도록 사회를 지원한다.

## 3.3 봉사기관으로서의 목표

병원이 하나의 사업체라면, 사회봉사기관으로서의 역할을 행해야 한다. 헨리포드(H. Ford)는 그의 경영이념인 포디즘(Fordism)에서 기업은 고 임금과

저가격으로 사회봉사를 하여야 하며, 그 결과 이윤이 주어진다고 하였다.

특히, 기업에 비하여 작업환경이 열악한 병원에서 근무하는 의료인들에게는 고임금이 주어짐으로써 우수한 의료의 생산이 가능하고, 사기를 진작시킬 수 있다. 또한 소비자들이 의료서비스를 보다 손쉽게 이용할 수 있도록 합리적인 의료비가 책정되어야 한다.

병원은 고임금을 통해 생산된 우수한 서비스를 합리적 가격(의료비)으로 소비자들에 제공함으로써 사회봉사를 하게 된다. 사회봉사기관으로서 병원은 [그림 1-2]에서처럼 적어도 3대 봉사는 수행하여야 한다.

▌그림 1-2 ▌ 병원의 3대 봉사

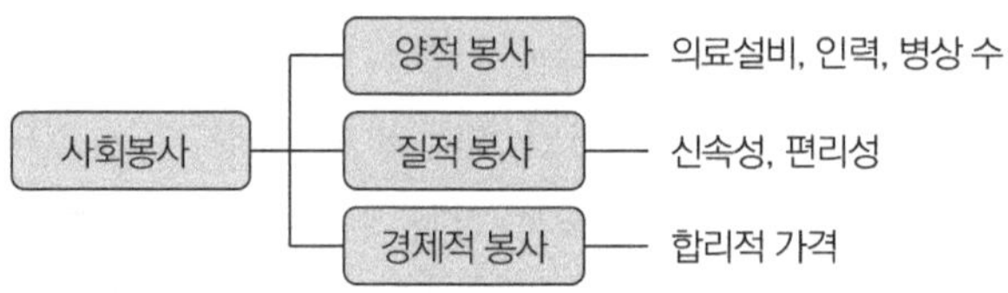


병원은 국민의 보건과 건강유지에 필요한 각종의료설비와 시설, 인력, 충분한 병상을 갖추어(양적 봉사), 환자들이 합리적인 의료비로 병원을 이용하고(경제적 봉사), 신속하고 편안하게 서비스를 받고 돌아갈 수 있도록(질적 봉사) 해야 한다.

이윤추구를 위한 병원의 노력은 그들의 목표에서 엿볼 수 있다. 병원들은 그들의 목표에서 그들이 표적화한 세분시장(표적시장)을 분명히 하고 있다. 병원이 사회봉사를 하고, 고객만족을 달성한다면 이윤은 그 결과로서 주어진다.

의료인은 병원의 이윤추구를 경시한다. 하지만 이윤 없는 병원은 목표를 달성 할 수 없고 이윤을 추구함으로써 병원은 성장할 수 있다. 특히 급변하는 의료 환경에서 현상유지는 상대적 퇴보이다. 병원은 작금의 의료 환경에서 조직의 존속유지가 아닌 성장 발전을 추구하여야 한다. 이윤추구가 병원의 목표는 아니지만, 이윤은 지속적 성장과 생존에 필요한 것이다.

우리의 병원들이 과연 사회봉사기관으로서의 제 역할을 다 하였는지 생각해 볼 필요가 있다. 양적 봉사는 다 하였을지 몰라도 질적 봉사와 경제적 봉사는 다하지 못했다면 병원경영은 매우 어려울 것이다. 이제는 질적 봉사와 경제적 봉사를 통하여 고객만족을 추구하여야 할 것이다. 그러면 이윤은 그 결과로서 주어질 것이고 병원경영도 나아질 것이다.

# 4 병원의 특징

## 4.1 병원경영의 정의

어느 조직이든 조직이 만들어진 후 경영이 이루어지고, 경영의 정도에 따라 조직이 발전하거나 쇠퇴하기도 한다. 산업의 발달과 조직규모의 확대로 환경이 급격히 변화되어 조직간의 경쟁이 심화됨에 따라 조직의 운영이 어려워지게 되었다. 이에 따라 조직을 체계적이며 효율적으로 경영하는 데에 관심이 집중되기 시작하였다.

우리나라의 경우 1970년대 중반 이후 병원들이 급증하였는데 건강보험의 실시와 병원간의 경쟁 심화 등 환경변화로 병원경영에 많은 어려움을 겪고 있다. 이에 병원경영에 대한 관심이 높아지기 시작하였으며 과학적인 경영기법의 도입을 고려하게 되었다.

경영(Management)은 학문적으로 '조직에서 미리 설정된 목표를 달성하기 위하여 자원을 효율적으로 활용하려는 공식 조직 내에서의 사회적, 기술적 과정의 상호작용적 집합'이라고 정의할 수 있다.

경영은 행정(Administration)이라는 용어와 혼용되는 경우가 많다. 행정은 목적 지향적이며 가치를 갖는 것으로 해석된다. 한편 행정은 공공조직, 경영은 민간조직에 사용하는 용어이다.

조직에서의 경영에 대한 정의를 개념적으로는 다음 [그림 1-3]과 같다.

▌그림 1-3▐ 경영의 개념

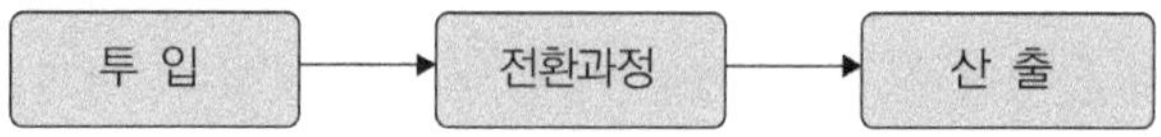


즉, 조직에서 목표로 하는 산출(output)을 얻기 위하여 자원을 투입(input)하여 전환과정(process)을 거치는 것에 대한 조정이라고 할 수 있다. 이와 같은 경영의 개념은 병원에도 적용된다.

그러나 병원은 서비스를 제공하고, 다른 산업과 다르게 의사, 간호사 등 전문 인력이 많이 근무하고 있으며, 이들의 자율성이 강조되고 있어 병원경영은 일반적인 경영마인드로 접근하기 어렵다는 의견도 있다.

구체적인 방법에 있어서는 차이가 있으나 경영이라는 접근은 같은 개념 하에서 가능하다. 병원의 경우 투입자원의 종류가 많고, 변환과정이 복잡하고, 산출이 다양하므로 다른 조직에 비해 경영의 필요성이 더욱 강조된다.

## 4.2 병원의 기능적 특성

병원이 수행하는 기본적인 기능은 진단과 치료기능이다. 구체적으로는 외래환자 진료(ambulatory care, out－patient care), 응급환자 진료(emergency care), 입원환자진료(inpatient care)를 담당하며, 특히 다양한 진단 장비를 갖추고 의원급 의료기관들이 담당하지 못하는 각종 질환에 대한 진단서비스를 제공한다. 진료이외의 기능으로는 교육 및 훈련을 들 수 있다. 강의실에서의 이론교육 외에 부가적으로 환자를 진료하는 과정에 참여, 관찰함으로써 환자진료에 필요한 실질적인 수기를 훈련시키며, 교육대상의 범위는 의과대학생들과 간호대학을 비롯하며 미래 병원에 근무하게 될 보건 관련 전공 학생, 인턴·레지던트 등 의사인력, 간호인력, 의료기사인력, 기타 각종 종사자들에 이르기까지 다양하다. 아울러 병원은 환자를 대상으로 라는 임상의학적 연구가 수행되는 주요 장소이다. 예를들어 새로운 시술이나 시약이 개발되었을 때 사전에 동물실험이나 기초실험을 거친 후 환자를 대상으로 한 임상실험

단계가 수행 되어야 하며, 이러한 과정들이 수행되는 곳이 병원이기 때문에 임상연구는 병원의 주요 기능이라고 할 수 있다.

최근에는 의료이용자들의 생활주기나 의학의 발달에 따라 전통적인 진료기능에서 분화하여 세분화된 서비스를 전문적으로 제공하는 프로그램이나 제도들이 생겨나고 있으며, 구체적인 예로서 주간에만 입원진료를 제공하는 낮병원(day hospital), 입원진료를 거치지 않고 외래에서 수술서비스를 제공하는 통원수술센타(ambulatory surgery center), 집중적인 진료가 끝난 후 간호서비스 등을 중점적으로 제공하는 요양원(nursing home)등이 있다.

이와 같이 다양한 기능들을 수행하고 있는 병원은 역할과 기능에 따른 몇 가지 특성을 가지고 있다.

첫째, 의료는 법적으로 비영리이며 공공재적인 성격이 부여되고 있기 때문에 병원은 일반 기업조직보다 사회적인 관심과 규제의 대상이 된다. 둘째, 의료는 대인서비스로서 제조업과 달리 대량생산이나 주문 생산이 불가능하고 저장을 하거나 기계화 또는 자동화하기가 어렵다. 셋째, 병원의 산출물은 다양하고 산출과정은 전문화되어 있으나 독자적인 생산보다는 유기적이고 복잡한 전환과정을 거쳐 업무처리가 이루어지게 된다. 아울러 각종 재료나 시설·장비 등이 매우 다양하고 복잡하다. 넷째, 업무수행과정이 응급을 요하는 상황에서 신속한 판단과 즉각적인 처리를 해야 할 경우가 많다. 다섯째, 병원의 기능은 항상성을 가지고 수행되어야 하며, 24시간 그리고 1년 365일 진료를 제공하여야 한다. 이상과 같은 특성들은 병원조직 구조와 운영형태를 결정짓는 중요한 요인들이 된다.

### 4.3 병원의 조직적 특성

병원의 발달과 이에 따른 기능분화로 오늘날의 병원조직은 규모가 확대되고 조직간의 연계관계가 대단히 복잡해지고 있다. 병원이 갖는 조직적인 특성들을 살펴보면 다음과 같다.

첫째, 경영체로서 병원조직은 고도로 자본집약적이면서 노동집약적인 특성을 지니고 있다. 둘째, 진료와 교육, 연구 기능 등 다양한 사업목적을 가지고 있을 뿐만 아니라, 양질의 서비스를 제공해야 하는 진료의 목적과 가능한 효율적으로 서비스를 산출해야하는 경영상의 목적 간 상충되는 측면이 있다. 셋째, 다양한 교육배경을 가진 전문 인력들로 구성되어 있으며, 면허·자격보유 인력이 중심이 될 뿐만 아니라 여성인력의 구성비가 높다. 특히, 전문직종들이 핵심적인 역할을 담당하고 있는데, 전문직들의 경우 상대적으로 자율성에 대한 요구가 크고 조직 전체의 목표보다는 개인의 목표나 전문지식에 의거하여 판단하는 경향이 강하기 때문에 업무 조정이나 통합을 어렵게 하는 요인이 된다. 넷째, 조직체계와 의사결정과정이 행정 관리체계와 진료체계를 이원화되어 있어 갈등의 소지가 될 수 있다. 다섯째, 다양한 직종들로 구성되어 있기 때문에 조직구조 간에 갈등요인이 상존하며, 업무의 긴급성과 낮은 대체성으로 구성원이 업무를 수행하는데 스트레스 강도가 높다. 여섯째, 산출된 서비스의 질을 평가하기가 용이하지 않을 뿐 만 아니라 조직성원의 업적을 평가하기가 어렵다. 이상의 여러 가지 특성들은 결과적으로 병원조직의 효율적인 운영과 양질의 서비스 산출이라는 당면 목표들을 달성하는데 있어 보다 전문적인 관리능력을 필요로 하는 요인들이 된다.

### 4.4 의료서비스의 특성

의료서비스는 다른 서비스와 다르게 인간의 생명과 건강과 관련된 서비스이기 때문에 다음과 같은 특성이 있다.

① 합리적인 판단에 의해 의료서비스를 행하기 어렵다. 의료서비스는 의료에 대한 지식결여, 결정을 잘못 내릴 경우에 따른 문제 등으로 인하여 합리적인 선택을 하기 어렵다.

② 의료서비스를 받는 소비자인 환자는 선택의 폭이적다. 다른 서비스의 경우 구매자는 언제, 어디서, 얼마에 서비스를 구입할 것인가를 스스로 결정할 수 있다. 그러나 의료서비스는 구매자가 원해서 구입하는 것이 아니라 예측이 불가능 한데 다 부득이 하게 구입하는 경우가 대부분이다. 이에 따라 의료서비스의 선택권은 일방적으로 의료인에게 일임되므로 다른 재화나 서비스와는 달리 전문직에 의한 지배라

는 비경쟁적인 특성을 갖게 된다.

③ 의료인, 특히 의사의 수급에 대한 계획의 수립과 조절이 어렵다. 의사의 경우 자격을 취득할 때까지 오랜 시간이 소요되므로 의료수요의 변동에 따라 단시간 내에 의료인의 수급을 조절하기 어려운 점도 있다.

④ 의료서비스의 외부효과가 크다. 전염병 등의 경우와 같이 질병에 따라서는 어느 개인이 의료서비스를 받을 것인가를 결정하지 않고, 정부나 감독기관에서 결정하여야 하는 경우도 많다.

⑤ 의료서비스는 공공성을 갖고 있다. 개인은 자신의 욕구를 충족시키기 위해 여러 가지 서비스를 구매하나 전염병 예방과 같이 국민 모두가 영향을 받는 서비스에 대해서는 그 대가를 지불하지 않으려 한다. 이러한 경우 정부나 감독기관이 대가를 지급하고 이와 같은 사업을 수행해야 한다. 또한 의료서비스는 환자의 사회적 지위나 소득 수준에 관계없이 생명과 건강 유지에 필요한 적정량의 서비스가 제공되어야 한다.

⑥ 의료서비스는 수요의 탄력성이 낮다. 의료서비스는 서비스의 공급에 긴급성을 띠는 경우가 많다. 또한 의료서비스를 대체할만한 서비스가 없기 때문에 의료수가에도 크게 영향을 미친다. 즉 대체할 수 있는 경우에는 의료수가의 변화에 따라 대체서비스의 수요가 증대되어 서비스 수급이 자동 조절된다. 그러나 의료서비스는 대체재가 없기 때문에 가격이 상승하여도 수요가 민감하게 반응하거나 감소하지 않는다.

## 4.5 병원 경영상의 특성

병원을 하나의 경영 주체로 보아 일반기업 조직과 비교할 때 병원은 다음과 같은 특징이 있다. 고도로 자본집약적이면서 노동집약적 경영체이며, 다양한 사업목적을 가진 조직체이다. 또한 복잡한 전환과정을 거쳐 생산하고, 생산된 서비스의 품질관리나 업적평가가 어려운 조직체이다.

병원경영상 특성을 살펴보면 다음과 같다.

① 과업의 내용 그 자체가 근본적으로 명확히 규정하기 어렵다. 따라서 측정 가능한 목표를 정하기가 어렵다. 더구나 병원은 인간의 생사와 관련된 일을 수행하여야 하므로 더 복잡해진다. 영리기업의 경우 이윤의 극대화, 투자율의 극대화 등을 목표로 할 수 있으나, 병원은 환자의 진료 이외에도 여러 가지 목표가 있는데 이들 목표에 대하여 경영층과 의료진간에 의견일치가 어렵다.

② 내적 자원의 가장 중요한 요소는 인적자원이다. 적응력이 있고(adaptive), 조정 가능한(adjustive) 변화의 성공여부에 영향을 미치는 중요한 요소는 바로 인적자원, 특히 의료진이기 때문에 경영기법을 이용하여 변화를 추구하는 데는 많은 제약이 있다. 의사들은 위험스러운 일을 시도하거나 타당한 것으로 증명되지 않은 방법을 사용할 경우, 주변으로부터의 비판이나 의료사고 등을 우려하여 안정성을 추구하게 되는 경향이 있다.

③ 조직의 권한 및 통제구조가 복잡하다. 병원조직에는 조직도상 나타나지 않지만, 상당한 권한이나 통제를 행사하는 경우가 많다. 예를 들면, 의사들은 전문직화 되어 있으므로 어떤 문제를 협력, 의사결정하는데 훈련이 되어 있지 않는 경향이 있다.

④ 병원주변의 외부환경이 너무 광범위하다. 다른 산업도 여러 가지 법적·사회적·경영적 여건에 영향을 받지만 병원의 경우는 인간의 생사를 다루기 때문이다.

⑤ 병원은 그 설립형태에 따라 개인병원과 법인병원으로 나누어지는데, 법인병원은 비영리 조직으로서 영리추구는 금지되어 있다. 따라서 이윤은 병원의 유지·발전을 위한 최소한의 것이어야 하며, 일반병원, 국·공립병원이나 종교·자선병원 등의 경우에는 공익 선교 등의 목적 달성을 위해 결손을 감수하고 운영되기도 한다.

⑥ 의료법인이나 재단법인과 같이 민법 제32조의 규정에 의해 설립된 병원의 경우, 출연자는 이익에 대하여 배당을 받지 못하며, 청산 등

의 경우 잔여재산 분배권도 갖지 못하여 병원에 대한 구상권이 없다. 즉 법인에 출연하다는 것은 정부에 재산을 기부하고 단지 선량한 관리자의 역할만 수행하기로 약속한 것을 의미한다.

⑦ 병원의 표준화가 어렵다. 매일매일 발생하는 거래 가운데 대부분이 표준화가 어렵다. 이는 의료의 제공에는 양적 개념 외에도 질적 개념이 강조되어야 하기 때문에 성과측정을 위한 기준의 설정이 어렵다. 경영분석의 결과를 가지고 의사결정을 내리는 경우나 엄격한 예산통제에 의하여 비용의 발생을 통제할 경우, 의료의 질에 대한 문제가 야기된다.

또한 의료장비 등의 투자여부를 결정할 경우에도 해당 의료기관의 수익성만을 기초로 투자의 타당성 여부를 결정할 수 없고 의료의 질적 향상 등 눈에 보이지 않는 효과도 고려할 필요가 있다

⑧ 진료를 거부 할 수 없나. 신료 후 진료비 청구절차를 밟도록 되어 있다. 의료미수금이 과다하게 발생할 수 있고, 이는 자금운용상 큰 부담이 되며, 대손 발생률이 높다. 그러나 의술을 인술로 보기 때문에 진료비가 없다는 이유로 진료거부를 할 수 없다. 의료업의 재정적 안정을 고려하기보다는 환자의 생명 또는 안정을 더 중시하기 때문이다.

결과적으로 진료비의 후불제는 병원의 운전자본 운용에 큰 부담이 되며, 환자의 지불능력이나 신용도를 고려할 수 없는 여건이기 때문에 극빈자 등에게는 무료 또는 감액 진료를 베풀어야 하는 경우가 많다.

⑨ 노동집약적이면서 자본집약적인 면을 모두 갖고 있다. 병원은 많은 고급 전문 인력을 필요로 하며, 의학기술의 발달과 국민소득 수준의 향상 및 의료보장 등으로 인하여 보다 양질의 진료를 제공하여야 하므로 막대한 시설투자를 필요로 한다. 그러나 인건비등 고정비 부담의 가중과 보험수가의 낮은 수준 및 기계화. 자동화의 한계로 인한 낮은 생산성으로 투자규모에 비하여 의료수익은 낮아 투자 보수율은 다른 산업에 비하여 낮은 수준이다.

### 4.6 병원 환경상의 특성

병원관리는 국가의 의료제도에 따라 특성을 달리한다. 우리나라 의료제도 중 병원의 인사 노무관리에 영향을 미치는 경영환경상 특성은 첫째, 의사의 자유 개업이 보장 되는 점 둘째, 전문의가 되기 위한 전공의 교육을 병원이 맡고 있는 점 셋째, 의료수가가 병원의 외부에서 통제되는 점 넷째, 의료기사는 의사의 지도아래 검사를 해야 한다는 점 다섯째, 병원에서 수행하는 대부분의 직무가 면허를 가진 자에게만 허용되고 있다는 점을 들 수 있다.

### 4.7 병원 업무의 특성

병원은 24시간 연중무휴로 일을 해야 하는 조직이다. 이 점은 호텔과 비슷하지만 호텔에 비해 업무의 내용이 복잡하고 업무량이 많다. 병원을 이용하는 사람은 24시간 병원에 상주해야하는 환자이기 때문이다.

병원은 사람의 건강과 생명에 직접적인 영향을 미친다. 병원이 수행하는 업무의 이러한 특성상 병원의 인사노무관리 문제의 어려운 점은 다음과 같다.

가. 인사관리 기초가 되는 직무의 편성과 분석, 평가가 어렵다. 조직 구성원이 수행할 직무의 내용과 요건이 명확히 정의되지 않으므로 직원의 채용, 교육, 배치와 업무평가 등의 인사관리가 어렵다.

나. 교대 근로자가 많고 교대 근무에 따른 복무관리, 보수 관리에 어려움이 있으며, 야간근무, 휴일근무 등 시간외 근무에 대한 갈등요인도 있다.

다. 직무가 지역별, 근무 장소나 업무분야별로 전문화되어 있어 이동관리가 제한적이고 조직 전체 분위기가 침체될 수도 있다.

라. 전문직 인력이 많으므로 직무교육의 필요성이 큰데 비해 직무 교육을 위해 휴무할 수 있는 여유가 거의 없다.

## 4.8 의료윤리의 영역의 특성

병원이 어떻게 활동하며, 무엇을 할 것인가를 파악하는 것이 병원 윤리다. 무엇인가를 달성하기 위해서는 능력이 필요하며, 어떤 힘과의 결합을 통해서 윤리가 실천된다. 옛날에 의사는 군수나 귀족의 시의로서 신분과 생활을 유지하면서 여분의 의술을 일반 대중에게 베푸는 방법을 취해왔다. 근세 이후 일반 대중의 경제력이 향상되면서 개업의라는 형식으로 의료를 베풀게 되었으며, 빈곤한 사람의 일부는 자선을 통해 진료를 받게 되었다. 이와 같은 측면에서 의료 윤리의 실제적인 문제를 살펴보고자 한다.

가. 인간 혹은 환자의 인권 또는 권리(Human Right) : 의료윤리의 기본은 인간의 존엄성을 중시하는 것이며, 후렛처는 그의 도덕과 의학의 첫 장을 '생명' 건강과 사망에 있어서의 인권이라 했다.

나. 피임(Contraception) 또는 인구조절(Population Control)

다. 낙태(Abortion)

라. 인공수정(Artificial Insemination) 또는 유전공학(Genetic Control)

마. 장기기과 이식(Organ Transplant)

바. 안락사(Euthanasia)

사. 의학적 연구의 대상이 되는 것을 허락해 주는 윤리

아. 어떻게 선택할 것인가를 선택하는 것(Choosing How to Choose)등 이외에도 영역을 추가할 수 있을 것이다.

## 4.9 의사윤리

인간 생명의 존엄성을 깊이 인식하고 고통 받는 환자의 아픔을 동정하며, 환자의 개성과 권리를 존중하며, 의사라는 전문적인 권위에 맞는 책임과 역할을 다하여 의사-환자 관계를 신뢰 할 수 있도록 건강을 돌보고 증진시키는데 있다.

의사윤리의 기원은 히포크라테스 선서에서 찾을 수 있고 오늘날의 의사윤리에도 포함되어 있다. 환자의 기본적 책무로서 히포크라테스 선서의 구체

적 내용은 다음과 같다.

이제 의업에 종사할 허락을 받으매 나의 생애를 인류봉사에 바칠 것을 엄숙히 서약하노라.

- 나의 은사에 대하여 존경과 감사를 드리겠노라.
- 나의 양심과 위엄으로서 의술을 베풀겠노라.
- 나의 환자의 건강과 생명을 첫째로 생각하겠노라.
- 나는 환자가 알려준 모든 내정의 비밀을 지키겠노라.
- 나의 위업의 고귀한 전통과 명예를 유지하겠노라.
- 나는 동업자를 형제처럼 생각하겠노라.
- 나는 인종, 종교, 국적, 정당정파, 또는 사회적 지위 여하를 초월하여 오직 환자에게 대한 나의 의무를 지키겠노라.
- 나는 인간의 생명을 수태된 때로부터 지상의 것으로 존중히 여기겠노라.
- 비록 위협을 당할지라도 나의 지식을 인도에 어긋나게 쓰지 않겠노라.

이상의 서약을 나의 자유의사로 나의 명예를 받들어 하노라.

### 보고가세요

**깨뜨려야 할 의료인의 낡은 패러다임 10가지**

- 나의 경쟁 상대는 동료의사와 주변 병원이다?
- 병원은 비영리 조직이다?
- 진료만 잘하면 성공 한다?
- 의사만이 병원경영에 책임이 있다?
- 직원들은 진료에만 필요하다?
- 급여만 많이 주면 직원을 만족 시킬 수 있다?
- 신규환자가 많아야 병원이 번창한다?
- 기술만 있으면 고객은 단골이 된다?
- 병원 마케팅 핵심은 외부홍보에 있다?
- 환자들은 치료비가 저렴하면 좋아한다?

– 자료 : 박인출, 병원을 경영하라. 몸과 마음, 2001. p. 41.

# 5 병원의 사명

우리의 미래를 결정지을 두 가지 근본적인 변화추세에 주의를 기울러야 한다. 첫째는 I혁명, 즉 인터넷혁명이고, 두 번째 혁명은 G혁명, 즉 유전자혁명이다.

인터넷 혁명이나 유전자혁명은 우리 생활과 우리가 하는 모든 일들을 완전히 바꾸어 놓을 것이다.

앞으로의 병원경영에는 지금까지 하지 못한 여러 가지 난관이 도사리고 있다. 지금과는 차원이 다른 새로운 생각과 창의력, 그리고 온갖 난관을 극복해가는 실천력이 요구될 것이다.

병원이라는 것은 경영자를 포함하여 임직원이 "이 정도면 됐어"하고 자기만족에 빠졌을 때 파탄에 빠질 수 있다. 여러분이 병원에서 일하고 있을 미래에는 우리나라가 세계굴지의 병원산업국가가 될 가능성이 많다.

신입사원 시절에 그 환경에 빨리 적응한다는 것은 좋은 일이다. 그러나 적응은 그 첫째 과제이고 빨리 능력을 개발하여 다른 사원들과 함께 새로운 병원을 만들어가는 주축이 되어야 한다. 그리고 그것을 목표로 하여 노력하는 것이 병원 발전의 첩경이라는 것을 명심하고 시대의 변화에 맞추어 새로운 사회를 만들어 가야 한다.

병원의 본래 사명은 환자를 치료하는데 있지만 현대병원의 사명으로서 환자의 치료 이외에 다음과 같은 것을 수행한다.

## 5.1 의료직원 교육훈련

병원에서는 각종 전문적 업무에 종사하는 직원과 기타의 기술자가 각각의 임무를 가지고 의료에 협력하고 있다. 이러한 사람들이 유능하게 업무를 수행하기 위해서는 그들에 대한 교육훈련이 필요하다.

의학의 진보는 급속하고 현저하기 때문에 의료인은 항상 새로운 의학 및 진료에 대한 지식이 보강되어야 한다. 또한 병원은 생명을 맡는 장소이므로 모든 직원은 항상 연구적이며 성의를 가지고 자신의 직무에 임해야 한다.

### 5.2 의학의 발전 연구

현대의 병원은 편리한 시설과 우수한 장비가 갖추어지는 발전적 현상을 보이고 있다. 그러나 학구적이지 못한 의사와 간호사는 환자를 불행하게 할 것이다.

연구는 병원을 찾는 환자 및 국민의 건강과 의학의 발전을 위해서 필수 불가결한 것이다.

### 5.3 건강의 증진 사명

실제로 신체검사, 육아상담, 어머니교실 등은 병원에 꼭 필요한 기능이다.

조직의 목표로서 사명(Mission)이 있다. 사명에는 조직의 존재이유와 목적을 밝히고 있다. 우리의 과업은 표적고객이 누구이며, 그들에게 무슨 서비스를 행할 것이며, 미래의 사업이 어떤 방향으로 나아가야 할 것인가의 내용이 사명에서 밝혀진다.

사명은 간단하고 명료하여야 한다. 그리고 사명은 실행이 가능하여야 한다. 대부분의 병원들은 사람(주민)들의 건강을 돌보는 것 또는 질병이 없는 건강한 사회건설을 사명으로 한다. 이들 사명은 단순하고 명료하지만 실행하기가 어렵다. 사명을 실행할 수 있도록 하기 위해서는 보다 분명하여야 한다. 예를 들어, "병을 고쳐주는 곳" 또는 "몸과 마음의 고통을 덜어 주는 곳" 등으로 분명히 할 필요가 있다.

오늘 중요하게 생각되었던 목표가 내일은 중요하지 않은 것으로 바뀔 경우, 그것에 따라 새로운 목표가 주어져야 하고 그것을 성취할 수 있어야 한다.

병원인은 인간 생명의 존엄성을 인식하고 박애와 봉사(charity)의 자세를 지표로 삼아야 한다. 이런 자세는 생명의 존엄성과 과학의 존엄성들로 나타낼 수 있다.

▌그림 1-4 ▌ 병원경영의 정신적 자세

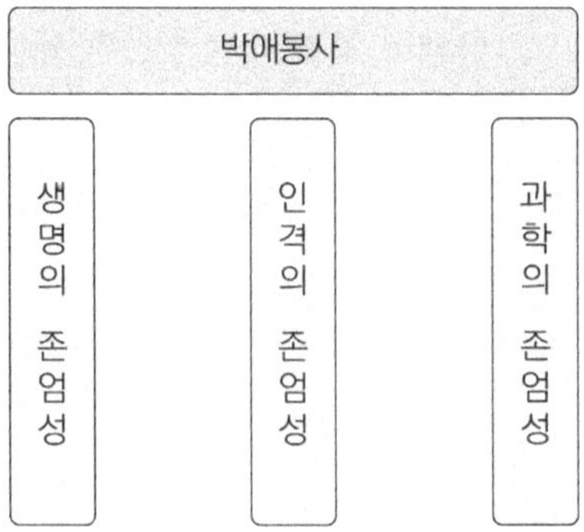


병원의 정신적 자세를 [그림 1-4]와 같이 모형도로 표현할 수도 있다. 즉 생명의 존엄성(슈바이처), 인격의 존엄성(폴투르니에르), 과학의 존엄성으로, 이 세 가지는 박애와 봉사를 완수하는 지주의 역할을 할 것이다. 이를 바탕으로 대한병원협회 윤리강령에서는 "병원인은 인간생명의 존엄성을 인식하고 박애와 봉사를 병원의 윤리로 삼고 다음과 같은 강령을 준수할 것을 다짐한다."라고 명시되어 있다.

1. 병원은 의료를 제1의무로 하고 모든 환자에게 최선의 의료를 제공한다(생명의 존엄성).
2. 병원은 항시 구급진료태세를 완비하고 사랑과 정성으로 환자를 보호한다(생명의 존엄성).
3. 병원은 인화와 협동적 노력으로 친절하고 윤리적인 진료 분위기를 조성한다(인격의 존엄성).
4. 병원은 부단의 연구와 교육훈련으로 의료 발전에 기여하고 환자의 신뢰도를 높인다(과학의 존엄성).
5. 병원은 진료환경을 청결히 하고 감염 및 화재방지 등 안전관리의 주의와 임무를 다한다(과학의 존엄성).
6. 병원은 관계법규를 준수하고 모든 거래행위를 공정무사하게 처리한다(인격의 존엄성).

7. 병원은 환자진료의 비밀을 지키고 환자의 신앙적 관습을 존중한다(인격의 존엄성).
8. 병원은 유관기관 및 단체와 서로 협력하고 지역사회 주민의 보건증진에 노력한다(인격의 존엄성).
9. 병원은 도의적이며 적정한 홍보활동을 하며 다른 병원을 비방하거나 환자 유인 행위를 하지 않는다(인격의 존엄성).
10. 병원은 환자관리, 시설, 장비 및 진료활동 면에서 과학적이고 객관적인 표준을 유지 · 향상시킨다(과학의 존엄성).

# 6 병원관련법

## 6.1 병원관련법의 의의

병원의 목표는 환자에게 양질의 의료를 서비스하는 것인데, 이를 위해서는 크게 구조, 과정, 결과의 3단계로 분류하여 접근한다.

이중 병원법규는 구조적인 측면에서 일정한 기준을 법으로 정하여 양질의 의료를 서비스하는데 이바지 한다. 그러므로 병원운영에 관련되는 법규를 숙지하고 있는 것은 실무자나 관리자에게 필수적인 요소 중 하나이다. 법규에서 정하고 있는 의료인의 정원 및 시설기준 등을 지키지 않는다거나 신고 또는 보고의 의무 등을 소홀히 하였을 경우, 병원의 책임자 또는 담당자의 불이익은 물론 병원이 일정기간 의료행위를 하지 못하게 되는 경우도 있다.

이와 같이 병원법규는 의료서비스 측면과 병원에 종사하는 구성원, 병원조직이 불이익을 받지 않도록 하고, 적극적으로 병원관리를 개선하는 측면에서 중요하다. 그러므로 병원관리자나 종사자는 병원법규의 내용을 충분히 숙지할 필요가 있다.

## 6.2 병원법규의 분류

병원법규의 분류는 분류방법에 따라 크게 두 가지로 나눈다. 첫째, 내용을 중심으로 하는 분류로서 인력, 시설, 의료행위에 관계되는 것으로 나누는 방법이다. 둘째, 실정법을 중심으로 의료법, 응급의료법, 응급의료에 관한 법률, 전염병예방법 등으로 나누어 볼 수 있다.

병원에 관계되는 법규로는 의료법과 의료법에 관련되는 법규로서 적출물처리규칙. 의료기관 세탁물처리규칙. 의료관계행정처분규칙. 진단용 방사선 발생장치의 안전관리에 관한 규칙. 전문의의 수련 및 자격인정 등에 관한 규정 및 규칙이 있고, 응급의료에 관한 법률, 혈액관리법, 전염병예방법으로 [표 1−12]와 같이 나누어 볼 수 있다.

**표 1−12 병원 관련 법규**

| 법규명 | 주요내용 |
|---|---|
| 의료법 | 의료인의 정원, 의료기관의 시설기준 등 |
| 적출물처리 규칙 | 적출물의 보관. 운반. 처리방법 등 |
| 의료기관 세탁물관리 규칙 | 의료기관에서 발생하는 세탁물의 처리 |
| 의료기관 행정처분 규칙 | 의료법. 혈액관리법의 위반에 대한 처분 |
| 진단용 방사선 발생장치의 안전관리에 관한 규칙 | 의료기관에서 설치. 운영하는 진단용 방사선 발생 장치의 안전관리에 관한 사항 |
| 전문의의 수련 및 자격 인정 등에 관한 규정 및 규칙 | 전문의의 수련 및 자격인정 등에 관한 규정, 인턴, 레지던트 수련병원 지정 기준 |
| 응급의료에 관한 법률 | 응급환자 및 응급의료기관에 관한 사항 |

자료 : 보건복지부 2024

## 6.3 의료법 및 의료법 관련 법규

의료법은 의료기관 인력의 자격기준. 배치기준 및 설치기준 등을 명시하고 있다. 또한 시행령(대통령령)과 시행규칙(보건복지부령)에 제정되어 있다.

그 주요 내용은 다음과 같다.

### 6.3.1 의료법

의료법은 국민의료에 대하여 필요한 사항을 규정하고 있으므로 의료의 적정을 기하여, 국민의 건강을 보호, 증진함을 목적으로 제정되었다.

의료법상 의료인이라 함은 의사, 치과의사, 한의사, 조산사 및 간호사이다.

#### 6.3.1.1 의료기관의 종별

의료법상 병원의 분류는 다음과 같다.

의료법 제3조에 의하면 의료기관의 종별에 따라 종합병원, 병원. 치과병원. 한방병원, 요양병원, 의원. 치과의원. 한의원, 조산원으로 분류하였는데, 진료과목 수용 시설 및 입원, 외래기능에 따라 구분하였다.

**표 1-13** 의료기관의 종별

<table>
<tr><th colspan="2">종 별</th><th>병 상</th><th>진료과목</th><th>비 고</th></tr>
<tr><td colspan="2">종합병원</td><td>100병상<br>이상</td><td>8개과 이상 : 내과, 일반외과, 소아과,<br>산부인과, 진단방사선과, 마취과,<br>임상병리과 또는 해부병리과, 치과</td><td rowspan="4">· 각 과마다 전문의<br>· 300병상 이상은<br>정신과 개설</td></tr>
<tr><td>병원</td><td>치과병원<br>한방병원<br>요양병원</td><td>30병상 이상<br>무제한<br>30병상 이상<br>30병상 이상</td><td>무제한</td></tr>
<tr><td>의원</td><td>치과의원<br>한의원</td><td>29병상 이상</td><td>진료에 지장 없는 시설</td></tr>
<tr><td colspan="2">조산원</td><td>규정 없음</td><td></td></tr>
</table>

자료 : 보건복지부 2024

일본의 의료법에 의하면, 의료기관은 기본적으로 병원, 진료소, 노인보건시설, 종합병원, 조산소로 구분하는데, 최근 의료법을 개정하여 병원병상 중 장기환자를 주로 수용하는 요양형 병상군 및 고도의 의료를 수행하는 특정기능병원이 새로 규정되어 진료의 특성과 병원의 전문적 기능을 반영하였다.

#### 6.3.1.2 진료기록부 등의 작성 및 보존

의료인은 진료기록부, 조산기록부, 간호기록부를 비치하여 의료행위에 관한 사항과 소견을 상세히 기록하고 서명하여야 하며, 보존기간 동안 보존하도록 되어 있다.

제15조(진료기록부 등의 보존) ① 의료인이나 의료기관 개설자는 법 제22조제2항에 따른 진료기록부등을 다음 각 호에 정하는 기간 동안 보존하여야 한다. 다만, 계속적인 진료를 위하여 필요한 경우에는 1회에 한정하여 다음 각 호에 정하는 기간의 범위에서 그 기간을 연장하여 보존할 수 있다.

1. 환자 명부 : 5년
2. 진료기록부 : 10년
3. 처방전 : 2년
4. 수술기록 : 10년
5. 검사내용 및 검사소견기록 : 5년
6. 방사선 사진(영상물을 포함한다) 및 그 소견서 : 5년
7. 간호기록부 : 5년
8. 조산기록부: 5년
9. 진단서 등의 부본(진단서ㆍ사망진단서 및 시체검안서 등을 따로 구분하여 보존할 것) : 3년

② 제1항의 진료에 관한 기록은 마이크로필름이나 광디스크 등(이하 이 조에서 "필름"이라 한다)에 원본대로 수록하여 보존할 수 있다.

③ 제2항에 따른 방법으로 진료에 관한 기록을 보존하는 경우에는 필름촬영책임자가 필름의 표지에 촬영 일시와 본인의 성명을 적고, 서명 또는 날인하여야 한다.

[제목개정 2016. 10. 6.]

#### 6.3.1.3 의료기관의 개설

의원 급 의료기관은 시장, 군수, 구청장에게 개설신고를 하며, 병원급과 종합병원은 시, 도지사의 개설허가를 받아야 한다.

의료기관 개설과 관련된 구비서류 및 절차는 다음과 같다.

(1) 개설신고의 경우

가. 개설하는 자가 법인인 경우에는 법인설립허가증 사본, 등기부등본, 정관 및 사업계획서(정부투자기관 및 의료법인인 경우에는 법인등기부 등본에 한한다) 각 1부.

나. 개설하는 자가 의료인인 경우에는 면허증 사본 1부.

다. 건물평면도 및 그 구조설명서 1부.

라. 진료과목 및 진료과목별 시설. 정원등의 개요 설명서 1부.

마. 의료법 제37조의 규정에 의한 의료 보수표

(2) 근거법령

가. 의료법 제30조 제3항

나. 의료법시행규칙 제22조 제2항

(3) 처리 절차

접수 → 검토 → 시설조사 → 신고필증 작성 → 기안 결재 → 심사 → 관인 날인 → 교부

### 6.3.1.4 의료기관의 시설기준 및 의료인의 정원

의료기관의 종별에 따른 시설기준. 장비기준. 의료기관에 두는 의료인의 정원은 의료법시행규칙에서 정하고 있다 [표 1-14].

**▌표 1-14▐ 의료기관별 시설기준**

| 시 설 | 종합병원 · 병원 · 요양병원 | 치과 병원 | 한의원 | 조산원 |
|---|---|---|---|---|
| 입원실 | 입원환자 100인 이상(병원. 요양병원 : 30인 이상)수용 가능한 입원실 | 의원과 같음 | 의 원 과 같음 | 1(분만실 겸용) |
| 수술실 | 1(외과계 진료과목이 있는 종합병원이나 병원인 경우에만 갖춘다) | 1(외과계진료과목이 있는 경우에만 갖춘다) | | |
| 응급실 | 1(병원. 요양병원의 경우는 응급의료에 관한 법률에 의하여 지정받은 때에 한함) | | | |

| | | | | |
|---|---|---|---|---|
| 임상검사실 | 1(요양병원의 경우 관련 치과 진료과목이 있는 경우에만 갖춘다) | 1 | | |
| 방사선장치 | 1(요양병원은 제외함) | 1 | | |
| 회복실 | 1(수술실이 설치되어 있는 경우) | 1(수술실이 설치되어 있는 경우) | | |
| 물리치료실 | 1(종합병원에만 갖춘다) | | | |
| 한방요법실 | 1(관련 한의과 진료과목이 있는 경우에만 갖춘다) | 1(관련 한의과 진료과목이 있는 경우에만 갖춘다) | 1 | |
| 병리해부실 | 1(종합병원에만 갖춘다) | | | |
| 조제실 | 1(조제실을 두는 경우) | 좌 동 | 좌 동 | |
| 의무기록실 | 1 | 1 | 1 | |
| 소독시설 | 1 | 1 | 1 | |
| 급식시설 | 1(외부 용역업체에 급식을 맡기는 경우에는 적용되지 아니한다) | 좌 동 | 좌 동 | |
| 세탁물처리시설 | 1(세탁물 전량을 위탁 처리하는 경우에는 그렇지 않음) | 좌 동 | 좌 동 | |
| 시체실 | 1(종합병원에만 갖춘다. 다만 「장사드아과 관련한 법률」제29조에 따른 장례식을 설치·운영하는 경우로서 장례식장에 시신을 안치하기 위한 시설을 둔 경우에는 갖추지 않아도 된다) | | | |
| 적축물처리시설 | 1(적출물 전량을 위탁 처리하는 경우에는 해당하지 아니한다) | 좌 동 | 좌 동 | |
| 자가발전시설 | 1 | 1 | 1 | |
| 구급자동차 | 1(요양병원은 제외) | | | |
| 그 밖의 시설 | 가. 탕전실, 의무기록실, 급식시설, 세탁처리시설 및 적출물소각시설은 의료기관이 공동으로 사용할 수 있다.<br>나. 요양병원은 거동이 불편한 환자가 장기간 입원에 불편함이 없도록 식당, 휴게실, 욕실, 화장실, 복도 및 계단과 엘리베이터(계단과 엘리베이터는 2층이상인 건물에만 해당하고, 층간 경사로를 갖춘 경우에는 엘리베이터를 갖추지 아니할 수 있다)를 갖추어야 한다.<br>다. 탕전실은 의료기관에서 분리하여 따로 설치할 수 있다.<br>라. 종합병원, 병원, 한방병원, 요양병원은 해당 병원에서 사망하는 사람 등의 장사 관련 편의를 위하여 장사 등의 관련 법률 제29조에 따른 장례식장을 설치할 수 있다. | | | |

자료 : 보건복지부 2024

■ 의료법 시행규칙(별표 5) <개정 2015.5.29>

▌표 1-15 ▌ 의료기관에 두는 의료인의 정원

| 구 분 | 종합병원 | 병원 | 치과병원 | 한방병원 | 요양병원 |
|---|---|---|---|---|---|
| 의 사 | · 연평균 1일 입원환자 20인으로 나눈 수(이 경우 소수점은 올림)<br>· 외래환자 3인은 입원환자 1인으로 환산됨 | 종합병원과 같음 | · 추가하는 진료과목당 1명(법 43조 제2항)에 따라 의과 진료과목을 설치하는 경우 | · 추가하는 진료과목당 1명(법 43조 제2항)에 따라 의과 진료과목을 설치하는 경우 | · 연평균 1일 입원환자 80인마다 2명으로 하되, 80명을 초과하는 입원환자는 매 40명마다 1인 기준으로 함(한의사를 포함하여 환산함),<br>· 외래환자 3명은 입원환자 1명으로 환산함 |
| 치과의사 | · 의사와 경우와 같음 | · 추가하는 진료과목당 1명(법 43조 제3항에 따라 치과 교목목을 설치하는 경우) | 종합병원과 같음 | · 추가하는 진료과목당 1명(법 43조 제3항에 따라 치과 교목목을 설치하는 경우) | · 추가하는 진료과목당 1명(법 43조 제3항에 따라 치과 교목목을 설치하는 경우) |
| 한의사 | · 추가하는 진료과목당 1명(법 43조 제3항에 따라 치과 진료과목을 설치하는 경우) | · 추가하는 진료과목당 1명(법 43조 제3항에 따라 한의과 진료과목을 설치하는 경우) | · 추가하는 진료과목당 1명(법 43조 제3항에 따라 한의과 진료과목을 설치하는 경우) | · 연평균 1일 입원환자 20명으로 나눈 수(이 경우 소수점은 올림),<br>· 외래환자 3인은 입원환자 1인으로 환산함. | · 연평균 1일 입원환자 40명마다 1명을기준으로함(의사를포함하여환산함).<br>· 외래환자3명은입원환자1명으로환산함 |
| 조산사 | · 산부인과에 배정된 간호사 정원의 3분의 1이상 | 종합병원과 같음(산부인과를 두는 경우에 한함) | | 종합병원과 같음(법 제43조 제2항에 따라 산부인과를 설치하는 경우) | |
| 간호사(치과의료기관에 있어서는 치과위생사 또는 간호사) | · 연평균 1일 입원환자 2.5명으 로 나눈 수(이 경우 소수점은 올림),<br>· 외래환자 12명은 입원환자 1명으로 환산함. | 종합병원과 같음 | 종합병원과 같음 | · 연평균 1일 입원환자 5인에 대하여 1인을 기준으로 하여 그 단수에는 1인을 추가함.<br>· 외래환자 12인을 입원환자1인으로 환산함 | · 연평균 1일 입원환자 6인마다 1인을 기준으로 함(단, 간호조무사는 간호사 정원의 3분의 2범위내에서 둘수 있음) |

자료 : 보건복지부 2024

▌표 1-16▐ 환자대비 의사, 간호사 비율

| | 종합, 병원, 의원 | 병원, 치과의원 | 병원, 한의원 | 요양병원 | 정신병원 |
|---|---|---|---|---|---|
| 의사 | 입원 20:1 | 입원 20:1 | 입원 20:1 | 입원 40:1 | 입원 60:1 |
| | 외래 3:1 | 외래 3:1 | 외래 3:1 | 외래 3:1 | |
| 간호사 | 입원 2.5:1 | 입원2.5:1 | 입원 5:1 | 입원 6:1 | 입원 13:1 |
| | 외래 12:1 | 외래 12:1 | 외래 12:1 | 외래 12:1 | |

자료 : 보건복지부

## 6.4 병원설립기준 및 개설 최소요건

### 6.4.1 병원설립(요양병원)개설자격

의료기관을 개설 할 수 있는 자격은 의료인 등으로 엄격히 제한하고 있으며, 의료인 등이 아니면 의료기관'을 개설 할 수 없습니다(법 제33조 제2항). 여기서 "의료인 등"의 범위를 살펴보면 다음과 같습니다.

· 의료인(의사, 치과의사, 한의사, 조산사)
· 국가나 지방자치단체
· 의료법인(의료업을 목적으로 설립된 비영리법인)
· "민법"이나 특별법에 따라 설립된 특정 목적의 비영리법인
· 공공기관의 운영에 관한 법률에 따른 준정부기관, 지방의료원의 설립 및 운영에 관한 법률에 따른 지방의료원, 한국보훈복지의료공단법에 따른 한국보훈복지 의료공단

#### 6.4.1.1 요양병원 특성

요양병원이란 주로 노인 환자들이 입원하여 장기적인 요양과 치료를 할 수 있는 30명 이상의 요양병상을 갖춘 병원급 의료기관을 말한다. 1994년 개정된 의료법에서 요양병원이 처음 소개되며 요양병원으로 하여금 장기요양 기능을 담당하도록 하였다.

### 6.4.1.2 요양병원 개설자격

요양병원을 개설할 수 있는 자는 의료법 제33조 제2항데 따른 의사 또는 한의사가 개설할 수 있으며 단체로는 국가나 지방자치단체, 의료업을 목적으로 설립된 의료법인, 민법이나 특별법에 따라 설립된 비영리법인, 그 외 준정부기관, 지방의료원, 한국보훈복지의료공단에서도 개설할 수 있다.

### 6.4.1.3 요양병원 설립요건

① 허가조건 : 근린생활시설에서 노유자시설시설로 용도변경후 법령에 의거해 내부 설치 요건 의무

② 설립요건 : 노인요양병원 설립하는 방법은 두 가지입니다.(법인 및 개인) 법인-운영비 및 인건비와 공사비 일부 지원되고 시설확장시 예산지원 가능

### 6.4.1.4 요양병원 필수 인력 기준

① 의사 : 연평균 1일 입원환자 80명까지는 2명으로 하되, 80명 초과 시는 매 40명마다 1명기준으로 합니다(한의사를 포함하여 환산). 그리고 외래환자 3명은 입원환자 1명으로 환산한다.

② 간호사 : 연평균 1일 입원환자 6명을 기준으로 합니다(다만, 간호조무사는 간호사 정원의 2/3 범위 내에 둘 수 있습니다). 그리고 외래환자 12명은 입원환자 1명으로 환산

③ 약사 : 1인 이상의 약사 또는 한약사를 두어야 합니다. 다만, 200병상 이하의 경우에는 주당 16시간 이상의 시간제 근무 약사 또는 한약사를 둘 수 있다.

④ 영양사 : 1인 이상으로 한다.

⑤ 시설안전관리 담담 당직근무자 : 1명으로 한다.

### 6.4.2 병원설립 기준 검토사항

① 병원건축을 위한 허가사항(대지, 건물법규)에 관련된 사항 검토
② 병원건축을 위한 투자비용에 대한 검토사항
③ 병원건축을 위한 전체면적 · 계획 · 층수 · 높이에 대한 검토
④ 병원건축을 위한 교통문제 · 주차장 설치에 관한 검토
⑤ 병원을 건축하기 위한 건축설계사 및 시공사 선정에 대한 검토
⑥ 병원을 건축하기 위한 의료장비 선정에 대한 검토
⑦ 세탁설비 · 주방설비 · 공조 및 기계설비 · 소방설비 · 전기설비에 대한 검토
⑧ 의료가스 설비 설치에 대한 검토
⑨ 수술실 · 촬영실 · 병상 · 진찰실에 대한 적정 개수에 대한 검토

### 6.4.3 병원설립 세부검토 사항

▌표 1-17 ▌ 병원설립 세부검토 사항

| 구분 | 세부검토사항 |
| --- | --- |
| 건축 및 설계 기본계획 | 대지상황 분석, 대지이용 계획, 외부동선 체제, 건물형태결정, 기능단위 구성 계획, 면적배분계획, 건축계획 의료지침 , 진료기능 단위별 설계의뢰지침, 의료시설계획, 내부동선계획, 부대시설 계획, 편의시설 계획, 인터리어 시설 계획, 비상방재 계획 |
| 동선주체의 내부동선계획 | 의사동선 계획, 환자동선계획, 의료진동선 계획, 물자공급 동선계획, 폐기물처리 동선계획, 적출물 및 사체처리 동선계획, 응급환자 운반 동선계획, 건강센터 독립 동선계획, 비상방재 동선계획, 의료 및 행정 동선계획, 진료흐름, 행정 동선계획, 진료지원 동선계획, 입원환자 동선계획, 병원진입로 동선계획 |
| 부대 편의시설 계획 | 기숙사, 인쇄소, 도서실, 식당, 영안실, 소각실, 어린이 보호 및 놀이시설, 창고, 옥외 교통시설, 환자 휴게실, 은행(간이취급소), 우체국(간이취급소), 매점, 이용실, 휴게실, 체육시설 |
| 조경, 위생, 환경, 영선 | 소각로 규모 및 설치위치, 음식 쓰레기 보관처리계획, 닥트내부 각종 회선 처리방안, 화장실의 위생시설 확인, 실내 조명화등 내부 조형물 완성 |

### 6.4.4 기타 관련법령

① 건축법(시행령), (시행규칙)

② 건축물 설비 기준등의 관한 규칙

③ 도시계획법(시행령), (시행규칙)

④ 수도권정비 계획법, (시행령)

⑤ 도시교통 정비 촉진법

⑥ 환경개선 비용 부담법, (시행령)

⑦ 수도법(시행령), (시행규칙)

⑧ 하수도법(시행령)

⑨ 수질환경 보전법(시행령)

⑩ 대기환경 보전법(시행령)

⑪ 오수,분료 및 축산 폐수의 처리에 관한 법률(시행령)

⑫ 폐기물 관리법(시행령), (시행규칙)

⑬ 소방법(시행령)

⑭ 고압가스 안전 관리법(시행령)

⑮ 원자력법

**쉬어가세요**

**성공적인 개원을 위한 12가지 Key Point**

1. 초보영업자로서 치열한 경쟁을 인식하고 각오를 다져라.
2. '무엇을 목표하여 어디로 갈 것인가' 로드맵이 있는 개원 전략을 수립하라.
3. 유행을 따르기보다 자신의 실력과 상황을 백번 고려한 개원 형태를 결정하라.
4. 중장적으로 가장 실리적인 자금확보 전략을 세워라.
5. 좋은 입지가 곧 성공을 보장하지는 않지만 나쁜 입지는 반드시 실패를 부른다.
6. 고객 신뢰도에 영향을 미치는 인테리어, 소홀해서는 안 된다.
7. 장비구매는 경쟁우위 확보 차원에서 결정하라.
8. 성공적인 출발, 인재 채용은 필수이다.
9. 디지털시대, 기본 또는 그 이상을 갖추도록 예상을 배정하라.

10. 꼼꼼한 점검으로 절세하는 개원 전략을 세워라.
11. '어떤 이미지를 가진 병원을 만들 것인가' 개원에 앞서 결정하라.
12. 돈 들이지 않는 개원 홍보 방안도 많다.

– 닥터정의 경영이야기의 본문 중에서

## ■ 학습문제

1. 병원의 기능과 역할에 대해 설명 하시오.
2. 병원경영의 특징을 설명 하시오.
3. 병원경영의 정신적 자세에 대해 설명해 보자.
4. 병원법규의 분류에 대해 설명 하시오.
5. 병원조직상의 특징에 대해 이해한다.

## ■ 관련 웹 사이트 찾아보기

1. http://www.medipaper.com 메디신문.
2. http://www.modw.go.kr 보건복지부.
3. http://www.nhic.or.kr 국민건강보험공단.
4. http://www.hospitallaw.or.kr 병원법 연구회(병원관계법규).
5. http://www.moleg.go.kr 법제처.
6. http://www.medlaw.or.kr 한국의료법학회.
7. http://www.gwangju.go.kr 광주광역시.

## ■ 참고문헌

1. 문승권, 병원경영학, 대학서림, 2005. 3.
2. 한국생산성본부, 병원 경영의 이해, 2004. 4. pp 10~20.
3. 박주희, 의료경영론, 대학서림. 1999.
4. 박창식–박주희–이용철, 의료조직경영, 퍼냄홍, 2004.
5. 박주희–박창식, 의료의 질경영, 퍼냄홍, 2000.
6. 원융희, 병원경영의 이해, 2000.
7. 유승흠, 병원경영, 2007.
8. 보건복지부 홈페이지, 2024.
9. 통계청 홈페이지, 2024.

CHAPTER 2

# 병원환경의 변화

1. 병원환경의 변화
2. 병원산업의 일반적 특징
3. 중소병원의 위기
4. 병원경영의 새로운 패러다임
5. 병원경영의 기본전략
6. 병원조직의 변화
7. 병원조직 문화의 변화

# 1 병원환경변화의 배경

## 1.1 병원산업의 환경변화

구한말 광혜원을 효시로 현대의학과 함께 우리나라에 도입된 병원산업은 과거의 병원역사와 성장과정이 정부나 종교단체들의 주도에 의한 공익적인 목적과 선교적인 목적에서 이루어져 왔던 관계로 산업이라는 차원에서 다루어지지 않았었다.

지난 세기 동안 우리나라 병원산업이 발전한 데에는 첫째, 의학과 의료기술의 눈부신 발전이 병원을 의료의 중심으로 만들었으며 둘째, 의학교육제도의 정착으로 병원이 필요로 하는 양질의 전문 인력을 안정적으로 확보할 수 있었고 셋째, 1977년도부터 시작된 의료보험제도는 의료서비스에 대한 경제적인 접근성을 향상시켜 국민의 건강증진은 물론 의료수요의 폭발적인 증가로 병원산업의 양적 발전에 크게 기여하였다.

과거 의료계에서는 병원경영이라는 단어를 생소하게 생각하고 받아들이기를 거부하는 의사들이 있었다. 그러나 병원도 일반기업과 같은 하나의 조직체라는 관점에서 생각한다면 병원도 경영을 해야 하며 기업에서와 같은 혁신적인 기법의 도입이 필요하다.

더욱이 오늘날 병원의 경영환경은 매우 복잡하고 격심한 변화와 경쟁에 직면해 있다. 세계화, 무한경쟁, 선택기회의 다양화, 고객의 기대상승 등 병원의 내·외 환경의 변화 생존을 위한 극적인 조치를 요구하고 있다.

특히 1989년 전 국민 의료보험이 실시된 이후부터 내·외적인 의료 환경의 급격한 변화로 병원산업은 경영상 크게 위축되고 있으며, 사회로부터 합당한 대우도 받지 못하면서 간섭과 규제의 대상이 되어 최근에는 생존의 위협까지 느끼게 되었다.

병원산업의 경제적인 어려움과 더불어 의료에 대한 국제화와 개방화, 인구의 고령화 및 생활형태의 변화가 초래될 것이다. 또한 경제발전에 따른 예방 및 건강증진 등 국민의 의료에 대한 기대증가와 욕구의 다양화 같은 환경의 변화는 병원산업이 포괄적인 의료서비스 산업으로 변화하도록 요구하고 있다.

의료 인력이나 시설이 부족했던 과거에는 병원들의 공급자 중심의 경영이 가능했으나 이제는 국민의식수준의 향상과 더불어 의료 인력과 의료기관이 증대됨으로 인해 환자가 의료기관을 선택하는 시대를 맞이하게 되었다. 이와 같은 변화는 병원간 생존경쟁을 불러와 경쟁력을 갖추지 못한 병원들은 결국 도태될 수밖에 없게 되었다. 또한 전 국민 의료보험 실시, 비현실적인 의료보험수가, 보험자 단체의 의료비 삭감, 각종 의료제도의 이용자 위주의 개편, 의약분업실시 등 제도적인 측면에서도 병원경영에 불리한 요인들이 도사리고 있으며, 의료장비와 진료재료의 고가화, 경제난으로 인한 각종 수입 진료재료의 가격상승 등으로 인해 병원의 경영난은 더욱 가중될 것으로 예상된다.

이처럼 의료서비스의 확대보급에 따른 병원수의 증가와 경제수준의 향상에 따른 일반인들의 의료서비스에 대한 인식이 변화함에 따라 병원산업에도 여러 가지 변화가 요구되고 있다. 최근에는 병원에서도 일반기업의 경영기법을 도입하는 추세가 늘고 있으며 차별화를 통한 상대적인 경쟁우위를 확보하려는, 과거에는 볼 수 없었던 시도들이 증가하고 있다. 이러한 의미에서 병원산업도 더 이상 격리되고 수동적인 산업이 아니라 경쟁적 관점에서 산업의 구조와 특성을 분석하여 경쟁력을 확보해야 한다.

병원산업의 구조분석에 있어서 주체라 할 수 있는 병원은 규모와 크기에 있어서 매우 다양하며 또한 운영형태에 있어서도 다양한 형태를 취하고 있지만 일반적인 병원특성 및 업무내용은 유사하다고 할 수 있다. 따라서 산업구조의 분석대상은 운영형태와 규모를 초월한 전반적인 병원산업을 대상으로 규정하기로 한다.

## 1.2 미래의 병원환경

병원경영의 목표는 2000년 초 이후 부터 수익성 지향의 현상이 나타나고 있으며, 특히 다음과 같은 의료공급 현상으로 변화가 심화하였다.

- 근본적으로 경쟁이 부재하였던 의료산업에서 공급자간의 경쟁이 증가했다.
- 의료 공급 구조의 변화, 예를 들면, 병원의 병상 숫자는 감축하거나 폐쇄되고, 의료체계의 성장을 촉진하는 합병과 제휴, 과거에 병원을 기반으로 하던 외과 센터나 이외에 다른 독립적 서비스는 증가했다.
- 관리의료의 빠른 성장 등이다.

위와 같은 상황에 따라 특히 대형병원들은 급변하는 의료 환경에서 경쟁력을 키우기 위해 아웃소싱(outsourcing)전략을 적극 활용하고 있는 것이다.

특히 국민의식수준의 향상과 의료기관의 수 증가로 경쟁 관계가 심화되어, 의료서비스도 의료공급자에서 의료소비자 중심으로 변화하게 되었다.

이러한 병원경영환경의 변화에 따라 각 병원은 생존전략으로 각종 서비스의 개선과 경영합리화를 통한 원가절감 방안을 모색하고 있다.

병원 자체적으로 모든 서비스를 운영하는 것보다는 업무에 전문성을 갖고 있는 업체에 외주를 주어 업무의 전문화나 특화를 추구함으로써 원가절감, 업무관리의 효율화를 기할 수 있게 되었다. 구체적인 병원경영에서 내·외적 환경 변화는 다음과 같다.

### 1.2.1 내적 - 외적 경영환경

경영환경을 내적 환경과 외적 환경으로 구분 할 때, 후자는 일반 환경과 과업환경으로 구분된다. 일반 환경은 경제적, 사회적, 정치적, 기술적 환경을 말하며 과업환경은 의료와 직접적인 관련이 있는 공급업자, 환자, 경쟁업자, 정부, 압력단체 등의 환경을 말한다.

경제적, 사회적 환경이 급변하고 있다. 국민소득 수준도 향상하였고 산업구조가 대폭 바뀌고 있다. 제조업도 바뀌고 유통업도 바뀌었다. 업종의 융합/복합도 계속 일어나고 있다. 토지, 지하자원, 그리고 자본 등이 중요하던 자원기반 경제사회에서 지식, 정보 그리고 창의성이 중요시 되는 지식기반 경제사회로 바뀌었다.

과거에는 지식과 정보를 소유하고 독점하려 하였다. 그러나 이제는 소유가 별 의미가 없다. 얼마나 빨리 변화에 대응하느냐 하는 것이 문제가 된다. 지식과 정보를 얼마나 활용(접근, access)하고 공유 하는지가 성공의 지름길이 되었다.

산업사회에서는 양과 규모를 견주었다. 그러나 정보사회에서는 아이디어 경쟁력이 얼마나 되고, 디지털능력이 어느 정도 인지가 문제가 된다. 요즈음 시대는 글로벌시대, 불확실한 시대이다. 이 때 적자생존의 법칙이 적용 될 수밖에 없다. 경영혁신의 시대이다. 이제는 협조하면서 경쟁하는 협경(協競)의 시대를 맞았다.

### 1.2.2 사회적 환경

사회적 환경도 너무 많이 변하고 있다. 국민의 교육수준과 소득수준의 증가와 함께 의료기관의 중요성이 한층 부각되었다. 연간 진료비 외형이 수천억원 대의 대형 의료기관들이 여기저기 존재하며, 건강보험급여가 본인부담을 포함하여 연간 20조원 규모이므로 사회 발전에 걸친 관심의 대상이 되기에 충분해졌다.

이제 국민은 의료기관에 대하여 양질의 의료를 요구하므로 이에 부응하여야 한다. 의료분쟁도 급증하였다. 그러나 전 국민 건강보험체계 하에서 현실적으로 여러 가지 제약이 있어 갈등하고 있다. 사회적 책임이란 법이 요구하는 기본 의무이상의 것에 대하여 사회를 좀 더 살기 좋게 하는데 기여하도록 스스로 노력하는 윤리적 의무를 일컫는다.

### 1.2.3 미래 환경에 적응하기 위하여 고려할 점

① 고객으로서의 환자 : 환자의 태도는 급변하고 있다. 의사의 태도는 물론이거니와 병원에서의 대기시간, 진료의 결과, 진료비, 진료내역 등도 관심의 대상이 되었다. 좋은 병원이 늘어나고 경쟁이 되므로 환자는 고객으로서 선택의 여지가 생겼다.

② 절대 의료수요 증가 : 전 국민 의료보험으로 절대 의료수요가 증가된 것은 말할 필요가 없다. 이 수요는 교육수준과 소득수준이 높아짐에 따라 더

욱 커지며 장기적으로 노인인구의 증가로 가속화할 것이다. 그러나 한편 전 국민이 의료보장하에 있다는 것은 이제 더 이상은 의료수요의 급증 요소가 없다는 것을 의미한다. 그러므로 이러한 상황을 감안하여 병원경영에 임할 것이 요망된다.

### 1.2.4 병원 간 경쟁의 심화

공급자가 다양해지고 증가되며 교통이 편리해졌으므로 의료기관간 경쟁은 불가피하다. 의료에서는 전통적으로 가격경쟁을 하지 않고 의료의 질을 거론하였다. 따라서 시설투자 등을 주무기로 삼았다. 그러나 이제는 병원의 모든 전문직종이 상호 협력해야 제대로 운영될 수 있게 되었다. 전문 직종에는 원무업무 등 관리직종도 포함되니 만큼 효율적인 병원운영을 위해 참여하는 직종이 다양해졌다.

그러나 의료수요의 증가에 부응하여 병원 및 병상수가 급격하게 증가하였다. 특히 의과대학의 신설과 사립대학병원의 대형화, 재벌병원의 출현으로 대형병원의 증가 수는 환자들의 대형병원 선호와 병원들의 비교우위 경쟁으로 향후에도 지속될 것이다.

▌표 2-1 ▌ 연도별 의료기관 증가 추이 (단위 : 개소)

| 구분 | 2014년 | 2015년 | 2016년 | 2017년 | 2018년 |
|---|---|---|---|---|---|
| 전체 | 86,629 | 88,163 | 89,919 | 91,545 | 93,184 |
| 상급종합병원 | 43 | 43 | 43 | 43 | 42 |
| 종합병원 | 287 | 294 | 298 | 301 | 311 |
| 병원 | 1,474 | 1,496 | 1,514 | 1,466 | 1,465 |
| 요양병원 | 1,337 | 1,372 | 1,428 | 1,529 | 1,560 |
| 의원 | 28,883 | 29,488 | 30,292 | 30,938 | 31,718 |
| 치과병원 | 205 | 213 | 223 | 231 | 237 |
| 치과의원 | 16,172 | 16,609 | 17,023 | 17,376 | 17,668 |
| 조산원 | 35 | 31 | 28 | 26 | 21 |

| 보건기관 | 3,481 | 3,477 | 3,477 | 3,475 | 3,478 |
|---|---|---|---|---|---|
| 한방병원 | 231 | 260 | 282 | 312 | 307 |
| 한의원 | 13,423 | 13,613 | 13,868 | 14,111 | 14,295 |
| 약국 | 21,058 | 21,267 | 21,443 | 21,737 | 22,082 |

자료 : 건강보험심사평가원, 2024.

대한병원협회에 의하면, 전체적으로 과거 10년간 우리나라의 병원 수는 증가추세를 보이고 있는데 이는 병원 간 과다경쟁과 병상의 과잉공급을 유발하여 국가 경제적으로 자원낭비와 병원 계 전체의 경영난을 가중시키고 있다.

이러한 현상은 앞으로도 계속될 것이며, 특히 중소규모의 병원들은 정부의 특별한 대책이나 조치가 없다면 병원경영이 더 어려워 질 것이다.

**표 2-2 종별 입원실 현황**

| 구분 | 병실병상 구문 | 분류 | 계 | 상급종합 | 종합병원 | 병원 | 요양병원 | 의원 | 치과병원 | 치과의원 | 조산원 | 보건기관 | 한방병원 | 한의원 |
|---|---|---|---|---|---|---|---|---|---|---|---|---|---|---|
| 계 | 병실 | | 172,222 | 12,376 | 28,508 | 42,111 | 55,980 | 26,164 | 100 | 67 | 35 | 104 | 5,668 | 1,109 |
| | 병상 | | 707,349 | 44,814 | 107,290 | 165,302 | 302,929 | 62,863 | 262 | 95 | 38 | 350 | 20,038 | 3,368 |
| 일반 입원실 | 병실 | 소계 | 159,388 | 11,310 | 26,697 | 36,884 | 51,712 | 25,704 | 100 | 67 | 35 | 102 | 5,668 | 1,109 |
| | 병실 | 상급 | 49,541 | 2,578 | 6,171 | 16,322 | 9,209 | 13,105 | 51 | 49 | 26 | 33 | 1,647 | 350 |
| | 병실 | 일반 | 109,819 | 8,732 | 20,499 | 20,562 | 42,503 | 12,598 | 49 | 18 | 9 | 69 | 4,021 | 759 |
| | 병실 | 외국인 전용 | 28 | - | 27 | - | - | 1 | - | - | - | - | - | - |
| | 병상 | 소계 | 629,219 | 39,069 | 96,826 | 131,662 | 277,101 | 60,420 | 262 | 95 | 38 | 340 | 20,038 | 3,368 |
| | 병상 | 상급 | 74,098 | 2,578 | 6,171 | 24,680 | 18,431 | 18,213 | 76 | 74 | 26 | 48 | 3,135 | 666 |
| | 병상 | 일반 | 554,910 | 36,491 | 90,445 | 106,982 | 258,870 | 42,206 | 186 | 21 | 12 | 292 | 16,903 | 2,702 |
| | 병상 | 외국인 전용 | 211 | - | 210 | - | - | 1 | - | - | - | - | - | - |
| 정신과 폐쇄 | 병실 | 소계 | 10,408 | 250 | 573 | 4,926 | 4,205 | 454 | - | - | - | - | - | - |
| | 병실 | 상급 | 529 | 39 | 11 | 153 | 299 | 37 | - | - | - | - | - | - |
| | 병실 | 일반 | 9,879 | 211 | 562 | 4,773 | 3,916 | 417 | - | - | - | - | - | - |
| | 병상 | 소계 | 65,069 | 849 | 3,454 | 32,619 | 25ㅍ712 | 2,435 | - | - | - | - | - | - |
| | 병상 | 상급 | 1,171 | 39 | 11 | 342 | 698 | 81 | - | - | - | - | - | - |
| | 병상 | 일반 | 63,898 | 810 | 3,443 | 32,277 | 25,014 | 2,354 | - | - | - | - | - | - |

| | | | | | | | | | | | | | | |
|---|---|---|---|---|---|---|---|---|---|---|---|---|---|---|
| 중환자실 (집중 치료실) | 병실 | 소계 | 895 | 314 | 529 | 51 | - | 1 | - | - | - | - | - | - |
| | 병실 | 상급 | 736 | 236 | 454 | 45 | | 1 | - | - | - | - | - | - |
| | 병실 | 소아 | 13 | 11 | 2 | - | - | - | - | - | - | - | - | - |
| | 병실 | 신생아 | 146 | 67 | 73 | 6 | - | - | - | - | - | - | - | - |
| | 병상 | 소계 | 10,229 | 4,041 | 5,864 | 322 | - | 2 | - | - | - | - | - | - |
| | 병상 | 상급 | 8,275 | 2,810 | 5,183 | 280 | - | 2 | - | - | - | - | - | - |
| | 병상 | 소아 | 142 | 131 | 11 | - | - | - | - | - | - | - | - | - |
| | 병상 | 신생아 | 1,812 | 1,100 | 670 | 42 | - | - | - | - | - | - | - | - |
| 격리병실 | | 병실 | 1,291 | 308 | 663 | 250 | 63 | 5 | - | - | - | 2 | - | - |
| | | 병상 | 2,455 | 539 | 1,085 | 699 | 116 | 6 | - | - | - | 10 | - | - |
| 무균 치료실 | | 병실 | 240 | 194 | 46 | - | - | - | - | - | - | - | - | - |
| | | 병상 | 377 | 316 | 61 | - | ㅍ | - | - | - | - | - | - | - |

자료 : 건강보험심사평가원, 2024.

## ▌표 2-3▐ 종별 설립구분별 요양기관수

| 구분 | 전체 | 국립 | 공립 | 법인 | 개인 | 군병원 |
|---|---|---|---|---|---|---|
| 전체 | 93,184 | 91 | 3,682 | 2,235 | 87,137 | 39 |
| 상급종합병원 | 42 | - | 12 | 30 | - | - |
| 종합병원 | 311 | 1 | 48 | 189 | 72 | 1 |
| 병원 | 1,465 | 8 | 26 | 370 | 1,042 | 19 |
| 요양병원 | 1,560 | 2 | 87 | 707 | 764 | |
| 의원 | 31,718 | 65 | 13 | 604 | 31,032 | 4 |
| 치과병원 | 237 | - | 8 | 25 | 200 | 4 |
| 치과의원 | 17,668 | 12 | 3 | 112 | 17,539 | 2 |
| 조산원 | 21 | - | - | - | 21 | - |
| 보건기관 | 3,478 | - | 3,477 | - | 1 | - |
| 한방병원 | 307 | - | 2 | 76 | 229 | - |
| 한의원 | 14,295 | 3 | 6 | 121 | 14,156 | 9 |
| 약국 | 22,082 | - | - | 1 | 22,081 | - |

자료 : 건강보험심사평가원, 2024.

### 1.2.5 의료시장의 문제점과 과제

세계는 바야흐로 무한경쟁의 시대이다. 과거에는 소규모의 자본 이동은 상대적으로 자유로 왔던 반면, 노동과 서비스의 이동은 제한적이었다.

그러나 요즘 운송과 정보통신기술 급속한 발전이 세계화 및 노동과 서비스의 국제적 이동을 촉진하는 요인으로 작용, 과거의 장애요소들을 제거시킴으로서 지구촌이 한 경제권이 되어가고 있다.

이러한 세계적 추세에 미루어 볼 때 우리의 의료시장도 더 이상 무풍지대는 아니라 할 것이고, 시간의 흐름에 따라 의료계에 적지 않은 영향을 미칠 것이다.

의료시장 개방이 미칠 영향과 그에 따른 문제점을 살펴보며 이에 대한 대책을 마련해야 할 것이다.

물론, 의료시장개방에 대하여 국내 보선의료 산업의 혁신을 유도하고, 생산성과 의료의 질적 수준 향상 및 선진의료기술, 선진경영기법의 도입 등 긍정적 기대와 더불어 우리나라의 의료기술과 의료 인력이 외국에 진출할 수 있다는 주장도 있다.

이러한 긍정적 측면과 개방이라는 세계화의 흐름을 거스를 수는 없지만 현시점에서 국민건강과 의료계에 미칠 문제점을 따져 보아야 할 것이다.

첫째는 공공성의 최후보류로 꼽히는 건강보험 체계 개편문제를 규제완화나 산업논리로 접근하는 것이다. 이미 공공의료 기관 병상수가 10%에 불과해 경제협력기구(OECD) 주요회원국에 못 미치는 열악한 상황에서 민간의료보험의 도입은 공공의료체계의 붕괴 가능성이 높고, 게다가 가장 은밀한 개인 정보인 병력을 민간보험사와 공유할 수 있겠다는 발상은 위험하다 하겠다.

둘째, 국내의료공급 구조가 민간중심으로 이루어져 있는데 여기에 외국영리요양기관이나, 보험회사가 진출함으로서 그 상업적 성격이 더욱 간화되면, 요즘 손해보험사의 자동차보험 가입자들을 선별 취득 및 보험 운영수지를 맞추기 위하여 보험료를 올리기 위한 방법을 강구하게 되듯, 민간의료 보험자 또한 마찬가지로 건강한 사람들을 보험에 가입시키고 비용이 드는 환자들은 공공부문으로 떠넘길 수 있는 문제를 안고 있다.

셋째, 의료기관의 영리법인이 합법화되면 보편적이고 기본적인 서비스마저 살아지지 않을까 우려된다. 현재도 일부병원에서는 돈이 되는 치료를 우선해 진료를 하려는 경향이 강한데 영리법인이 허용된다면 더욱 늘어 날 것이다. 고급인력에 대한 가격통제불능 및 수요자 건강보험 이탈·이원적 보건의료체계로 전환 가능성이 있다. 또한 일부불만을 품고 있는 고 소득자들도 건강보험에서 이탈할 수

있는 현 여건은 건강보험 재정 건전화를 위한 조치가 재정 악화를 부채질하는 결과를 초래할 것이다. 즉, 국내 의료공급 구도는 자유경쟁 시장에 떠맡겨져 의료기관의 빈부격차 및 의료서비스의 수요자인 국민들도 의료의 양극화로 의료보험체계의 양분화로 사 보험의 부익부 건강보험의 빈익빈을 초래, 국민건강의 불평등을 심화 시키는 요인이 될 것으로 예상되기 때문이다.

UR 협상으로 외국인 투자 및 외자도입에 관한 법률 및 외국인 투자인가 지침에 의해 투자제한 업종으로 규정되어 있던 조항이 폐지됨에 따라 1995년 1월부터 의료기관에 대한 외국인 투자가 허용되어, 의료서비스시장 개방은 필연적인 상황이 되었다.

현재 외국 영리병원과 인력의 유입, 민간보험 서비스의 허용 수준 등이 관심의 대상이 되고 있다.

의료시장 개방은 세계 의료시장이 하나의 국제경쟁의 시대로 돌입하는 것으로 진료 및 경영에 있어 국제경쟁력을 갖추지 못한 병원들은 갈수록 어려운 환경에 처하게 될 것이다.

외국 병원과의 경쟁은 국내 병원 계에 인력, 시설, 장비, 정보, 교육, 서비스 등의 자원과 질을 국제적 수준으로 끌어올리기 위한 추가 투자수요를 자극하여 병원 간 양극화 현상을 심화시킬 것이다.

즉 이러한 시장개방은 우리나라 보건, 의료산업의 운영과 생산의 효율성 및 의료의 질 향상과 같은 긍정적인 측면과, 경쟁력이 취약한 중소규모 병원의 도산, 고급의료서비스 수요증가에 의한 의료비 상승과 같은 부정적 측면

을 모두 야기할 것이다. 이에 따라 외국병원과 경쟁에서 살아남기 위해서는 의료기술과 의료서비스에 대한 사회적 만족도를 높이기 위한 의료인들의 노력과 병원경영의 변화가 필수적으로 요구되는 것이다.

### 1.2.6 의료인력 공급의 심화

의료 인력의 공급은 의과 대학의 신·증설로 계속 확대되어 의사 인력은 공급과잉이 될 전망이며, 간호사, 의료기사 등도 공급과잉이 우려된다. 그러나 의료기술의 발달과 의료수요의 다양화로 일부 새로운 의료 인력에 있어서는 공급부족도 전망 된다. 의료시설에 대해서는 수요에 대한 전망이 명확하지는 않으나 새로운 형태의 의료시설, 예를 들면 요양병원, 장기 요양시설 등에 대한 수요는 증가 할 것이다. 그러나 급성 치료시설인 병원에 대한 수요·공급의 관계는 전망하기 어렵다.

병원시설에 대한 수요는 의료수요의 변화와 더불어 정부의 지불정책에 의해 크게 영향을 받기 때문이다. 향후 의료에 있어 DRG와 같이 의료비 증가를 억제하려는 정부정책이 지속적으로 시행 입원에 대한 수요는 감소할 수도 있겠다. 따라서 의료시설은 새로운 형태의 시설은 공급이 증가하겠지만 병원시설, 특히 입원시설의 수요는 과거와 같이 급격히 증가하기는 어려울 전망이다.

### 1.2.7 병원경영 현황

해마다 5000여 명의 신규 의사가 배출되면서 의료기관의 수가 늘어나고 경쟁은 점점 치열해지고 있지만 의료시장의 크기가 그만큼 성장하지 못하면서 병원도 불황 속에서 허덕이고 있다.

전체 의사면허 소지자는 2018년 14만2,471여 명에서 2023년에는 11만 4,699여 명으로 급증 하면서 의사의 생존경쟁이 치열해지고 있다.

▌표 2-4▐ 연도별 인력 수 현황 (단위:명)

| 직종별 | 2107 | 2018 | 2019 | 2020 | 2021 | 2022 | 2023 |
|---|---|---|---|---|---|---|---|
| 전체 | 414,196 | 430,795 | 460,995 | 478,086 | 498,552 | 517,101 | 538,968 |
| 의사 | 100,241 | 102,471 | 105,628 | 107,976 | 109,937 | 112,321 | 114,699 |
| 치과의사 | 25,300 | 25,792 | 26,486 | 26,978 | 27,491 | 27,987 | 28,392 |
| 한의사 | 20,389 | 20,759 | 21,630 | 22,038 | 22,542 | 22,807 | 23,106 |
| 간호사 | 185,853 | 195,314 | 215,293 | 225,462 | 240,307 | 254,227 | 269,434 |
| 약사 | 36,980 | 37,837 | 38,941 | 39,765 | 40,388 | 40,327 | 41,380 |
| 물리치료사 | 35,587 | 38,015 | 41,457 | 43,735 | 45,385 | 46,871 | 48,978 |
| 작업치료사 | 6,258 | 6,807 | 7,465 | 7,996 | 8,267 | 8,242 | 8,588 |
| 사회복지사 | 3,588 | 3,800 | 4,095 | 4,136 | 4,235 | 4,319 | 4,391 |

자료 : 통계청, 2024.

또한 경영난의 문제점은 자본 및 정보 부족, 환자 감소, 급여범위의 확대 및 본인부담 비율 축소로 인한 진료미수금 증가, 경쟁자 및 잠재적 경쟁자를 대비한 비용의 부담, 수입증가 요인 대비 고정비 부담 증가 등으로 분류되고 있다.

아울러 쾌적한 분위기, 첨단 장비를 이용한 최신 의료기술의 시행, 첨단 시설, 대기시간 단축과 수진 편리성 등으로 집약되는 고객의 요구사항은 너무도 빠르고 다양하게 변하고 있어 병원업무에 흡수하여 정착시키기에 여간 어려운 것이 아닌 실정이다.

이러한 상황을 극복하기 위한 노력의 일환으로 일부 병원은 '털털한 피부과', '속편한 내과', '상쾌한 아침외과', '다나 산부인과' 등 친근한 명칭으로 고객의 관심을 끌고 쉽게 기억할 수 있는 상호와 디자인을 중요시하는 브랜드 관리에 관심을 기울이기도 한다.

또한 서비스 과정의 만족도를 높이기 위한 마케팅 활동도 활발해 지고 있는데, 소아치과에서는 기계소리 때문에 환자가 긴장하지 않도록 헤드폰으로 음악이나 동화 구연 CD를 틀어주거나 천장에 달린 TV를 통해 영화 DVD를 보여주기도 하며, 대장 또는 소화기 질환에 좋다는 양배추를 선물하는 대장·항문병원도 있다.

의사와 경영자는 권위주의적 이미지를 벗기 위해 노력하는 동시에 경영마인드를 갖추고 새로운 경영기법을 배우려는 추세도 확산되고 있으며, 구전효과를 얻거나 충성고객을 유치하기 위해 일부러 큰 교회나 성당, 사찰에 신자로 등록하는 의사도 많아지고 있다.

### 1.2.8 정부의 의료정책 변화

의료정책은 사회 전반적으로 건강을 증진시키고 의료서비스를 보다 효율적이고 공평하게 제공하기 위해 정부나 기관이 채택하는 방향성을 말한다. 최근에는 인구 고령화, 만성질환 증가, 의료비 부담 등 다양한 요인으로 인해 의료정책에 대한 관심이 높아지고 있다. 이에 따라 의료정책의 변화와 발전이 중요한 이슈로 떠오르고 있다. 가장 큰 변화 중 하나는 디지털화와 기술혁신이다 최근에는 인공지능, 빅데이터, 로봇 의료 등의 기술이 발전하면서 의료 서비스의 효율성과 질이 크게 향상되고 있다.

예를 들어, 전자 의무 기록(Electronic Medical Records, EMR) 시스템을 통해 환자 정보를 효율적으로 관리하고 의료진 간 소통을 원활하게 할 수 있다.

또한 텔레메디슨(Telemedicine)을 통해 지역간 의료 격차를 줄이고 환자들이 보다 편리하게 의료 서비스를 받을 수 있게 되었다. 다음으로는 의료비용 문제에 대한 대책이 중요한 과제로 떠오르고 있다. 의료비 부담이 큰 문제로 대두되고 있는데, 이를 해결하기 위해 정부는 의료보험제도 개편이나 의료비 절감을 위한 정책을 적극적으로 추진하고 있다. 또한 예방의학과 관련된 정책을 강화하여 만성질환 예방과 조기 발견을 통해 의료비용을 절감하고자 하고 있다. 마지막으로는 고령화 사회에 대비한 의료정책의 발전이 필요하다. 인구 고령화로 인해 만성질환과 요양 문제가 증가하고 있는데, 이에 대응하기 위해 의료서비스의 다양성과 효율성을 높이는 정책이 필요하며, 노인의료 보호에 대한 제도나 시설 확충, 요양 보험 제도의 개선 등이 이러한 과제를 해결하는데 중요한 역할과 의료정책의 변화와 발전은 우리 사회의 건강과 복지를 향상시키는 데 중요한 역할을 한다. 이를 위해 정부, 의료기관, 시민 등 모든 이해관계자가 협력하여 지속적인 노력을 기울여야 할 것입니다.

정부는 국민복지의 핵심인 의료제도의 개선을 위해 다양한 의료개혁정책을 구상하여 실천하고 있다. 병원서비스의 개선과 다양성의 도모, 의료관리기능의 강화, 병원서비스의 평가제도 도입, 3차 진료기관의 지정기준의 강화, 응급 의료센터 및 지정병원의 기능향상, 야간진료, 휴일진료, 장기요양, 원외조제, 호스피스제와 같은 새로운 의료서비스의 개발과 1, 2차 진료기관의 기능 강화, 주치의 등록제, 의원의 집단 개원제, 개방형 병원제도의 개발, 건강보험 수가의 구조와 수준, 건강보험 종합관리체계 도입, 진료비 지불제도의 개편 등의 다양한 의료정책이 시도되고 있다.

### 1.2.9 병원 주5일 근무제 실시

병원에도 주5일제 근무가 2004년 7월부터 1,000명 이상 고용한 사업장을 시작으로 2011년까지 단계적으로 실시될 예정이다. 한편 주5일제 근무로 인하여 2.68~4.70% 정도의 진료수익 감소가 예상되며, 이는 병원경영에 추가부담으로 작용하게 될 것이다.

또한 주5일제 적용시기 및 휴가일수, 수당 등에 대한 노사간의 논란과 함께 토요휴무로 인해 늘어나는 인력수요에 대해 병원 측은 가능한 비정규직을 활용하여 대처하려고 할 것이며, 노조는 정규직 충원을 요구할 것이므로 이에 따른 갈등이 예상된다.

그동안 우리나라는 경제 위기를 겪으면서 많은 구조조정과 고용의 질 파괴와 함께 사회적 불평등의 심화에 직면한 한국의 경제상황은 대량의 실업자 양산에 대한 해결과 가진 자에 대비해 아직은 많이 열악한 노동자들의 삶의 질 개선이라는 두 가지 과제의 해결이 동시에 급박하게 요구되어지고 있다.

이러한 사회 분위기 속에 주 5일 근무제 근무가 의료계에 미치는 영향은 무엇인지 살펴보고자 한다.

#### (1) 노동시간단축의 배경

① 작업조직의 변화 : 작업조직이 변모하게 되면서 사용자는 노동자의 헌신성과 생산성 향상에 초점을 두게 되고 시간통제보다는 작업통제

자체에 관심을 기울이게 된다. 노동자의 헌신성과 생산성이 향상되기 위해서는 계약노동시간을 유지하고 제하기보다, 계약노동시간이 실질적인 유효 노동시간이 되도록 노동력지출과정에 대한 직접적인 통제가 이루어져야 하기 때문이다.

② 노동력 구성의 변화 : 노동시간단축의 지속적인 하락은 핵가족화 경향과 여성참가율 증가, 서비스 고용 증가, 파트타임의 확대와 같은 노동력 구성의 변화라는 요인이 작용했다. 그러나 이는 정규노동시간의 단축과는 별도의 사회적 평균 노동시간의 변화를 설명해주는 요인이다.

③ 고용조건 변화 : 사무직－생산직 간 불평등 해소를 위한 고용조건 변화의 압력으로 인해 노동시간 단축이 이루어졌다.

④ 노동시간 유형의 변화 : 기술의 변화와 작업 유연성이 확대되면서 이런 기술적, 조직적 효율성에 상응하는 노동시간 유형의 변화가 필요하게 되었고 이에 부응하기 위해 작업장 내 변화가 발생하였다. 이는 작업조직과 밀접히 관련되어 있으며 그 배경요인이 된다.

⑤ 생활에 대한 기대치의 증가 : 생활에 대한 기대치의 증가로 인한 여가 선호, 교통 혼잡으로 인한 구속노동시간의 증대, 임금을 지불 받지 않는 사회적 활동의 욕구와 여건 증대 등, 광범위한 사회적 요인의 결과가 생활스타일의 변화를 초래하여 노동 시간 단축을 불가피하게 만들었다.

### 1.2.10 디지털시대의 의료정보화

인터넷과 스마트폰 보급률이 증가하면서 전 세계적으로 정보화 시대에 따른 다양한 정보와 서비스를 쉽고 빠르게 접할 수 있게 되었지만 한편에서는 디지털 격차로 인한 문제가 발생하고 있다. 디지털 격차란 새로운 기술이나 기기를 활용할 수 있는 사람과 그렇지 못한 사람 사이에 생기는 차이로 알 수 있다. 이런 차이는 경제적, 사회적, 지역적 요인 등 다양한 이유로 나타나며, 디지털 격차는 단순히 정보 접근성의 차이로만 끝나지 않다. 삶의 질과 기회의 불균형을 초래하며, 그렇기 때문에 이를 해소하기 위해 국가나 기업 차원에서의 노력이 필요하다.

또한, 디지털 격차 현황과 그 해결 방안들을 모색해 보면, 먼저 디지털 격차 원인으로는 여러 가지 요소들이 복합적으로 작용하는데 크게 세 가지 측면으로 나눠 볼 수 있다. 첫째 인프라 구축 미비이다. 고령층이나 저소득층 거주 지역일수록 상대적으로 열악한 환경일 수밖에 없다. 둘째 교육 및 훈련 부족 인데 컴퓨터나 스마트폰 사용법을 모르거나 온라인 쇼핑 또는 뱅킹 같이 일상생활에서의 기본적인 기능조차 활용하지 못하는 경우가 많다. 셋째 비용 부담이다. 최신형 노트북 한대 가격이 웬만한 직장인 한 달 월급보다 비싼 걸 감안하면 엄두조차 내기 힘들다.

디지털 격차 문제점 또한 심각한데 살펴보면 다음과 같다. 첫번째 소외 현상 유발로써 사회적 단절로 이어질 수 있다. 두번째 정보 습득 제한으로 인해 경쟁력 약화를 초래하기도 하며 세번째 생활 편의성 저하로 불편함을 겪을 뿐만 아니라 네번째 일자리 감소와도 직결된다. 다섯째 건강 악화에도 영향을 미친다는 연구 결과도 있는데 예를 들어 원격 진료나 처방전 발급같이 의료 서비스 이용 시 어려움이 많기 때문이다. 따라서 이러한 부작용 방지차원에서 정부 주도하에 다양한 대책 마련중인데 대표적인 사례 몇 가지 들자면 농어촌 마을 대상 광대역망 설치 확대라든지 주민센터 내 키오스크 운영 그리고 찾아가는 방문 교육 실시등이라 할 수 있다.

병원조직의 정보화로 환자진료에서 의료서비스의 질 개선을 도모할 수 있다. 즉, 응급의료서비스나 원격의료서비스, 원격진료시스템, 특수질환자(고혈압, 당뇨, AIDS, 정신질환 등)에 대한 특별관리 등을 효율화 할 수 있다. 특히 외래에서의 약처방 및 검사처방을 하는 처방전달 시스템이나 응급검사결과를 진료실에서 볼 수 있는 등의 시스템, 진료예약제 등의 병원조직 정보화는 환자 중심의 의료서비스를 위해 필수적이다.

### 1.2.11 지식경영의 도입

지식경영이란, 조직차원의 지적자산 뿐만 아니라 구성원 개인의 지식이나 노하우를 체계적으로 발굴하여 조직 내부의 보편적인 지식으로 공유하고, 이의 활용을 통해 조직 전체의 경쟁력을 향상시키는 활동이다. 우리나라도 이러한 지식경영의 실행을 통해 총체적인 지적 역량을 극대화해야 세계시장에서 살아남을 수 있다.

기업들은 살아남기 위해 지식과 같은 무형 자산을 활용하면 더욱 기업의 경영성과가 크게 차이가 나는 것을 깨닫고 지식경영의 필요성을 느끼게 되어 지식경영을 활용하려 하였지만 이미 존재하는 무형지식을 잘 관리하여 나중에 필요한 때에 쉽게 이용할 수 있게끔 하는 것이 말처럼 쉽지만은 않았다.

그 결과 지식경영을 활용하려던 기업들이 수많은 실패와 좌절을 맛보아야만 했다. 조직차원의 지적 자산뿐만 아니라 구성원 개인의 지식이나 노하우를 체계적으로 발굴하여 조직 내부의 보편적인 지식으로 공유하고, 이의 활용을 통해 조직 전체의 경쟁력을 향상시키는 활동이다. 우리나라도 이러한 지식경영의 실행을 통해 총체적인 지적 역량을 극대화해야 세계시장에서 살아남을 수 있다.

병원에서의 지식경영 도입은 병원 내에 산재하고 있는 모든 유용한 지식을 체계적으로 수집, 저장, 공유, 확산, 보장하는 시스템을 구축하고 그를 통하여 지식을 효율적으로 활용함으로써 병원의 지식경쟁력을 높여 경영 효율성과 수익성 향상을 가져올 것이다. 이러한 지식경영의 활성화를 위하여 컴퓨터를 중심으로 한 디지털 정보기술의 역할이 매우 중요하다. 인터넷을 이용한 정보의 신속한 수집과 전달, 공유는 지식경영의 활성화에 필수적인 요소이다.

그러나 하드웨어적인 측면에서 최신 정보체계를 갖추었다 하더라도 실제 이용자인 병원근로자들의 정보기술(IT) 능력이 부족하다면 투자효과를 기대하기 어렵다.

### 1.2.12 AI 스마트 의료 경영의 도입

최근 4차산업의 환경 속에서 의료계에서도 새로운 병원 기법 경영의 도입으로 전환점으로 다가오고 있다. 또한 고객(환자)의 입장에서는 새로운 서비스를 받을 수 있는 계기로 발전할 수 있을 것으로 기대 할 수 있다.

4차 산업혁명 물결이 의료계에도 거세게 일고 있다. 새로운 기술은 하나씩, 그러면서도 급속도로 병원 모습을 바꿔나가고 있다.

병원환경 변화는 곧 환자 경험의 새로운 단계로 이어졌다. 주요 의료기관은 디지털 전환에 따라 새로운 형태의 의료서비스를 제공하게 됐고, 그런 변화 과정에서 고품질 의료서비스를 유지하는 게 새로운 과제가 됐다.

이 지점에서 전문가들이 다시 주목하는 것은 '사람'의 역할이다. 인적자원의 효율적이고 적절한 활용은 디지털 시대 의료기관 역량 관리의 필수조건이기 때문이다.

## 1.3 병원산업의 환경변화 요인분석

병원경영에 영향을 미치는 환경요인은 크게 소비자 요인, 정부·정책적 요인 및 사회·경제적 요인 등 세 가지로 나누어 볼 수 있다.

▌그림 2-1▐ 병원경영의 환경요인

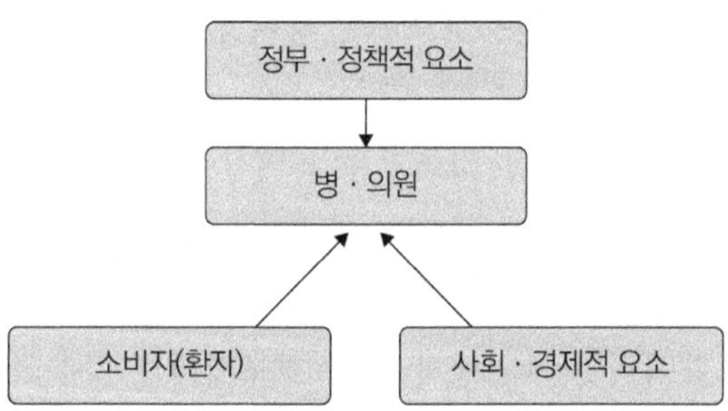


### 1.3.1 정부 · 정책적 요인

정부·정책적 요인은 모든 기업체에 대한 일반적인 영향 이외에도 의료서비스의 공공성으로 인하여 병원경영에 보다 직접적이고 일차적인 영향력을 발휘한다. 의료제도의 전반적인 사항과 의료보험 수가를 결정함으로써 정부의 정책적인 요소는 병원경영에 있어서 강제적인 제약을 주고 있다.

병원경영에 영향을 주는 정부·정책적인 요인의 첫 번째는 각종 제도와 정책의 시행을 들 수 있다. 이미 전 국민 의료보험제도의 실시를 통해 이의 강력한 위력을 경험한 바 있지만, 얼마 전까지만 해도 화제의 대상이었던 3차 기관 의료서비스 평가제도 및 포괄수가제도의 도입 등은 병원경영에 직접적인 영향을 주고 있다. 이외에도 병원 신·증설 허가제도, 고가 의료기기 심사제도, 수련의 임용제도, 약품구입에 관한 정부의 정책 등 병원 경영환경을 파악하는 데 있어 매우 중요한 요소이다.

둘째로, 정부의 각종 지원과 규제를 들 수 있다. 의료보험이나 의료보호를 통한 의료비의 조달과 관리만으로는 적정의료를 보장할 수 없다. 양과 질적인 면에서 적절한 수준의 의료서비스를 의료기관들이 공급하도록 하기 위하여 정부는 각종 지원책과 규제책을 활용한다. 경제전반의 효율성 도모와 국민계층간의 형평성을 추구하기 위하여 때로는 극단적인 조치를 취할 수도 있는 것이다. 의료서비스도 그 성격상 기본적으로 가지는 공공성으로 인하여 정부는 의료시장을 완전한 자유시장체제에 맡겨 두지 않고, 효율성과 형평성이라는 두 마리의 토끼를 잡기 위하여 각종 지원과 규제책을 사용할 수 있다. 이러한 규제와 지원은 병원경영에 있어 거시적인 토대를 제공하며, 이로부터 각각의 병원들은 때로는 위협을 받기도 하고 기회를 발견하기도 한다.

### 1.3.2 소비자 요인(환자)

병원경영환경을 이야기할 때 가장 먼저 제기되는 것이 이전과는 달라진 환자의 위치이다. 의료시장이 이전의 공급자시장에서 수요자시장으로 전환됨에 따라 병원의 입지선정과 진료과 설정뿐만 아니라 각종 장비의 구입 등 병원경영의 전반적인 사항이 환자의 요구에 부응하기 위하여 이루어진다는 것이다.

첫째로, 환자의 욕구변화와 권리의식의 확산을 들 수 있다. 전 국민 의료보험의 실시와 경제력의 향상 등으로 의료서비스의 소비자인 환자는 이전의 단순한 의술의 수혜자의 위치를 벗어나, 소비자의 입장에서 보다 적극적으로 자신들의 요구사항을 표출하고 있다. 이러한 요구사항은 대기시간에 대한 불만, 의료진의 불친절에 대한 불만으로 나타나고 있으며, 나아가 각종 의료사고에 대한 단체행동 등으로 가시화되고 있다. 이러한 환자의 욕구변화는 보다 나은 의료서비스를 위하여 환자가 직접 병원을 선택함으로써 병원경영에 직접적인 영향력을 행사하고 있다.

둘째로, 환자만족도 수준의 향상은 병원에 있어 지속적인 경영개선을 요구하고 있다. 기존의 여러 연구에서도 보여 지듯이, 처음에는 상당한 만족을 줄수 있는 서비스도 일정 시간이 지나 모든 공급자가 이를 제공할 수 있는 상황이 되면 더 이상 만족을 주지 못하고 소비자들은 당연한 것으로 받아들인다. 예를 들면, 병원계 전반이 불친절한 경우에는 접수계원의 친절한 행동이 환자들의 만족도를 높일 수 있겠지만, 그러한 행동을 모든 병원에서 찾아볼 수 있을 경우에는 더 이상 만족도를 높일 수 있는 수단이 아니라, 제공되지 않으면 불만족을 불러일으킬 수 있는 기본적인 서비스가 되어버리는 것이다. 이처럼 환자만족도 수준의 꾸준한 향상은 병원경영자로 하여금 현실에 안주하지 않고 지속적으로 경영개선을 추진하게 하는 강한 압박요인으로 작용한다.

셋째, 고객으로서의 환자의 자리매김은 병원경영자들로 하여금 근본적인 의식의 변화를 촉구하고 있다. 이전에는 몸이 아파 병원을 찾아오는 사람만이 고려의 대상이었지만, 환자를 고객으로 바라보면 고려해야 할 대상도 확대될뿐더러 경영에 있어서도 수동적인 자세를 버리고 적극적으로 고객대상을 파악하고 이들의 요구사항을 이해하려는 노력이 뒤따라야 한다. 이처럼 환자가 고객으로 자리 잡는 시기에는 환자를 바라보는 병원경영자의 근본적인 의식개혁이 요구된다.

### 1.3.3 사회 · 경제적 요인

사회·경제적인 요인은 국민생활수준과 의식의 전반적인 향상으로부터 기인하는 것이다. 국민경제수준의 향상과 민주화의 열기로 인한 자기목소리 높이기 등은 병원경영에 있어서 이전에는 없었던 새로운 문제점을 야기하기도 한다.

▌표 2-5▐ 의료환경의 변화요소

| | | |
|---|---|---|
| 사회환경의 변화 | 경제상태 | 생활수준 향상 등은 의료서비스의 사회적 요구 증가원인 |
| | 인구구조 | 성별, 연령별에 따른 의료시설의 이용형태와 적용분야가 달라지는 원인 |
| 의료기술의 변화 | 의료장비 | 새로운 의료장비 도입과 신의료기술에 의한 병원의 영역을 확장시키는 원인이 된다. |
| | 질병구조 | 질병소멸, 변종출현등과 당뇨병, 고혈압, 정신질환등 사회환경의 변화에 따른 질병양상의 변화로 인한 해당하는 의료서비스 제공의 원인이 된다. |
| 의료제도의 변화 | 의료관련제도 | 의료보험, DRG도입 등 의료수가 제도와 의약분업과 같은 의료관련 제도는 의료 수요의 증감원인이 된다. |
| | 의료공급체계 | 의료전달체계, 의료기관 간의 협력체계, 병원의 정보시스템 등은 이에 따른 병원 운영에 영향을 주는 원인이 된다. |
| 병원기능의 변화 | 의료이용도와 시설변화 | 시간의 흐름에 따라 지속적으로 변화해 온 현재 시설의 형태는 무엇보다도 각종 의료이용도의 변화에 대응할 수 있도록 온 것이다. |
| | 병원 조직의 변화양상 | 진료부문은 환자의 연령 층, 성별, 질환 종류별로 세분화되어 전문화된 영역을 갖추며, 지원부문은 분산된 영역을 효율적인 통합 운영을 위한 중앙화를 시도하고, 관리부문은 좀 더 체계적인 병원 관리를 목적으로 세분화되는 경향을 보인다. |
| | 병원 조직과 기능의 형성 과정 | 주로 진료부문에서는 병원조직의 형성 후 그 부서에 맞는 기능제실이 생겨나고, 지원부문의 경우는 기능의 필요에 따른 기능제실이 형성된 이후 관리와 운영의 목적으로 조직이 발생한다. 이에 따른 초기의 기능이 형성되면 공간은 주요공간과 보조공간으로 그 영역을 확보하고 분화 또는 통합 과정을 거치면서 발전하는데, 이는 병원의 규모증가와 새로운 의료요구, 의학의 발전, 의료장비의도입 등에 기인한다. |

경제수준의 향상은 이전과는 비교할 수 없을 정도로 엄청난 의료비지출 증대를 초래하고 의료비증가에 대한 사회적 관심은 적정하지 못한 의료비에 대한 압박요소로써 작용한다. 병원과 노조간의 분쟁도 관심을 끌고 있으며 의료서비스에 대한 사회적인 인식의 변화는 재벌의 병원 참여를 야기하였다. 의료가 서비스가 아니라 '인술의 시혜' 라고 여겨지던 시대에는 '돈을 버는 것이 목적' 인 재벌의 병원업 참여가 받아들여지기 쉽지 않았으나, 이제는 적정의 가격에 양질의 의료서비스를 제공할 수 있다고 하면, 재벌의 병원 참여도 별로 개의치 않으며 오히려 이전의 의료기관들에 식상한 국민들은 새로운 기대감을 나타내기도 한다. 이처럼 사회·경제적인 상황의 변화는 이전에 없던

새로운 문제를 제시하기도 하며, 경쟁자의 범위도 확대시켜 결국은 병원경영에 있어 위기감과 불안을 가중시키는 요소로써 작용한다. 향후 어떠한 형태로든 가시화될 외국병원업체의 국내진출도 이러한 측면에서 파악할 수 있는데, 국민들이 이를 어떻게 받아들일지는 아직 미지수이지만 이 또한 병원경영의 압박요인임은 분명한 사실이다.

**보고가세요**

**우리나라 의료산업의 틀을 다시 짜야 한다**

첫째, 의료와 관련된 규제를 완화 및 철폐해야 한다.
둘째, 자유로운 경쟁이 보장되어야 한다.
셋째, 외국병원의 국내 진출에 대비하는 동시에 의료산업의 해외진출도 준비해야 한다.
우리나라 의료산업의 틀을 새롭게 짜기 위해서는 의사, 약사, 병원경영자, 정부, 의사단체, 의료정책연구자, 간호사 등 의료 관련 종사자 모두가 공감대를 형성한 가운데 새로운 비전과 새로운 패러다임을 갖고 미래지향적 자세로 변화하는 시대에 대응해야 한다.

– 자료 : 박인출, 병원을 경영하라, 몸과 마음, 2001. pp. 30~31.

## 2 병원산업의 일반적 특징

병원은 보건의료산업의 주체로서 정부를 대신하여 국민의 건강을 유지·증진시키는 데 필요한 의료서비스를 제공하고 의료에 대한 욕구를 충족시키며, 의학교육, 의료기술개발 및 수련교육 중심지로 그 역할을 다하고 있다.

### 2.1 의료서비스의 특성

병원산업의 주요상품은 의료서비스이다. 그런데 의료서비스는 일반 재화와 서비스에 비하여 매우 다른 특성을 가지고 있다. 의료서비스에 대한 특성을 수요와 공급측면에서 살펴보면 다음과 같다.

### 2.1.1 수요측면

첫째, 환자인 수요자의 정보결여이다. 즉, 의료수요자가 자신이 필요로 하고 있는 의료서비스가 무엇인지를 제대로 판단할 수 없고, 또한 필요로 하는 의료의 양이나 질을 분별할 정보가 결여되어 효율적이고 합리적인 의사결정을 할 수 없다.

둘째, 공급자에 의한 수요결정이다. 이는 의료서비스에 관하여 수요자는 전문지식이 없으므로 수요자인 환자의 욕구는 한정적이며 공급자인 의사에 의하여 수요가 결정된다는 것이다.

셋째, 수요의 불확실성이다. 이는 의료의 수요예측은 집단 혹은 지역에 관하여는 어느 정도 예측이 가능하지만 개개인의 경우 예측이 매우 어렵다는 사실이다. 따라서 수요예측에 의한 대응이 매우 불확실하게 전개될 가능성이 있다.

### 2.1.2 공급측면

첫째, 고도의 전문성과 정확성이다. 의료산업은 인간의 생명과 깊은 관련이 있는 용역서비스이다. 따라서 공급자인 의사의 경우 의학에 대한 고도의 지식과 기술이 기초가 되어야 하기 때문에 전문성과 정확성이 요구된다.

둘째, 공급의 즉시성이 이루어져야 한다. 즉, 의료서비스는 재고되거나 반송이 불가능하며 수요와 동시에 생산·공급되며 공급 즉시 소비하게 된다. 따라서 일반 재화의 공급처럼 시간적 간격이 있을 수 없다.

셋째, 서비스의 공공성이다. 의료서비스는 다른 용역서비스 산업과 달리 공공성을 지니고 있기 때문에 영리성을 떠나서 제공되어야 하는 특수성이 있다. 따라서 때로는 공급자인의사의 의지와는 무관하게 수요의 요청에 의해 공급될 수 있어야 한다.

## 2.2 병원산업의 특성

### 2.2.1 의료의 비영리성

우리나라에서는 의료기관의 설립, 운영이 법적으로 영리법인에게 허용되지 않고 비영리법인이나 의료인(개인)에게만 허가된다. 이는 인간의 생명과 고통을 다루는 의료서비스가 영리를 추구해서는 안 된다는 유교적 전통과 봉사적 직업윤리 및 사회적 규범에 따른 것이다. 그러나 병원산업의 경우 조직의 생존과 발전에 필요한 재원확보를 위해서는 비영리성만을 추구하기 어려운 것이 현실이다. 보건의료서비스 조직뿐만 아니라 교육기관, 종교단체 등의 비영리조직들이 운영을 통해 적정한 이윤을 추구하고자 하는 것은 조직의 생존을 위해 불가피한 경영이라 할 수 있다. 실질적으로 정부의 조세정책은 비 영리성 의료법인에 대하여 영리기업법인과 동일한 수준의 세율적용, 기업회계규칙 준용 등으로 의료의 비 영리성을 인정하지 않는 자체모순을 내포하고 있다. 또한, 선진국들은 공공의료 외의 병원들도 대부분 종교 단체나 순수한 비영리단체에서 운영하고 있기 때문에 프랑스는 17%, 독일은 13%, 캐나다는 장기 병원만, 미국도 10%만이 순수한 이윤추구형 의료기관이다.

### 2.2.2 의료서비스의 공공재적 성격

법적으로 의료기관은 비영리기관이며 국가와 국민이 건강권을 기본권으로 인식함에 따라 병원에서 생산되는 의료서비스는 공공재(public goods)적인 성격으로 분류되어 사회적인 감시와 규제의 대상이 되고 있다. 따라서 의료서비스를 개인이나 시장에만 맡기지 않고 국가가 직접 개입하여 생산, 분배, 이용하며 이와 관련된 비용에 대해 통제와 규제를 하게 된다. 의료서비스의 시장실패에 대해서는 많은 전문가들이 동의를 하고 있지만 정부 개입의 정도나 의료서비스 산업에 대한 정부의 통제가 어느 정도까지여야 하느냐는 많은 논란이 있다.

이는 각 나라의 정치－사회체계와 의료체계의 특성에 따라 달라지게 되는데 미국과 같이 정부의 개입이 적은 경우에서부터 사회주의, 공산주의 국가처럼 정부가 의료의 공급을 책임지고 있는 경우까지 그 유형이 다양하다. 그러나 대부분의 국가에서 정부개입은 '규제' 가 아닌 '재정투자' 의 형식으로 진행되어, 영국은 97%, 프랑스는 69%, 독일은 52%, 캐나다는 35%의 병원을 정부나 지방자치단체에서 직접 운영하고 있다. 우리나라의 경우 보건의료서비스 공급의 대부분을 민간의료가 담당하고 있으며 정부개입의 수준을 어느 정도까지 할 것인가에 대해서는 정책당국과 의료기관간에 논란이 계속되고 있는 실정이다.

### 2.2.3 민간의료 중심의 의료공급체계

우리나라 병원산업은 민간의료 중심으로 발전하여 왔다. 현재 우리나라 병원산업에 있어 약 90% 이상을 민간의료가 담당하고 있으며 민간의료중심의 공급체계는 시간이 흐름에 따라 더욱 심화되고 있다. 우리나라에서 병원산업이 민간의료 중심으로 발전한 이유는 첫째, 인명은 재천이라는 의식 속에 위생과 보건관리의 중요성을 도외시하였고, 둘째, 정부의 의료서비스에 대한 정책 우선순위가 낮았으며, 셋째, 병원산업에 투자할 공공자원이 부족하여 대신 민간자원을 유인하였기 때문이다.

우리나라에서 공공의료의 일부는 농어촌지역과 같은 보건의료 취약계층이나 전염병 관리와 같은 공공성이 강한 의료서비스를 담당하여 왔으나 그 역시 만족스러운 수준은 아니었다. 의료서비스가 민간의료 위주로 공급됨에 따라 의료서비스의 공공성, 공익성, 비영리성 등의 사회적 명분과 민간의료기관 육성이라는 현실을 조화시키는 것이 현의료정책의 과제가 되었다.

### 2.2.4 병 · 의원의 영세성

우리나라 대다수의 의료기관은 인적·물적 규모가 매우 영세하다. 의원급 의료기관의 경우 대다수가 의사를 포함한 직원 2~4명으로 구성되어 있으며 병원급 의료기관도 일부 종합병원을 제외하고는 그 규모가 작은 실정이다. 병원의 경우 100병상 미만의 규모가 전체의 47.6%를 차지하고 있으며, 200병상 미만의 중소규모 병원이 전체의 67.7%가 된다. 비교적 규모가 크다고 할 수 있는 500병상 이상 규모의 종합병원은 전체 병원의 9.9%에 지나지 않으며 39개 3차 의료기관 중 주기적 평가기준에 합당한 병원은 62% 정도이다. 또한 대다수의 병원급 의료기관이 다른 의료기관과 연계되지 않고 단독으로 운영되고 있다. 따라서 이들 의료기관은 외부환경 변화에 민감하게 영향을 받으며, 특히 정부정책 변화에 과민한 특성이 있다.

**보고가세요**

**성공하는 의사가 되기를 바란다면**

- 의료업은 피플 비즈니스로 정의한다.
- 경영 마인드를 갖는다.
- 서비스의 중요성을 인식한다.

**성공하는 병원은 경영이 있다**

- New paradigm : 패러다임을 바꿔야 병원이 산다.
- Management : 경영만이 살 길이다.
- Marketing : 마케팅이 강해야 병원이 산다.
- Service : 병원도 멋진 추억의 장소가 될 수 있다.
- Good mind : 행복한 의사를 위하여

– 자료 : 박인출, 병원을 경영하라, 몸과 마음, 2001. p. 185.

## 3 중소병원의 위기

중소병원의 위기는 보건의료공급체계에 내재된 구조적 문제로 야기되며 의료 환경 변화에 따라 매우 민감하다.

특히 중소병원의 위기 요인을 살펴보면 다음과 같다.

## 3.1 급성장기 병상의 과잉공급

가. 2024년 병원급 이상 급성기 의료기관의 병상 수 3만 8,661개 증가 하였다. 특히 병원급 이상 급성기 의료기관의 병상 수는 35만 6,067개로 5년 전보다 3만 8,661개 병상이 늘어났다.

이로 인해 병원급 이상 급성기 의료기관들 가운데 종합병원(10만 7,290병상→11만1,005병상)과 병원(16만 5,302병상→19만 7,005병상)들이 앞 다퉈 병상을 늘리면서, 상급종합병원 대비 종합병원과 병원에서 근무하는 간호사들의 노동강도는 2018년 말 1.73배와 5.66배에서 2022년 말 1.8배와 6.84배로 각각 높아져 급증했다. 대부분의 선진국은 병상 수 감소를 기본 정책으로 채택하고 있으나 우리나라에서는 병의원 개설에 대한 어떠한 규제 장치도 마련되어 있지 않아 매년 증가추세에 있다.

나. 이러한 병상 수 증가 폭은 국민들의 의료이용 증가속도를 훨씬 상회한다. 특히 100병상 미만의 병원과 의원의 병상 수 증가속도는 의료이용 증가속도의 2~3배 수준에 이른다.

▌표 2-6▐ 병원급 이상 급성기 의료기관 간호사 수와 병상 수

| 구분 | 상급종합병원 | | 종합병원 | | 병원 | |
|---|---|---|---|---|---|---|
| | 간호사 수 | 병상 수 | 간호사 수 | 병상 수 | 간호사 수 | 병상 수 |
| 2018 | 47,632 | 44,814 | 66,682 | 107,290 | 31,041 | 165,302 |
| 2022 | 68,527 | 48,057 | 87,814 | 111,006 | 41,118 | 197,005 |

자료 : 건강보험통계, 국민건강보험공단, 건강보험심사평가원, 2024.

이를 지역별로 보면 경기도가 43개 기관(360개→403개)으로 가장 많이 증가했다. 이어 인천(85개→97개)과 광주(104개→116개)가 각각 12개 기관, 부산 11개 기관(183개→194개), 서울 7개 기관(281개→298개), 전남 6개 기관(103개→109개), 대전 5개 기관(59개→64개), 세종 3개 기관(1개→4개), 충북(59개→61개)과 제주(14개→16개)는 각각 2개 기관, 대구(124개→125개)·울산(49개→50개)·강원(60개→61개)·충남(75개→76개)·경남(181개→182개)

각각 1개 기관 순이었다.

병상 수 역시 경기도가 9,428병상(13만 3,698병상→14만 3,126병상)으로 다른 시도보다 크게 앞섰다.

다음으로는 서울 6,011병상(8만 6,566병상→9만 2,577병상), 대구 4,099병상(3만 6,970병상→4만 1,069병상), 인천 2,630병상(3만 4,021병상→3만 6,651병상), 세종 801병상(1,268병상→2,069병상), 제주 234병상(4,940병상→5,174병상), 충남 139병상(2만 8,457병상→2만 8,596병상) 순이었다.

최근 의료기관 활동간호사 수에서는 5년간 의료기관 활동간호사 수도 병상 수와 함께 병원급 이상 급성기 의료기관이 가장 많이 늘어난 경기도에서 가장 많은 1만 4,251명(3만6,593명→5만 844명)이 증가했다.

이어 서울 1만 3,980명(4만 7,763명→6만 1,743명), 대구 4,920명(1만 541명→1만 5,461명), 부산 4,106명(1만 6,696명→2만 802명), 경남 3,102명(1만 2,862명→1만 5,964명), 인천 2,907명(1만 355명→1만 3,262명), 충남 2,328명(5,284명→7,612명), 광주 1,948명(7,990명→9,938명), 대전 1,928명(6,274명→8,202명), 경북 1,573명(8,921명→1만 494명), 강원 1,489명(5,509명→6,998명), 전북 1,423명(7,329명→8,752명), 울산 1,347명(4,003명→5,350명), 전남 1,257명(8,051명→9,308명), 충북 962명(4,382명→5,344명), 세종 837명(171명→1,008명), 제주 555명(2,590명→3,145명) 순으로 나타났다.

▌그림 2-2▐ 지역별 인구 10만 명당 입원병상수(기준+상급병상)

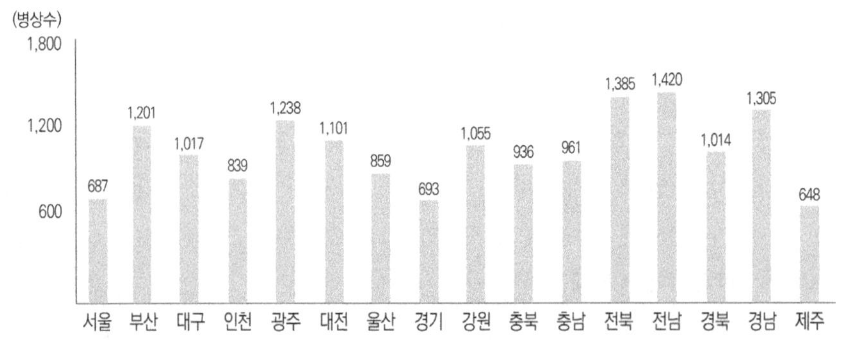


자료 : 건강보험심사평가원, 건강보험심사통계연보, 보건복지부통계연보, 각 연도.

반면 광주(1,470병상), 충북(1,088병상), 경북(835병상), 전북(710병상), 부산(630병상), 강원(565병상), 대전(306병상), 경남(296병상), 울산(219병상), 전남(90병상)은 병상 수가 감소했다. 반면 전북은 6개 기관(90개→84개), 경북은 1개 기관(99곳→98곳)이 감소했다.

다. 소규모 병원들은 치열한 경쟁 환경에 노출되고 공급자 유인수요를 감안하더라도 기관당 환자진료 실적은 감소하는 관성력을 갖게 된다. 특히 의약분업과 같은 의료 환경의 급격한 변화가 있을 경우 이러한 현상이 두드러지게 나타난다.

## 3.2 1차, 2차, 3차 기능 미분화 및 무한 경쟁

가. 「의원→소규모병원→중규모병원→대형병원」으로 성장해나가는 구조로 인해 의원과 각급 병원의 기능이 분화되지 못하였다. 이는 중소병원이 외래와 입원환자를 두고 위원 및 대형병원과 치열한 경쟁을 해야 하는 환경을 만들었다.

나. '병원－입원진료, 의원－외래진료' 의료법상 명문화되어 있을 뿐, 동법에서 의원도 29병상까지 두게 함으로써 외래 환자뿐 만 아니라 입원환자를 두고 소규모 병원들과 치열한 경쟁을 하게 되었다.

다. 중소병원은 보건의료서비스 시장(상품시장)과 의료인력 시장(노동시장)에서 의원 및 대형병원에 비해 열등한 지위에서 경쟁하고 있다. 서비스시장에서는 의원의 본인부담금이 낮기 때문에 가격경쟁에서 불리하고, 대형병원보다 질적 수준이 낮아 품질경쟁에서 불리하다. 의료인력 시장에서는 대형병원의 지위와 의원의 높은 소득 때문에 경쟁하기 어려운 실정이다.

## 3.3 규모의 경제

가. 우리나라에서 2차병원기능을 수행하는 중소병원의 적정규모는 경제, 진료수준을 고려할 때, 농촌지역은 250~300병상, 도시지역은 300병상 이상의 규모가 되어야 한다.

나. 그러나 현재의 병상규모는 300병상 미만의 2차병원이 병원 수 기준 83.1%, 병상 수 기준으로 54.1%이다. 이러한 소규모 병원들은 기본적으로 고비용의 생산구조를 갖게 되므로 이를 줄이기 위해 노후화된 CT를 구입하거나 방사선과 전문의, 마취과 의사를 파트타임으로 공용하는 등 서비스의 질 저하를 가져올 수 있다. 이는 결국 지역 주민들로부터 신뢰도를 떨어지게 하는 요인이 된다.

## 3.4 민간주도적인 공급체계

가. 우리나라 공급의료체계는 민간의료기관이 주도하고 있다. 이러한 민간 의료기관은 개인의 자본투자에 의존한 결과, 이윤추구 동기가 강하고 의원에서 대형병원으로 성장하려는 욕구를 가지고 있다.

나. 특히 300병상 미만은 개인병원이 많아 이러한 경향이 더욱 두드러질 것으로 추정된다. 이러한 민간의료기관들이 경쟁시장에 노출되어 있을 경우, 무리한 시설 및 장비투자로 이어질 수 있다. 즉 자기자본비율 또는 자금의 유동성이 낮을 경우 도산위험에 노출될 수 있다. 항상 과잉진료의 유혹을 받게 되며, 이윤추구 동기가 강하여 도시지역과 치료서비스에 집중됨으로써 의료기관간 경쟁을 더욱 촉진시킬 것이다.

▌표 2-7▐ 시대별 병원측의 중소병원 실태 비교

| 구 분 | 2010년 | 2024년대 |
|---|---|---|
| 병원 상황 | ▸병원경영에서 문을 닫아야 한다는 위기감 팽배 | ▸최근의 병원 계 외부환경 변화에 따라 중소병원 경영난 심화 및 도산 위기감 팽배 |
| 경쟁 상태 | ▸큰 병원과 중소병원의 기능 분담이 안 되어 서로 경쟁적 상태<br>▸한 지역 내 많은 병원의 난립으로 병원간 과다 경쟁 | ▸가격경쟁력에서는 의원에 밀리고, 입원환자는 종합전문병원에 밀리는 환자공동화 현상<br>▸의료자원의 과잉공급 속에서 병원의 빈곤 심화 |
| 병원 수익성 | ▸소규모병원 점차 외면, 수입 감소 | ▸의약분업 이후 병원수입 감소 |

| 인건비 수준 | ▸ 인건비 상승 | ▸ 인건비 지출 증가 |
|---|---|---|
| 의사인력 공급상태 | ▸ 만성적인 의사인력 공급 부족 | ▸ 의사 · 간호사인력 구인난으로 진료공백 |

# 4 병원경영의 새로운 패러다임

병원의 경영환경은 급변하고 있으며 이러한 환경 변화는 계속 지속될 전망이다. 병원환경 변화에 대응하기 위해서는 병원경영의 패러다임도 변하여야 한다. 과거 우리나라 병원은 의료수요의 지속적인 증가 속에서 양적인 발전과 조직에 치중하여 왔다. 그러나 병원이 생존에 위협을 받고 있으며 병원들이 사회적인 지지를 받지 못하고 있는 현실에서 병원경영은 변하여야만 한다. 앞으로 우리나라 병원에 있어 병원경영 패러다임은 성장 중심에서 수익성 중심으로, 양 중심에서 질 중심으로 변하여야 한다.

## 4.1 수익성 중심의 경영

병원이 경영환경이 변하면서 병원의 수익성은 계속 감소되고 있다. 특히 병원과 관련된 각종 정책들이 국민의료비 증가의 억제와 의료보험 재정 안정에 초점을 두게 됨에 따라 병원의 수익성은 날로 악화되어가고 있다. 지금까지 우리나라 병원들은 병원의 규모를 확장하고 새로운 병원을 설립하는 등 성장 중심의 경영, 양적인 발전에 치중한 경영을 하여 왔다고 할 수 있다. 수요의 증가는 지속적으로 이루어지고 병원의 대한 규제가 상대적으로 적었던 시기에는 양적인 발전보다는 병원경영의 내실을 다지는 수익성위주의 경영이 필요한 시기라 할 수 있다.

우리나라의 병원 급 의료기관은 90% 이상이 민간에 의해 운영되고 있어 병원의 경영수지가 악화 될 경우 이를 보상하거나 지원해 줄 기관은 아무도 없다. 병원의 경영성과는 병원이 책임져야 하며, 특히 민간병원의 경우에는 더 말할 것도 없다.

민간의료기관들은 자립 생존을 해야 한다.

의료의 공익성이 논의되기도 하나 이는 어디까지나 의료기관이 생존하면서 다루어야 할 주체가 된다. 따라서 우리나라의 의료기관, 특히 민간의료기관은 과거의 성장위주에서 벗어나 병원경영의 내실을 다지는 수익성 중심의 경영, 생존을 위한 경영에 충실하여야 한다.

## 4.2 고객중심, 질 중심의 경영

의료서비스에 있어 질은 보는 관점에 따라 개념의 정의가 달라지게 된다. 전통적으로 의료에 있어 질은 공급자 중심으로 다루어져 왔다. 그러나 최근 소비자 운동의 증가와 고객들의 의료에 대한 지식과 관심이 증가함에 따라 의료의 질을 고객의 입장에서 규정하고 접근하는 경향이 강해지고 있다. 의료기관에서 질의 문제는 “양질의 의료서비스를 하면 좋다”에서 “반드시 양질의 의료서비스를 하여야 한다”로 바뀌고 있다. 양질의 의료서비스는 의료기관이 갖추어야 할 충분조건이 되고 있다. 병원경영에 있어 질 중심의 경영이 이루어져야 하는 이유에는 여러 가지가 있다. 첫째, 고객이 양질의 의료를 원하기 때문이다. 고객들의 의료에 대한 지식이 증가하고 양질의 의료에 대한 욕구가 증가하면서 양질의 의료서비스를 제공하는 의료기관을 선호하고 있다. 둘째, 사회가 양질의 의료를 원하고 있기 때문이다. 고객들의 요구와 함께 전부, 보험자, 사회단체들도 양질의 의료를 원하고 있으며, 이에 따라 의료의 질에 대한 규제와 평가가 계속 증가하고 있다. 셋째, 병원이 의료서비스의 질을 통해 경쟁적 우위를 확보할 수 있기 때문이다. 병원이 명성이나 규모 등에 의해 경쟁력을 갖는 시기는 지나갔다. 서비스의 질로서만 경쟁적 우위를 갖게 되었다. 특히 고객이 원하는 의료서비스를 제공 하여야만 경쟁적 우위를 확보할 수 있게 되었다. 따라서 병원이 생존을 유지하고 사회적인 지지를 확보하기 위해서는 고객이 요구하는 양질의 의료서비스를 제공하여야 한다. 최근 의료의 질은 구조나 과정에 관한 것뿐만 아니라 결과를 중심으로 평가하는 경향이다. 즉 의료서비스의 결과에 있어 수월성을 강조하고 있으며, 의료서비스의 구성요소 측면에서는 기술적인 면뿐만 아니라 친절성, 안락성을 요구하고 있으며 앞으로는 의료인과 환자와의 관계, 신뢰성 등이 강조될 전망이다.

그러므로 병원의 특성에 따라서 고객의 욕구를 파악한 후 이러한 욕구를 충족 시키려는 질 중심의 경영이 병원에서 강조되어야 한다.

# 5 병원경영의 기본전략

병원경영 환경에 따른 병원경영의 어려움을 극복하기 위해서는 앞서 설명한 수익성 중심의 경영, 질과 고객중심의 경영사고 속에서 병원들이 구체적인 전략과 실천방향을 모색해야 한다.

병원들의 특성과 환경에 따라 병원이 추구 하여야 할 구체적인 전략의 차이가 있게 마련이지만 여기에서는 대부분의 병원들이 검토할 필요가 있다고 판단되는 전략들을 중심으로 설명하고자 한다.

## 5.1 리더십의 확립

병원환경의 변화의 대응하기 위해서는 리더십도 바뀌어야 한다. 과거 우리나라 병원의 최고경영자들은 직책에 의한 권위와 임상적인 명성에 의해 병원을 운영하여 왔다. 병원환경이 안정적인 시기에는 가부장적인 권위에 의한 리더십이 통용될 수 있었다. 그러나 병원경영 환경이 급변하고 있으며 불확실성이 증대하고 있는 상황에서 경영자의 리더십에도 변화가 요구되고 있다. 첫째, 미래의 변화를 예측하며 병원이 나가야 할 방향을 제시할 수 있어야 한다. 의료 수요의 변화와 의료기술의 발달에 따른 새로운 서비스를 준비하고, 의료정책의 변화에 대응하며, 의료시장 변화 속에 경쟁력을 유지할 수 있도록 미래에 병원이 지향하여야 할 방향을 제시하고 이에 대한 준비를 할 수 있어야 한다. 둘째, 직원들이 공유할 수 있는 비전을 제시하여야 한다. 내부 고객인 직원들의 역할이 중요해 짐에 따라 직원들이 공유하고 추구할 비전을 명확히 제시하여야 직원들의 역량을 한 곳으로 모을 수 있기 때문이다. 셋째, 조직문화를 바꾸는데 앞장서야 한다. 환경의 변화는 병원에도 요구하고 있다. 과거의 관습이나 가치관에서 벗어나 병원의 직원들이 변화지향적인 사고와 행동을 할 수 있도록 솔선수범하여 조직문화를 변화 시켜야한다. 넷째, 미래의 리더는 통제, 감독보다는 도와주는 역할을 하여야 한다. 조직의 규모가 커짐에 따라 경영자가 모든 업무를 직접 감독하고 통제하기는 어려워진다. 또한 앞으로 병원에서도 직원들의 자율성과 창의성이 강조됨에 따라 감독과 통제에 의한 관리가 바람직하지 않게 될 것이다.

그러므로 경영자는 직원들이 본인의 능력을 최대한 발휘하여 고객만족과 효율성을 증대할 수 있도록 지원해 주고 도와주는 역할을 할 것이 요구될 것이다. 이러한 리더십은 하루아침에 이루어 지지 않는다. 경영자들의 꾸준한 노력과 훈련에 의해서만 바람직한 리더십이 형성될 수 있다.

## 5.2 사업영역의 선택과 집중

병원이 생존을 위해 필요한 경제적 우위를 확보하기 위해서는 사업영역에 있어 선택과 집중을 하여야 한다. 일반기업에서도 문어발식 확장이나 운영이 생존에 도움이 되지 못한다고 하여 사업구조를 전문화하는 경우를 볼 수 있다. 병원에서 사업 영역을 선택하고 집중하여야 하는 이유는 여러 가지가 있다.

첫째, 병원이 모든 영역에 있어 경쟁적 우위를 확보하고 고객만족을 이룬다는 것이 불가능하기 때문이다. 병원들이 갖고 있는 자원에 한계가 있으며 병원들의 역량이 제안되어 있다. 따라서 병원의 핵심역량이 우수한 영역 중에서 시장의 성장성이나 경쟁상황을 고려하여 병원의 주된 업무영역을 선택하고 이를 집중 지원하는 것이 경쟁력 확보와 고객만족에 지름길이 될 수 있다. 둘째, 의료서비스에 있어 고객들은 전문화된 의료기관을 선호하고 있기 때문이다. 고객들의 전문화된 의료기관에 선호가 향후 증가될 전망이고 보면 선택과 집중전략의 필요성은 더욱 강조되어야 한다. 셋째, 선택과 집중에 의해 전문화를 이룰 경우 병원경영의 생산성과 효율성, 그리고 수익성의 증대를 기대할 수 있기 때문이다.

## 5.3 협력체계의 구축

병원이 다른 의료기관들과 협력체계를 구축하는 것이 앞으로는 매우 중요한 과제가 될 것이며 어떤 형태의 협력체계를 구축하느냐 하는 것이 병원경영의 성패에 크게 영향을 미치게 될 것이다. 우리나라 보다 의료 환경이 급격히 변화하고 있는 미국의 경우에 있어 네트워크 관리가 매우 중요한 과제로 대두되고 있으며 실제로 전체의 병원의 50% 정도가 네트워크에 참여하고 있다.

병원에서 협력체계는 크게 두 가지 측면에서 제기 될 수 있다. 하나는 병원의 서비스 영역을 선택하고 집중하여 병원간의 서비스 영역이 전문화 됨에 따라 수평적 상호협력의 필요성이 제기된다. 과거에는 병원들이 모든 영역의 서비스를 제공하면서 고객을 자신의 병원 내에 유치하려 왔으나 앞으로는 일정한 영역의 서비스를 전문적으로 제공하면서 자신의 병원이 제공하지 않는 의료서비스는 협력체계를 맺는 다른 병원에 의뢰하기 때문이다. 다른 하나는 의료기관간의 수직적 협력체계의 필요성이다. 그간 우리나라에서 의료자원의 효율적인 활용을 위해 의료전달체계, 환자후송체계의 필요성이 꾸준히 논의되어 왔다. 즉 의료기관의 기능분담을 통하여 해당 의료기관에 적합한 유형의 환자를 진료 하도록 하므로서 전체적인 의료자원 활용이 효율성을 높이자는 것이었다.

이와 같은 접근은 병원의 입장에서는 수용하기 어려우나 어려운 정책이나 의원급 의료기관은 선호하고 있다. 최근 일부 대형병원들이 의료체계를 구축하면서 일, 이차 의료기관과 관계를 강화하고 있다. 그러나 현재 진행 중인 의료체계, 협력체계는 그 내용이 초보적인 단계에 있다 할 수 있으며 실제로 양측에 도움이 되는 견고한 협력체계를  구축하기 위하여 많은 노력을 할 필요가 있다. 또한 병원이 협력체계를 구축하는데 있어서는 환자의뢰체계

뿐 만 아니라 흡수·합병, 전략적 제휴등과 같은 다양한 방법이 활용될 수 있다. 협력체계의 구축은 단지 환자의뢰만을 목표로 하는 것이 아니라 고객만족과 효율성 증대를 궁극적 목표로 하여야 하므로 이 두 가지 목표를 달성할 수 있는 다양한 형태의 방법들이 검토될 수 있다.

## 5.4 병원 구조의 개편

병원이 고객중심의 양질의 의료서비스를 제공하고 경영의 효율성을 높이기 위해서는 병원 조직구조의 개편이 필요하다. 병원은 전통적으로 업무중심의 관료적인 조직구조를 갖고 있다. 병원의 조직은 직종 또는 업무중심으로 분업화되어 있으며 수직적으로는 여러 계층으로 구분되어 있다. 이와 같은 조직구조는 생산 지향적인 조직구조로 업무의 전문성을 보장할 수 있다는 장점이 있으나, 업무 중심의 분업화로 부서 간 업무의 조정이 어려워 "부서 간 장벽"이 이루어지며 업무의 처리 시간이 많이 소요되는 등 신속성과 효율성이 낮으며, 조직의 경직성으로 환경변화에 신속하게 대응하지 못하며 고객중심의 업무가 이루어지지 못 한다는 제한점이 있다.

최근 일반기업에서도 전통적인 관료제 조직구조가 인고 있는 제한점을 극복하기 위하여 사업부제, 팀제, small, unit, matrix 조직 등 여러 형태의 조직구조들이 운영되고 있다.

병원의 경우 조직의 특정상 일반기업에서 논의되고 있는 조직 구조를 그대로 도입하기 어려운 점이 있다. 그러나 기존의 조직구조는 21세기에 의료기관이 지향하는 고객중심의 의료기관, 질 중심의 의료기관이 되기 어려우므로 병원에서도 병원에 적합한 조직구조의 개편이 이루어져야 한다.

대형병원의 경우에는 우선 권한과 책임의 분산에 의한 책임경영제 또는 사업부제의 도입을 생각할 수 있다. 이때 책임경영의 단위는 전문병원, 전문센터 또는 진료과가 될 수 있다.

책임경영제란 책임경영단위가 의사결정과 운영을 할 수 있는 조직과 인력을 갖고 권한을 위임받아 목표를 달성하려는 노력을 하는 체계로 경영성과를 평가하여 보상을 하는 체계를 말한다.

조직규모가 큰 대형병원의 경우 최고경영자들이 조직의 모든 측면을 관리하는 것은 어렵고 지구언들의 동기 부여가 쉽지 않으므로 책임경영의 개념은 불가피하다고 생각 된다.

책임경영제에서 책임경영 단위별로 목표를 설정하고 독자적인 업무를 수행 할 수 있는 권한과 책임을 부여하면 전통적인 조직체계보다는 고객만족, 의료서비스의 질 향상, 그리고 경영성과 측면에서 향상된 결과를 기대할 수 있을 것이다.

병원에서 조직체계의 변화로는 책임경영제 이외에 부서를 분할하여 사업단위를 구성하는 방법도 생각할 수 있다. 예를 들면 병원을 외래와 입원으로 구분 한 후 원무, 간호, 약제 등의 진료 지원·행정부서를 입원진료부와 외래진료부에 분할하여 소속시키는 형태이다.

이 경우에는 입원진료부와 외래진료부가 독자적으로 업무를 수행하게 되며, 부서간의 신속한 업무협조와 의사소통으로 인하여 고객 중심적인 서비스가 가능해지며 업무의 책임소재가 명확해지고 업무성과를 고객과 질 중심으로 평가할 수 있는 장점으로 기대할 수 있을 것이다. 병원의 조직구조와 운영체계는 병원이 주어진 것이 아니라 병원이 지향하는 목표에 따라 바뀔 수 있는 것이며, 필요하다면 바뀌어야 한다.

병원의 조직구조와 체계는 직원들의 일하는 방법과 내용에 많은 영향을 미치므로 병원의 목표가 설정되면 조직구조는 이에 맞게 설정되어야 한다. 21세기 병원의 경영 목표가 수익성의 증대, 고객중심의 양질의 서비스 제공이라면 조직도 이를 뒷받침할 수 있도록 당연히 바뀌어야 한다.

## 5.5 내부고객의 적극적인 참여 유도

병원에서 직원들은 전문적인 지식과 기술을 갖춘 전문 인력 또는 의료서비스 공급자로 인식되어왔다. 따라서 병원에서는 전문적인 의료지식이나 기술이 있는 우수한 인력을 확보하기 위해 노력하여 왔다. 그러나 의료서비스에 있어 고객만족, 의료의 질 향상이 중요한 과제로 대두됨에 따라 병원에서 직원들의 역할과 기능에 대한 새로운 접근이 필요하게 되었다.

병원에서 직원들은 전문 인력으로만이 아니라 창의성을 바탕으로 적극적인 참여에 의해 의료서비스의 질과 효율성을 향상시키려는 자세와 태도를 기대하게 되었다. 의료서비스는 일반서비스와 마찬가지로 사람에 의해 제공되는 특성이 있다.

따라서 고객이 만족해하는 의료서비스를 제공하기 위해서는 의료서비스 생산 주체인 직원들이 고객지향적인 사고를 갖고 고객의 욕구를 파악하고 고객이 원하는 서비스를 하여야 한다. 병원 내에서 고객접점의 순간은 무수히 많다. 그러나 관리자가 수 많은 고객접점에서 양질의 의료서비스가 이루어지고 있는지를 확인하고 감독하는 것은 불가능하다. 고객만족을 이루려면 규정집을 없애야 한다고 하는 전문가들도 있다. 직원들이 자율적으로 사명감을 갖고 자기가 수행하는 의료서비스가 고객이 원하는 서비스가 되도록 노력할 때 의료기관은 고객이 만족하는 양질의 의료서비스를 제공하는 자세와 태도를 유지하도로 동기를 부여하는 운영체계가 필요하다.

병원에서 직원들이 창의성을 발휘하고, 고객만족과 서비스 질 향상을 위하 적극적으로 참여하도록 하기 위해서는 이를 뒷받침할 수 있는 제도적인 장치가 마련되어야 한다. 직원들의 능력을 개발 할 수 있는 교육·훈련제도와 직원들이 책임감을 갖고 업무를 수행할 수 있는 권한의 위임, 내부고객만족을 위한 복지후생제도, 그리고 공정한 업무평가와 성과에 기초한 보상시스템 등이 마련되어야 한다. 앞으로 병원경영의 성패는 직원들이 고객을 위해 얼마나 헌신할 수 있느냐에 달려 있다고 할 수 있으며, 리더나 경영자의 일차적인 임무는 이를 뒷받침하는 시스템을 구축하고 직원들을 이끌어 가는 것이라 할 수 있다.

## 5.6 업무과정의 개선

병원경영에 있어 주된 관심은 양질의 의료서비스를 통한 경쟁력 확보와 효율적인 경영에 의한 수익성 증대라고 할 수 있다. 양질의 의료서비스와 효율성이 증대는 두 가지 중 하나만 달성하여서는 안 되며 두 가지를 달성하여야 하는 과제이기도 하도 하다. 이와 같은 과제를 동시에 접근할 수 있는 접근방법이 업무과정(process)의 개선이라 할 수 있다.

병원은 무수히 많은 업무과정을 통하여 의료서비스를 제공하고 있다. 이러한 업무과정의 대부분은 관행적으로 이루어지고 있으며 업무과정의 비생산성과 비효율성에 대한 검토는 잘 이루어지지 않아 왔다. 이러한 점에 착안하여 업무과정의 개선을 통하여 의료서비스의 질을 향상시키고 효율성을 증대시키려는 접근 방법이 총체적 질 관리(TQM), 또는 지속적 질 관리(CQI)이다. TQM/CQI는 고객중심의 사고 속에 창의적인 직원들의 적극적인 참여로 지속적으로 업무과정을 개선하는 것으로 이를 통하여 의료서비스 질 향상과 업무의 효율성을 증대시키는 것을 말한다.

양질의 의료서비스는 직원들의 의식의 변화와 교육에 의해 이루어지지는 않으며 업무과정의 개선을 통한 실천이 있어야만 가능하다. TQM/CQI는 고객이 만족할 수 있는 의료서비스를 제공하는 데 있어 필수적인 접근방법이 된다. 최근 우리나라 병원에서도 TQM/CQI 활동이 활성화 되고 있으며 일부 병원에서는 의료의 질과 효율성 향상에 있어 일정한 성과를 얻고 있다. 그러나 전반적으로는 아직 TQM/CQI 활동에 의한 업무과정 개선은 초창기에 있으며 병원이 기대하는 성과를 얻지 못하고 있는 실정이라 할 수 있다.

TQM/CQI 활동에 있어서는 병원 경영진의 의지와 솔선수범, 직원들의 참여 특히 의료진의 참여가 중요한 성공요인으로 지적되고 있다. 따라서 향후 병원에서는 TQM/CQI 프로그램의 장착에 많은 관심을 갖고 업무과정을 개선하려는 노력이 필요하다 하겠다.

## 5.7 통합 정보체계의 구축

우리는 흔히 21세기를 생명과학의 시대, 정보화의 시대라 부른다. 최근 정보 분야의 발전이 눈부시게 발전하고 있었지만 21세기에는 더욱 급격한 발전이 이루어질 전망이다. 지금까지 병원에서 정보화는 진료와 관련된 분야의 정보화와 일부 관리시스템에 있어서의 정보화에 발전이 있었다. 그러나 현시점부터라도 의료기관 경영에 있어서 정보체계의 구축이 매우 중요하리라 생각된다.

지능형 상정보시스템은 환자 중심 의료 정보시스템으로 진화하고 있다. 현재까지 시스템은 모두 의료기관 중심으로 발달해 왔기 때문에 환자의 정보가 여러 의료 기관에 분산되어 보관되어 있다. 환자 진료에 필요한 정보를 취합하기가 어렵다는 문제를 해결하는 것이 환자 중심 의료정보시스템이다. 한편 전자의무기록도 전자 환자 기록으로 진화하고 있다.

즉, 통합된 시스템으로 환자 일생 전체에 걸쳐 그의 임상 기록을 통합하는 것이다. 이러한 평생건강기록 시스템의 구축은 현재 몇몇 건강정보 웹사이트에서 주장하듯이 웹사이트에 자신의 차트를 만드는 단순한 방법으로 해결될 수 있는 것이 아니다. 정보 입력방식이 병원 종합정보시스템과 통합되어야 하고 자료 보안 뿐 아니라 개인의 사적 비밀이나 진료기록에 대한 비밀보장을 둘러싸고 고도의 암호화 기술과 법제도적인 문제들이 엉켜 있다. 또한 현재 법해석상으로 진료차트는 병원 소유이며 차트의 임상정보는 환자 소유로 되어 있는 것도 문제이다. 게다가 병원 간 정보시스템 통합의 법적 근거도 희박하다. 평생 임상정보시스템을 구축하려면 서로 다른 정보시스템을 통합하는 문제를 해결해야 한다.

이러한 정보시스템의 통합은 최근 의료기관 간 인수합병이 증가함에 따라 주요한 이슈로 떠오르고 있다. 각 병원별로 구축된 지능형 정보시스템을 통합하는 것은 상상하기 힘들 정도로 복잡하다. 또 다른 진화의 방향은 모바일 시스템과의 통합이다. 무선 lan과 pda 등을 이용해 병원 내에 모바일 임상정보시스템을 구축하는 것은 비교적 단순하지만 비용이 많이 든다. 현재 몇몇 연구 기관에서 그 경제성 여부를 평가 중인데 상용화 가능성은 좀 더 지켜봐야 한다. 모바일의 또 다른 진화방향은 환자와 의사를 24시간 연결하는 시스템이다. 즉, 환자가 약을 먹거나 병원을 찾아올 시간이라는 것을 의사에게 알려주는 단순한 응용에서부터 환자의 질병관리에 필요한 중요한 정보들을 관리하는 지능형 프로그램까지 그 논의가 다양하다.

이와 같은 모바일 의사 시스템이 환자에게 지시사항만 일방적으로 전달하는 것은 아니다. 조지아텍 등에서 개발되고 일부 상용화된 스마트셔츠는 24시간 환자의 임상상태를 점검하고 그 정보를 원격으로 의료기관으로 전송하며 그에 대한 분석과 조언도 상시 이루어진다. 일본에서 개발된 스마트 화장실은 화장실 전체가 종합 검진실이다. 즉, 환자의 일상생활에서 자동적으로 대소변 검사를 행하고 체중 혈압 등을 환자가 모르는 상태에서 점검, 전송, 분석한다. 이렇게 해서 모아지는 방대한 양의 정보는 환자를 중심으로 집대성되고 다양한 의학 인공 지능 기법을 통해 분석되어 환자의 개인별 특성에 따른 지능적 조언을 해주는 진정한 디지털 의료로 진화하고 있다.

향후 의료기관이 당면하게 될 수익성 중심의 경영, 고객 중심의 경영을 위해서는 경영과 관련된 자료, 정보의 전산화가 필수적으로 요청된다. 의료기관의 경영에 있어 경험보다는 정확한 자료와 정보의 의한 의사결정이 요구되며 성과의 평가와 보상의 결정에 있어서도 정밀한 자료들이 요구되기 때문이다.

앞으로는 의사결정, 성과평가, 보상 등과 관련된 정보들은 병원 내 여러 분야의 활동에 대한 자료에 의해 통합적으로 생산되어야 하므로 잘 설계된 전산시스템의 도움을 받아야 할 것이다. 또한 고객을 관리하는 데 있어서도 정보시스템의 활용이 요구될 것이다. 고객에 대한 접근도 고객 개개인의 특성에 맞게 고객별로 루어 져야 하므로 의료기관 내에 있는 고객에 관한 자료가 통합된 데이터베이스의 필요성이 증가하게 될 것이다.

따라서 병원의 정보체계는 OCS, 영상전달시스템의 단계를 지나 병원 내 자료를 통합하여 병원의 경영에 활용할 수 있는 체계로 발전되어야 한다. 병원 내에서 필요로 하는 정보를 잘 생산해 내는 것이 경쟁력 확보와 경영의 수준을 향상시키는 가장 기본적인 점이라는 면에서 의료기관들의 관심이 요구된다 하겠다. 병원경영에 있어서 정보는 병원 내부에서 생산되는 정보뿐만 아니라 다른 의료기관에 대한 정보도 함께 필요하다. 경영성과를 비교하고 구매와 관련된 정보를 교류하는 등 병원 간에 공유해야 할 정보가 점차 늘어날 전망이다.

병원의 통합경영 정보체계는 단지 병원 내부 정보만이 아니라 병원 간에 필요한 정보를 공유할 수 있는 체계로 발전되어야 할 것이다.

# 6 병원조직의 변화

1980년대 후반 미국소비자들은 "의료비는 증가하나 의료의 질은 저하되고 있다"고 불평을 하였다. 또한 U.S.A. Today(1991.3.11)지는 "의료비는 증가하고 있으나 서비스 질은 줄어들고 있다"고 하였다.

이러한 소비자들의 불만에 대하여 미국 보건당국이 조사한 결과, 의료비 억제가 의료 질을 저하하지는 않는다는 결론을 내렸다. 그러나 소비자들의 불만은 여전하였다.

의료 질과 의료비에는 어떠한 관계가 있을까? 이론적으로 의료 질이 향상되면 의료비는 증가하고, 의료 질이 저하되면 의료비는 감소한다. 이른바 의료 질과 의료비는 정비례 관계가 있다고 할 수 있다. 하지만 실제로는 의료 질이 향상되면 궁극적으로 의료비는 감소한다. 왜냐하면, 새로운 의료기술을 사용하거나 또는 교육훈련을 통하여 서비스 개선이 이루어지면, 처음에는 의료비가 증가하지만 실제로는 결과적으로 의료비가 감소하기 때문이다.

## 6.1 의료질의 저하와 의료비의 증가

### 6.1.1 의료질의 저하

의료 질이 저하되었으면 의료비는 감소되어야 하지만, 실제적으로 의료비는 증가하였다. 그러면 소비자들은 왜 의료 질이 저하되었다고 느끼는 것일까? 사실 의료 질이 저하되었다는 구체적 증거는 없었다. 미국의 경우, 병원당국은 1975년부터 QA사업을 도입하여 오랫동안 질 향상 노력을 기울여 왔다. 그럼에도 불구하고 소비자들은 의료 질이 저하되었다고 인식하고 있다는 사실이 문제이다.

소비자들이 의료 질이 저하되었다고 인식하는 이유는 의료 질에 대한 개념적 정의가 서로 다르기 때문인 것이다. 즉, 의료 질에 대하여 의료공급자와 의료소비자가 서로 다르게 정의를 내리기 때문이다. 공급자들은 "의료기술을 이용하여 보다 많은 연구와 임상실험을 하고 집중치료를 행하여 생명을 구하는 것"에 초점을 두고 질 향상을 기하여 왔었다. 예를 들어, 수술 사망률, 분만 사망률, 병원 감염률, 합병증 감염률 등을 감소하여 왔었다. 다시 말하면, 의료공급자들은 객관적 질인 과학적 기술적 질의 향상을 위하여 노력을 기울여 왔다. 이러한 사실은 QA에 대한 기관별 관심사에서 알 수 있다.

▌표 2-8▐ QA에 대한 기관별 관심사

| 구 분 | 의료소비자 | 의료공급자 | 의료조직 |
|---|---|---|---|
| 유효성(효과성) | 30% | 20% | 5% |
| 효율성(능률) | 5% | 8% | 60% |
| 적절성 | 50% | 7% | 30% |
| 과학적 · 기술적 질 | 15% | 65% | 5% |

자료 : 박주휘 · 박창식, 의료 질 경영, 퍼냄홍, 2002, p. 61.

[표 2-8]를 보면, 의료공급자의 65%가 과학적 기술적 질에 대하여 관심을 보인 반면에, 의료소비자들은 15%만이 관심을 보이고 있다는 사실이 이를 말해준다.

결국, 의료 질이 저하되었다고 인식하는 이유는 의료공급자들은 의료소비자들이 원하는 것과는 다르게 객관적으로 측정이 가능한 과학적 · 기술적 질의 향상에 노력을 경주하여 왔기 때문이다. 실제적으로, 의료 질이 저하되었던 그렇지 않았던 간에 소비자들이 의료 질이 저하되었다고 인식하는 사실이 의료조직의 변화를 가져오는 계기가 되었다.

### 6.1.2 의료비의 증가

의료비의 증가는 사실이다. 소득수준의 향상과 건강에 대한 관심의 증대로 의료비는 증가하고 있다. 특히 미국의 경우 의료비는 병원 당국이 자율적으로 결정할 수 있어, 의료비가 급격히 증가하였다. 국가별 1인당 보건의료비를 보면, 미국은 일본, 캐나다, 독일 등 다른 선진국보다도 최고 2배 가까이 증가하였음을 알 수 있다.

의료비가 증가 하였다면, 의료 질이 향상되어야 하는데 현실은 그렇지 못하였다. 그렇다고 해서 의료 질이 저하되었기 때문에, 의료비가 증가한 것은 아니다. 그렇다면, 의료비가 증가한 사실은 무엇을 말하는 것일까?

의료비의 증가를 가져온 원인으로 의료기술, 인구의 노령화, 의료과오, 과도한 전문화, 저급한 의료서비스 비용증가, 재작업, 과오(실수) 등을 들 수 있다. 병원 당국이 조금만 의료 질에 대하여 신경을 쓰면 개선이 가능한 것들을 소홀히 하고, 예방비용이 증가하여 의료비가 증가하였던 것이다.

▌그림 2-3▌ 연도별 보험 급여 실적 (단위 : 건, 천원)

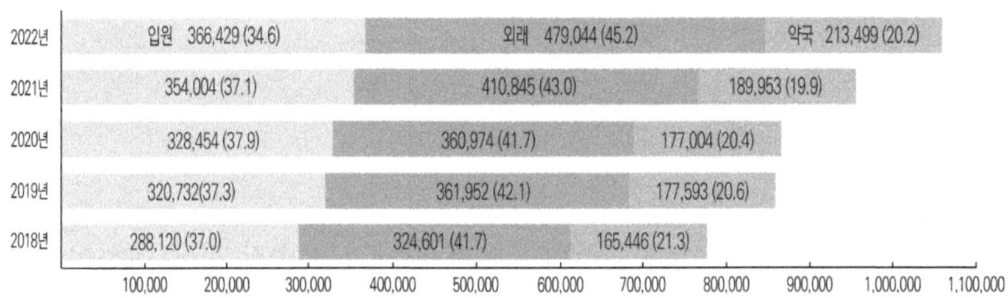


자료 : 국민건강보험공단, 2024.

▌표 2-9▌ 건강보험 요양급여비용 (단위 : 천일, 억원, %)

| 구분 | | | 2020년 | 2021년 | 2022년 | '22년 상반기 | '23년 상반기 | 증감률 |
|---|---|---|---|---|---|---|---|---|
| 총계 | | 내원일수 | 1,362,542 | 1,397,491 | 1,574,265 | 776,273 | 800,120 | 3.07 |
| | | 요양급여비용 | 866,432 | 954,802 | 1,058,972 | 523,245 | 548,836 | 4.89 |
| | | 급여비 | 652,452 | 715,988 | 795,546 | 392,165 | 412,200 | 5.11 |
| 의료기관 | 계 | 내원일수 | 936,884 | 970,697 | 1,074,309 | 535,173 | 535,556 | 0.07 |
| | | 요양급여비용 | 689,428 | 764,849 | 845,473 | 419,896 | 435,356 | 3.68 |
| | | 급여비 | 524,047 | 578,064 | 640,135 | 316,961 | 329,676 | 4.01 |
| | 입원 | 내원일수 | 138,534 | 139,664 | 138,116 | 69,417 | 67,959 | -2.10 |
| | | 요양급여비용 | 328,454 | 354,004 | 366,429 | 178,796 | 193,442 | 8.19 |
| | | 급여비 | 266,655 | 287,420 | 298,212 | 145,421 | 157,044 | 7.99 |
| | 외래 | 내원일수 | 789,351 | 831,033 | 936,193 | 465,756 | 467,597 | 0.40 |
| | | 요양급여비용 | 360,974 | 410,845 | 479,044 | 241,100 | 241,913 | 0.34 |
| | | 급여비 | 257,391 | 290,644 | 341,923 | 171,540 | 172,632 | 0.64 |

| | | | | | | | |
|---|---|---|---|---|---|---|---|
| 약국 | 내원일수 | 425,658 | 426,794 | 499,957 | 241,100 | 264,563 | 9.73 |
| | 요양급여비용 | 177,004 | 189,953 | 213,499 | 103,349 | 113,481 | 9.80 |
| | 급여비 | 128,405 | 137,924 | 155,411 | 75,204 | 82,524 | 9.73 |

자료 : 국민건강보험공단, 2023.

### 6.1.3 혁신의 시기와 방법

#### 6.1.3.1 혁신의 시기

경영자가 환경에서 변화의 조짐을 읽고 변해야 함을 느끼면, 그것을 실행에 옮겨야 한다. 혁신은 "언제" "어떻게" 실행할 것인가가 중요한 문제이다. 조직이 어려울 때 하느냐 아니면 조직이 여유가 있을 때 하느냐는 중요한 문제이다. 대개는 조직이 어려움에 처하면 그때서야 변화의 필요성을 느낀다. 과연 조직이 어려울 때 혁신이 성공적으로 이루어질 수 있을까?

"조직이 성공적일 때가 혁신의 시기"라는 것이 경험적 결과이다. 조직이 잘 운영되고 있는데, "왜 조직을 변화시키느냐"라고 생각을 할 수 있다. 하지만 현대에는 조직의 생존이 과거보다 훨씬 어렵기 때문에 조직이 성공적 일 때 하지 않으면 조직을 더욱 성장시키기 어렵다. 성장을 위한 가장 좋은 원칙은 조직이 성공을 이루고 있는 상태에서 구성원들의 노력을 통하여 성공의 부분을 더욱 개선하고 변화시키는 것이다.

다음은 혁신을 어떻게 할 것인가의 문제이다. 혁신을 성공적으로 하기 위하여 최고경영자의 역할이 중요하다. 최고경영자들은 항상 외부환경에서 변화를 읽을 수 있는 훈련을 하여야 한다.

예를 들어, 소득증대와 보건위생에 대한 관심의 고조로 집에서 아기를 낳는 사람들이 줄어들고, 병원에서 분만을 하는 산모들이 증가하여, 지금 현재는 산파 또는 조산원이 사라진지 오래이다. 또한 산모들이 의원보다는 종합병원의 산부인과를 이용하고 있는 실정이다.

혁신의 성공에 필요한 제일의 자세는 이러한 환경변화를 위협이 아닌 기회로 인식하는 것이다. 변화를 긍정적이고 적극적으로 받아들일 때 그것에 대한 대처방안을 적극적으로 찾게 된다. 그리고 조직에서 혁신이 필요하다면 이것을 누구에게 맡기고 촉진시킬 것인지 중요하다. 이 역시 조직에 혁신이 필요하고 혁신을 하면 반드시 성공하리라 믿는 사람에게 맡겨야 성공을 거둘 수 있다.

#### 6.1.3.2 혁신의 방법

기업의 경험에서 보면, 혁신이 일회성으로 그치는 경우가 많은데, 이것이 혁신을 실패로 이끄는 요인이다. 고객만족이 처음 기업에 도입될 때 구호를 외치고 단기간에 그치는 경우가 허다하였다. 고객만족은 기업 구성원 모두가 함께 참여하여 전사적으로 "나로부터"라는 사상에서 출발한다. 이것에 대한 전사적 공감대와 지속적 전개가 없이는 결코 성공을 기할 수 없다.

전사적인 협조를 요하는 혁신을 한번에 성공하리라 기대하는 것은 바람직하지 않다. 이번에 안 되면 다음번에는 더욱 열심히 하고, 그래도 안 되면 방법을 바꾸어 본다는 식으로 여유를 가지고 지속적으로 혁신을 추진하여야 한다.

혁신이 성공을 거두기 위해서는 무엇보다도 최고경영자의 지속적 관심과 지원이 필요하다. 병원에서 Q.I.를 실시하면 병원장이 관심은 보이지만 지원이 없는 경우를 볼 수 있다.

병원경영자의 정신적 물질적 지원과 의료인 스스로의 참여가 없이는 지속적인 질 관리의 성공을 기하기 어렵다. 경영혁신을 막는 낡은 경영원칙은 과감히 버려야 하겠다.

# 7 병원조직 문화의 변화

## 7.1 조직문화의 본질

최근 종합적으로 품질경영(TQM, Total Quality Management)을 '고객만족'의 경영이념을 추구함이 강조되고 있다. 조직문화로서 집단의 노력, 기능별 작업, 참여적 리더십, 품질 개선 등의 내용을 강조하고 있다. 이에 따라 변화하는 환경에 대응하기 위해 조직문화의 혁신이 요구된다고 볼 수 있다. 그러한 조직문화 변화는 구성원들의 부정적 시각은 조직의 변화에도 부정적인 영향을 미치게 된다. 이 때문에 조직문화의 변경은 개인의 성격을 변화시키는 것과 같이 어렵다. 결국 환경의 변화를 긍정적으로 받아들이고 모든 구성원들이 하나의 신뢰, 태도, 가치를 가질 때 새로운 조직문화가 새로운 조직문화가 창출하게 될 것이다.

최근 병원경영에 대한 새로운 시각으로서 '유기적 경영관'이 관심을 가지고 있다. 경영이란 그 조직의 특성에 맞는 경영관을 기지고 경영기법을 활용하여 그 뜻을 이루어 나가면 되는 것이다. 최고경영자는 그 조직이 존재하는 이유에 대한 인식과 목적달성에 대한 비전을 제시하고, 이를 이루기 위해 구성원의 에너지를 집결시켜 나가야 한다.

이에 따라 병원의 최고경영자는 경영에 대한 체계적 지식을 습득할 필요가 있다.

① 병원경영자의 병원성영에 대한 오해

- 기업은 이윤만을 추구하는 조직체라는 오해
- 병원이 제공하는 의료서비스가 공익성이기 때문에 수익성을 지나치게 추구해서는 안 된다는 오해
- 의료서비스가 우선이며 경영은 부차적인 것이라는 오해
- 탁월한 회사는 모든 구성원에게 좋은 회사라는 오해

② 유기적 경영관 : 조직을 이루고 있는 구성요소에 대해 유기체로서의 고유 특성을 인정하고, 구성요소 간의 상호관계를 유기적으로 인식하는 시각을 말한다.

③ 유기적 경영을 위한 7요소

- 목적체계 : 사명과 비전, 비전 목표를 명확히 한다.
- 지배구조와 리더십 : 외적 지배구조(자본에 대한 소유권)와 내적 지배구조(경영권)를 극복한 경영자 권한과 보상체계를 명확히 한다.
- 기능 : 특정 자원을 효율적으로 관리하는 활동들의 모임

−재무기능, 인사기능, 생산기능, 영업기능 등

- 자원 : 기업활동과 관련하여 투입되는 모든 자산을 의미한다. 신뢰, 브랜드, 지식, 기술 등과 같은 무형자산과 인적자원, 재무자원, 물적자원, 재고자원 등의 유형자원이 있다.
- 핵심 프로세스 : 조직의 사명을 달성하는데 가장 중요한 소수의 프로세스, 고객이 중심이 될 수 있도록 프로세스를 설계하기 위해서는 고객을 명확히 설정하여야 한다. 흔히 외부의 고객만을 생각하기 쉬우나 내부고객에 대한 프로세스가 설정되어야 한다.
- 사업구조 : 조직이 사명과 비전을 효과적으로 달성하기 위해서는 어떤 사업 영역에서 어떤 제품이나 서비스를 제공할 것인지 결정한다.
- 운영시스템 : 자원배분 시스템, 조직구조, 성과평가 시스템, 동기부여 시스템, 조직 문화 등 구축의 필요성이 있다.

**쉬어가세요**

**성공적 자원 관리를 위한 조건**

- 내부 고객 마인드 구축
- 정보 흐름의 활성화
- 결재 단계의 축소

### 7.1.1 조직문화의 개념

사람에게는 저마다 개성이 있듯이 사회에는 저마다 독특한 문화가 있다. 국가에는 그 나라의 문화가 있고, 조직에는 조직문화가 있다. 이 문화는 오랜 시간에 걸쳐서 형성된다. 사람의 개성이 쉽게 변하지 않듯이 문화도 일단 형성이 되면 쉽게 변하지 않고 계속 유지되면서, 종사자의 행동에 영향을 주고 나아가서 조직의 성과에도 영향을 미친다. 따라서 한 개인을 알려면 개성을 알아야 하듯이, 조직을 알려면 문화를 알아야 한다.

조직 문화에 대한 정의는 저마다 다양하지만, 구성원들의 행동을 이끌어 내고 그들이 공유하는 가치관 내지 신념이라고 할 수 있다. 조직문화에 대한 학자들의 정의를 소개하면 다음과 같다.

① E.H. Schein(1990) : 조직문화란 조직 내에서 외적인 적응과 내적인 통합의 문제를 극복하기 위해 구성원들에 의해 창조 발전되어 그들의 행동을 이끌어 내는 공유된 가치와 신념의 시스템이다.

② T.J. Watson(1994) : 조직문화란  구성원이 생각하고 행동함에 있어서 무엇이 옳고 그르며 적절한 방법이 무엇인가에 관해 규정하는 일련의 구성원간에 공유된 의미이다.

③ G.R. Jones(1995) : 조직문화란 조직 내 구성원간의 상호작용과 구성원과 공급자, 고객 기타 조직의 외부 집단들과 상호작용을 통제하는 일련의 공유된 가치관을 말한다.

④ R.J. Durbin(1993) : 조직문화란 조직 내 구성원의 행동에 영향을 미치는 공유된 가치와 신념의 시스템이다.

### 7.1.2 조직문화의 구성요소

조직문화의 대표적인 모형은 세계적 컨설팅 기업인 맥킨지에 의해서 개발된 것으로, 조직문화에 영향을 주는 조직 내부의 7요인으로 분류하고 있다.

① 공유가치 : 종사자와 함께 하는 가치관으로 다른 조직문화의 구성요소에 영향을 미치는 핵심요소이다. 따라서 조직문화의 형성에 가장 중요한 영향을 미친다. 특히 경영환경이 급변하는 상황에서 조직의 최고경영자는 종사자들과 가치관을 공유하고 있어야 한다.

② 전략 : 전략은 조직의 장기적 계획과 이를 실행하기 위한 자원의 배분과정을 포함된다. 전략에 따라 조직의 기본성격이 결정되고, 조직문화가 결정된다.

③ 조직구조 : 조직구조는 조직체의 전략수행에 필요한 틀로서 조직의 구조, 직무, 권한 등 구성원의 역할과 상호관계를 지배하는 공식적인 요소이다.

④ 제도(시스템) : 조직체를 운영하는 보상제도, 인센티브, 의사결정시스템, 성과의 측정 및 통제 등 경영 각 분야의 관리제도와 절차를 포함한다.

⑤ 종사자 : 조직체의 인력구성과 그들의 능력, 전문성, 신념, 행동패턴 등을 포함한다.

⑥ 관리기술 : 조직체의 각종 하드웨어와 이를 움직이는 소프트웨어 기술 그리고 조직경영에 활용되는 경영 기술과 기법 등을 포함한다.

⑦ 리더십 스타일 : 조직의 종사자를 이끌어 가는 관리자들의 관리스타일로써, 이는 종사자의 동기부여와 상호작용, 그리고 조직문화에 직접적인 영향을 미친다.

## 7.2 질 중심의 조직문화

조직의 최고 가치를 고객만족으로 보고 이를 위해 종사자 모두가 한마음이 되어 조직 변화를 추구할 수 있는 조직문화의 창출이 중요하다. 전통적인 조직문화에서 다음과 같은 질 중심의 조직문화로 바뀌어야 한다. 특히, 조직이 극심한 환경변화 속에서 살아남기 위해서는 조직 변화와 함께 새로운 조직문화의 창출이 필요하다.

- 상품중심 → 고객중심으로
- 왜? → 왜 아니냐?
- 어떻게 할 수 있나 → 우리는 무엇을 할 수가 있나
- 부작위 실수 → 작위실수
- 소극적 리더십 → 적극적 리더십
- 위험회피 → 위험감수
- 폐쇄적이고 자기만족적 → 공개적이고 자기 비판적
- 이익과 비용 → 가치추구
- 변화의 회피 → 변화의 유도
- 전체주의적 분위기 → 민주적 분위기
- 정치적 이유에 의한 의사결정 → 사실과 결과에 기초한 의사결정

## 7.3 조직문화의 변화 방향

품질경영(TQM, Total Quality Management)을 성공적으로 실천할 수 있는 조직문화는 어떤 방향으로 변화되어야 하는가? 질 경영을 실천할 수 있는 조직문화는 다음과 같은 방향으로 형성되어야 한다.

### 7.3.1 인간 중심의 문화

조직에는 수많은 자원들이 있는데, 그 중에서 인적 자원이 가장 중요한 자산이라고 흔히 말한다. 그러나 조직의 소중한 자산인 인력이 자산보다도 비용으로 취급되고 있다. 인력이 소중한 자산이라면, 조직은 자산의 가치를 극대화 시키는 방향으로 조직을 관리하여야 한다.

품질경영(TQM, Total Quality Management)의 성공적 실천을 위하여, 조직의 경영자는 인간 중심의 문화를 창조하는데 초점을 두어야 한다. 인간 중심의 문화는 구성원들이 서로 믿고 신뢰하는 조직의 문화이다. 조직의 구성원들이 서로 믿고 신뢰할 때 그들은 조직의 목표달성을 위하여 적극적이며, 창조적으로 일을 수행하게 된다.

직원들은 조직이 자신을 믿어 준다고 생각할 때 아무리 어려운 일이라도 서슴치 않고 자발적으로 수행하게 된다. 조직이 직원들을 신뢰할 때, 그들은 만족하게 되고, 그 결과 고객만족을 창출하게 된다.

### 7.3.2 권한위양의 문화

병원조직은 다양한 전문직으로 구성되어 있으며, 그들 모두의 참여가 없이는 질적 개선을 하거나 조직의 목표를 달성하기 어렵다. 즉 T.Q.M을 성공적으로 실천하기 위해서는 조직 구성원 모두의 참여가 필요하다.

구성원모두의 참여를 이끌어 내기 위해서는 그들에게 권한이 위양 되어야 하고 변화를 위한 도구들이 준비되어야 한다. 권한 위양이 이루어질 때 구성원들은 질 개선에 공헌을 하게 된다.

### 7.3.3 다양한 관리의 문화

오늘날의 조직은 3세대가 일하고 있다. 콘저(Conger)는 3세대로서, 조용한 세대 (silent generation : 1924－42년 출생), 베이비 붐 세대(baby－boom generation : 1963－60년 출생), 베이비 버스트 세대(baby－buster generation : 1961－84년 출생)를 들고 있다.

조용한 세대는 조직의 명령이 통하는 세대이다. 이들에게는 조직이 요구하는 충성심, 조직으로 향한 충성심이 강하기 때문에, 조직 인간이라는 말이 통하였다. 뒤이어 등장한 베이비 붐 세대는 권위는 믿을 만한 것이 못되며, 오히려 권위에 도전하는 것을 합리적으로 생각한다. 이들은 독립심이 강하며, 가장 많은 교육을 받았으며, 새로운 역할의 지도자로 창조되었다. 그리고 베이비 버스트 세대는 출산을 기피한 세대에 태어난 사람들로 조직에 덜 충성적이며, 전통적 권위에 도전한다. 무엇을 스스로 결정하고 열심히 일은 하지만, 조직을 위한 개인의 희생은 하지 않으려 한다.

이러한 세대이동의 현상은 조직 구성원들을 관리하고 감독하여야 하는지 생각하는데 중요한 역할을 한다. 조직의 성공을 위해서는 조직의 경영자가 이처럼 다양한 개성을 가진 세대들을 이해하고 다룰 수 있는 경영기술을 가져야 한다.

### 7.3.4 두려움 제거의 문화

두려움의 문화는 제조업에만 있는 것으로 생각할 수 있으나, 서비스업에도 있다. 특히 병원의 조직에도 두려움은 존재한다. 미시간 대학교 의료원의 보고에 의하면, 200명의 최고 또는 중간 및 현장 관리자 집단이 참여하고 고객요구의 모니터링 지표 개발을 위한 회의에서 지표를 개발한 사람의 수를 파악하기 위하여 손을 들라고 하였을 때 그들 중의 대다수가 손을 들지 않았다. 그들이 모니터링 지표를 개발하였으면서도 손을 들지 않았던 이유는 지표가 제대로 되었는지 확인할 수 없는 두려움 때문이었다고 한다.

이처럼, 조직 내의 두려움에는 실패에 대한 두려움, 말에 대한 두려움,

나쁜 소문에 대한 두려움, 상사에 대한 두려움, 실수에 대한 두려움, 보복에 대한 두려움 등이 있다.

이러한 두려움은 조직 구성원의 창조성과 혁신을 가로막고 상하간의 의사소통을 가로막으며, 개방성을 저해한다. 두려움의 감소의 방법은 [표 2-10]와 같다.

표 2-10 두려움 감소의 방법

| 두려움의 유형 | 두려움의 감소방법 |
|---|---|
| 실수에 대한 두려움 | · 실수를 기회로 생각한다.<br>· 처벌이 아니라 배움으로 이끌기 위해 실수를 지적한다.<br>· 실수에 대한 정보제공자를 처벌하지 않는다. |
| 연설에 대한 두려움 | · 직원들이 연설하는 기회를 갖도록 한다.<br>· 회의에서 간부직원의 발표를 고무시킨다.<br>· 내성적인 사람들로부터 아이디어를 유도한다. |
| 상상에 대한 두려움 | · 회의에서 두려움에 대하여 토론 한다.<br>· 일어날 수 있는 최악의 것이 무엇인지 물어본다.<br>· 부정적인 행동의 예를 물어본다. |
| 보복에 대한 두려움 | · 보복적 행동이나 처벌의 예를 물어본다.<br>· 간부직원과 공개적으로 일하도록 한다.<br>· 관리의 기대를 강화한다.<br>· 관리학습과 새로운 목표를 부각시킨다. |

### 7.3.5 혁신과 창조의 문화

과거와는 달리 급격한 환경변화가 요구되는 현대에는 조직이 생존하기 위해서 유연성을 가져야 한다. 조직의 유연성은 조직이 혁신과 창조성을 추구함으로써 이루어진다. 창조적이고 혁신적인 조건으로 조직 구조를 변화시켜야 한다.

이를 위하여 변화의 개념을 조직 내부로부터 유도해야 한다. 즉 혁신의 장애물을제거한 다음에 그 과정을 시작 하여야 하고, 창조적이면서도 대중적인 참여를 유도할 수 있어야 한다.

미시간 대학교 의료원에서 시험적으로 시행된 간호서비스의 혁신을 살펴보자. 동 의료원은 모든 간호사들에게 아이디어를 제안 하도록 하여 그 중에 몇 개의 아이디어를 선택하였다. 관리자들은 장애물을 제거하고 혁신가들을 지원하면서 가장 유망한 아이디어를 지원하였다. 여러 아이디어들이 성공적으로 실행되면서, 혁신 프로그램의 조직 전체로 확산되게 되었다. 관리자들이 시범사업에서 얻은 경험을 토대로, 혁신의 장애물을 파악하고 그것을 성공적으로 극복할 수 있었다.

## 쉬어가세요

### 노부나가의 호도(豪刀)개념

일본의 전국시대라 불리는 16세기 오다 노부나가와 이마가와 요시모토가 천하의 패권을 놓고 기회를 노리다가 큰 전쟁을 치르게 되었다. 이것이 에이로구 3년 5월 19일 오케하자마 전투이고, 여기에서 노부나가가 요시모토를 무찌르고 전국을 통일하는 기틀을 잡게 된다. 이 시대에는 전쟁의 주된 무기가 칼이어서 무장들은 좋은 칼을 가보로 여기면서 숭상해왔다.

요시모토의 칼은 당대의 이름난 무사였던 다케다신겐의 누이를 아내로 맞을 때 선물로 받은 것으로서 천하에 이름난 호도(豪刀)였다. 이 칼이 오케하자마 전투의 전리품으로 노부나가의 손에 들어왔다. 노부나가는 이 칼을 감회깊에 살펴보다가 부관 교스케를 불러서 그 칼을 4치 5푼을 끊어 내고 다시 갈아오라고 명령하였다. 주위 사람들이 놀란 것도 당연하다. 요시모토가 쓰던 칼을 잘라서 써야한다는 것은 노부나가의 체력이 요시모토보다 못하다는 논리가 될 수도 있기 때문이다.

이 때 노부나가는 다음과 같이 말했다고 한다. "이 둔도를 명도로 바꾼다는 말이다. 4치 5푼을 아끼다가 칼에 못 이겨 패하면 무슨 의미가 있는가? 호도라는 것은 칼로서의 목표를 잘 수행하여야 의미가 있는 것이고, 그 목표는 칼을 휘두르는 주인의 목숨을 지켜주는 것이다. 칼이 너무 크고 무거워서 주인의 체력을 소모시켜 주인이 지쳐서 지면 그것은 이미 호도가 아니다."

– 윤석철 교수의 '경영학의 진리체계'에서 인용

## ■ 학습문제

1. 병원환경 변화에 대해 설명 하시오.
2. 조직문화의 변화방향에 대해 설명 하시오.
3. 의료비의 증가를 가져온 원인은 무엇인가?
4. 환자(고객)만족을 위한 진료의 질 향상방안에 대해 설명 하시오.

## ■ 관련 웹 사이트 찾아보기

1. http://www.khanews.com 병원 I신문.
2. http://www.yumc.or.kr 의료원소식지.
3. http://www.welco.or.kr 근로복지공단.

## ■ 참고문헌

1. 박주희-박창식, 의료의 질 경영, 퍼냄 홍, 2002. p. 61.
2. Quality the Name is Nursing Care, HOSPITAL, 1989.
3. New York : Warmer Books Ins, 1981, p. 203.
4. 박주희-박창식, 의료의 질 경영, 퍼냄 홍, 2002, p. 33.
5. 박창식-박주희-이용철, 의료의 질 경영, 퍼냄 홍, 2004.
6. 박인출, 병원을 경영하라. 몸과 마음, 2001, p. 113.
7. 문승권, 병원경영학, 대학서림, 2005, pp. 11~18.
8. 병원인사조직, 대학서림, 2005, pp. 59~82.
9. 메디컬월드뉴스 2024.
10. 의료정책의 변화와 발전|작성자 verbal106284.
11. 보건복지부, 2024.
12. 통계청, 2024.

CHAPTER 3

# 병원경영의 과제와 전망

1. 병원경영의 과제
2. 병원경영의 전망
3. 의료시장 개방에 따른 대비책
4. 병원의 경영전략 사례
5. 병원 환경의 변화
6. 미래의 병원환경

# 1 병원경영의 과제

오늘날 병원의 환경이 급격하게 변하고 있으며 병원경영 여건은 급속히 악화되고 있다. 중요한 환경의 변화를 살펴보면 다음과 같다.(유승흠,1998)

첫째, 정부와 사회의 의료에 대한 통제 강화이다. 의료는 공공재의 성격이 강하기 때문에 정부의 통제는 필연적이라 할 수 있다. 의료를 자유시장의 원리에 의존할 경우 시장실패가 발생한다는 것은 잘 알려진 사실이다. 그동안 우리나라는 민간중심의 의료공급에 의존해 왔기 때문에 의료에 대한 정부의 간섭이 적극적이지는 않았다. 그러나 전 국민의료보험 실시 이후 보험재정에 정부가 관여하기 시작 하였고, 의료에 대한 국민의 요구가 증가되면서 정부에서 의료에 대한 통제를 강화하였다. 의료보험수가 고시, 의료보험전달체계 실시, 지정진료제한 등과 같은 정부의 통제가 의료기관의 경영에 많은 영향을 미치고 있으며 이러한 정부의 통제는 앞으로 강화될 전망이다.

둘째, 의료기관 간의 경쟁이 심화되고 있다. 도시지역의 경우 의원과 병원의 수가 증가됨에 따라 의료기관 간의 경쟁이 심해지고 있으며 대학부속병원이나 대형병원을 제외하고는 대부분의 의료기관들이 그 영향을 받고 있다. 특히 중소병원의 경우 대형병원과 의원사이에서 그 위치를 정립하기가 어려우며 이에 따라 경영의 어려움을 호소하는 중소병원이 늘고 있는 실정이다. 더욱이 재벌들이 병원산업에 참여함에 따라 대형병원 간에도 경쟁이 치열해질 것으로 예상된다.

셋째, 국민들의 경제수준이 향상됨에 따라 환자와 주민들의 의료에 대한 지식과 기대가 증가되고 욕구가 다양화되었다. 대중매체에 의해 의료 정보를 쉽게 접하게 됨에 따라 그로 인해 의료소비자는 (의료) 선택권을 갖게 되었으며, 그들의 권리를 주장하게 되어 의료시장이 공급자 중심에서 소비자 중심으로 바뀌게 되었다. 또한 의료소비자 운동이 점차 조직화, 체계화되고 있으며 이러한 현상은 점차 증가되리라 예상된다.

넷째, 병원 내부환경의 변화이다. 의료수가 상승보다 임금과 관리비용의 증가폭이 큼에 따라 병원의 재정 상태가 어려워지게 되었으며 후생복지에 대한 직원들의 기대도 병원의 재정에 큰 부담이 되었다. 또한 3D 기피현상이 의료계에도 불어 닥쳐 인력의 확보도 용의하지 않게 되었으며, 직원들의 조직에 대한 충성심도 감소되고 직종간의 갈등도 전보다 심화되었다. 따라서 내부적인 관리도 전통적인 방법에만 의존하기 어렵게 되었고 관리의 효율성 증대, 비용절감이 병원의 중대한 과제로 대두되었다.

이러한 환경변화는 앞으로 더욱 가속화될 것으로 보여지며, 그 변화의 방향은 병원경영에 유리하지 못할 것이다. 따라서 병원경영 여건은 점차 악화될 것이다.

## 2 병원경영의 전망

정보화시대가 점차 성숙화 되어가는 21C를 맞이하여 병원산업에도 많은 변화와 새로운 경향이 나타나고 있다. 소득의 증가, 여가시간의 증가, 교통수단의 발달, 생활패턴의 변화로 서비스시장 내의 환경변화가 두드러지고 있다. 이는 환자(=고객)의 증가를 가져와 병원의 수요를 계속적으로 증대시킬 것으로 예상되어 미래 병원 산업에 대한 전망은 대체로 낙관적이다. 병원산업의 성패의 열쇠는 다양한 환경변화와 고객들의 행동변화를 예측하고 신속하게 파악하여 적절하게 대응하는 것에 달려 있다고 볼 수 있다.

『메가트렌드(Megatrend)』의 저자인 나이스비트(J.Naisbitt)는 "대조류란 앞을 향해 전진하는 말과 같은데 성공하기 위해선 이와 같이 전진하는 말을 올라타야 한다"고 주장했다. 타 산업과 마찬가지로 병원산업에서도 수많은 변화가 일어나고 있다.

새로운 경향이 대두되는 병원산업에 있어서 정보의 변화에 대한 정확한 예측만이 숨 가쁜 경쟁 속에서 생존할 수 있는 방법이다.

그러나 미래를 예측한다는 것은 일기를 예보한다는 것과 같은 것으로 예측이 틀렸을 경우 이를 선명하게 기억하나, 정확히 적중할 경우에는 아무도 이를 기억하려 들지 않는다.

추측을 한다는 것은 위험한 것임에도 불구하고 21C 우리나라 병원산업에 중요하게 영향을 미칠 것이라고 생각되는 내용을 다음과 같이 요약 한다. 이것은 논자가 여러 해 동안 관심을 가지고 있는 분들과 자유스러운 패널을 통해서 얻은 자료이다.

## 2.1 시장의 세분화 시대 도래

현재 한창 일을 하여 소득을 올리고 있는 연령층은 호화병원시설에 대한 선호도가 높을 것이다. 또한 고정수입에 의한 생계유지집단은 최대의 건강의 가치를 제공하는 병원을 찾으려고 노력할 것이다. 한편으로 비교적 새로운 고용시장으로서 병원의 제반비용의 상승에 대하여 별로 신경을 쓰지 않고 자유로이 이용하고자 하는 층이 생겨날 것이다.

결과적으로 의료시장은 양 대의 별개부문으로 구분 될 것이다. 즉, 한 부분은 호화 고객층이고, 다른 계층은 현재의 질환만을 치료하고자 하는 성격의 고객을 수용하게 될 것이다. 양극화되는 두 층의 고객을 모두 확보하려는 전략을 수립·시행하기에는 어려움이 있다. 이렇게 다양해지고 개인화 되어가는 고객의 욕구에 끊임없이 대응하기 위해 병원들은 전문화·특성화를 도모하고, 양극화되는 시장성에 발맞추어 세분화가 진행되고 있다.

결국 시장세분화는 고객욕구의 변화가 그 원인이 된다. “환자를 위한 서비스”는 기본이고 그 이상의 서비스를 제공할 수 있는 자세로 다양해지는 고객의 욕구에 대응하는 것이 미래병원경쟁력의 실체가 될 것이다.

## 2.2 경영 관리상의 제반 변화

병원산업이 당면하게 될 경영관리상의 제반문제를 살펴보면, 우선 인력에 대한 부분이 제일 중요하다고 할 수 있겠다.

첫째, 숙련된 직원을 채용, 보유하기가 어렵다. 병원직원을 전문적으로 교육시키는 대학이 증가될 것으로 추측됨에도 불구하고 이러한 문제가 발생하는 이유는 서비스산업 내에서 상대적으로 급료가 낮고, 승진의 기회가 적기 때문이다. 이러한 어려움을 극복하기 위해 병원은 독자적으로 혹은 연대해서 다양한 평생교육 프로그램을 시행하고, 급료체계에 있어서도 획기적인 안을 고안해 내게 될 것이다. 어떤 병원에서는 이익분배제도를 적용할 것이고, 더 우수한, 더 많은 직원을 채용하고 유지시키기 위한 자극제로서 작업환경을 대폭적으로 쇄신하게 될 것이다.

둘째, 노사문제가 당분간 병원의 채산성에 직접적인 영향을 미칠 것이다. 작금 일반 제조 기업군에서 보여주고 있는 실무에서와 같이 우리는 지금껏 노동문제를 농도 있게 다루어본 경험이 없어 상호간 신뢰 속에서 합리적으로 준법정신을 존중하면서 노사 간의 문제를 해결하는데 미숙하다.

셋째, 근무일수, 시간의 문제이다. 앞으로 직원에 대한 근무일수가 선진국과 같이 우리나라도 4~5일, 하루근무시간도 법정시간인 8시간에서 7시간으로 감소하여 인건비 등의 해결책으로 정규직과 시간급을 적절하게 혼합한 형태로 변화해 갈 것이다.

넷째, 위와 같은 이유로 해서 부분적으로 업무자체를 이관시키거나 용역시스템으로 전환하거나, 단순한 작업은 고령자를 재취업시켜 활용하거나, 자동화 현상을 가속시켜 나갈 것이다.

다섯째, 현재 일부 대기업에서 채택 활용하고 있는 사원 인턴제를 병원에서도 도입하여 직원관리에 있어 시작 단계부터 새로운 면모를 보여주게 될 것이다.

여섯째, 현재 일부 외국의 기업에서 사용하고 있는 교육프로그램으로 지역별, 업종별 전문적인 상설 교육센터가 탄생될 것이다.

기타 사항으로 몇 가지를 살펴보면, 다음과 같다.

첫째, 현재 우리나라는 몇 개의 컨설턴트 기관이 부분적으로 병원에 대한 자문, 진단 서비스를 해주고 있으나 앞으로는 인력, 시설, 상품, 서비스, 교육 등에 대한 컨설팅 업무를 담당할 것이며, 그 숫자(기관)도 늘어날 전망이다.

둘째, 경영관리상 현재 수많은 기법이 존재하고 있으나 첨단 과학기술문명 등에 힘 입어 누구나 필요로 하는 정보서비스를 쉽게 제공받을 수 있게 될 것이다. (부정적인 측면에서 보면 정보를 누구나 갖게 되어 고객을 유치하기 위한 특색 있는 병원전략을 구상하는데 어려움이 배가 될 것이다)

셋째, 시간과 공간을 초월한 의료서비스 상품이 출현, 일반화되어질 전망이다.

넷째, 고객의 수준향상으로 인하여 판매되고 있는 상품의 수명이 갈수록 조기에 진부화 될 것이다.

다섯째, 현재 신종기업으로 리스산업이 일반 제조기업에서 각광을 받기 시작하고 있다. 이와 때를 맞추어 병원에서도 리스산업군 속에서 함께 그 영역을 다져 나가게 될 것이다.

## 2.3 재무와 소유구조의 변화

위험한 투자대상은 아니다. 그러나 인플레가 생각보다 더 높게 계속된다면 투자자들은 이전보다 더욱 신중하게 대처해야 한다. 병원시설에 투자한 경영자들은 이익 배분은 물론, 투자와 기타 재무적인 결정 등에서 발언권이 더 커질 것이다. 계속되는 인프레이션(Inflation)와 자금사정 때문에 병원업자들은 그간의 자본예산방식을 버리고 더욱 세련된 기법을 적용하려 할 것이다. 앞으로는 더욱 복잡한 관리와 성장 촉진을 위하여 더 많은 정부장려기금을 이용하려 할 것이다.

그리고 캐시플로우(Cash Flow) 당기순이익+감각상각비, 감각상각비의 현재가액이 얼마인가에 따라 캐시플로우(Cash Flow)가 큰 영향을 받을 것이며, 감각상각비는 현금으로 지출되지 않은 비용이므로 기능상으로는 이익과 마찬가지로 어떠한 용돈에도 쓸 수 있다는 것이다. 그런 이유로 재투자를 위한 획기적인 계획 등을 수립하게 될 것이다.

앞으로는 단순한 시설확산만을 통해서는 이익을 증가시킬 수 없는 병원들은 업종을 다양화하거나 경영 전략을 다각화해야 될 것이다.

# 3 의료시장 개방에 따른 대비책

## 3.1 약육강식의 시대 도래

외국의 무수한 병원들은 머지않은 장래에 본격적으로 우리나라에 상륙할 것으로 예상되나 아직까지는 눈에 띌만한 큰 타격은 없다. 그래서인지 정부도 시장개방에 대한 당면문제를 대수롭지 않게 여기고 있으며 소극적인 자세를 취하고 있다. 의료시장 개방은 영세 병·의원의 경영악화, 수입개방에 따른 국제수지 악화 등 다소 비관적인 요인이 있긴 하지만, 이러한 위기의식에 따라 선진 의료기법의 도입을 적극 추진하고 경쟁을 촉진하는 등 효율성 증대라는 낙관적인 요인도 있다고 병원 스스로의 자율성에 맡기고 있다 할 수 있다.

정부의 이와 같은 견해를 자세히 살펴보면, 결국 정부는 의료시장 개방에 따른 사느냐 죽느냐 하는 문제의 책임을 시장개방의 결과나 정부의 대응노력 부족에서 찾는 것이 아니라 이를 미리 대처하지 못한 병원업계의 책임으로 돌리고 있는 것이다.

지금까지 수출드라이브 정책에 의해 국내 제조업의 내수산업도 극도로 취약해져 사실상 경쟁력이 약화되어 있다. 실제 의류상가에 외국제품이 국산품을 밀어내고 안방을 차지하고 있어 국내 업체가 도산하거나 고전을 면치 못하고 있다.

또한 서서히 다른 모든 산업분야도 잠식해오고 있어, 백화점, 슈퍼마켓, 도소매점 등 유통업 자체에 엄청난 타격을 주고 있다. 이미 유통시장 개방으로, 이른바 구멍가게라는 재래식 가게가 속속 문을 닫고 있는 등 예상했던 상황이 현실로 나타나고 있음을 똑바로 보아야 한다. 대형 유통업체에서도, 그동안 쌓아온 노하우를 바탕으로 전문 인력을 양성하고 자체 브랜드의 개발 및 전문화·정보화에 대응하는 등 다가올 피해를 최소화하려고 몸부림치고 있다. 그러나 그동안 밟지 않았던 이미지와 사회분위기 때문에, 이러한 심각성을 너무 과소평가하고 자기반성에 의한 실질적 노력은 미약한 것이 사실이다.

일본에서 조사한 『한·일 유통업에 대한 비교와 전망』이라는 한 보고서를 보면, 지금 우리가 살아갈 길이 어디에 있는가에 대해 깊이 반성하지 않을 수 없을 것이다. 이 보고서는 일본의 정말 무섭고도 철저한 사전조사를 통한 현지파악과 주도면밀한 방법론을 적나라하게 제시해 놓고 있다. 즉, 우리의 약점을 어떻게 보완할 것인가에 대한 전략과 어떻게 전술을 쓸 것인가에 대하여 완벽한 작전술을 짜놓고, 상륙할 시기만을 호시탐탐 기다리고 있는 것이다.

여기서 간과해서는 안 될 것이, 국내 의료시장에서 더욱 군침을 삼키고 있는 분야가 병·의원이라는 사실이다. 이는 아직까지 우리나라에는 시장력이나 발전가능성이 얼마든지 많이 남아있는 상권형성지역의 호재가 있어, 마음만 먹으면 한판승부를 해볼 만한 가치가 있다고 판단하기 때문이다.

물론 우리의 입지를 더욱 튼튼히 하고 국민의 공감대를 형성하여 대응해 나가면 별문제는 없겠지만 우리의 현실은 전혀 그렇지 못하다는데 더 큰 걱정이 있다. 지금 당장 피부에 와 닿는 피해가 없다고 마음 놓고 있을 때 약육강식의 논리에 능숙한 이들은 충분한 시간과 묘책을 강구하고 있다는 것을 알아야 한다.

역사를 보더라도 먼저 가진 자만이 승리자요 지배자가 되어왔다. 즉, 먼저 불을 가진 자가 이겼고, 먼저 철과 총을 가진 자가 이겼으며, 먼저 원자탄을 가진 가가 이겼다.

이 세상의 힘의 역학이 그러하듯이, 살아남기 위해서는 잔인한 생존경쟁에서 반드시 이겨야 한다. 그 길만이 이제 우리가 할 수 있는 모든 것이다. 또한, 동정심에 얽매이지 말고 자신감 넘치는 확신을 갖고 위기상황에 지혜롭게 대처할 수 있는 방법을 터득해 나가는 자세가 그 어느 때보다 절실하게 필요하다.

### 3.1.1 경쟁의료기관 분석

고객은 조직의 관점에서 가장 중요한 요소이지만 경쟁측면에서 보면 수동적 위치에 있다할 수 있다. 의료기관이 생존하기 위해 경쟁우위를 가져야 할 대상은 동일한 시장 내에서 같은 고객을 대상으로 유사한 기능의 서비스를 생산하는 경쟁자이다. 경쟁자는 의료기관의 서비스를 능가하는 새로운 서비스 등으로 생존을 위태롭게도 할 수도 있어 경쟁 측면에서 보면 능동적인 위치에 있다고 할 수 있다.

의료시장에서 경쟁의료기관은 계속 늘어나고 경쟁의 강도는 점점 치열해지고 있다. 시장의 경쟁이 치열해짐에 따라 의료기관은 해당 기관을 찾는 고객을 이해하는 것만으로는 충분하지 못하게 되었으며, 같은 시장에 있는 경쟁자의 동향을 파악하고 이에 대처할 필요성이 높아지고 있다. 따라서 경쟁의료기관에 대해서도 지속적으로 관심을 가져야 하며 정보수집과 분석을 행할 수 있는 시스템을 운영하고 적극 대처해야 한다.

#### 3.1.1.1 경쟁의료기관의 정의

의료기관이 경쟁자를 분석하기 위해서는 대상이 되는 경쟁의료기관이 누구인지를 정의해야 한다. 의료기관은 제품을 생산, 판매하는 기업과 달리 환자들이 직접 의료기관을 방문하여 의료서비스를 받아야 하기 때문에 시장이 공간적으로 제한되어 있어 경쟁자를 정의하는 것이 일반적이다. 기업이 표적시장을 어떻게 정의해야 할 지를 고민하고 이것이 사업의 성패와 직접 연관되는지를 분석하는 과정을 살펴보는 것이 의료시장에서도 유용할 수도 있다.

기업에서는 시장을 세분화하여 경쟁우위를 가질 수 있는 표정시장을 정하고 같은 표적시장을 갖는 기업들을 경쟁자로 정의한다. 의료기관의 경우에는 전문병원을 제외한 일반 의료기관의 경우 진료권내의 주민 전체가 표적시장이 되는 것이 통상적이다. 따라서 진료권내에 있는 의원 및 한방 의료기관을 포함한 모든 종류의 의료기관이 경쟁자가 될 수 있다. 그러나 경쟁자 분석을 할 때 모든 의료기관을 대상으로 할 수는 없으며 비슷한 수준의 의료기관 중에 지리적으로 인접해 있거나 진료과의 특성이 유사하거나 대상인구가 중복되는 의료기관과 병상규모 시설 장비 등이 시설규모와 제공하는 서비스의 범위가 비슷한 의료기관 등이 집중적으로 관심을 가져야 할 경쟁 의료기관이 된다.

경쟁 의료기관을 분석할 때 다루어야 할 내용으로는 경쟁 의료기관의 역사, 사명 및 목표, 전략, 핵심역량, 자원, 시장점유율, 주민의 이미지, 재무성과, 환자 수의 변화, 운영하는 진료과목의 종류 및 전문센터, 진료형태와 의료기관의 Swat분석을 통해 미래를 철저하게 준비해야 한다.

#### 3.1.1.2 경쟁의료기관의 전략

의료기관 입장에서 가장 관심을 기울여야 할 경쟁자는 같은 전략을 가지고 같은 표적시장을 공략하는 경쟁자이다. 특히 규모와 서비스 범위까지도 비슷하면 강한 경쟁자로 정의해도 무방하다. 이와 같이 특정 표적시장에서 같은 전략을 추구하는 조직들의 집단을 전략적 집단이라고 한다.

의료산업을 정의할 때는 병·의원을 비롯한 모든 의료기관을 의료산업으로 정의 할 수 있으나 병상규모에 따라 제공하는 의료서비스 수준과 범위, 의료인력 수와 능력에 따라 크게 차이가 나기 때문에 병상규모로 병원산업을 구분 할 수 있다.

예를 들어 500병상 이상의 종합병원과 100병상 미만의 병원은 의료서비스 수준을 비롯하여 질적인 측면에서 크게 차이가 나기 때문에 서로 경쟁병원으로 정했다고 하자. 그리고 이들 병원들을 특성별로 다시 구분하여 비슷한 전략을 사용하는 의료기관들 끼리 묶는 전략군으로 나누고 같은 전략군에 있는 병원을 최종적인 경쟁 병원으로 정했다면, 이때 500병상 이상 종합병원은 세부 산업이라고 할 수 있다.

이와 같이 산업이나 세부시장을 어떻게 정하느냐에 따라 경쟁자가 달라질 수도 있다는 것을 알아야 한다. 앞의 예에서 500병상 이상의 종합병원을 분석 대상의 산업으로 한다면 전략군을 구분하는 변수로 첨단 기술수준, 전문화 정도와 진료권 등을 사용할 수 있다. 의료기관은 경쟁 의료기관의 전략을 지속적으로 검토해야 한다.

경쟁 의료기관의 전략이 바뀌고 이에 따라 경영방식이나 형태가 변화한다면 이것을 신속하게 검토하고 이에 대한 적절한 대응책을 마련해야 한다. 어떤 의료기관이 고객 서비스를 차별화하기 위한 전략으로서 환자 만족도를 측정하고 이에 따라 의사들에게 성과급을 주기로 했다면 경쟁 의료기관은 긴장해야 할 것이다. 이런 전략의 실행은 고객 만족도를 높이고 고객은 그 의료기관을 선호 할 것이기 때문에 이미지 개선과 함께 시장 점유율이 증가할 것이다. 이러한 경쟁 의료기관의 큰 영향을 미치게 된다.

### 3.1.1.3 경쟁 의료기관을 현황 및 장단점 평가

의료기관은 경쟁 의료기관의 현재 운영 현황과 고객만족 정도에 대한 정보를 지속적으로 파악해야 함은 물론이고 경쟁 의료기관의 장점과 단점을 분석하고 의료기관과 비교하여 표적시장에서 가질 수 있는 기회와 위협요소를 파악해야 한다. 경쟁 의료기관의 현황을 파악하기 위해 필요한 정보로는 ①환자 수 ②진료수익 ③시장점유율 ④이익률 ⑤투자수익률 ⑥현금흐름 ⑦새로운 투자 ⑧조직운영의 변화 ⑨핵심능력 ⑩서비스 질 ⑪진료서비스 기술능력 ⑫고객만족도 ⑬직원태도 변화 ⑭진료서비스 결과 등이 있다.

이 중에는 수집하기 어려운 자료나 정보도 있으나 경쟁 의료기관에서 직접 얻을 수는 없는 정보는 진료권내 주민을 대상으로 하는 설문조사를 통해 얻을 수도 있다. 이런 과정에는 비용이 소요되지만 경쟁 의료기관을 분석하기 위한 비용은 매우 중요한 것이기 때문에 정기적으로 조사하는 것이 바람직하다. 경쟁 시장에서 의료기관의 위상을 파악하는데 가장 좋은 것이 시장점유율이라 하겠다. 시장점유율은 크게 3 가지 종류로 구분할 수 있는데 시장점유율, 심리적점유율과 열망점유율이다.

경쟁의료기관의 시장점유율은 경쟁의료기관이 진료권내 주민들의 의료이용 중 차지하는 비율에 대한 측정치이고, 심리적점유율은 '진료권내에서 생각나는 첫 번째 의료기관을 말해주세요'라는 질문에 경쟁의료기관을 지적한 주민들의 백분율측정치이다. 열망점유율은 '당신은 언 의료기관에서 서비스를 받기를 원하는가?'라는 질문에 대해 경쟁의료기관을 지적한 주민들의 백분율 측정치이다.

현재의 시장 점유율을 가지고는 경쟁자와 비교하여 미래에 어떻게 변할지는 예측할 수 없다. '어느 의료기관을 이용하기 원 하는가 ?' 라는 질문에 의한 점유율은 미래 시점에서 경쟁 의료기관에서 점유율이 얼마나 증가할 것인지와 점유율이 어떻게 변할지를 예측할 수 있는 좋은 정보를 제공하기 때문에 경쟁 의료기관에 대응을 하고 자기 의료기관에 대한 고객의 선호도를 추정하는데 크게 도움이 된다.

#### 3.1.1.4 경쟁의료기관의 반응 분석

경쟁 의료기관을 분석하면 경쟁 의료기관의 성격을 짐작할 수 있다. 따라서 의료기관이 시장점유율을 높이기 위해 수행하는 여러 전략들에 대해 경쟁의료기관이 어떻게 대응할 것인가를 예측할 수 있게 된다. 일반적으로 대부분의 경쟁자는 다음 네 가지 범주 중 하나에 속한다고 한다.

① 유연한 경쟁자 : 어떤 의료기관들은 경쟁 의료기관의 움직임에 민감하게 반응하지 않는다. 이렇게 반응하지 않는 이유는 여러 가지가 있는데 고객의 충성도가 높다고 느끼거나, 그 사업에 크게 집착하지 않거나, 관심을 두지 않아 이런 움직임이 있다는 것을 모르거나, 반응할 수 있는 자금이 부족하기 때문일 것이다.
의료기관들은 많은 경우에 유연한 경쟁자에 해당된다. 시장 내 한 의료기관의 전략적 변화에 대해 대부분의 경쟁 의료기관은 단시간 내에 반응을 하지 않는 경우들이 많다. 그 이유로는 의료기관의 특성상 표적시장을 바꾼다던가, 경쟁 의료기관에 치명적일 만큼 마케팅 믹스를 변화시킬 가능성이 크지 않으며 의료기관의 전략적 변화가 예측 가능하다고 믿기 때문일 것이다.

② 선택적 경쟁자 : 어떤 의료기관은 일정한 유형의 공격에만 반응하고 다른 것에는 반응하지 않는다. 의료기관은 대부분 유연한 경쟁자이지만 일부 선택적 경쟁자일 수도 있다.

③ 맹렬한 경쟁자 : 경쟁 의료기관의 새로운 변화에 즉각적이고 강력하게 반응하는 것을 맹렬한 경쟁자라고 한다. 우리나라의 경우 의료 시장에서 맹렬한 경쟁자는 거의 없다고 할 수 있지만, 점차 어려운 의료 환경때문에 늘어날 것이라고 전망된다.

④ 예측적 경쟁자 : 어떤 경쟁자는 예측할 수 있는 반응 형태를 취하는데이런 경우를 예측적 경쟁자라고 한다. 앞서 말했듯이 우리나라 의료 시장에서 경쟁자의 마케팅 전략이 의료기관에 치명적이거나 영향을 크게주는 경우는 많지 않기 때문에 대부분은 반응을 하지 않거나

선택적으로 하는 경우가 많다. 선택적으로 반응하는 경우에 경쟁 의료기관의 전략적 대응이 예측 가능하기 때문에 거의 대부분은 예측적 경쟁자라고 할 수 있다.

## 3.2 예상되는 상황에 대처

의료시장 개방에 따른 여파는 당장 눈에 보이게 나타나는 것이 아니라 시간이 지나면 지날수록 더욱 심각하게 다가오는 것이다. 그런데도 우리가 여유를 부리고 뒷짐만 지고 있는 이유는 무엇인가. 현재 우리나라 의료시장은 기술도입만 허용되고 외국인 투자가 사실상 규제되어 있어, 직접적인 진출보다는 업무 제휴나 기술도입 형태로 일단 연고관계를 맺고 있다.

그러나 추후 시장개방이 구체화되면, 합작 또는 단독 투자 형태로 참여할 가능성이 높으며 지금도 그 조짐은 나타나고 있다.

우리나라에 진출이 예상되는 나라는 미국, 국내 진출에 가장 활발한 접근이 예상되는 나라는 역시 일본이다.

따라서 우리는 예상되는 상황에 대처하기 위해서 좀 더 구체적인 진출 방향을 알아보고 우리가 갈 길을 찾아야 할 것이다.

의료시장의 개방은 자율적인 국제화 노력의 일환으로 추진되어야 하며, 국제 경쟁력 실태와 개방에 따른 영향 등 전반적인 분석이 반드시 선행되어야 한다.

국내병원이 우리나라에 진출하려는 외국병원에 대응하기 위해서는 대형화, 전문화, 다각화를 추구해야 하고 기업 내적으로는 경영합리화를 통해 국제경쟁력을 강화해 나갈 수 있는 여건을 조성해야 한다. 그렇지 않으면 이미 유통분야에 있어서 개방에 따른 엄청난 부작용을 경험하고 있는 동남아 여러 나라의 선례와 같은 전철을 밟을 수밖에 없다.

# 4 병원의 경영전략 사례

21세기의 병원경영 환경은 급변하는 무한경쟁의 시대가 될 가능성이 크다. 이제 병원은 환자(고객)들에 의해 매시간 다른 병원의 서비스와 비교되며 평가받을 것이다. 만약 이러한 평가가 쌓여 고객들이 그 병원의 서비스를 선택하지 않는다면 그 병원은 고객으로부터 사형선고를 받는 것과 다름이 없다. 이러한 총체적 경쟁시대에서 승리하기 위해서는 병원경영에 있어서도 새로운 경영 패러다임이 필요한 때이다.

병원의 경쟁 패러다임이란 한 마디로 급변하는 병원경영 환경과의 친밀한 조화를 통한 생존이라고 할 수 있다. 급변하는 경쟁 환경에서 새롭게 거듭나는 병원은 살아남을 수 있고 과거의 경영방식에서 탈피하지 못하는 병원은 죽을 수 밖 에 없다.

그렇다고 하여 병원이 경쟁 패러다임을 통해 추구하는 목표가 단순히 병원의 생존에 그치는 것은 아니다. 즉 경쟁 패러다임의 목표는 병원의 생존은 물론 병원 구성원들의 삶의 질에 있어서 현격한 향상, 지역사회 차원에서는 주민 의료복지의 극대화, 더 나아가서 국가적 차원에서는 국민건강의 효율적 증진에까지 영향을 미칠 수 있다.

최근 일반 기업에서는 '고객을 위한 가치창조', '새로운 품질경영', '초일류기업', '신 경영', '세계적 경영' 등의 경쟁 패러다임을 내걸고 혁신적인 경영전략을 구사해 왔다. 이제는 병원도 경쟁 패러다임 목표의 추구를 위해 혁신적인 경영전략을 수립하고 실행에 옮겨야 한다.

다음은 병원의 혁신적 경영전략 수립을 위해 보편적으로 고려해야 할 요소들을 살펴보고자 한다. 물론 개별 병원들의 경영전략은 각각 처한 경영환경에 적합하게 수립 되어야 하며 이 일은 개별 병원 경영자의 몫이다.

## 4.1 비전(Vision)경영

병원경영전략의 구축에는 먼저 최고경영자의 리더십과 경영철학이 필요하다. 극심한 경영환경 속에서는 변화를 예측할 수 있는 병원 나름대로의 기준이나 지표가 필요한데 이를 위해서는 장기적 관점에서 병원 경영자의 이념이나 이에 기초한 비전을 만들고 이를 지침으로 혁신해 나가는 일이 중요한 과제가 되기 때문이다.

비전 경영이란 기존의 현재 연장형 내지 부문별 취합형 경영방식 대신 21세기를 바라다보는 장기적 관점에서 병원의 경영이념과 그에 기초한 병원의 미래상, 즉 비전 및 경영목표를 명확히 하고 이를 실행하기 위한 경영전략을 수립하여 바람직한 미래상을 달성해 나가는 것을 의미한다.

병원의 경영환경이 불확실 할수록 환경의 변화에 병원을 내 맡길 것이 아니라 추구하는 목표(비전)를 가지고 미래를 바라보며 이를 달성하기 위한 노력을 경주함으로써 급격한 환경변화 속에서 단기적 환경변화나 단기성과에 흔들림이 없는 경영이 가능하게 되기 때문에 비전 경영은 대단히 중요하다. 또한 새로운 서비스의 개발, 인재양성, 병원이미지 제고, 조직개발 등의 병원경영혁신 노력은 비전과 그에 입각한 비전형 경영전략 하에 장기적 관점에서 인력과 재원을 투입하는 것이 현상분석형 경영보다는 병원의 미래상을 실현할 가능성이 높기 때문에 중요하다. 그리고 비전 경영을 통해 참여적 과정으로서의 경영이념 및 비전 수립, 병원문화 혁신 프로그램을 통해 조직 풍토의 활성화를 도모할 수 있다는 측면에서도 중요하다.

비전 경영의 체계는 새로운 경영이념의 설정에서부터 시작하여 비전 설정 그리고 이를 실현하기 위한 비전형 중장기 경영계획과 연차계획으로 구성된다. 경영이념은 병원의 전 구성원이 공유해야 할 가치로서 병원의 사회에 대한 책임, 목적, 사명, 경영자세 등을 명확하고 간결하게 표명한 것으로서 병원 내외에 일관되게 주장해 나가는 것을 의미하는데 21세기를 향한 혁신은 새롭게 경영이념을 만들거나 유명무실해진 경영이념에 다시 생명을 불어넣어 소생시키는 일에서 시작된다. 또한 환경이 변하여 옛날의 이념이 현재나 미래 상황에 어울리지 않는다면 이것을 과감히 바꾸어야 한다.

다음으로 비전 경영의 요체는 비전의 확립에 있다고 볼 수 있는데 비전은 병원이 미래에 달성하고자 하는 모습을 이미지화한 것이기에 추상적인 모습을 띠게 되며 이에 따라 이를 계량적 목표로 구체화할 필요성이 있다.

비전 경영에 있어 가장 중요한 것은 비전 수립에 대다수의 직원이 어떤 형태로든 참여해서 환경변화와 자기 병원 사이의 괴리를 깨닫고 이를 기초로 경영혁신의 필요성을 강하게 인식함으로써 비전 수립 그 자체를 경영혁신의 출발점으로 삼아야 한다는 것이다. 이를 위해서는 최고경영자의 총체적 리더십이 요구되는데 이는 병원의 구성원을 단순하게 통제하고 지시하는 것이 아니라 병원 구성원 어느 누구에 의해서도 리더십의 정당성에 대해 일말의 의심도 받지 않는 상태를 의미한다.

여기서 중요한 것은 최고경영자가 제시하는 비전이 병원 구성원들의 미래에 꿈을 제공하는 것이어야 한다는 점이다. 예를 들면 병원의 비전이 성장을 거듭하여 미래에 대형병원으로 발전하는 것이라면 병원의 구성원으로 하여금 그 같은 비전이 자기의 미래와 연관성(예컨대 승진, 노동생활의 질 향상 등)을 가질 수 있게 해야 한다는 것이다.

## 4.2 경영혁신과 끊임없는 경영개선

병원의 고객에게 만족과 기쁨을 끊임없이 제공하기 위해서는 병원은 새로운 패러다임을 능동적으로 받아들이고 현재의 성공을 가져온 패러다임으로 미래를 준비할 수 있어야 한다. 이를 위해서는 경영혁신과 끊임없는 경영개선 노력을 계속해야 하는데 경영혁신은 비즈니스 리엔지니어링, 아웃소싱, 다운사이징 등과 같이 병원을 단시간 내에 변화 시키는 것이고, 끊임없는 개선이란 총체적 품질경영을 배우는 조직 벤처마킹 등과 같이 쉬지 않고 점진적으로 배우고 향상하는 것을 뜻한다. 비즈니스 리엔지니어링(business re-engineering)은 고객(customer), 경쟁(competition), 변화(change)라는 3C의 위기를 극복하기 위해 기존 업무의 역할과 수행 방법을 근본적으로 재검토, 새로운 방식으로 업무를 처리하는 경영혁신을 말하는데 병원이 경영전략 목표에 맞춰 업무처리과정을 제로 상태에서부터 다시 설계, 혁신적인 경영효과를 노리는 신경영기법이다.

즉, 불필요한 업무과정을 제거하며 순차적인 업무진행과정을 압축하여 업무진행과정을 단순화하고 책임을 집중시킴으로써 조직의 혁신적 경영성과의 제고를 꾀하는 것이다. 비즈니스 리엔지니어링의 활용은 병원경영에 있어서도 마찬가지로 중요하다. 예컨대 환자 대기시간을 줄이기 위하여 환자접수에서 진료에 이르는 전 과정을 재검토하여 불필요한 과정을 없애거나 자동화, 전산화하려는 노력도 비즈니스 리엔지니어링의 범주에 넣을 수 있다. 비즈니스 리엔지니어링은 조직 전체적 시각, 결과 중심의 업무분석, 업무나 정보의 사용과 처리의 통합, 병행업무의 조정기능 강화 등의 몇 가지 원칙에 따라 수행되어야 하며 성공적인 Reengineering을 위해서는 최고경영층의 확고부동한 의지와 관리자의 의식전환이 요구된다.

아웃소싱(outsourcing)은 환경변화에 재빨리 적응할 수 있도록 조직을 민첩하고 유연하게 하기 위한 기법으로 조직의 핵심 기능을 제외한 지엽적 기능을 외부에서 충당하는 것을 의미한다. 예로서 세계적인 신발회사인 나이키나 리복은 신발제품의 디자인과 개발, 마케팅만 하고 생산은 거의 아웃소싱함으로써 핵심 역량을 더욱 잘 발휘하여 훨씬 더 좋은 제품을 개발하고 있는 것을 들 수 있다. 병원의 경우 현재 경비, 청소, 급식 등을 외주화하는 예가 많은데 어타 부문에 대해서도 필요하다면 아웃소싱을 하는 방안이 검토되어야 할 것이다.

다운사이징(downsizing) 역시 조직구조를 슬림(slim)화하기 위한 기법으로 핵심조직 중심으로 조직을 운영하되 프로젝트 팀을 수시로 조직하는 등의 방안을 구사하여 조직의 효율적 운영을 기할 수 있다.

벤치마킹(benchmarking)은 초우량기업으로 성장하기 위해 특정분야에서 뛰어난 업체를 선정, 그 경영방식을 배우면서 자기혁신을 추구하는 경영기법이다. 벤처마킹의 장점은 초우량기업과 자사 수준을 비교 평가함으로써 현실적인 목표설정이 가능하고 목표달성을 위한 방법을 쉽게 찾아낼 수 있다는 점이다. 즉, 조직이 따라 잡고자 하는 대상을 확실히 제시함으로서 목표를 명확히 하고 이미 증명된 성공적인 방법을 창조적으로 자신에게 맞게 응용 복사함으로써 다른 경영혁신 방법보다 빠르게 그리고 훨씬 높은 성공가능성을 가지고 업무 수준을 향상시켜 보려는 아이디어이다.

병원의 경영자는 항상 자기 병원보다 나은 병원의 경영을 예의주시하여 배울 점이 있으면 즉시 배우는 것을 게을리 하지 말아야 한다.

## 4.3 창조적 인적자원관리

미래는 정보화 사회에서 지식사회로 급속히 전환되고 있으며 지식사회에서는 새로운 정보만으로는 일류가 될 수 없다. 조직도 개인과 같이 항상 새로운 지식을 배워 지식베이스를 쌓아야 한다. 그런데 새로운 지식의 창조 및 습득은 조직의 인력자원이 수행하므로 조직은 직원의 능력을 최대한 발휘할 수 있도록 도와주어야 한다.

병원의 직원이 창의력을 발휘하지 못하고 수동적으로 일할 때 그 병원은 환경변화에 적응할 수 없다. 날로 새로운 지식을 갖추고 창의력 있는 일을 하기 위해서는 병원은 직원에게 자율권을 부여하고 새로운 아이디어를 언제든지 제안할 수 있는 분위기를 조성해야 한다.

이를 위해서는 조직의 관료화를 타파하는 것이 급선무이다. 병원조직의 경우 직종간의 비협조, 위화감 조성, 직원들의 무력감 등의 사례를 흔하게 볼 수 있는데 이는 관료화에 의해 조장되고 고착화해 나가는 경향이 있다. 관료화 타파의 방법으로는 원내 커뮤티케이션의 활성화, 상호존중 운동, 능력주의 인사제도의 도입 등을 들 수 있다.

원내 커뮤니케이션의 활성화는 수직적, 수평적 의사소통 경로를 개방화하여 병원의 조직문화를 공유하고 일체감을 조성할 수 있도록 해야 하는데 비공식적 모임의 활성화, 제안제도의 도입, 자기보고제도의 도입, 고충처리제도의 확립 등의 방안이 시행될 필요가 있다. 상호존중 운동은 병원조직의 특성상 특히 필요한데 의료직, 관리직 가릴 것 없이 호칭을 모두 ○○님으로 통일한다든지 하는 발상의 전환이 필요하다.

모든 조직구성원에게 최고경영자와 동등하게 인격존중을 해주어야 한다. 인간은 인격적인 존중을 받을 때 자발성과 창의력이 고양되기 때문이다. 그리고 능력주의 인사제도는 조직의 창의성을 높이기 위한 초석으로 급여, 승진, 배치 등에 있어 연공서열과 함께 능력을 고려하는 제도적 개선을 필요하다.

## 4.4 환자(고객)만족 경영

경쟁력 있는 병원이란 병원이 제공하는 의료서비스가 얼마만큼 환자와 그 가족, 그리고 지역사회 주민을 포함한 소비자를 만족하고 기쁘게 해 주는가에 달려 있다. 왜냐하면 의료시장의 경쟁이 치열해짐에 따라 의료시장도 공급자 우위에서 소비자 우위의 시장으로 급속히 변화하고 있어 소비자를 위주로 하지 않는 병원은 생존할 수 없기 때문이다.

소비자 만족을 위해서는 조직 구성원 모두가 소비자를 먼저 기쁘게 해야 하며 최고경영자 또는 의사, 간호사 '선생님'을 우선으로 하는 의식은 버려야 한다. 병원은 의료서비스를 제공하는 조직이며 서비스의 요체는 소비자를 '왕'으로 '받드는' 것임을 냉철하게 인식하여야 한다.

환자만족경영에 있어서는 최고급 의료기술, 전산화된 원무서비스 등의 Know-How뿐만 아니라 왜 Know-How가 필요한 가를 아는 Know-Why가 더욱 필요하다. Know-Why란 병원이 보유하고 있는 지식, 기술, 기능을 경영에 연결시키는 것으로 병원경영에 영향을 주는 모든 요소의 상호관계를 이해하고 이것을 바탕으로 효과적인 경영전략을 수립하는 능력을 뜻한다.

이를 위해서는 단순한 경영능률의 제고보다는 환자만족도의 제고에 우선순위를 두어야 하며 경직화된 구조, 규정, 절차에 의한 경영보다는 다양한 상황에 대처할 수 있는 유연한 경영방침이 확립되어야 한다. 또한 성과 평가에 있어서도 환자만족도가 큰 비중을 차지하여야 하며 환자만족도 평가가 주기적으로 시행되어야 한다(염용권, 1995).

환자만족경영의 하나로 환자중심 진료(patient-focused care)노력도 중요하다.

Lathrop(1991)은 의료진이 전체 근무시간 중 환자 진료에 쓰는 시간은 단지 16%에 그칠 뿐이며, 한 사람의 환자가 너무 많은 의료진을 걸쳐야 하는 진료과정이 너무 복잡하고 업무 스케줄링과 조정, 그리고 서류작업에 너무 많은 시간을 뺏긴다고 보고하고 있다. 이러한 불합리를 타파하기 위한 노력이 환자중심 진료인데 이는 환자진료의 모든 측면을 재설계함으로써 진료의 질을 높이고 의료진의 업무만족도와 효율성을 높이며 비용을 절감하여 궁극적으로 환자만족도를 높이려는 혁신적인 진료모델이다.

Moffitt(1993) 등은 환자중심 진료를 실행하기 위한 4대 원칙을 다음과 같이 제안하고 있다.

첫째, 유사한 질환을 가진 환자들을 대단위로 묶는 것이 필요하다. 진료업무 단위를 적절하게 확대함으로써 일상적인 업무부담을 줄이고 의료인력 소요의 변동을 줄이며 독립된 업무단위로서 원활하게 기능할 수 있기 때문이다.

둘째, 가능한 한 모든 서비스를 환자에게 근접시키는 것이다. 예컨대 약국, 임상병리실, 접수창구, 방사선실 등을 하나로 진료업무 단위에 묶는 것을 의미한다. 이 노력이 효율적으로 이루어지기 위해서는 첫째 원칙에 따라 업무 단위가 적절하게 대단위여야 함은 물론이다.

셋째, 의료진의 직무를 확대하는 것이다. 의료진의 직무를 재설계하여 한 사람이 좁은 범위의 기술로 다수의 환자를 돌보는 것 보다 작은 수의 환자를 넓은 범위의 기술로 돌보는 것을 의미한다. 이러한 노력은 의료진의 만족도를 높이고 의료 인력의 효과적 활용과 진료의 연속성을 증진시키는데 기여한다.

넷째, 진료과정을 단순화하는 것이다. 이는 가급적 해당 업무단위에서 모든 서비스가 행해지도록 진료과정을 재설계하고 과도한 서류작업을 지양하는 등의 노력에 의해 성취될 수 있다.

### 4.5 다각화 및 수직적 통합 전략

다각화 및 수직적 통합은 하나의 병원시스템이 1차 진료, 2차 진료, 3차 진료, 재활, 건강증진, 가정간호, 호스피스, 장기입원서비스 등 일련의 서비스를 연속성 있게 제공하는 것을 의미한다. 나아가 임상병리검사 부문을 병원의 한 부서에서 독립시켜 타 병원의 검사를 대행해 주거나 의료서비스와 직접 관련 없는 세탁, 급식, 부동산 임대서비스, 유통서비스 등을 제공하는 것도 고려할 수 있다.

이러한 전략은 연속성 있는 서비스의 제공으로 환자만족도를 제고하는 한편으로 비용－효과적인 서비스 제공이 가능하고 병원의 추가적인 수입원을 발굴할 수 있다는 장점이 있다. 다각화 및 수직적 통합의 방법으로는 하나의 병원이 연속성 있는 서비스 모두를 제공하도록 기능을 확장하는 방법과 다른 의료기관과 연합하여 서비스를 연속성 있게 제공하는 방법이 있다. 다른 의료기관과의 연합은 각 주체들의 약점을 보강하는 기회가 될 수 있으며 경쟁관계를 상호 협력관계로 전환하는 효과도 기내할 수 있다. 진료에 있어서의 상호보완적 역할 분담, 구매, 전산운영 업무의 공공수행 등의 부수효과도 얻을 수 있을 것이다.

개업의와의 관계에 있어서도 개방형제도를 도입함으로써 개업의는 병원의 시설, 장비를 활용하고 병원에서의 의사인력 확보 난을 해소할 수 있어 상호이익을 누릴 여지가 크다.

그러나 다각화 및 수직적 통합전략이 경영성과에 항상 좋은 영향을 미치는 것은 아니며 면밀한 비용-효과 분석이 따라야 함을 유의해야 한다. 즉, 다각화 및 수직적 통합에는 상당한 재원이 투자되어야 하고 특히 다른 의료기관과 연합의 경우 조직 간의 조정, 의사소통, 장애, 목표 갈등 등의 문제가 야기될 수 있으므로 주의를 요한다 할 것이다.

## 4.6 전문화 전략

전문화 전략은 우리나라 병원에서도 흔하게 찾아볼 수 있다. 국민들이 전문화된 의료기관을 선호하고 있고 병원은 제한된 자원의 모든 진료기능을 갖추기 어렵기 때문에 이러한 현상이 나타나고 있는 것으로 판단된다. 특히 일부 진료기능을 전문화할 경우 인력, 시설, 장비의 집중에 따라 첨단의료기술을 수용하기 용이해지며 이에 따라 진료의 질적 향상으로 다른 병원과 차별화가 가능해져 경쟁우위를 확보하게 될 것이다. 특히 진료권의 범위가 명확하지 않은 도시지역 소재 중소병원의 경우에는 경영의 어려움을 타개하는 유용한 전략이 될 수 있을 것이다(염용권, 1995).

전문화 전략은 의료수요와 병원의 강점 등을 토대로 진료대상 인구(노인, 아동), 진료 대상 질병(암, 뇌졸중, 당뇨병 등) 진료과목 또는 새로운 서비스(요양병원, 호스피스등)에 특화하여 추진할 수 있으며 병원에 따라 한 분야만 전문화 하는 경우와 기존의 진료기능은 그대로 두고 그중 한 분야를 전문화 하는 것으로 구분할 수 있다.

일류 병원은 큰 종합병원만 될 수 있는 것은 아니며 자기의 전문분야에서 일류 병원과 경쟁할 수 있는 경쟁력 있는 서비스를 제공할 수 있다면 그것이 바로 일류병원이 되는 것이라는 점을 상기하면 전문화전략의 효용성은 매우 크다고 볼 수 있다.

다시 말해서 전략과목의 개발없이 세계화 경영이 있을 수 없다.

## 4.7 전 병원적 질 관리 전략

전 병원적 질 관리(TQM : total quality management)는 단지 의료인 개인이 제공하는 서비스의 질만을 향상시키는 것이 아니라 제공되는 서비스의 모든 과정을 끊임없이 향상시키려는 노력을 의미한다. 전 병원적 질 관리가 병원경영의 전면에 대두되게 된 것은 의료시장의 경쟁이 치열해지고 소비자 주도 시장으로 급변함에 따른 필연적 귀결이다. 앞으로는 더욱 비용절감보다 서비스의 질 향상에 경영의 초점이 놓여지게 될 것이다.

전 병원적 질 관리를 위해서는 소비자의 요구에 민감해져야 하며 병원의 전 직원이 참여해야 하고 특히 병원의 최고경영자가 전 직원의 참여를 적극적으로 독려해야 한다. 전 직원의 참여를 이끌어 내기 위해서는 현재의 문제점이 관리 또는 의료 인력의 잘못 때문이 아니라 병원의 조직구조가 적절하지 않다는 것이 강조되는 것이 중요하다. 전 병원적 질 관리 전략을 수행하기 위해서는 다음과 같은 조치가 적절하게 취해져야 한다(McLaughlin and Kaluzny, 1990).

첫째, 전문의료 인력의 역할에 대한 재정의가 이루어져야 한다. 의료진의 자율성이 절대적인 황금률(gold standard)로 여겨져 온 것은 수정되어야 하며 질 향상을 위한 의사결정시에는 의사, 간호사 이외에 기초 역학자, 통계전문가 등이 하나의 팀을 이루어 행해져야 한다.

둘째, 과정 중시, 팀 중시의 조직문화로 바뀌어야 한다. 병원이 눈앞에 보이는 성과만을 급하게 추구하는 문화를 가질 경우 과정을 중요시하는 질

관리가 제대로 수행될 수 없기 때문이다.

셋째, 경영관리자의 역할에 대한 재정의가 이루어져야 한다. 최고경영자는 여러 전문 의료 인력과 질 관리팀을 조율하는 오케스트라의 지휘자가 되어야 하며 중간관리자는 TQM과정을 모니터하고 질 향상 작업을 감독해야 하며 일선관리자는 질 향상 과정을 직접 이끌어야 한다.

넷째, 문제를 해결하기 위해 질 관리 담당직원에게 실질적인 권한을 부여해야 한다. 질 관리를 위해 자료를 수집하고 분석하여 개선안을 권고하기 위해서는 지위를 떠난 권한이 요구되기 때문이다.

다섯째, 조직목표는 성과목표 뿐만 아니라 과정목표를 포함시키는 방향으로 수정되어야 한다.

여섯째, TQM활동으로 인해 발생할 의료 인력과 관리 인력의 변화에 대한 의구심을 상담과 조언을 통해 해소시켜 줄 상급자의 역할이 중요하다.

일곱째, 최고경영자는 벤처마킹에 주의를 기울여야 한다. 우수병원 또는 경쟁병원에 대한 벤처마킹을 통해 자기 병원의 TQM수준을 확인하고, 목표를 수정하는 활동은 최고경영자의 관심과 주도로 이루어져야 한다.

여덟째, 보상체계를 수정해야 한다. 보상이 전적으로 전문가적 지위와 특권에 의해 주어지기 보다는 TQM팀 활동에의 협력과 기여를 감안해야 하며 금전적인 보상과 함께 심리적인 보상도 주어져야 한다.

아홉째, 병원 외부, 즉 일반 기업에서 모범을 찾는다. TQM은 원래 기업에서 시작되었으며 성공사례를 일반 기업, 특히 서비스 기업에서 찾는 것도 큰 도움이 된다.

열 번째, 현실적 시간 기대를 가져야 한다. TQM의 효과는 조직 전체의 업무과정을 변화시키는 것이기 때문에 그 효과는 3년~5년이 지나야 나타나기 시작하고 큰 병원의 경우 그 이상의 시간이 소요될 지도 모른다.

마지막으로 TQM은 끊임없는 향상을 위한 프로그램이라는 것을 명심해야 한다.

(상기의 글은 목옥륜 교수가 전국병원장 경영세미나에서 「미래지향적 병원전략」이라는 주제로 발표한 내용의 일부)

# 5 병원 환경의 변화

최근 병원계가 직면하고 있는 병원환경의 변화 중 대표적인 사항은 소비자 중심의 시장도래, 비 정부기관(NGO) 단체의 활동영역 확대, 대기업 및 외국자본의 병원산업진출, 정부의 경쟁유발 정책 도입 등으로 인해 경쟁이 심화되고 곡개만족 경영의 필요성이 증대되었을 뿐만 아니라 소비자에 대한 의료보장 범위를 확대하는 동시에 의료기관에 대한 규제와 통제를 강화하는 정책의 지속 등을 꼽을 수 있다.

이러한 변화에 따라 환자 유치를 위한 병원간의 경쟁은 더욱 치열해 질 것이며, 소비자의 욕구를 찾아내고 만족시킬 수 있는 유연성과 환경적응 능력을 가진 병원만이 생존하고 성장할 수 있는 기회를 얻게 되므로, 병원은 환경변화를 정확하게 예측, 분석하여 탄력적으로 대응하는 능력을 보유하기 위한 노력이 중요하다.

## 5.1 사회구성원의 가치관 변화

20세기를 거치면서 우리사회는 급속하게 개인주의적 성향이 강하게 나타나는 동시에 자신과 관련된 이해관계에 대해서는 물질적 보상 뿐 아니라 정신적 보상을 더욱 중요시하는 가치관을 지니게 되었다.

이러한 현상은 병원구성원에게도 나타나 병원조직에 대한 충성심보다는 업무수행 과정과 결과에 통하여 보람을 얻기를 기대하며, 일방적 지시나 권위에 대한 무조건적 복종이나 조직충성심을 강요하는 것은 더 이상 효과적인 관리방식이 되지 못한다.

또한, 고객의 가치관도 변하고 있어 의사나 병원에 대한 시각이 과거에는 자신의 건강과 생명을 책임지고 관리해 주는 감사와 존경의 대상이었으나, 최근에는 단지 자신이 필요로 하는 서비스를 제공하는 주체일 뿐이며 더구나 자신이 선택할 수 있는 대상으로 인식하여 자기가 원하는 바를 성취하기 위해 이해를 따지고 자기 주장을 강하게 피력하는 경향이 심화되고 있다.

그러므로 병원 내·외부 고객을 위한 경영철학은 인간존중을 바탕으로 인정, 애정, 공정의 관리과정을 통해 고객의 자발적 참여를 실현하는 패러다임에 기초해야 한다.

## 5.2 고령화 현상 심화

대부분의 병원업무는 다른 분야보다 전문성을 인정받기 위해 오랜 기간 동안 교육과 훈련을 받아야 하고 보다 질 높은 업무수행을 위해서는 숙련도가 요구되기 때문에 다른 조직보다 병원 구성원의 평균연령이 고령화되어 있는 경향이 크다.

구성원의 평균연령이 고령화되면 인건비가 증가되어 경영환경이 열악해지고, 시간이 갈수록 의료수익 대비 인건비율이 급격히 증가되며, 일반적으로 고령자는 젊은 사람의 비해 변화하는 경영환경에 대한 적응력이나 성취의욕, 혁신능력, 창조력 등이 떨어지게 되어 결과적으로 생산성 저하로 이어질 가능성이 높다.

조직구성원이 고령화 되면서 나타나게 될 부작용을 최소화하기 위해서는 성과에 따른 보상 체계가 기반이 되는 임금제도로 개편하는 동시에, 구성원의 능력을 향상 시키고 개발하는 제도를 확대하고 직무재배치 또는 직종전환 등과 같이 다양한 대책을 강구하는 것이 필요하다.

또한 우리나라 사람의 평균수명이 늘어나고 노인인구가 증가하면서 병원을 찾게되는 질병의 유형도 변하고 병원을 이용하는 형태도 변화됨으로써 병원은 진료서비스를 제공하는 방법 뿐 아니라 주력해야 할 전문화 방향도 근본적으로 검토해야 할 필요성이 부각되고 있다.

다시 말하면, 병원은 의료의 소비주체로 떠오른 노령인구가 필요로 하는 서비스를 다양하게 제공하며, 국가·사회적 관심사인 의료비용의 억제와 의료의 질 향상을 동시에 달성해야 하는 과제를 해결하는 데 주력해야 한다.

## 5.3 자동화 및 정보화 추세

병원조직이 대형화 되고 업무가 복잡해지면서 문서, 통계서식 및 숫자를 저장하고, 처리해야하는 분량이 증가하고, 보험회사와 정부는 의사의 진료활동을 평가하기 위한 자료에 대한 요구가 증가함에 따라 병원은 많은 정보를 수집, 분석, 활용 및 저장하는데 어려움을 느끼고 있다.

이러한 어려움을 해결하는 수단의 하나로 활용되는 컴퓨터는 눈부시게 발전하는 정보통신 기술에 힘입어 의료자료를 관리할 수 있고, 정보원을 통합시킬 수 있으며, 과학적인 추리방법을 통해 경영활동을 지원할 수도 있는 강력한 수단으로 활용하고 있다.

즉, 원격 진료체계가 구축되어 멀리 떨어진 환자를 수술하거나 방사선자료 및 진행 중인 수술 장면과 복잡한 정보를 신속하게 보낼 수 도 있다.

또한, 자가진단 소프트웨어의 개발로 의료기록을 저장, 접근, 수정, 공유할 수 있는 임상정보시스템의 구축을 통하여 병원이나 의사 뿐 아니라, 지역내 약국, 실험실등과 서로 정보를 교환하기 쉽고, 효과적인 임상 의사결정이 가능해 지고 있다.

미국의 캘리포니아 Aprex사는 전자시계 원리를 적용하여 복약지시에 따라 환자가 약을 복용하는지 여부를 의사에게 통보하는 "Smart Caps"라는 약병 뚜껑을 개발하여 진료효과와 의무 기록의 질 향상을 추구하고 있다.

이와 같은 변화추세는 지금까지 병원조직에 대한 개념이나 업무영역 및 업무과정과는 완전히 다른 새로운 방법을 필요로 하는 것이므로, 이를 정확하게 예측하고 적합한 대안을 강구하며 충실하게 실행에 옮길 수 있는 조직을 만드는 것이 변화의 시대가 병원계에 부여한 어려운 과제의 하나라고 할 수 있다.

# 6 미래의 병원환경

병원경영 전략을 논하기 위해서는 우선 환경의 변화를 짚어 볼 필요가 있다. 병원에 노조파동이 그처럼 거세게 있으리라고는 과거에 누구도 예측하지 못하였다. 그러나 다음 몇 가지는 향후 발생할 환경의 변화로 예상할 수 있다(유승흠, 1998).

① 고객으로서의 환자

환자의 태도는 급변하고 있다. 의사에 대한 태도는 물론이려니와 병원에서의 대기시간, 진료의 결과, 진료비, 진료내역 등도 관심의 대상이 되었다. 좋은 병원이 늘어나고 경쟁이 되므로 환자는 고객으로서 선택의 여지가 생겼다.

② 절대 의료수요 증가

전 국민의료보험으로 절대 의료수요가 증가된 것은 말할 필요가 없다. 이 수요는 교육수준과 소득수준이 높아짐에 따라 더욱 커지며 장기적으로는 노인인구의 증가로 가속화 될 것이다. 그러나 한편 전 국민이 의료보장 하에 있다는 것은 이제 더 이상은 의료수요의 급증 요소가 없다는 것을 의미한다. 그러므로 이러한 상황을 십분 감안하여 병원경영에 임할 것이 요망된다.

③ 경쟁의 심화

공급자가 다양해지고 증가되어 의료기관 간 경쟁은 불가피하다. 의료에서는 전통적으로 가격경쟁을 하지 않고 의료의 질을 거론하였다. 그러나 이제는 서비스경쟁이 불가피해졌고, 때로는 가격경쟁도 불사할 경우가 생겼다.

④ 직종 간의 협조

과거의 병원은 의사중심이었다. 그러나 이제는 병원의 모든 전문직종이 상호 협력해야 제대로 운영될 수 있게 되었다. 예를 들어 원무업무도 관리직종으로 병원의 전문직종에 포함되어, 효율적인 병원운영을 위해 참여하는 직종이 다양해졌음을 의미한다.

⑤ 정보와 통신

각종 정보가 홍수를 이룬다. 정보전달과 교환을 위해 컴퓨터를 비롯하여 각종 장비가 소개되고 있다. 사무자동화를 위한 기기들도 속속 늘어난다. 남보다 빨리 정보를 입수, 처리하여 필요한 조치와 행동을 취하면 득을 볼 수도 있다.

⑥ 경영목표

지금까지 병원은 환자에 대한 최선의 진료를 매우 중요시하였다. 그러나 한정된 진료 보상을 받는 전 국민의료보험 시대에서는 최선의 개념이 주어진 여건 하에서 라는 전제조건이 불가피하다. 의료보험의 지불방법에 따라 의업이 본래의 서비스기능에서 변하였기 때문이다.

⑦ 건강사업

지금까지 의업의 대상은 질병이었다. 그것도 참을 만하거나 가벼운 것은 약국을 이용하였다. 그러나 이제는 의업이 건강을 다루는 서비스 산업임을 인정하여야 할 것이다. 건강과 의료에 대한 사회 전반적인 태도가 급변하고 있다.

**보고가세요**

**훌륭한 병원장을 가질 자격을 갖추었는가?**

병원장이 되었지만, 다른 이들은 여전히 그를 누구 누구 '선생'이라고 부른다. 선생은 전문가 사회에서 평등하게 존중하여 칭하는 말이다. 하지만 일반 의사들이나 교수들이 병원장의 이름 뒤에 선생이라는 호칭을 다는 것은 병원장과 자신은 크게 다르지 않다는 뉘앙스가 깔려 있다.

병원장이라는 직위를 가졌지만, 근본적으로 자신과 다를 바 없다는 것이다. 리더십이 중요하지만, 팔로우십(followership)도 중요하다. 선진사회일수록 자신이 리더십을 가지지 못하더라도 리더십을 가진 사람을 선택할 줄 알고, 그가 리더로서 성공할 수 있도록 도울 줄 안다.

아직도 우리나라 대다수의 대형병원에서는 리더다운 리더도 적지만, 리더를 리더로 인정할 수 있는 자세를 가진 사람도 적다. 안타까움으로만 그쳐선 안될 일이다.

– 병원장은 있어도 경영자는 없다(엘리오 헬스 케어팀 중에서)

## ■ 학습문제

1. 병원의 내·외부 환경의 변화에 대해 설명 하시오.
2. 의료시장 개방에 따른 대비책에 대해 설명 하시오.
3. 병원의 경영전략에 대해 설명 하시오.
4. 환자중심 진료를 실현하기 위해 원칙을 생각해 보자.
5. 당신이 병원의 마케팅 관계자라면 경쟁자 분석을 하기 위해 경쟁병원에 대한 정보파악과 모니터링 시스템을 어떻게 설계 운영할 것인지를 설명하시오.

## ■ 관련 웹 사이트 찾아보기

1. http://www.hka.or.kr 대한병원협회.
2. http://www.hospitaldentistry.or.kr 대한치과병원협회.
3. http://www.hka.or.kr/hka/ 대한치과의사협회.

## ■ 참고문헌

1. 원융희, 병원경영의 이해, 2000.
2. 문옥륜, 전국병원장 경영세미나 “미래지향적 병원전략” 1995.
3. 유승흠, 미래의 병원환경, 1998.
4. 염용권, 1995.
5. Moffitt 1993.
6. Mclaughlin and Kaluzny, 1990.

CHAPTER 4

# 병원의 인적자원관리

1. 병원인사관리의 개념
2. 직무분석과 직무평가

# 1 병원인사관리의 개념

## 1.1 병원인사관리의 의의와 특성

현대적 의미의 인사관리는 조직의 구성원들이 자발적으로 조직의 목적 달성에 적극적으로 기여하게끔 함으로써 조직의 발전과 함께 개인의 안정과 조직의 발전을 도모함으로서 조직에서의 사람을 다루는 철학과 목표를 실현하는 제도 및 기술의 체계이다.

### 1.1.1 병원인사관리의 정의

인사관리란 조직 구성원의 능력을 최대한 발휘함으로써 자신 뿐 만 아니라 조직의 최대 성과를 올릴 수 있도록 인적자원을 조직하는 제 기술이라 정의할 수 있다. 이에 따라 병원인사관리를 정의하면 병원종사자로 하여금 그들에게 만족감을 얻게 하고 잠재적 능력을 최대한 발휘토록 하여 병원조직이 지향하는 목표를 효율적으로 달성할 수 있도록 하는 제 기술을 의미한다.

### 1.1.2 병원인사관리의 중요성

인사관리는 조직 활동의 성과를 좌우하는 활동이며 경영에 있어서 인간활동의 핵심이 된다. 경영은 물건을 관리하는 것이 아니고 사람을 관리하는 것이기 때문에 인사관리는 조직의 목적과 개인의 행복을 동시에 추구하는 것이다. 특히 병원은 노동집약적 집합체로서 인력이 타조직에 비해 많은 비중을 차지하고 있으며 병원종사자의 대부분이 전문 직종으로 구성되어 있어 병원에서의 인사관리는 매우 복잡하다고 할 수 있다.

최근 병원조직의 규모가 대형화됨에 따라 업무량과 직원 수가 증가되어 업무의 분업화 및 전문화가 요구되고 있으며 사회적 지위향상에 대한 요구로 근무요건 및 인사제도 등 종사자의 권리의식이 향상됨에 따라 인사관리의 합리화를 도모하는 것은 중요하다.

### 1.1.3 병원인사관리의 원칙

병원조직이 체계적으로 잘 구성되었다 할지라도 업무수행의 주체인 근로자가 근로의욕을 잃고 협동적 노력을 기울이지 않는다면 진료활동의 능률은 향상되지 않을 뿐만 아니라 좋은 성과도 기대할 수 없게 된다.

이와 같은 의미에서 인사 관리상 지켜야 할 주요 준칙을 열거해 보면 다음과 같다.

- 공정한 보상 : 인사배치는 해당직무의 수행에 대한 대가를 공정하게 지급하여 불평이 없도록 해야 한다.
- 공정한 대우 : 근로자의 인권 존중과 불평을 해소해야 한다.
- 공정한 인사 : 직무, 승진, 상벌, 근무성적의 평가, 취업조건 등에 공정성과 근로자에게 불만이 없도록 해야 한다.
- 종업원의 안정성 : 신분 보장과 계속 근무할 수 있다는 믿음을 가지게 해야 한다.
- 독창력의 계발 : 모든 구성원이 독창력을 발휘할 수 있도록 하여 제안, 건의, 실천의 여지를 인정해 주어야 한다.
- 단결 : 병원에서 소외감을 없애주고, 직원 간에 강한 정신적 유대감을 가지게 하여 협동 단결하도록 관리해야 한다. 그러므로 병원인사관리는 장래의 의료계 동향을 파악하여 필요한 인재를 확보하고 그의 자질을 향상시키는 차원에서 다루어져야 할 것이다.

## 1.2 인사관리의 역할

스탭으로서 인사관리자의 역할은 내부적인 것으로서 최고 경영자에 대한 역할과 종업원에 대한 서비스의 역할 및 각 부문의 조정자로의 역할, 그리고 외부적인 것으로 변화담당자, 경계연결단위, 문지기로서의 역할을 가지고 있다.

### 1.2.1 내부관계에서의 역할

#### 1) 최고경영자에 대한 역할

① 인사관리자는 최고경영자의 정보 원천이 되어야 한다.

② 인사관리는 승진 후보자나 유능한 인재를 최고경영층에 추천함에 있어서 공정한 평가기준과 신념을 갖고 있어야 한다.

③ 최고경영층과의 잦은 접촉으로 의견충돌을 해소시켜야 하며, 문제해결자로서의 역할을 수행하여야 한다.

#### 2) 부문 간 조정역할

① 조정자로서의 인사관리자는 그가 접촉하는 각 집단의 요구사항과 입장을 이해하고 존중하여야 하며 그들의 입장이 되어 보도록 노력하여야 한다.

② 중개자로서의 역할은 노조와 경영자간의 마찰을 피하는 데도 적용된다.

#### 3) 라인에 대한 서비스 역할

① 스탭으로서의 인사 관리자는 라인이 되는 다른 각 부문에 인사관리에 관한 조언을 하게 된다.

② 수동적인 역할수행은 인사관리자의 지위를 약화시키고, 그것이 다시 라인으로 하여금 이사 관리자의 도움을 구하려는 욕구를 약화시키므로 조직 내의 역할관계를 고려한 적절한 역할수행이 요망된다.

### 1.2.2 외부관계에서의 역할

① 인사 관리자는 조직과 외부환경과의 경계연결의 역할을 한다.

② 인사 관리자는 경계 연락자로서의 사회의 가치관을 조직에 도입하는 역할도 한다.

③ 사회적·기술적 변화에 대응하는 인간에 관련된 제도를 변경하는 변화담당자로서의 역할도 수행하여야 한다.

## 1.3 인사관리의 전개과정

### 1.3.1 생산성 강조시대(제1기)

F.W Taylor, H.Ford의 과학적 관리론을 이론적 배경으로 한 이 시기루서 생산성 향상을 목표로 관리행위가 이루어지고 관리체계가 설정되었다.

#### 1) Taylor의 과학적 관리방법, 시간 · 동작연구

테일러는 조직적 태업의 원인이 임률설정의 불합리성에 있다고 보고 임률설정의 합리화를 관리의 과제로 파악하였다.

#### 2) Ford의 동시관리

동시관리란 작업조직의 철저한 합리화에 의하여 작업의 동시적 진행을 기계적으로 실현하고 관리를 자동적으로 전개하는 것이다.

#### 3) Taylor와 Ford의 비교

① 테일러가 과업관리에서 강조한 것은 작업의 과학화이고 개별 생산관리인데 반해, Ford가 동시관리에서 강조한 것은 이것을 공정 전체로 확대하였다는 데 그 특색이 있다.

② Taylor가 동작·시간연구 등을 통해 인간노동의 기계화를 시도한 데 대해, Ford는 인간노동을 기계로 대체하고 인간이 기계의 보조역할을 할 것을 요구했다(인간성 소외의 역기능).

### 1.3.2 인간성 중시시대(제2기)

인간성 중시시대에는 산업에 있어서 인간의 문제가 관심을 끌게 되었다.

① E. Mayo의 Hawthorne 실험은 인간성의 중요성을 부각시켜 인간 관계론을 설립시켰다.

② 감정의 노리에 기초한 다면적이고 복잡한 존재로서의 인간측면이 인식되었다.

③ 관리목표는 감정의 논리를 중심으로 한 개인적인 정신력 만족의 증

대에 있다.

④ 관리의 형태는 온정주의적 성격을 띠게 되어 종업원들에게 주택·연금·레크레이션 시설 등을 제공하여 종업원의 만족을 높이려고 하였다(복지정책 중시).

⑤ 제안제도나 면접제도, 인사담당, 복지후생시설의 충실화, 사내보 등의 커뮤니케이션 시책, 감독자·관리자의 교육훈련 등이 새로이 실시되었다.

### 1.3.3 생산성과 인간성의 동시추구시대(제3기)

이 시기에는 인적자원의 중요성이 인식되기 시작하였으며, 동시에 조직목표와 개인목표의 조화문제가 부각되기 시작한 시기로 현대 인사관리시대라 할 수 있다.

① 행동과학과 조직행위론에서의 모티베이션 이론, 커뮤니케이션 이론, 리더십 이론 등은 조직에서의 인간문제를 이해하고 해결하는 데 큰 도움이 되었다.

② 조직에서 인간의 소외현상을 극복하고 보다 많은 자율성과 참여의 기회를 부여하기 위해서 개발된 직무확대·직무충실화·목표에 의한 관리 등도 많이 채택되기 시작하였고, 급변하는 환경에 적응을 위한 동태적 조직구조의 도입이나 조직개발·조직변화 모형도 커다란 공헌을 하게 되었다.

## 1.4 병원인사관리의 내용

병원인사관리의 내용은 크게 직접업무와 간접업무로 구분하여 볼 수 있다. 특히 오늘날 인사관리의 변화를 살펴보면 과거 단기적인 제도상의 문제 중심에서 장기적인 운영상의 문제 중심으로 바뀌고 있고, 비용 중심의 인사 철학에서 투자 중심의 인사 철학으로 그 차원이 옮겨가고 있는 것이 현실이다.

따라서 인사관리의 내용은 점차 전문적으로 흐르는 일면 종합적인 운영체계를 구축해야 할 것이다.

### 1.4.1 직접업무의 내용

인사관리의 개별적 내용은 고용관리, 교육훈련관리, 인사이동관리, 평가관리 및 임금관리로 나누어 볼수 있다.

#### 1.4.1.1 고용관리

고용관리는 인사관리의 최초의 활동 분야로서 유능한 사람을 찾기 위한 모집활동, 응모한 사람중에서 그 병원조직이 필요로 하는 사람을 찾기 위한 선발활동 및 선발된 사람을 적재적소에 배치하는 활동이다.

#### 1.4.1.2 교육훈련관리

고용절차를 거쳐 확보된 직원들의 능력을 향상시키고, 그들이 맡은 직무를 보다 효율적으로 수행할 수 있도록 하기 위해서는 적절한 교육훈련을 실시해야 한다. 교육훈련을 통하여 직원의 현재적인 능력 뿐만 아니라 잠재적인 능력까지도 육성시킬 수 있게 된다.

#### 1.4.1.3 인사이동관리

인사이동관리는 직원의 병원 내의 질서 혹은 위치를 변동시키는 것으로서 조직의 효율성을 높이기 위해서 실시된다. 인사이동관리에는 전직, 승진, 이직, 징계 등이 포함된다.

#### 1.4.1.4 평가관리

평가관리는 인사관리 전반에 걸쳐 수행되는 관리활동으로써 인적자원의 질과 업적을 평가하여 교육, 보상, 배치 등 개별적 인사관리를 수월하게 하고 직무의 질과 양적 측면을 분석, 평가하여 조직과 직무체계를 확립하게 하는 중요한 기능이다.

#### 1.4.1.5 임금관리

임금관리란 병원조직이 직원에게 지급해야 할 임금의 금액과 제도를 합리적으로 계획 및 조정하고 그 성과를 통제하고 개선하며 인사관리의 목적달성에 기여하려는 관리를 말한다.

### 1.4.2 간접업무의 내용

인사관리의 집단적 내용은 복리후생관리, 인간관계관리 및 노사관계관리로 나누어 볼 수 있다.

#### 1.4.2.1 복리후생관리

복리후생관리란 임금 이외의 수단을 통하여 직원과 그 가족을 경제, 건강, 문화 및 교양의 유지 증진을 목적으로 병원의 책임과 부담으로 행해지는 보상관리이다. 주로 조직에의 사기 형성의 기능을 중시한다.

#### 1.4.2.2 인간관계관리

인간관계관리란 경영자와 직원이 상호이해와 신뢰의 바탕 위에서 일체감을 형성하고 그들이 그 조직에 호의와 열의를 가지고 조직의 유지 발전에 기여하고자 하는 정신태도를 형성하기 위한 일련의 계획이고 조직적인 시책을 말한다. 직원의 소외감을 해결하여 사기의 향상 및 유지를 도모하고 제 시책의 원활한 운영을 가능케 하기 위하여 행해진다.

#### 1.4.2.3 노사관계관리

노사관계관리란 노동자와 사용자간의 대립적 관계를 조정 및 완화하고 나아가서는 상호협력관계를 형성하도록 하는 일련의 계획적이고 종합적인 활동을 말한다.

# 2 직무분석과 직무평가

## 2.1 직무분석(job analysis)

### 2.1.1 직무분석의 의의와 목적

합리적인 병원인사관리를 하려면 먼저 직무분석을 하여 직무를 정의하고, 이를 기준으로 필요한 인력을 계획하고 선발, 배치, 평가, 이동, 훈련, 그리고 보상해야 하는 것이 원칙이다.

#### 2.1.1.1 직무분석의 의의

직무분석이란 직무의 내용과 성격에 관련된 모든 중요한 정보를 수집하고, 이들 정보를 관리목적에 적합하게 정리하는 체계적 과정이며, 조직이 요구하는 일의 내용 또는 요건을 정의·분석하는 과정이다.

직무와 관련된 용어의 개념을 살펴보면 다음과 같다.

- 과업(task) : 독립된 목적으로 수행되는 하나의 명확한 작업 활동
- 직위(position) : 유사한 과업들의 집합
- 직무(job) : 작업의 종류와 수준이 유사한 직위의 집합
- 직군(job family) : 유사한 직무들의 집합
- 직업(occupations) : 유사한 직군들의 집합

#### 2.1.1.2 직무분석의 필요성

① 병원인사행정의 기본방향을 설정할 수 있다.

② 각 사원의 일과 책임의 한계가 분명해진다.

③ 조직기구를 만드는 데 필요한 자료를 제공한다.

④ 각 부서에서 어떤 일을 어느 정도 할 수 있는 사람이 몇 사람이 필요한가를 알게 된다.

⑤ 해당직무의 전문화 및 분업화에 기여하며 전문가를 양성하는 데 효

과적이다.

⑥ 병원 전반적으로 능률이 향상되고 내부 운영면의 많은 문제점이 개선될 수 있는 기반이 마련된다.

⑦ 능률이 향상되며 생산성이 높아진다.

⑧ 작업 능률이 개선되므로 일이 쉬워지고 명랑한 직장분위기가 이루어진다.

#### 2.1.1.3 직무분석의 목적

① 조직 관리의 합리화

② 업무개선의 기초

③ 채용, 배치, 이동, 승진 등의 기준설정의 기초

④ 인사고과의 기초

⑤ 종업원의 훈련 및 개발의 기준

⑥ 직무평가에 의한 직무급 도입의 기초

⑦ 인사상담, 안전관리, 정원 산정, 작업환경의 개선 등에 필요한 정보의 제공

### 2.1.2 직무분석의 방법과 절차

#### 2.1.2.1 직무분석의 방법

(1) 질문지법

직원과 감독자 양자에게 구조화된 질문지를 배부하고, 이들로 하여금 직무에 관한 내용을 기술하게 하여 정보를 획득하는 방법이다. 이 방법은 다른 방법보다 신속하게 자료를 수집할 수 있고 면접보다 다수의 직원을 참석시킬 수 있기 때문에 직무분석에 적극적인 협조를 얻는다. 그러나 질문지의 작성이 어렵고 질문지를 일관성 있고 통일되게 해석하기 어려우며, 면접보다 직원 접촉의 기회가 적어 상호간의 친목과 정보의 정확성, 융통성이 결여된다.

(2) 관찰법

직무에 종사하는 사람을 관찰하는 이 방법은 실제적인 과업이나 업무를 파악하는데 가장 보편적인 방법으로 직무분석원들은 많은 직원이 평상시에

직무를 수행하는 것을 관찰하고 이것을 조직적으로 기록하여 직무기술서를 작성한다.

관찰법이 광범위하게 사용되고 있는 것은 질문지법과 면접법 등의 보수적 수단으로 사용되고 있기 때문이다. 이 방법은 특히 일의 주기가 짧고 업무나 요선이 단순한 하급 사무직 혹은 기계 운영자와 같은 기능직에서 우선적으로 사용되며 정신적인 기술이 대부분을 차지하는 직무에는 적용이 곤란하다.

(3) 면접법

면접법은 직무분석원이 직원이나 감독자 또는 이들 양자와의 면접을 통하여 정보를 획득하는 방법이다. 이 방법은 완전하고 정확한 직무자료를 얻을 수 있으며 분석원이 직무자료의 중요성을 평가하여 아주 중요한 것과 그렇지 않은 것을 판별할 수 있다. 그리고 관찰자가 알 수 없는 정신적인 작업과정을 설명할 수 있기 때문에 정신적, 육체적 행위가 모두 기술될 수 있다는 장점이 있다. 반면, 시간이 오래 걸리며 직무분석 대상자의 갈등, 오해, 불만 등이 발생 우려가 있으며 비교적 비용이 많이 들고 면적기간 동안 생산성이 저하된다.

(4) 중요사건법

이 방식은 직무 행동 중에서 보다 중요한 혹은 가치 있는 면에 대한 정보를 수집하는 것을 말한다. 주로 감독자에 의해 수행되며, 먼저 중요사건이 포착되어지고 전체로서의 직무에 대한 난이도 빈도, 중요성 또는 기여도가 평가된다. 효율적 혹은 비효율적 성과의 체크리스트 개발의 기초가 되기도 한다.

(5) 워크샘플링법

이 방법은 전체 작업과정 동안 무작위적인 간격으로 많은 관찰을 행하여 직무행동에 관한 정보를 얻는 것이다.

(6) 고용자 기록법

직무분석의 정보를 직원들이 그들의 작업 활동을 통하여 기록한 작업일지 등을 모음으로써 얻어내는 방법이다. 이 방법은 직무의 중요성을 과장하는 직원문제를 극복할 수 있는 장점이 있다.

(7) 조합법

직무분석을 하는 데 있어 어떠한 직무분석방법도 배타적으로 이용할 수 없는바 여러 방법을 조합하여 분석을 하는 방법이다.

### 2.1.2.2 직무분석의 절차

직무분석의 절차는 직무분석을 실시하려는 목적과 주체의 사정과 형편에 따라 다를 수 있으나 기본적 내용에는 큰 차이가 없으며 일반적으로 다음과 같다.

(1) 예비 작업

분석에 들어가기 전에 개개 직무에 관련된 일이 처리과정, 제도절차 등의 개요, 각 직무의 업무개요, 각 직무가 설치된 과 또는 계 내의 업무분담관계의 관해서 충분한 예비 지식을 얻는 단계이다.

(2) 본 작업

준비단계에서 선정된 개개의 직무에 대해서 그 직무의 실제 담당자와 면접을 하기도 하고 그가 하는 일을 관찰하기도 해서 직무의 현황을 분석한다. 이 단계에서는 그 직무에서 수행하는 업무의 내용과 그 직무의 업무수행에 필요한 노동력을 내용과의 관계를 명확하게 하여 직무분석표에 기록한다.

(3) 정리분석 작업

직무담당자의 확인 : 어느 특정 직무에 대해서 분석결과를 직무분석표에 정리하여 그 직무담당자와 함께 검토하고 분석한 내용에 대해서 확인을 받는다.

관리자의 승인 : 직무분석원은 한 과 내 또는 한 계 내의 모든 직무의 분석을 마치면 해당 직무담당자의 확인을 받은 직무분석표에 조직 기능도를 첨부해서 관리자(과장 또는 계장)에게 제출하여 단위조직 내의 분업, 분담상황, 분석내용의 적부에 대해서 검토를 받고 승인을 받아야 한다.

직무기술서와 직무명세서의 작성 : 관리자의 승인을 받은 후 분석결과를 정리하여 직무기술서와 직무명세서를 작성한다.

### 2.1.3 직무기술서와 직무명세서

#### 2.1.3.1 직무기술서

직무기술서는 직무분석의 결과에 의해 직무수행과 관련된 과업 및 직무행동을 일정한 양식에 기술한 문서이다.

직무기술서의 작성절차는 아래와 같다.

① 직무목표를 결정하여 그것을 실제 직무담당자가 수행하는 형태로 기술
② 원하는 직무수행에 필요한 과업을 열거
③ 일상적인 과업수행과 중요한 과업수행을 구별
④ 과업을 수행하는 다른 방법을 열거
⑤ 직무행동이 명시되어 직무가 성공적으로 수행되어 왔다면 그것을 결정하는 데 사용된 기준을 구체화
⑥ 목표달성에 좋은 조건 및 나쁜 조건과 성과기준을 명시
⑦ 직무에 관련된 다른 일반적 정보를 열거
⑧ 요구되는 자격, 교육 및 경험수준을 열거

직무기술서의 작성 시 유의점을 보면 다음과 같다.

① 표현이 명료해야 한다.
② 범위를 명시해야 한다.
③ 구체적이어야 한다.
④ 감독책임을 나타내야 한다.
⑤ 단순해야 한다.
⑥ 재검토를 해야 한다.

직무기술서에서 기재되어야 할 주요 사항을 필포우(Filppo)는 다음과 같이 제시하였다.

• 직무확인 : 직명(job title), 교대직명, 부서명, 공장 명 및 직무에 대한 번호 등을 포괄 기재한다.

- 직무개요 : 작업의 기본목적, 내용 및 범위 등의 개요를 기술한 직무별 정의를 뜻 한다.
- 담당자의 의무 : 특정 직무수행자가 직무수행시에 수반되는 의무의 내용을 기록하는 것으로 여기에는 책임과 권한이 당연히 포함되고 있다. 이는 직무기술서에서 가장 중요한 부분이라고 할 수 있다.
- 감독의 내용 : 직무수행시에 감독을 받고 또 감독을 해야 하는 한계를 규정하여 직무상의 권한과 책임의 한계를 정의하고 있다.
- 타 직무와의 관계 : 특정직무의 수행과정에서 관련된 타 직무와의 상호관계를 명확히 규정하고 동시에 이에 수반되는 협조와 권한 및 책임의 한계를 규정하고 있다. 이는 수행의 능률을 자극하는 요소하고 할 수 있다.
- 기계와 도구 및 자재 : 직무에 수반되는 기계와 도구 명 및 필요한 자재의 소요량과 작동방법 등의 구체적인 요소가 기술된다.
- 작업조건 : 직무가 요구하는 기술의 정도, 수행에 필요한 지식과 경험수준, 훈련계획 및 양성제도 등의 요건을 기술하고 있다.
- 특수용어의 정의 : 직무 유형 중에서 독특한 용어는 명확히 정의해서 통일성을 기하도록 하고 분류 한계를 규정하며 활용방법과 한계 및 유용성을 기록한다.
- 직무수행의 요건 : 이상의 기술 요인을 토대로 직무를 수행하는 데 요구되는 요건, 즉 책임, 전문지식, 정신적, 신체적 요건 등을 기술하여 직무평가의 기초자료로서 활용한다.

### 2.1.3.2 직무명세서

직무명세서는 직무분석의 결과에 의거하여 직무수행에 필요한 종업원의 행동, 기능, 능력, 지식 등을 일정한 양식에 기록한 문서를 말한다. 직무명세서는 직무의 인적요건에 초점을 둔 것으로서, 직무수행에 필요한 인적특성을 결정하는 것에 목표를 두고 있다.

① 직무를 분석하여 성과의 기준을 결정하고

② 성공적인 직무성과를 가져올 인적특성을 선택하고,

③ 이러한 특성에 적합한 직무후보자를 시험하고,

④ 이러한 후보자의 직무성과를 측정하고,

⑤ 인적특성과 직무성과 사이의 관계를 통계적으로 분석한다.

## 2.2 직무평가

### 2.2.1 직무평가의 의의

직무평가란 기업이나 기타 조직에 있어서 각 직무의 중요성, 곤란도, 위험도 등을 평가하여 타 직무와 비교하여 직무의 상대적 가치를 정하는 체계적인 방법이다. 즉, 조직에 있어서 각 직무가 지니는 상대적인 가치를 결정하는 과정이다. 또한 직무평가는 동일가치의 직무에 대해서는 동일한 임률을 적용하고 더욱 높은 가치가 인정되는 직무에 대해서는 더욱 많은 임금을 책정하는 직무급제도를 실시하는 기초가 된다.

### 2.2.2 직무평가의 방법

| | 계급적 | 계열적 | |
|---|---|---|---|
| 비량적 | 분류법 | 서열법 | 전체적 |
| 양 적 | 점수법 | 요소비교법 | 분석적 |
| | 직무 대 기준 | 직무 대 직무 | |

직무평가의 방법은 우선 종합적 방법 (비량적 방법)과 분석적 방법 (양적 방법)의 두 가지로 대별된다.

종합적인 방법은 포괄적 판단에 의하여 직무의 가치를 상대적으로 평가하는 방법으로서 여기에는 서열법과 분류법이 있다. 그리고 분석적 방법은 직무분석에 따라 직무를 기초적인 요소 또는 조건으로 분석하고 이를 계량적으로 평가하는 방법으로서 여기에는 점수법과 요소비교법이 있다.

#### 2.2.2.1 비량적 방법

##### (1) 서열법

가장 오래되고 간단한 직무평가의 한 방법으로서 전체적·포괄적 관점에서 직무의 상대적 가치에 기초를 두고 각 직무의 중요도와 장점에 따라 상호 비교하여 그 순위를 결정하는 방법이다.

서열을 결정하는 방법을 보면 아래와 같다.

① 최상위 직무와 최하위 직무를 결정하여 서열을 상대적으로 정하는 방법

② 각 직무를 두 개씩 다른 직무와 비교하여 서열을 결정하는 방법

③ 위원회를 설정하여 서열을 결정하는 방법

④ 조직도표를 이용하여 서열을 결정하는 방법

이 방법은 직무간의 차이가 명확한 경우나 평가자가 모든 직무를 잘 알고 있을 때만 적용이 용이하다. 그리고 직무등급을 신속하게 매길 수는 있지만, 그 대신에 직무의 수가 많고 내용이 복잡한 경우에는 그 실효가 없다고 보아야 한다.

##### (2) 분류법

어떠한 기준에 따라서 사전에 만들어 놓은 여러 등급에 각 직무를 적절히 판정하여 맞추어 넣는 평가방법을 말한다. 서열법이 개개 직무 하나하나를 전부 평가하는 데 반해서 분류법은 많은 직무 중 직군(job family)을 등급으로 매겨져 비교적 유사 혹은 동질적인 직무를 한 등급으로 평가한다는 점에서 차이가 있다. 분류법은 서열법과 마찬가지로 간편하고 이용도가 높으나, 분류 자체에 객관성이 없는 경우에는 직무배정을 합리적으로 할 수 없게 된다.

#### 2.2.2.2 양적 방법

##### (1) 점수법

직무를 여러 구성요소, 즉, 숙련, 책임, 노력, 작업환경 등과 같은 평가요

소로 구분하여 각 요소별로 그 중요도에 따라 점수를 준 후 이 점수를 총계하여 각 직무의 가치를 평가하는 방법이다.

라이털(Lytle)은 직무의 평가요소를 다음과 같이 들고 있다.

- 숙련요소 : 교육, 지식, 경험, 판단력 등
- 노력요소 : 육체적 노력, 창의성, 기타 정신적 긴장 등
- 책임요소 : 감독 책임, 설비 책임, 원자재 책임 등
- 작업조건요소 : 위험도, 작업환경 등

점수법의 장점을 보면 점수법은 수량적·분석적인 가치표현을 하게 되므로 직무의 상대적 차이 등을 명확하게 정할 수 있으며, 종업원으로부터 평가결과에 대하여 이해 및 신뢰를 얻을 수 있다. 그러나 단점으로는 각 직무에 공통되는 적합한 평가요소의 선정이 용이하지 않으며, 더욱이 평가요소에 대하여 등급을 정하고 그 등급에 따라 점수를 배정하는 과정, 즉, 중요도를 설정하는 것이 매우 어려운 일이다.

(2) 요소비교법

조직 내의 핵심이 되는 몇 개의 기준직무(key jobs)를 선정하고 각 직무의 평가요소를 기준직무의 평가요소와 결부시켜 비교함으로써 모든 직무의 상대적 가치를 결정하는 방법이다.

요소비교법의 절차(과정)는 다음과 같다.

① 기준직무의 선정
② 평가요소의 선정
③ 평가요소별 기준직무의 등급결정
④ 평가직무와 기준직무의 평가요소별 비교평가

요소비교법은 직무의 상대적 가치를 임금액으로 평가하는 것이 특징이며, 기능직은 물론이고 사무직, 기술직, 감독직 등 상이한 직무에도 널리 이용될 수 있다. 그 뿐만 아니라, 이 방법은 임금결정과 직결되므로 병원에 있어서 현행 임금액이나 그 결정방법의 적부를 검토하는 데 활용될 수 있는 동시에 직무급제도의 실시에 크게 기여하게 된다.

### 2.2.3 직무평가의 유의점

직무평가의 결과, 일반적으로 많이 나타나는 문제점은 평가가 정성적이고 평가자의 주관이 개입되기 쉬우며, 평가자의 직원간에 어색한 분위기를 형성시키기 쉽다는 것과 자기개발의 의욕, 참가의욕을 약화시키고 개인, 부문, 그리고 노조에 대해서 반발을 일으키기 쉽다는 것이다.

이러한 문제점을 해결하기 위해서는 직무담당자가 평가대상을 이해해야 하고 달성목표에 동기를 부여해야 하며, 상호의욕 향상에 노력하도록 하는 관련자 참여방식에 동태적인 직무평가의 태도확립이 요청된다.

#### 2.2.3.1 기법적인 측면의 한계점

직무평가를 실시할 때 직무분석 자료에 근거하여 평가요소를 선정하는 과정에서 판단성의 오류를 하기 쉽다. 또한 평가요소에 대한 점수법상 가중치와 요소간의 비중에 따른 판정상의 오류도 피하기 어려운 실정이다.

#### 2.2.3.2 인간관계적 측면의 유의점

직무평가란 과학적이라기보다는 임금 및 급료를 정하는 체계적인 과정인데, 그것의 유효성은 종업원의 만족에 대한 영향을 확인함으로써 결정되어야 한다.

#### 2.2.3.3 평가계획상의 유의점

직무평가의 대상이 다수이거나 서로 상이할 때 발생하는 문제점으로서 모든 직무에 하나의 평가계획을 설정하느냐 아니면 상이한 종업원집단에 다수의 평가계획을 설정하느냐 하는 것이다.

#### 2.2.3.4 평가위원회 조직

직무평가를 실시할 때 평가위원회 조직을 구성하는데, 여기에 참가하는 경영자를 선정하는 과정에서 문제점이 있게 된다.

#### 2.2.3.5 직무평가의 결과와 노동시장평가의 불일치

직무평가상의 가치가 높은 데도 노동시장의 현행임금이 낮을 경우는 그 노동에서 공급이 수요를 초과할 때이며, 반대로 직무평가상의 가치가 낮은 데도 노동시장에서 그 직무의 임금이 높은 것은 수요가 공급을 초과하는 경우에 발생한다.

#### 2.2.3.6 평가빈도

직무의 성격변화와 관련된 문제점으로서 직무를 평가하는 횟수,

즉, 빈도(frequency)를 적절히 정하는 것이 필요하며, 새로운 성격의 직무에 대한 문제점에는 직무평가의 절차와 방법을 선정하는 것이 필요하다.

## 2.3 인사고과

합리적인 인사관리를 하기 위해서는 직무수행자의 제반 특성을 파악해야 한다. 인사고과는 조직 내의 직무수행자의 특성을 분석할 수 있도록 해준다.

### 2.3.1 인사고과의 의의와 목적

#### 2.3.1.1 인사고과의 의의

인사고과는 과거의 실적에 따라서 직원의 서열이나 우열을 비교하기 위한 전통적 태도에서 직원의 업무수행의 능력을 개발시키고 향상시켜서 직원의 자아발전을 통한 기업의 성과달성을 기하고자 하며 직원의 평가를 직무수행의 인간으로서의 가치에서 평가해야 한다는 것이다.

따라서 병원에서의 인사고과란 병원조직 내의 여러 직무에 종사하고 있는 각 구성원이 보유하고 있는 현재적, 잠재적 유용성을 체계적으로 평가하는 제도이다. 인사고과는 구성원의 상대적 가치를 결정하는 제도로서 구성원이 조직체 목적달성에 얼마나 기여하고 있는지를 평가하는 인사관리기능이며 구성원의 발전과 보상결정에 중요한 기준이 되고 있다. 구성원의 성과에

대한 공정하고 정확한 평가를 위하여 평가방침과 평가요소, 그리고 평가방법과 평가자에 대한 훈련 등 인사고과에 많은 노력이 투입되어야 한다.

#### 2.3.1.2 인사고과의 목적

현대적 인사고과의 목적은 미래지향적·개발지향적인 것으로 다음 세 가지로 대별할 수 있다.

① 적정배치 : 종업원의 적성, 능력 등을 가능한 한 정확히 평가하여 기업의 요청 및 종업원 각자의 성장의 기회를 충족시킬 것

② 인력개발 : 종업원의 현재 능력 및 잠재 능력을 평가하여 기업의 요청 및 종업원 각자의 성장의 기회를 충족시킬 것

③ 공정보상 : 종업원의 능력 및 업적을 평가하여 급여, 상여, 승격·승진등에 반영함으로써 보다 적정한 처우를 실시하며, 의욕의 향상이나 업무성적의 증진에 이바지할 것

### 2.3.2 인사고과의 방법

#### 2.3.2.1 고과자에 의한 분류

① 자기고과 : 능력개발을 목적으로 하며, 개인이 가진 결함의 파악과 개선에 효과가 있어 관리층의 고과에 보충적 기법으로 쓰인다.

② 상위자에 의한 고과(하향식 고과) : 실시가 체계적이고 용이하며, 직상위자가 하위자를 비교적 잘 알고 있는 장점이 있으나 고과가 주관적이기 쉽다.

③ 동료에 의한 고과 : 동료가 서로를 평가하는 방법으로서 이해를 바탕으로 한 고과라 할 수 있으나 동료들은 친구 혹은 경쟁자로서 편파적일 수 있다.

④ 하위자에 의한 고과(상향식 고과) : 상급자가 하급자를 고과한다는 것은 아직 실험단계에 있다. 그러나 이는 인식만 잘 되면 동적인 상하관계를 명확히 해주는 좋은 방법이 될 수도 있다.

⑤ 인사관리자나 전문가에 의한 고과 : 현장토의법이나 평가센터법에 의

한 고과 등이 여기에 속한다.

⑥ 복수고과 : 고과자의 개인편차를 감소시키는 데 목적이 있으며, 높은 계층의 고과자의 발언권에 좌우되지 않도록 특히 주의해야 한다.

### 2.3.2.2 인사고과의 기법에 의한 분류

#### (1) 서열법

서열법은 각 구성원의 직무수행 성적과 능력 정도에 따라 순서대로 서열을 매겨서 평가하는 방법이다. 여기에는 세 가지 방법이 있다. 서열을 정하는 데 있어서 평가요소별로 서열을 정하여 이를 종합하여 평가하는 단순서열법과 가장 우수하고 가장 열등한 사람을 뽑고 나머지 사람들 중에서 또 우열한 사람들을 뽑아가는 교대방법, 그리고 두 사람씩 쌍을 지어 비교하면서 서열을 정하는 일조비교법 등이 그것이다.

① 장점

- 도입과 실시가 용이하다.
- 비용이 적게 든다.
- 복수고과를 하면 임금관리의 목적에 적합하다.

② 단점

- 대상인원이 너무 적거나 많아도 곤란하다.
- 동일 유형의 직무 외에는 의미가 없다.
- 능력 개발의 목적에 효용이 없다.
- 현 직무에는 성적이 나빠도 적성에 맞는 타 직무에서는 성적이 좋을 수 있다.
- 중간 이하의 평가를 받은 피고과자에게 심각한 영향을 주어 사기저하 및 능률 저하를 초래할 수 있다.

#### (2) 평정 척도법

중간 오래되고, 가장 널리 사용되고 있는 방법으로 직원을 평가하기 위한 적절한 평가요소를 선정하고 각 요소마다 3~7단계의 측정척도를 설정해두고 각 직원이 이 평가 요소에 포함되는 능력을 어느 정도 소유하고 있는가를 검토함으로써 각 평가요소의 척도상에 우열을 표시하는 방법이다.

이 방법은 인간의 능력이나 실적을 종합적으로 평가하지 않고 각 요소별로 분석적으로 평가함으로써 전체를 판단하려는 점과 평가결과의 수량화 및 통계적 조정이 가능하다고 하는 장점을 가지고 있다. 그러나 이 방법은 평가요소의 선정과 평가요소의 비교 결정이 어렵고 평가요소가 실적이 아닌 태도나 능력, 가치관과 관련된 개인적 특성인 경우 평가자의 주관이 개입할 수 있으며 연령, 성, 친족관계에 따라 편견이 작용할 가능성이 있다. 이 방법은 설계하고 사용하기가 비교적 용이하기 때문에 널리 사용되고 있으나 관대화 경향과 중심화 경향의 문제점이 강하게 나타나는 경우가 많다.

(3) 대조법

대조법은 평가에 적당한 몇 가지 행도표준을 배열하고 해당항목을 체크하여 평가하는 방법이다. 여기에 흔히 이용되는 방법으로는 체크만 하는 프로브스트 방법이나 이를 더욱 객관화하려는 방법으로서 체크한 후 그 이유를 기록하는 오드웨리 방법이 있다.

이 방법은 평가결과가 신빙성과 타당성을 가지고 있으며, 평가가 용이하고 부서간의 상호 비교가 가능하다는 장점을 지니고 있다. 그러나 이 방법은 각 개인의 직무에 적합한 행동표준을 선정하기가 힘들다고 하는 단점이 있다.

(4) 목표에 의한 관리

MBO는 성과에 있어서의 목표와 피드백의 중요성에 초점을 맞춘 종합관리적인 인사고과 방식이다.

MBO의 진행단계는 아래와 같다.

① 상급자로부터 각종 정보를 제공받아 자신의 목표를 측정 가능한 목표로 설정
② 상급자와 협의하고 조직목표와 비교·수정하여 목표 확정
③ 업무를 수행하여 기말에 업무수행과정과 결과를 목표와 비교·평가
④ 상황적 요인을 검토하고 문제점 및 개선점을 공동으로 검토하여 다음 기의 목표를 설정

인사고과방법으로서의 MBO는 피고과자의 성과를 전적으로 미리 설정된 구체적인 목표의 달성여부를 통해 평가한다. 즉, 기말의 평가에서 미리 설정된 구체적인 목표를 달성 또는 초과 달성한 피고과자는 높은 점수를 받을 것이고 반대로 목표에 미달한 피고과자는 낮은 점수를 받게 되는 것이다.

그러나 MBO에서 중요한 것은 고과기간중과 고과 후의 목표달성 정도에 대한 자세한 피드백이다. 이 피드백을 통하여 피고과자는 자신에 대한 고과결과의 수용도를 높일 수 있을 뿐 아니라 차기의 성과향상에 대한 구체적인 자료를 얻게 되는 것이다.

MBO는 고과의 객관성이 높고, 또 피고과자가 고과기준의 설정, 즉, 목표설정 과정에 직접 참여하기 때문에 그 목표달성에 대한 동기부여와 그 고과결과에 대한 수용도도 높으며, 고과기간 중과 기간 후의 피드백을 통하여 능력개발에 대한 구체적인 방향과 방법을 제시할 수 있기 때문에 개발적 기능의 효과성도 매우 높다.

그러나 MBO의 효과적인 시행에는 시간과 비용을 많이 소요될 뿐 아니라, 자신의 성과 목표와 자기개발목표를 직무수행자가 직접 설계해야 한다는 점에서 조직 구성원의 성숙도가 필수적인 요건이라는 제한이 있다.

### (5) 평가센터제도

평가센터제도는 피고과자들을 10~15명의 소집단 단위로 구성하여 2~3일간에 걸쳐서 평가센터에서 집중 평가하여 그 잠재 능력을 고과한다. 이 평가 기간 중에는 복수의 평가전문가들이 여러 가지 평가법을 상용하여 이들 피고과자들의 여러 가지 평가측면들을 다각적으로 측정하게 된다.

평가센터에서 주로 활용하는 평가방법들에는 문제해결 시뮬레이션, 사례분석, 역할연기, 의사결정 실습, 심층면접, 적성검사 등 실제 직무상황ㅇ에서 필요한 다양한 실용적 능력에 대한 측정방법들이 포괄되어 있으며, 또 각 조직의 필요와 피고과자들의 성격에 따라 포함되는 평가방법들을 탄력적으로 조정할 수 있다.

### (6) 행동기준고과법

행동기준고과법은 1980년대 미국에서 개발된 인사고과방법이다.

행동기준고과법에서는 첫째, 우선 직무기술서를 바탕으로 직무를 구성하는 핵심과업들을 선정하고 둘째, 선정된 핵심과업별로 과업수행수준을 5~10개의 척도로 구분하여 각각의 척도에 해당되는 과업수행상의 기준행동을 구체적으로 기술하며 셋째, 고과자가 피고과자의 과업행동을 이런 과정을 통해 미리 설계된 기준행동 중에서 가장 가까운 행동을 선택함으로써 고과가 이루어진다. 이 고과절차는 과업별로 반복되어 실시하게 되며 선택된 기준행동에 해당되는 척도점수를 합산하여 종합적인 고과점수가 산출된다. 이 고과방법의 시행에 있어서 중요한 요건은 직무수행자와 고과자, 그리고 인사전문가가 기준행동을 중심으로 한 인사고과표를 공동으로 설계한다는 것이다.

이것은 직무수행자 자신이 핵심과업이 무엇인지 또 핵심과업의 다양한 수행주순에 따른 기준행동이 무엇인지 잘 안다는 점과 고과표의 공동설계과정을 통해서 그 직무를 수행하는 종업원들에게 과결과의 수용도도 높이고 또 바람직한 기준행동들을 달성하도록 동기 부여하는 효과도 함께 기대할 수 있는 장점이 있다.

## 2.3.3 고과양식의 설계

### (1) 고과요소의 구성과 선정

고과요소는 크게 종업원의 태도, 능력 및 업적의 세 가지로 구성된다. 고과요소의 선정조건은 아래와 같다.

① 객관적인 요소를 선정하고 여기에 명확한 정의를 부여하여야 한다.
② 요소는 직군별로 종업원의 질에 따라 선택하여야 한다.
③ 단일의 특정한 내용을 지닌 요소를 선택하여야 한다.
④ 중복되는 요소를 피하고 피고과자간에 차이가 없는 요소는 제외하여야 한다.
⑤ 평가요소는 모든 피고과자에게 공통적인 것이어야 한다.
⑥ 고과자가 매일매일 피고과자의 직무수행에서 관찰할 수 는 것이어야 한다.

(2) 가중치의 결정

가중치는 평가목적별·직종별·직위 또는 직급별로 상이한 것이 일반적이다. 목적별 고과에 있어서 상여나 승급과 같은 목적을 위해서는 업적이 높은 가중치를 두고, 승진과 교육훈련에 상용하기 위한 고과라면 업적보다는 능력이나 태도에 높은 가중치를 두는 것이 일반적이다. 또 직종에 따라서도 그 가중치가 달라지면 직급에 따라서도 달라져야 한다.

## 2.3.4 고과결과의 분석 및 조정

### 2.3.4.1 고과결과의 분석방법

(1) 신뢰도의 측정방법

재검사법 : 동일한 평가도구를 동일한 고과대상에 시점을 달해서 한 번 이상 적용한 후 그 결과를 비교하는 방법이다.

복수구성법 : 동일한 평가도구를 그 형식을 달리하는 두 가지 이상으로 만들어 동일한 고과대상에 적용한 후 그 결과를 비교하는 방법이다.

반분법 : 동일한 평가도구를 1회에 한하여 평가하고, 그 결과를 평가도구에 따라 두 부분으로 나누어 그 결과를 비교하는 방법이다.

이러한 재검사법, 복수구성법, 반분법 등의 측정방법을 이용하여 고과결과의 상관관계를 구하고, 그 상관관계를 그 고과도구의 내적 일간성의 지표로 삼아 이를 신뢰도의 계수로 삼는다.

(2) 타당도의 측정방법

타당도의 분석에서 가장 중요한 것은 평가도구의 내용타당도와 구성타당도이다.

일반적인 타당도의 측정방법은 아래와 같다.

① 평가요소간의 상호 내부 상관관계를 구하는 방법

② 평가요소의 요인분석

③ 평가분포의 분석법 : 평균치, 분산도, 분포도

### 2.3.4.2 고과결과의 조정방법

(1) 산술평균에 의한 방법

이것은 각 고과자의 평가분포의 폭에서 유의한 차가 나타나지 않을 경우나 각 평가점수와 그 고과자의 전체 평균 또는 부서간의 전체 평균과 비교하여 평균과의 차를 "+" 또는 "_"하는 방법이다.

(2) 표준점수에 의한 방법

평가결과의 분포에 유의한 차이가 있는 경우에는 표준점수로 조정하는 방법이 좋다. 표준점수법이란 이탈도를 사용해서 공통의 단일한 수치로 환산하는 방법이다.

| 표준점수로 만드는 공식 : $Z = \frac{X_i - X}{s}$ |
|---|
| $(X_i = 원점수, X = 평균, s = 표준편차)$ |

(3) 간격 배율법에 의한 방법

이 방법은 평가결과의 분포에 큰 차이가 있는 두 개 또는 그 이상을 동일한 표준범위에 비율별로 확산 또는 축소시켜 일률적으로 조정하는 방법이다. 즉, 상이한 평가점수분포가 나타날 때 이를 일정한 표준범위의 점수로 조정하는 방법을 말한다.

(4) 일대비교법에 의한 분석

가장 소박한 방법으로 다른 고과자에 의해 평가된 개인을 한 쌍씩 비교하는 것에 의해서 관대함과 엄격함을 조정하는 것이다. 이 경우 전원을 비교할 필요는 없으며, 두 개의 고과 모집단 내의 최상위의 사람, 중위의 사람, 최하위의 사람을 일대비교해서 다른 사람은 병행적으로 조정하면 된다.

# 2.4 인적자원의 보상관리

## 2.4.1 임금관리

### 2.4.1.1 임금관리의 의의와 내용

근로기준법상의 임금에 관한 규정을 보면 '임금이란 사용자가 근로의 대상으로 근로자에게 임금, 봉급, 기타의 어떠한 명칭으로든지 지급하는 일체의 금품을 말한다.'라고 정의하고 있다.

근로자측면에서의 임금은 경제적인 면에서는 생계를 유지하는 수입의 원천이며, 사회적으로는 근로자의 사회적 신분을 규정하는 동시에 조직상의 지위와 관계가 깊다. 병원측면에서의 임금은 제품원가를 구성하는 비용으로서의 노무비에 속한다.

임금관리의 내용과 목적으로는 적정성과 공공성, 합리성을 들 수 있으며, 이에 따라 임금관리의 체계도 임금수준·임금체계·임금형태의 순서로 전개할 수 있다[그림 4-1]

▌그림 4-1▐ 임금관리의 내용

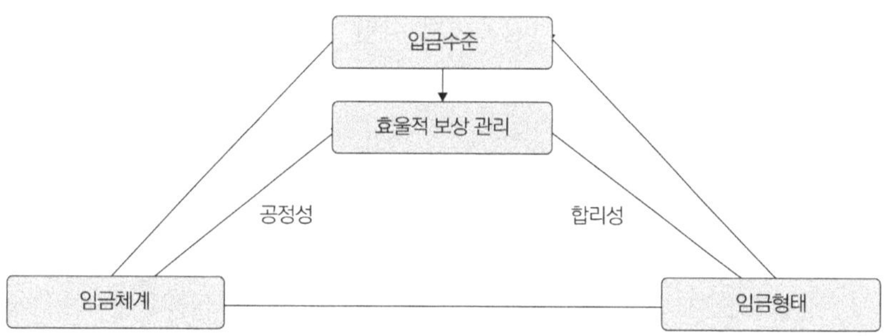

### 2.4.1.2 임금체계

#### (1) 임금체계의 정의

임금체계란 임금의 복합적 구성 형태를 말한다. 임금체계는 임금결정체계와 임금구성체계로 나눌 수 있다.

임금의 구성 체계 : 이는 임금의 구성요인(내용) 또는 구성항목으로 말하는 것으로서 한 개인이 받는 임금을 포괄적으로 해석하여 전체의 구성내용이 어떻게 되어 있는가를 이해하려는 것이다. 이는 기본급, 시간 외 수당 등 각종 수당 및 상여금으로 구성된다.

① 임금의 구성체계 : 이는 임금의 구성요인(내용) 또는 구성항목을 말하는 것으로서 한 개인이 받는 임금을 포괄적으로 해석하여 전체의 구성내용이 어떻게 되어 있는가를 이해하려는 것이다. 이는 기본급, 시간 외 수당 등 각종 수당 및 상여금으로 구성된다.

② 임금의 결정체계 : 이는 임금의 결정기준을 말하는 것으로 임금의 기본적 부분을 구성하는 기본급 부분이 어떤 기준에 의해서 결정되는가에 관한 것이다. 이는 주로 연공급·직무급·직능급을 그 내용으로 한다.

임금수준관리가 기업의 임금수준의 결정과 관련된 총액 인건비 관리인데 대하여 임금체계관리는 종업원들에게 어떤 항목과 기준에 따라 공평하게 배분하느냐의 문제를 다루는 개별 인건비 관리이다.

#### (2) 임금체계의 유형

① 연공급 : 개개인의 학력, 자격, 연령, 근속연수 등의 인적 요소기준에 따라 임금수준을 결정하는 임금체계로서 속인급이라고도 한다. 이는 일반적으로 낮은 초임금에서 출발하여 연령, 근속연수에 따라 정년에 이르기까지 정기승급제도를 통하여 증급이 행하여지며 종신고용을 전제로하고 있다.

② 직무급 : 직무평가에 의하여 평가된 각 직무의 상대적 가치에 따라 개별임금을 결정하는 임금체계의 형태를 말하는 것으로 동일노동·동일임금(equal pay for equal work)의 원칙에 입각한 임금체계를 말

한다. 직무급은 직무의 가치에 부합하는 임금을 지급하기 때문에 직무를 수행하는 데 필요한 능력과 종업원이 가진 능력이 일치하는 적정배치가 그 전제가 된다. 그러므로 직무급은 능력주의적 보상체계의 가장 전형적인 형태라 할 수 있다.

③ 직능급 : 인적요소기준의 연공급과 직무요소기준의 직무급을 절충한 임금체계이다. 즉, 직무급이 직무에 대한 임금이고, 연공급이 사람에 대한 임금인 데 대하여, 직능급은 먼저 직능을 등급화 하여 직계(예 : 주임, 계장, 과장 등)를 정하고 이를 다시 세분화하여 호봉의 등급을 정하는데 호봉에는 근무연수 등의 연공적 요소가 포함된다. 그러므로 직능급은 종업원의 직무수행 능력에 약점을 두어 그 가치에 대응한 임금이라 할 수 있다. 즉, 직무의 내용과 개별적인 직무수행 능력에 따라 임금을 결정하는 형태이다.

### 2.4.1.3 임금 형태의 관리

#### (1) 임금 형태의 의의

임금 형태(임금지급 형태)는 근로자 임금의 산정방법, 지급방법 등을 총괄하는 개념으로서 임금체계의 개념으로서 임금체계의 하위개념이라 할 수 있으며 시간급제, 연봉제, 생산직 월급제, 성과급제 등이 최근의 쟁점으로 대두되고 있다.

#### (2) 임금 형태의 유형

① 시간급제(정액급제) : 시간급제란 수행한 작업의 양과 질에는 관계없이 단순히 근로시간을 기준으로 하여 임금을 산정·지불하는 방식을 말한다. 이는 노동성과와는 관계없이 일정한 근로시간에 대해 일정한 임금이 지급되는 것으로 '실제 근로시간 수×시간당 임률'로 계산한다. 시간급제는 정액급제라고도 한다.

② 성과급제 : 근로자의 작업에 대한 노력과 능률의 정도에 따라 고능률의 근로자에게 고임금을 지급하는 형태를 말한다. 즉, 근로자가 개인적 또는 단체적으로 수행한 작업량의 과다나 작업성과의 고저에 따

라서 임금을 산정·지급하는 형태이다. 이를 도급임금제라고도 부른다. 성과급제에는 단순성과급제와 차별성과급제의 형태가 있다.

③ 연봉제 : 임금이 1년에 얼마라고 연단위로 결정되고 있어 연간의 근로일수(따라서 결근일수)에 관계없이 고정되어 있는 경우를 말한다. 최근 인사노무관리의 변화로 실적평가, 능력평가의 비중이 높은 임금제도, 개별임금관리를 지향하는 임금제도로서 소위 연봉제의 도입을 행하는 기업이 증가하고 있다. 그 실태를 보면 관리직 전반 혹은 영업직을 대상으로 한 것, 연봉액과 별도로 시간 외 수당을 지급하는 것 등 다양한 형태가 있다.

④ 특수임금제 : 시간급제, 성과급제, 추가급제의 어느 형태에도 속하지 않는 특수한 임금제도를 말한다. 특수임금제에는 일정한 근로자집단별로 임금을 산정·지급하는 집단자극제와 주어진 제 조건이 변할 때에 거기에 순응하여 임금률도 자동적으로 변동·조정되도록 하는 순응임금제, 기본적 보상 이외에 각 영업기마다 결산이익의 일부를 종업원에게 부가적으로 지급하는 이익분배제, 그리고 생산성 향상에 대한 대가로 적절한 향상성과를 배분하는 스캔론 플랜, 럭커 플랜 등의 성과분제도가 있다.

## 2.4.2 복리후생관리

### 2.4.2.1 복리후생의 의의

복리후생이란 병원조직이 노동생산성의 향상, 노사관계의 안정, 노동력의 정착과 노동능력의 유지·향상에 기여할 것을 기대하여 직원 또는 직원이었던 자나 혹은 필요에 따라 직원의 가족을 대상으로 하여 주로 작업시간 이외의 생활면에서 직접적인 노동조건의 개선으로서 충족시키기 어려운 경제생활의 안정과 심신의 건강을 안정시키고자 병원 인사관리의 한 수단으로 실시하는 임금 이외의 간접적인 제 급여를 말한다.

여기에서 특히 병원인사관리의 한 수단이라고 표현한 것은 현대의 복리후생이 결코 저임금의 대체나 열악한 노동조건을 대신하기 위한 것이 아니라 더 적극적으로 병원목적을 달성하기 위하여 필요한 직원의 확보·정착 및 노동 능력의 유지·증진에 기여하는 데 중요한 역할을 갖고 있기 때문이다.

오늘날에는 임금만으로 모든 직원의 복지를 향상시키기 어려우며 국가적·사회적 입장에서도 각종 노동 복지 증진책이 실시되고 있다. 따라서 복리후생관리는 임금만으로 해결할 수 없는 직원의 여러 가지 고충이나 욕구불만을 직·간접으로 해소시킴으로써 직원의 복지를 효과적으로 증진시켜 노동력을 확보하고 노동생산성을 향상시키며 노사협조의 실현에 기여하도록 운영되어야 한다.

복리후생이란 병원과 직원 쌍방에게 공동의 이익을 주는 효과가 있다. 복리후생에 관해 충분히 검토하고 신중하게 실시한다면 직원의 경제적 생활안정은 물론 노동력 유지·증진의 촉진과 공용안정·생활수준 상승에의 기여 및 생활 전반에 대한 지식의 증가 등 많은 이익을 직원이나 그 가족에게 직·간접으로 주게 되며 그 결과로 병원은 기본적 노동조건의 개선효과를 높이게 됨으로써 병원에 대한 직원의 신뢰감 증대, 노사관계의 안정, 노동생산성의 향상, 노동 능력의 최적 이용, 인간관계의 개선 등을 얻게 될 것이다.

또한 복리후생시설이 우수한 조직은 유능한 직원을 확보할 수 있는 요소가 되고, 직원의 불평불만을 해소시킬 수 있는 요소가 되기도 하며 단기적으로는 노사분규 등 조직 내 갈등요소를 사전에 제거하는 데 기여할 뿐만 아니라 조직의 이미지를 개선하는 한편 궁극적으로는 평생직장의 개념을 정착시키는데 기여한다. 그러나 단순히 저임금이나 열악한 노동조건을 대체적 기능으로 혹은 노동조합의 활동을 억제하고자 복리후생을 실시한다면 기대하는 만큼의 효과를 거둘 수 없을 것이다.

따라서 복리후생제도는 단순히 직원에게 소득을 형성시켜 주는 효과를 주려고 하기보다는 병원의 경영정책 및 사회정책과의 유기적인 관련 속에서 직원들의 성취동기를 유도하는 창조적 효과를 얻을 수 있도록 설계·운영되어야 그 효과가 클 것이며, 금전 등 과 같은 물질적인 급여를 중시함으로써 복리후생의 양적인 측면만을 강조하기보다는 직원을 위한 서비스나 그들의 정신적 만족감을 충족시킬 수 있는 질적인 측면도 강조될 때 효과를 기대할 수 있을 것이다.

### 2.4.2.2 복리후생의 효율적 관리

병원의 복리후생관리에서 기본적으로 고려되어야 할 세 가지 원칙으로는 다음과 같은 것들이 있다.

① 적정성의 원칙 : 병원의 모든 종업원에게 절실히 필요하고, 경비부담이 적당하며, 동종기업과 비교할 때 큰 차이가 없어야 함
② 합리성 원칙 : 병원, 국가, 지역사회의 복리후생이 중복되지 않아야 함
③ 협력성의 원칙 : 지역사회와의 협력, 노사 간의 협력

### 2.4.2.3 복리후생의 한계와 방향

복리후생은 직원의 경제적 안정과 사기 향상에 공헌하는 것은 사실이다. 그러나 복리후생은 병원에 큰 부담을 주기도 하고 이미 언급된 바와 같이 복리후생과 직원 성과와의 관계가 명확한 것만은 아니다.

그러므로 직원이 원한다고 해서 복리후생을 무조건 확대해 나간다면 지나친 복리후생비가 병원에 과대한 부담을 발생시키고 직원으로 하여금 병원에 너무 의지하게 만들어 그들의 자립력과 자율적 행동을 제한함으로써 노동생산성이 오히려 떨어지는 등 직원과 병원의 관계가 불건전해질 수도 있다.

사회적 관점에서도 병원의 지나친 복리후생은 경제적 혜택의 불공정한 분배와 비효율적인 자원배분. 그리고 결국에는 사회비용(social cost)의 상승효과를 가져올 수도 있다.

따라서 병원은 복리후생을 제공하는 데 있어서 개인의 책임과 정부의 역할을 감안하고 복리후생의 효익분석도 실시하여 병원이 담당해야 할 복리후생의 한계와 범위를 명백히 함으로써 효과적인 복리후생의 경영이념과 정책기반을 마련해야 할 것이다.

첫째, 복리후생에 대한 비용인식을 철저히 해야 한다. 인건비나 임금에 못지않게 복리후생에 대한 비용인식이 분명해야만 수혜 범위의 정의 및 적정한 분산, 복리후생의 양과 질적인 향상을 도모할 수 있는 것이다.

둘째, 획일적, 무차별적으로 제공하는 것은 지양해야 하고 형평성과 공정성이 중시 되어야 한다.

셋째, 기존제도에 대하여 계속 재평가하고 새로운 세대의 욕구에 맞추어 변화해야 한다.

넷째, 수혜자의 일부부담을 고려해야 한다. 자기개발지원, 휴양지원, 주차, 급식 등 선택적인 복리후생의 경우는 본인에게도 적정한 부담을 지움으로써 수혜비용의 편중을 막을 뿐만 아니라 신중한 선택을 유도하는 것이다.

다섯째, 아웃소싱이나 경쟁원리가 필요하다. 많은 비용이 들어가는 복지사업이나 복지시설은 아웃소싱, 다른 회사와의 공동 활용 등으로 비용절감과 동시에 실질혜택의 향상을 도모하고, 각종 장기공제제도나 부조제도, 공동구매제도 등의 경우는 목적사업에 대한 개인적인 기여수준에 비례하여 수혜를 받도록 해야 한다.

## 2.5 병원인적자원의 확보관리

### 2.5.1 인력계획

인력계획은 근본적으로 병원에서 필요로 하는 인력을 적시에 확보하는 인사관리기능을 말한다. 인적자원관리는 병원에서 요구되는 인력 수요를 병원내부의 기존인력이나 외부의 인력으로 충당하는 과정을 뜻한다.

그러므로 병원은 모두가 공식적 또는 비공식적으로, 의식적 또는 무의식적으로 인력기획을 하게 된다.

병원활동에서 인사관리의 시작은 바로 고용에서부터이다. 필요로 하는 인력고용의 합리적 수행은 인사관리업무에서 가장 기본이 된다고 할 수 있다.

이러한 고용관리는 광의로는 모집에서 시작하여 선발, 배치, 퇴직 및 해고에 이르기까지의 관리활동을 의미하지만 협의로는 모집, 선발 및 배치의 3가지 활동을 의미한다. 고용관리의 기능은 병원조직의 필요로 하는 적정한 요건을 갖춘 노동력을 적시에 적량을 조달하여 배치하는 것이다.

이와 같이 고용관리를 효율적으로 하기 위해서는 먼저 양적 요건, 즉, 병원이 필요로 하는 고용량에 관한 장·단기계획을 확립해야 하며, 또한 직무분석에 의하여 질직 요건, 즉, 고용될 사람이 갖추어야 할 정신적·육체적 요건을 명백히 규정해 두어야 한다. 따라서 인력기획의 수립과 직무분석은 고용관리의 전제조건이 된다.

### 2.5.1.1 인력계획의 의의

인력계획은 확보관리의 전제가 되는 것으로 현재 및 장래의 각 시점에서 병원이 필요로 하는 종류의 인원수를 사전에 예측하고 결정하여 이에 대한 사내·외의 공급인력을 예측하고 계획하는 것이다.

충원에는 외부 인력충원과 내부인력충원이 있으며 인력소요예측에 의해 이루어져야 한다. 외부 인력충원은 모집·선발·배치·관리가 주로 해당되며 내부인력충원은 이동·승진 및 개발관리를 다루고 있다.

인력계획의 내용은 크게 3가지로 분류하여 인력소요계획, 인력공급계획, 인력비용계획이라 할 수 있다.

인력계획의 목적은 합리적인 확보관리, 합리적인 이동·승진관리, 합리적인 교육훈련관리, 합리적인 임금관리를 말한다.

인적자원은 병원설계와 마찬가지로 병원이 필요로 할 때 즉각적으로 공급되지 않는다. 이것은 인적자원이 다른 자원과 비교하여 다른 점일 것이다. 따라서 필요한 인적자원을 확보하려면 오래 전부터 수요를 예측하고 장기간에 걸쳐서 내부인력을 개발하고, 외부 인력원을 개척하여 수요인력을 충당해 나갈 수 있는 체계적인 기획과정이 필요하다.

더욱이 어떤 조직이들 조직성과는 조직을 구성하고 있는 인적자원에 달려 있으므로 조직의 성패는 적합한 인결을 적시에 적합한 직무로 얼마나 잘 조달하느냐에 달렸다 해도 과언이 아닐 것이다. 조직의 전략목적이 아무리 잘 설정되었다 하더라도 이를 달성하기에 필요한 인력이 구비되지 않으면 그 전략목적은 아무 의미가 없는 것이다.

### 2.5.1.2 인력예측기법

#### (1) 인력예측방법

병원에서 인력계획은 미래에 요구되는 인력을 확보하는 과정이므로 미래의 인력수요를 얼마나 잘 예측하고 내부인력자원의 정확한 파악과 기대되는 변동사항을 얼마나 잘 예측하느냐에 따라 인력계획의 효과가 결정된다. 인력수요와 내부인력공급을 정확하게 예측하기 위한 여러 가지 방법과 기법이 개발되고 있기는 하지만 인력예측에 작용하는 변수가 너무 많고 복잡할 뿐만 아니라 방법의 전략목적과 계획도 내외적 환경에 따라 유동적으로 변하기 때문에 그리 쉬운 일 아니다.

인력계획에 사용되는 예측방법에는 하향적 접근방법과 상향적 접근방법이 있다.

① 하향적 접근방법 : 인력수요를 예측하는 데 있어서 주로 병원의 상위계층의 주도하에 인력 전문가와 계량적 기법을 집중적으로 사용하고, 그 결과에 의하여 인력수급에 따른 실행계획을 수립하는 방법이다. 하향적 접근방법에서 사용되는 주요 방법에는 전문가 예측방법, 추세분석방법 및 모형분석방법이 있다.

② 상향적 접근방법 : 상부 경영층에서 인력전문가와 계량적 기법을 사용하여 인력수요를 예측하는 방법과는 달리 실무부서 단위로 각 구성원과 직무를 분석하여 부서의 목적을 달성하기에 필요한 인력수요를 예측하고 이것을 상부 경영층에서 종합하는 것이 상향적 접근방법이다. 각 부서가 중심이 되어 구성원 각자를 분석하고 퇴직과 승진, 전직 등 기대되는 변동사항도 감안하여 설정된 목표달성에 필요한 인력수요를 예측하므로 구성원의 능력과 기술 등 질적 요소가 많이 반영될 수 있는 장점이 있는 반면에 부서의 부분적이고 단기적인 관점에서 인력수요를 일반적으로 과대 예측하기 쉬운 단점도 있다.

### (2) 인력의 수요예측

인력의 수요예측은 장래에 있어서 병원이 필요로 하는 종류의 인원이 얼마인가를 예측하는 것이다. 이와 같은 예측을 위해서는 다음과 같은 여러 가지 기법의 활용이 가능하다.

① 거시적 방법

- 병원 전체 또는 어떤 부서 단위의 인력예측
- 거시적 인력예측은 먼저 조직단위 전체의 인력예측을 하여 충원을 정

하고, 이를 다시 인력의 종류로 분할하는 절차를 밟는다.

② 미시적 방법

- 미시적이고 집적방식의 인력예측
- 상향적인 방향으로 인력을 예측하는 방법
- 작업의 표준시간, 1인당 업무량 등의 예측

(3) 인력의 공급예측

인력공급예측은 먼저 사내인력의 현재 및 장래의 상태에 관한 예측을 해야 한다.

① 승진도표 : 미국에서 흔히 쓰는 방식으로 현재의 상태를 그 능력 면에서 면밀히 파악하여 개개인의 승진, 이동의 시기, 순위, 훈련 등의 요건을 미리 명기해 주고 이를 집계하여 내부인력의 변화를 예측하는 방법이다.

② 마코프 체인법 : 안정적인 조건에서 승진, 이동, 퇴사의 일정비율을 적용하여 장래 각 기간에 걸친 현원의 변동 상황을 예측하는 OR기법이다.

## 2.5.2 모집관리

모집은 조직체가 필요로 하는 인력을 조직체로 끌어들이는 과정을 의미한다. 모집은 조직체의 목적달성에 기여할 수 있는 인력의 원천을 개발하고, 이들 인력으로 하여금 조직체에 관심을 갖고 조직체에서 일할 기회를 찾도록 만드는 과정이다. 그러므로 모집은 인력확보에 있어서 우선적인 인사관리기능으로써 조직체 이미지와 관련된 조직체 전반에 대한 일반적인 정보제공으로부터 시작하여 구체적인 모집광고와 지원서의 접수에 이르기까지 여러 가지 활동으로 구성되어 있다.

### 2.5.2.1 모집관리의 의의

(1) 모집의 개념

모집이란 선발을 전제로 하여 양질의 인력을 조직으로 유인하는 과정을 말한다.

(2) 모집과 선발의 차이

① 모집 : 선발비율(선발예정자수/총 응모자수)을 높일 목적으로 수행된다는 의미에서 적극적 고용활동이다.

② 선발 : 조직에 가장 적합한 사람만을 추려내는 소극적 고용활동이다.

### 2.5.2.2 모집절차

(1) 모집방법의 결정

모집활동을 합리적으로 수행하기 위해서는 먼저 모집방침을 설정해야만 한다. 즉, 현재 어떠한 직종에서 어떠한 요건을 갖춘 노동력을 얼마만큼 필요로 하는가를 파악하고 거기에 맞는 노동력을 직종별로 분류하여 실시한다.

(2) 고용조건의 결정

모집방침에서 모집직종과 직종별 인원이 결정되면 임금, 수당, 근로시간 및 기타의 근로조건을 사전에 결정해야 한다.

(3) 원천 및 방법의 결정

응모자를 효과적으로 확보하기 위해서는 모집공급원을 검토하고 그 중에서 자기 병원에 가장 적절하고 효과적인 방법을 선택해야 한다. 인력공급의 원천으로서는 내부와 외부가 모두 고려되어야 한다.

### 2.5.2.3 내부모집과 외부모집의 장단점

모집과정에서 조직체는 우선적으로 내부원천을 사용하려는 것이 일반적인 경향이라는 것은 이미 언급하였다. 이러한 방침은 인사관리에 있어서 내부인력의 사기와 동기유발은 물론 모집비용을 절약할 수 있다는 몇 가지의 실질적인 이득을 가져오기 때문이다.

그러나 내부인력에 너무 의존하게 되면 조직 구성원들은 자신의 '무능력 한계까지 승진' 함으로써 결국 조직체는 무능한 사람들로 구성된다는 피터의 원리가 발효되어 조직이 경직화되고, 침체될 위험성이 있다. 그리고 승진을 위한 과다경쟁도 발생하여 조직의 관료화 경향과 역기능적 결과가 나타날 수 있다.

반면, 외부모집은 조직 내에 새로운 정보와 지식을 갖춘 인력을 공급함으로써 조직 내부인력을 긍정적으로 자극할 수 있고 조직의 노쇠현상을 예방할 수 있다. 따라서 내부와 외부의 인력모집원천이 적절히 활용될 때 우수한 인력의 확보와 조직의 발전이 기재될 수 있을 것이다.

### 2.5.3 선발관리

모집을 통해서 지원서가 접수되면 선발과정이 시작된다. 선발은 간단히 말해서 병원여건에 비추어 지원자 중에서 가장 접합한 자격을 갖추었다고 생각되는 사람들을 선택하는 과정이다. 선발은 조직의 새로운 인적자원을 선택하는 과정이니 만큼 인사관리에서 가장 중요한 기능 중의 하나로 인식되어야 한다. 특히 우리나라의 많은 병원조직 같이 종신고용제도의 성격을 띠고 있는 경우에는 더욱 중요한 인사기능이다.

그러므로 병원은 조직 목적달성에 가장 적합한 인력자원을 선발하기 위하여 전력을 기울임과 선발시험과 면접 등 각종 도구를 개발하고 활용하는데 많은 비용을 투입함이 매우 가치는 관리기능으로 이해해야 할 것이다.

#### 2.5.3.1 선발관리의 의의

(1) 선발의 개념

① 모집활동을 통해서 응모한 많은 취업희망자 중에서 조직이 필요로 하는 자질을 갖춘 사람을 선별하는 과정이다.

② 선발이란 최적의 인적 요소를 특정무에 짝지어 주는 과정이며, 또한 기능과 기능 간 에 발생하는 직무를 효과적으로 수행할 수 있는 최적의 인적 요건과 최적의 적성 및 기술을 소지한 사람에게 특정 조직 구성원의 자격을 부여하는 행위이다.

(2) 선발의 과오로 인한 손실

① 능력이 부족한 인재의 채용으로 인한 경쟁력의 약화

② 적당치 않는 인재의 채용으로 인한 조직의 파괴

③ 유능한 인재의 미확보로 인한 미래경영자질의 약화

④ 중도 퇴직발생으로 인한 조직의 유동성 약화
⑤ 권고사직으로 인해 야기되는 물적·심적 손실
⑥ 인력채용 및 교육에 투입되는 경영 손실
⑦ 퇴직자 및 그의 가족에 대한 도의적 책임

### 2.5.3.2 선발도구

#### (1) 시험

① 시험의 의의 : 시험은 선발정보를 얻는 수단으로서 응모자에 관한 상황정보를 얻는 중용한 선발도구이다.

② 시험의 종류

가. 크루턴(Chruden)과 셔만(Sherman)의 견해

시험대상에 따라 집단시험과 개별시험으로 분류되며 해답방식에 따라 필기시험, 실기시험, 구술시험으로 구분된다.

나. 플립포(Flippo)의 심리검사 중심의 견해

지능검사, 적성검사, 성취도검사, 흥미검사, 성격검사로 분류된다.

#### (2) 면접

① 면접은 선발시험과 더불어 가장 널리 사용되는 선발절차이다.

② 오늘날 산업심리학의 발달과 더불어 면접의 기법이 계속 개발·발전됨에 따라 이에 대한 신뢰와 의존도가 높아가는 실정이다.

③ 면접의 종류 : 면접기법이 구조화된 정도, 그리고 참가 수에 따라 지시적 면접, 비지시적 면접, 스트레스 면접, 패널면접, 집단면접과 같이 나눌 수 있다.

#### (3) 선발도구의 요건

- 신뢰성 : 어떤 시험을 동일한 환경에서 동일한 사람이 몇 번 다시 보았을 때, 그 결과가 서로 일치하는 정도를 말한다.

  즉, 신뢰성은 시험결과의 일관성을 나타낸다. 신뢰성을 측정하가 l 위한 방법으로 재시험방법, 대체형식방법, 양분법이 있다.

  재시험방법은 한 사람에게 같은 내용의 시험을 시기를 달리하여 두 번

실시하여, 이 두 번의 성적을 비교하는 방법이며, 대체형식방법은 한 사람에게 한 종류의 항목으로 테스트한 다음 유사한 항목으로 된 다른 형태로 테스트하여 두 형태간의 상관관계를 살펴보는 방법이다. 반면 양분법은 시험내용이나 문제를 반으로 나누어 각각 검사하여 양자의 결과를 비교하는 방법이다.

- 타당성 : 시험이 측정하고자 하는 내용 또는 대상을 정확히 검정하는 정도를 말한다. 즉, 시험에서 우수한 성적을 얻은 사람의 근무성적이 예상한 대로 우수할 때 그 시험은 타당성이 인정된다. 타당성을 측정하는 방법은 기준, 내용, 구성타당성에 따라 측정할 수 있다.
- 기준관련 타당성은 시험성적과 하나 또는 그 이상의 기준치를 비교함으로써 결정된다.
- 내용 타당성(content validity)은 측정대상의 취지를 어느 정도 테스트문제에 담고 있는가를 알아보아서 타당성을 검사하는 것이다. 이것은 직무성과의 중요한 측면을 시험이 요구하는 내용이나 행위를 어떻게 잘 나타내는가를 보여주는 것이다.
- 구성 타당성은 특정시험이 무엇을 특정 하느냐 하는 시험의 이론적 구성과 가정을 측정하는 정도를 말하는 것으로서, 측정 자체보다도 측정되는 대상 또는 그 속성에 대해 보다 이론적으로 충실을 기하는 것이다. 요인분석이라는 통계적 절차를 사용함으로써 결정된다.
- 선발비용 : 총 응모자수에 대한 선발예정인원수의 비율이다. 선발비율이 1에 가까울수록 조직의 입장에서는 바람직하지 못하고, 반대로 선발비율이 1에 가까울수록 조직의 입장에서는 바람직하다.

### 2.5.4 배치관리

배치관리란 선발된 지원자를 각 부서에 배속시켜 일정한 직무를 할당하는 것을 말하는 것으로써 선발된 지원자는 조직체의 구성원으로써 계획된 직무에 배치된다. 그러나 선발과정에서 개인의 모든 상황과 직무내용이 상호 이해되었다 하더라도 모든 면에서 개인과 직무간의 만족한 적합관계가 이루어졌다고는 확신할 수 없다. 어느 정도의 기간은 신입사원 또는 조직체 사이에 불확실한 관계가 존재한다.

조직체 입장에서는 신입사원이 계획된 직무를 만족하게 수행할 능력과 자질을 실제로 갖추고 있을지가 불명확하며, 신입사원의 입장에서는 직무내용과 조건, 그리고 모든 대우조건이 실제로 기대한 바와 똑같을지가 불확실하기 때문에 이 기간 동안에는 상호간에 안정된 관계가 형성되도록 담당부서장과 인사 스탭의 특별한 관심이 요구된다.

#### 2.5.4.1 배치의 의의

배치란 선발되어진 인원을 적성, 희망, 능력에 따라서 적절한 직무에 할당하는 것을 뜻한다. 여기에서 중요한 관심사는 인간과 직무의 적절한 대응이라 할 수 있다. 인적자원의 확보에는 인력계획이 그 기본전제가 되고, 인력계획에 따라서 구체적 활동인 모집, 선발, 그리고 배치활동을 유기적으로 수행해야 한다. 각 직무에 종업원을 배속시키는 것을 배치라고 하고, 일단 배치된 종업원을 필요에 따라서 현재의 직무에서 다른 직무로 바꾸어 재배치하는 것은 이동이라고 한다. 배치는 직무가 요구하는 것(job demands : 직무요건), 직무가 강조 하는 것(job imposes : 긴장, 작업조건 등), 직무가 제공하는 것(job offers : 내적 흥미, 협동기회, 승진기회 등)을 감안하여 새로운 종업원에게 적절한 직무를 짝지어 주는 의사결정의 단계이다.

#### 2.5.4.2 배치의 원칙

적재적소주의 : 어떤 사람이 그가 소유하고 있는 능력과 성격 등의 면에서 최고의 직위에 배치되어서 최고의 능력을 발휘하게 하는 것이다.

실력주의 : 실력, 즉 능력을 발휘할 수 있는 영역을 제공하며, 그 일에 대해서 올바르게 평가하고 평가된 실력과 업적에 대해서 만족할 수 있는 대우를 하는 원칙이다.

인재육성주의 : 직장 전체의 실력증진과 사기고양 등을 꾀하는 의미로서의 전체와 개인의 조화를 고려하는 것이다.

## 2.6 인적자원의 개발관리

### 2.6.1 경력관리

전통적 인사관리가 조직의 욕구만을 충족시키는 일방적인 인사관리라고 한다면, 현대적 인사관리는 경력 중심의 조직의 욕구와 개인의 욕구를 조화시켜 이들의 주체성을 존중해 주는 상호작용적인 인사관리이다.

경력관리는 종업원의 자질 향상과 인재의 확보 및 배분에 기여하고 있을 뿐만 아니라 그들로 하여금 성취동기를 유발시키는 동시에 유능한 인재의 이직을 방지한다는 측면에서 필요하다.

#### 2.6.1.1 경력관리의 의의

경력관리제도(CDP : career development program)란 개인의 경력목표를 설정하고 이를 달성하기 위한 경력계획을 수립하여 조직의 욕구와 개인의 욕구가 합치될 수 있도록 각 개인의 경력을 개발하는 활동으로 정의되며 개인의 성취동기 유발과 조직의 효율성을 목적으로 한다.

#### 2.6.1.2 경력관리의 목적

인재확보 및 배치 : 경력관리는 종업원의 노동의 질 향사, 이직방지, 후계자 양성을 기함으로써 인재의 확보 및 배분에 기여하고 있다.

종업원의 성취동기 유발 : 경력계획은 종업원에게 승진 가능성을 제시함으로써 자기발전을 위한 명확한 목표를 갖고 스스로 질서에 따라 노력하는 기회를 마련해 주고, 또 기본적으로 직장에 대한 안정감을 명확히 갖고 자기 능력을 유감없이 발휘할 수 있도록 함으로써 종업원의 성취동기를 유발시킨다.

#### 2.6.1.3 경력관리와 인사부서

경력관리를 실시함에 있어서 인사부서의 역할은 중요하다. 인사부서의 경력개발행동은 경력교육, 경력정보, 그리고 경력 상담의 세 가지 역할로써 이루어져야 한다.

• 경력교육 : 경력개발의 목적과 의의, 그리고 실시했을 때 돌아오는 혜

택 등을 효과적으로 알려 줄 수 있는 경력교육이 사전에 이루어져야 한다. 인사부서는 경력개발 워크숍, 경력개발 세미나, 경력개발 웅변대회 등의 여러 가지 교육기법을 사용하여 종업원들에게 경력개발을 인식시킬 수 있다.

• 경력정보 : 인사부서가 어떤 교육전략을 쓰든지 간에 종업원들로 하여금 자신의 경력을 계획하는데 필요한 경력정보를 제공해 주어야 할 것이다. 직군 중심의 경력개발이 갖는 한 가지 문제는 종업원들이 재미없는 직무는 피하려고 한다는 점이다.

• 경력 상담 : 종업원들이 경력목표를 세우고 이에 적합한 경력경로를 찾도록 돕기 위해 인사부서에서 전문적인 상담자를 고용해 진로지도와 정보 제고, 기회와 위협요인 평가, 강점과 약점의 파악을 해준다.

## 2.6.2 인사이동관리

병원의 직원이 언제나 깊은 관심을 가지고 있는 문제는 승진, 배치전환 및 이직 등과 같은 인사이동이다. 인사이동은 급여에 관한 문제와 더불어 직원의 2대 관심사라고도 할 수 있다. 이러한 인사이동은 병원조직의 탄력성을 유지함에 있어서 필요한 활동이며, 동시에 생산성과 직결되어 있는 만큼 경영자로서도 항상 세심한 고려를 해야 할 중요한 주제인 것이다. 따라서 인사이동에 대한 공정하고도 합리적인 처리는 직원의 근무의욕을 높이고 생산적 협력을 촉구할 뿐만 아니라 인재의 보다 적절한 활동에 의한 생산성의 향상이란 결과도 제고시킬 수 있다.

인사이동은 수직적 이동과 수평적 이동으로 구분할 수 있으며 수직적 이웅에는 승진, 승급 등이 있고 수평적 이동에는 배치전환, 전직, 휴직 등이 해당된다. 이와 같은 인사이동은 변화하는 병원 내외의 제 조건에 대응해서 인적자원의 규모를 직접적으로 조절하는 데 사용하는 관리방법이라 할 수 있다.

### 2.6.2.1 인사이동의 기본형태

① 수직적 이동 : 승진, 강등

② 수평적 이동 : 전환배치

③ 실정에 따른 이동

### 2.6.2.1 인사이동관리의 목적

① 인력의 보충 : 인사이동관리를 통하여 우선 조직의 인력수요를 내부의 인적자원으로 보충한다.

② 적정배치 : 채용되어 직무에 배치된 직원이 반드시 적절한 성과를 올린다는 보장은 없다. 따라서 직원이 맡고 있는 직무에 적합하지 않을 때는 적소에 다시 배치시켜야 한다.

③ 인재육성 : 직원이 재직하고 있는 동안 여러 부서에 배치전환 시킴으로써 자기발전의 동기부여를 유도하고 나아가서 병원의 모든 상황에 정통하게 하여 기동력 있고 유능한 장래의 인재를 육성한다.

④ 보상과 제재 : 승진되거나 주요 직무에 배치되는 것은 다른 한편, 유능한 직원에 대한 보상의 수단으로 작용하기도 하고, 현업에서의 실수나 부적격한 경우에는 덜 중요한 직무로 이동시키거나 때에 따라 특이한 경우에는 강등, 징계, 해직 등의 제재를 가하게 된다.

### 2.6.2.1 직무순환의 관리상 의미

① 직무순환을 하나의 교육훈련기법으로 볼 때에는 관리자의 능력을 개발시키기 위한 중요한 O.J.T 방법의 한 가지라고 할 수 있다.

② 직무순환은 동기부여의 기법으로서도 매우 유용한 가치가 있는데 이것은 직무를 계속적· 고정적으로 담당하는 데서 오는 단조로움과 권태감을 제거시켜 줄 수 있다.

③ 조직이 직무 순환제를 채택하고 있는 것은 적재적소의 인사관리를 하기 위함이다.

④ 직무순환이 유용하게 이용되는 또 한 가지는 승진을 시키기 이전의 하나의 단계적인 교육훈련방법으로 보는 것이다.

⑤ 장기보직으로 인한 외부거래선과의 불필요한 유대 및 조직의 허점을 이용한 부정을 예방할 수 있다.

### 2.6.3 승진관리

승진은 병원의 인력수요를 내부의 인력자원으로 충원하는 것을 의미하며 인력의 확보, 인적장원의 개발, 경력계획 관점에서도 큰 의의를 지니고 있다. 그리고 승진은 직원 개인에게도 자신의 발전과 동기부여에 있어서 매우 중요한 요인으로 작용하고 있고 직원의 만족감과 동기부여에 가장 중요한 요소라는 것을 강조하고 있다. 따라서 승진은 직원의 가장 큰 관심의대상이라 할 수 있으며 그들에게 직접적인 동기요인 이 될 뿐 아니라 조직 내에서 자기실현의 욕구를 일으키는 가장 중요한 요소라고 할 수 있다.

#### 2.6.3.1 승진의 의의

① 승진은 이동의 한 형태로서 조직에서 구성원이 직무서열 혹은 자격서열의 상승을 의미한다.

② 지위의 상승과 함께 보수·권한·책임의 상승이 함께 수반된다.

승진은 상향된 직무와 직책으로의 이동, 즉 보직승진을 의미하는 경우와 단순히 직급이 상위급수로 오르는 것을 의미하는 경우도 있다. 후자는 해당 병원의 직위 분류기준표(규정)의 당해직급에 정의된 책임, 권한, 자격 등이 그만큼 확대 적용되고 이에 따라 대우가 상향 조정된다.

#### 2.6.3.2 승진방침

한 조직의 승진정책을 수행할 때 고려하여야 할 기본적 과제는 우선 승진을 결정하는 데 있어서의 연공주의와 능력주의의 조화에 관한 문제이다

(1) 연공주의

조직 구성원의 승진에 있어서 근무경력, 즉 시간의 차이에 의해 승진에 우선권을 준다는 개념으로서, 근무연수에 비례하여 개개인의 업무 능력과 숙련도가 신장된다는 기본적 사고에 근거하고 있다.

(2) 능력주의

조직 구성원이 조직의 목표달성에 기여하는 업무수행 능력에 따라 승진에 우선권을 준다는 것으로서, 합리적 사고방식을 강조하는 구미 각국에서

일찍이 발전된 개념이다. 이 같은 능력주의는 직무와 구분하여 능력을 평가할 수 없으므로 합리적이고 명확한 직무분선 및 직무평가에 기초한 직무분류 지도를 그 필수적인 전제조건으로 한다.

#### 2.6.3.3 승진 유형

연공과 능력의 각 구성요소를 어떠한 비중을 두어 결정하느냐에 따라 승진기준이 구체화되는데 여기에는 속인기준과 속업무 기준이 있다.

(1) 속인기준

종업원이 수행하는 직무내용과 책임에 관계없이 종업원 자신의 능력이나 속성을 파악하여 그것을 기초로 하여 승진제도를 마련하는 것이다.

① 신분자격승진 : 이는 사람 중심적 연공주의에 입각한 제도로서 직무의 내용과는 관계없이 구성원 개인의 근무연수, 학력, 연령 등의 인적 자격요건에 따라 승진시키는 제도이다.

② 능력자격승진 : 이는 승진의 연공주의의와 능력주의를 종합시킨 것으로서 연공주의의 장점을 살리면서 능력주의의 합리성을 가미한 것이다. 이 제도는 승진기준이 현재의 담당 직무가 요구하는 자격요건에는 직결되지 않지만, 각 개인이 보유하는 지식·능력·기능 등의 잠재 능력을 평가하고 그 장래의 유용성이나 신장도를 평가하여 자격제도상의 상위자격으로 승진시키는 것이다.

(2) 속업무기준

업무, 즉, 종업원에 할당된 직무내용과 책임에 의하여 이것을 수행하는 종업원신분과는 관계없이 승진제도를 구성하는 것이다.

① 역진승진 : 역진이란 조직구조의 편성과 조직운영의 원리에 의해 설치된 것으로써 조직단위별로 소속구성원을 효율적으로 지휘, 통제하기 위한 조직의 장, 즉 주임, 계장, 차장, 부장 등이 그 명칭이다.

② 직위승진 : 이는 직무 중심적 능력주의에 입각한 제도로서 직무의 분석과 평가에 의한 직무의 계층적 직위관리체계가 확립되어 있는 상태 하에서 직무자격요건에 적합한 자를 승진시키는 방법이다.

(3) 기타 승진형태

① 대용승진(준 승진) : 마땅한 담당직책이 없을 경우 인사체증과 사기 저하를 방지하기 위해 직무내용상 실직적 변화 없이 직위명칭 또는 자격호칭 등 형식적 승진을 시키는 경우가 이에 해당된다.

② O.C.승진 : 조직변화 승진제도로서 승진대상에 비해 직위가 부족한 경우 조직변화를 통한 직위계층을 늘려 종업원에게 승진의 기회를 확대시키는 방법이다.

## 2.6.4 전직관리

### 2.6.4.1 전직관리의 의의

전직은 수평적인 이동으로서 책임과 신분, 그리고 기술과 보상에 있어서 현재의 직무와 대등한 직무로 옮겨가는 것을 말한다. 조직성과의 관점에서 볼 때 병원내의 각 부서는 성과달성에 필요한 정원 구성으로 인력상이 균형을 이루어야 한다. 그리고 조직 구성원의 관점에서는 직무와 직원 사이에 석합관계가 이루어지고 직원의 직무만족을 기할 수 있지만 반면에 전직이 직원이 자율적인 의사결정에 반했을 때 인하여 발생되는 문제도 인사 관리상 고려해야 할 사항이다.

### 2.6.4.2 전직의 목표

① 병원조직의 인력안정을 기하는 것이다. 병원은 여러 가지의 상황변화에 적응해 나가야 되고, 그 과정에서 지역이나 부서간의 인력조정이 필요해진다.

② 인사관리의 적재적소원칙을 적용하는 것이다.

③ 다양한 직무경험과 기술의 습득을 통하여 유능한 인력을 양성하는 것이다.

### 2.6.4.3 전직의 형태

전직에는 그 목적에 따라 생산전직, 대체전직, 다능전직, 교대전직, 순환

전직, 개선전직 등의 현태가 있을 수 있으며 이들 전직 형태는 상호배반적이 아니라 상호간에 다목적의 성격을 지니고 있다. 다시말해서 생산전직은 경우에 따라 대체전직의 성격을 지니면서도 다능전직과 개선전직의 성격도 지닐 수 있다. 이들 배치전환에는 한 가지의 주어진 목적뿐만 아니라 인력안정과 훈련, 그리고 적재적소 배치 등 여러 가지의 다양한 목적이 복합적으로 작용하는 경우가 많이 있다.

### 2.6.5 휴직과 이직관리

#### 2.6.5.1 휴직

휴직은 일시적 또는 일정기간 동안의 고용단절을 뜻하는 것이다. 휴직사유는 질병, 유아, 유학 등의 개인적 사유와 병역법, 전시동원법 등에 응소해야 할 경우의 공적 사유, 그리고 병원의 조업중단에 따른 휴업, 조업단축 또는 경영상 문제로 인한 인력구조조정에 따른 일시휴직 등이 있다.

#### 2.6.5.2 이직

이직은 고용관계의 영구적인 단절을 의미하여 사직과 퇴직, 그리고 해고의 여러 형태를 포함한다. 사직은 직원 자신이 자발적인 의사에 의하여 고용관계를 단절하는 것을 뜻한다. 퇴직은 정년에 의하여 직장을 떠나는 것을 의미한다. 해고는 징계조치로서 병원이 직원과의 고용관계를 단절하는 것을 말한다.

일반적으로 이직은 여러 가지 복합적인 이유로 인해 발생하게 되는데, 피고오스(Pigors)와 마이어스(Mayers)는 이직의 원인을 다음과 같이 설명하였다.

① 보다 나은 다른 직무를 찾아서

② 통근조건, 작업조건, 교대근무의 어려움 때문에

③ 다른 사원이나 동료들 때문에

④ 성취감을 얻지 못해

⑤ 집안사정, 학교복학, 결혼, 임신, 배우자 이동 등

### 2.6.6 사직과 해고관리

#### 2.6.6.1 사직

사직은 영구적인 고용관계의 단절로서 인사관리에 있어서 매우 다른 의의를 지니고 있다. 사직은 조직 구성원이 자발적으로 조직체를 떠나는 것이므로 이들의 특성과 사직이유는 인사관리에 매우 중요한 의미를 지니고 있다.

즉, 자기 의사에 의하여 사직하는 직원의 근무연수와 연령층, 그들의 능력과 성과수준, 직종과 직무, 근무부서, 그리고 새로 취직해 간 조직체 등은 현행 인사관리 시스템에 대하여 여러 가지의 증상을 노출해 줄 수 있다.

이와 같은 사직 직원에 대한 분석은 인사통계자료를 통하여 실시될 수 있으며 생산성과 사지조사결과, 그리고 고충처리 등 여러 가지의 다른 인사통계자료 및 지표와 더불어 현행 인사관리 시스템의 문제점을 파악할 수 있다.

#### 2.6.6.2 해고

해고 역시 사직과 마찬가지로 조직과 영구적이 고용관계의 단절로 인사관리에서 가장 고통스러운 결정 중의 하나이다. 일반적으로 병원은 해고시켜야 할 직원에 대하여 해고의 필요성은 알면서도 결단을 내리지 못하는 경우가 많이 있다.

그러나 해고결정을 내려야 하는 데도 불구하고 이를 미루고 있음으로써 많은 피해를 받게 되는 바 병원의 성과와 발전을 위해서는 해고결정도 적절히 활용하는 것이 바람직하다고 할 수 있다. 그러나 해고는 인사관리에 있어서 가장 중요한 결정의 하나인 만큼 매우 신중히 다루어야 한다.

### 2.6.7 교육 · 훈련관리

교육훈련이란 신규채용직원들이 직무에 배치된 후 그들이 자가가 지닌 자격과 능력을 주어진 직무환경에 적응시켜 맡은 바 직무를 효과적으로 수행할 수 있도록 하고, 또한 기존 직원들도 새로운 기술과 능력을 증진시켜 변화하는 환경에 능동적으로 대처하도록 하기 위한 하나의 학습행위를 말한다.

인사관리가 직원의 잠재적 능력을 개발하여 그것을 실현목표에 활용하기 위한 것이라면 인사관리의 한 영역인 교육훈련은 직원으로 하여금 담당직무에 대한 사고방식, 행동, 기술, 지식 및 적응성에 대한 적당한 습관을 습득케 함으로써 현재와 미래에 담당할 업무의 효과를 돕는 과정이다.

조직의 목적을 달성하기 위하여 조직이 필요로 하는 고용관리가 인사관리활동의 첫 단계로서 중용함에 틀림이 없으나 아무리 유능한 사람을 고용하였다 하더라도 그들이 근무하는 조직의 환경에 적응하지 못하고 수행해야 할 직무에 대한 지식과 기술이 습득되지 않는다면 조직의 목적을 효과적으로 달성할 수 없다. 따라서 전문적 능력을 유지하기 위해서는 변화된 지식이나 기술을 수용하고 유지하는 노력이 필요하게 되는 바 이를 가능케 하는 교육훈련의 활동 또한 중요한 것이다.

### 2.6.7.1 교육훈련의 의의

① 추구하는 목표가 무엇이냐에 따라 차이점을 발견할 수 있다.
- 훈련 : 특정기업의 특정직무수행에 도움을 주기 위한 것
- 교육 : 인간으로서 할 수 있는 다양한 역할의 습득과 함양에 치중

② 기대되는 결과가 무엇인가 하는 측면에서 훈련과 교육은 구분된다.
- 훈련 : 특정한 행동결과를 기대
- 교육 : 반드시 그렇지 않음

③ 개발은 훈련과 교육을 종합한 성격을 지니고 있다. 기업의 경우 경영관리자는 훈련과 교육 양자를 동시에 필요로 하기 때문이다.

### 2.6.7.2 교육훈련의 목적

교육훈련을 통하여 지식과 기술을 향상시켜 조직의 입장에서는 능률 향상과 인재육성을 하고, 직원의 입장에서는 자기개발을 통한 인간완성과 생활향상을 꾀하여 결국 조직의 유지발전을 도모하고자 하는 것이 교육훈련의 목적이다. 이와 같은 교육훈련의 목적을 요약하면 다음과 같다.

① 의료행위에 관련된 새로운 지식과 기술을 전달함으로써 유능한 인재를 육성하고, 인재육성을 통하여 조직의 기술을 축적한다.

② 의사소통의 원활화를 통하여 직원들이 서로 화합하고 협력하는 조직 풍토를 확보한다.

③ 직원들의 자기발전 욕구를 충족시키고 또 능력개발을 통해 그들의 성취동기를 육성한다.

④ 직원의 욕구불만을 해소하고 결근이나 이직 등의 소식에 유해한 사태의 발생을 방지한다.

⑤ 새로운 교육을 통해 급변해가는 내·외 환경에 적응을 가능하게 한다.

### 2.6.7.3 교육 훈련 관리의 과정

병원에서 교육훈련을 체계적으로 관리하여 그 목표를 달성하는 데 도움이 되도록 [그림 4-2]과 같은 하나의 간단한 모형을 구상해 볼 수 있다.

▌그림 4-2 ▌ 교육훈련의 과정 모형

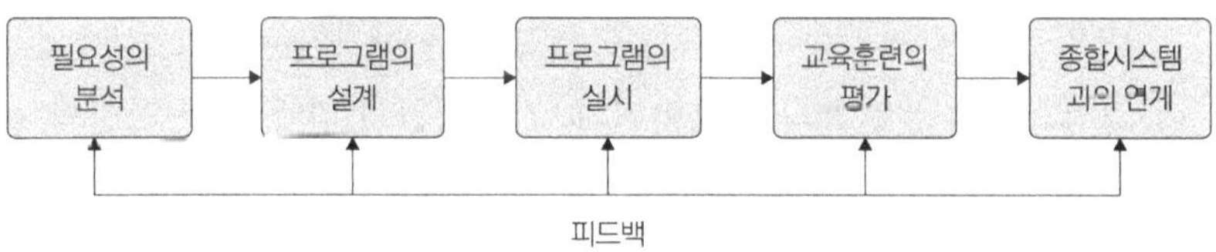


### 2.6.7.4 교육훈련 프로그램 설계 및 실시

#### (1) 대상에 의한 분류

① 신입자 교육훈련

- 입직훈련 : 입사 후의 지도로서 신입자에 대하여 회사에서 지켜야 할 규칙과 회사의 내용에 대하여 개괄적으로 해설하는 동시에 실제로 현장을 안내함으로써 직장에 숙달하도록 하는 과정이다.
- 기후훈련 : 집단적으로 실시하는 것이 보통이며 회사의 연혁 및 방침, 조직의 기구와 기능, 급여제도, 직무수행의 방법과 요령, 기타 기초적 지식과 기술을 강의, 토의, 견학 등의 방법에 의하여 실시한다.

- 실무훈련 : 기초훈련이 끝나면 각자가 담당할 직무를 중심으로 한 실지지도 즉, 직장 훈련을 받게 된다.

② 현직자 교육훈련에는 일선종업원 훈련, 감독자 훈련, 관리자 훈련, 경영자 훈련 등이 포함된다.

(2) 장소에 의한 분류

① 직장훈련(O.J.T.) : 감독자가 직접 일하는 과정에서 부하종업원을 개별적으로 실무 또는 기증에 관하여 훈련시키는 것이다. 장점은 모든 것이 현실적이며, 훈련과 생산이 직결되어 경제적이고, 교실로 이돌할 필요가 없다. 단점은 지도자나 환경이 반드시 훈련에 적합할 수 없고, 작업수행에 지장을 주며, 원재료의 낭비를 가져온다.

② 직장 외 훈련(Off. J.T.) : 직장에서의 실무 또는 작업을 떠나서 전문적으로 실시하는 훈련으로서 보통 단체적으로 행한다. 장점은 많은 종업원에게 통일적인 훈련을 할 수 있고, 전문적인 지도자 밑에서 종업원은 훈련에 전념할 수 있다. 또한 단점은 참가자는 서로 경쟁의식을 가짐으로써 훈련효과가 높아진다. 작업시간의 감소, 훈련시설의 설치 등으로 경제적 부담이 커진다. 중소기업에서는 사실상 실시하기 어려운 훈련방법이다.

(3) 내용에 의한 분류

① 기능교육 : O.J.T.가 대부분이다.

② 노동교육 : 노동조합 측에서 실시한다.

③ 교양교육 : Off. J.T.가 대부분이다.

### 2.6.7.5 교육훈련의 평가

(1) 평가방법

요더(D. Yoder)의 기준 : 요더는 훈련평가를 일반적 기준에 관련하여 다음의 세 가지를 강중하고 있다.

- 훈련전후의 비교 : 이는 피 훈련자의 훈련받기 전과 후의 행동변화 또는 성과의 변화를 측정하거나 평가한다.

- 통제그룹 : 피 훈련자들을 비 훈련자와 비교하여, 그룹으로서 비교 · 평가한다.
- 평가기준의 설정 : 작업훈련의 평가에서는 생산량 및 속도가 중요한 기준이라는 것이 그 일예이다.
- 로쉬(C.H. Lawshe)의 기쥬 : 루쉬 교수는 그와 같은 평가기준으로서 생산량, 단위 생산 소요시간, 훈련 실시기간, 불량 및 파손자재 소모, 품질, 사기 결근 · 고충 · 퇴직 · 재해율 · 일반관리 및 관리자부담 등의 8개 항목을 열거하고 있다.

(2) 평가단계

① 제1단계 : 훈련 및 개발 프로그램에 대한 반응측정

② 제2단계 : 훈련 및 개발 프로그램을 통한 학습의 효과를 측정

③ 제3단계 : 훈련 및 개발 프로그램을 통한 작업상의 행동변화에 대한 측정

④ 제4단계 : 교육훈련을 통하여 경영성과에 구체적으로 어떠한 직접적인 결과를 가져 왔는가를 측정한다.

**보고가세요**

**솔개의 장수 비결**

솔개는 가장 장수하는 조류로 알려져 있다. 솔개는 최고 약 70세의 수명을 누릴 수 있는데 이렇게 장수하려면 약 40세가 되었을 때 매우 고통스럽고 중요한 결심을 해야만 한다.

솔개는 약 40세가 되면 발톱이 노화하여 사냥감을 그다지 효과적으로 잡아챌 수 없게 된다. 부리도 길게 자라고 구부러져 가슴에 닿을 정도가 되고, 깃털이 짙고 두껍게 자라 날개가 매우 무겁게 되어 하늘로 날아오르기가 나날이 힘들게 된다.

이즈음이 되면 솔개에게는 두 가지 선택이 있을 뿐이다. 그대로 죽을 날을 기다리든가 아니면 약 반년에 걸친 매우 고통스런 갱생과정을 수행하는 것이다.

갱생의 길을 선택한 솔개는 먼저 산 정상부근으로 높이 날아올라 그 곳에 둥지를 짓고 머물며 고통스런 수행을 시작한다.

먼저 부리로 바위를 쪼아 부리가 깨지고 빠지게 만든다. 그러면 서서히 새로운 부리가 돋아나는 것이다. 그런 후 새로 돋은 부리로 발톱을 하나하나 뽑아낸다. 이리하여 약 반년이 지나 새 깃털이 돋아난 솔개는 완전히 새로운 모습으로 변신하게 된다.

그리고 다시 힘차게 하늘로 날아올라 30년의 수명을 더 누리게 되는 것이다.

– 매일경제 연재[우화경영>, 정광호 세광테크놀러지 대표의 글에서

## ■ 학습문제

1. 병원인사관리의 의의와 특성에 대해 설명하시오.
2. 직무분석과 직무평가에 대해 설명하시오.
3. 직무기술서와 직무명세서에 대해 설명하시오.
4. 인사고과의 의의와 목적에 대해 설명하시오.
5. 임금체계의 유형에 대해 설명하시오.

## ■ 관련 웹 사이트 찾아보기

1. http://www.kahrm.or.kr 한국인적자원관리학회
2. http://www.humanrisk.co.kr 한국인적자원위기관리연구소.
3. http://www.khrs.co.kr 한국인재전략연구원
4. http://www.krdkorea.or.kr 한국산업인력공단
5. http://www.keisor.kr 한국고용정보원
6. http://www.hrd.go.kr 직업훈련정보망

## ■ 참고문헌

김재수, 김영훈, 안태현, 병원인사관리. 수문사, 1998

신쌍식. 인사·노무관리의 모든 것. 청림출판, 2000

유기현. 인적자원관리론. 무역경영사, 2000

이학종. 인적자원관리. 세경사, 1995

조병린. 체험인사관리실무. 한국인사관리협회, 1995

최종태. 현대인사관리론. 박영사, 1981

# CHAPTER 5

# 병원노무관리

1. 개 요
2. 노사관계
3. 병원조직의 노사관계
4. 효율적 노무관리를 위한 현안
5. 임금관리의 유연성
6. 일하고 싶은 직장 만들기

# 1 개 요

## 1.1 정의

노무관리는 넓은 의미에서 보면, 조직이 지향하는 목표를 달성하기 위해 인적자원을 모집하고 보상하며 유지하는 일련의 과정에 환경요인을 효과적으로 반영함으로써 조직의 능력을 극대화할 수 있도록 조직·지휘·조정·통제하는 관리체계로 정의되는 인사관리와 거의 같은 뜻을 지닌다는 면에서 요즘은 인사노무관리로 통칭하여 사용되고 있다.

그러나 좁은 의미로 구분할 때 노무관리는 조직 구성원이 지니고 있는 핵심 역량을 장기적으로 유지시킬 뿐 아니라, 확대시켜 궁극적으로는 생산성을 제고하기 위해 경영자가 구사하는 모든 정책을 의미한다고 할 수 있다.

따라서 노무관리는 조직이 인적자원을 관리하기 위한 제도의 종류와 방법의 도입에 중점을 두기보다는, 내부고객의 만족도와 생산성에 영향을 미칠 수 있는 현안을 구체적으로는 노사관계를 중심으로 한 노동조건을 파악하는 동시에, 앞으로 발생할 것으로 우려되는 잠재적 문제점을 규명하여, 그에 관한 합리적 대안을 강구하는 데 조직의 관리 능력을 집중하는 경영기법으로 정의할 수 있다.

## 1.2 노무관리와 노사관계

### 1.2.1 관리대상

노무관리와 노사관계도 같은 의미로 통칭되는 경우가 있으나, 전술한 바와 같이 노무관리는 생산 및 경영관리과정에 있어서 경영자가 지휘·명령·통제 등의 기능을 통하여 근로자의 근로조건을 관리한다는 면에서 수직적 노동관리라고도 한다.

이와 달리 노사관계는 수평적 노동관리라고 하는데, 그 이유는 사용자와 노동조합이 대등한 위치에서 산업 민주주의 또는 경영민주화 달성을 목표로,

조직을 경영하기 위한 여러 근로조건에 관한 노사 상호간의 협력과 대립 관계를 대상으로 하기 때문이다.

또한 노무관리는 조직의 지휘·명령 체계를 통한 조직의 능률과 생산성 제고를 목표로 하기 때문에 직무 능률과 성과를 우선하는 직무 중심의 협력을 중요하게 생각한다.

반면에 노사관계는 노동조합이나 근로자 집단이 경영자의 지휘·명령 체계에 속하지 않는 존재로써의 지위를 인정하는 법률에 의해, 임금 및 작업환경 등 노동조건을 상용자와 대등한 관계에서 공동으로 결정하는 과정에서 나타나는 다원적 갈등을 해결하고자 하는 이해관계 중심의 협력을 중요하게 다루게 된다.

[표 5-1]에 정리된 바와 같이 노무관리와 노사관계는 관리하고자 하는 대상 뿐 아니라, 그 목적과 수단에서도 차이를 보이고 있다.

**표 5-1** 노무관리와 노사관계의 차이

| 구분 \ 유형 | 노무관리 | 노사관계 |
|---|---|---|
| 대상 | 개별적 노동관계 | 집단적 노동관계 |
| 영역 | 지휘•감독 기능을 통한 경쟁 우위 확보 및 작업환경 개선 | 대등한 입장의 노사관계를 통한 사업장의 산업 민주주의, 경영민주화 |
| 목표 | 생산성 향상 | 산업평화(노사 공존•공영) |
| 수단 | 효율성, 능률성, 계층관계, 상하관계, 경영권 | 민주성, 협상력, 대등관계, 이해관계, 노동권 |
| 주체와 객체 | 주체 : 경영자, 객체 : 근로자 | 주체 : 경영자, 주체 : 근로자 |
| 관계 | 수직적 관계 | 수평적 관계 |
| 관심 | 생산 : 직무 중심의 협력 | 분배; 이해관계 중심의 협력 |

자료 : 대한병원행정관리자협회. 병원인사관리(장기연수과정 교재)에서 인용하여 일부 수정함.

### 1.2.2 노사관계의 등장

산업화를 기반으로 발전하기 시작한 자본주의 경제체제는 자본과 노동이라는 두 가지 수단의 결합을 통하여 경제가치가 생산된다는 이념을 전제로 하는 것이며, 소유권 절대의 원칙, 계약자유의 원칙, 과실 책임의 원칙 등 3가지를 원리로 하는 시민법의 적용을 받았다.

이 시민법은 인격·자유·평등·정신을 구현하는 수단으로 제정되었으나, 자본주의가 발전하는 과정에서는 근로자의 입장에서 이런 원칙을 노동현장에 실제로 적용하고자 하는 노력보다는 조직 구성원의 능률과 성과 달성을 목표로 하는 직무 중심의 협력관계를 유지 발전시키기 위한 관리기법들이 등장하게 되었다.

뿐만 아니라 현실적으로는 자본을 소유하고 있는 사용자와 노동력을 제공하는 근로자 사이의 경제적·사회적 지위가 다르기 때문에 지휘와 감독의 대상인 근로자의 권익은 일방적으로 침해당하기 일쑤였으며, 이상적인 시민법 정신의 보장은 구호로만 존재하는 상황이 되었다.

이에 따라 근로자들은 스스로의 권인보호를 위해 집단화하게 되고, 사용자와 심각한 갈등이 유발되는 사회현상이 나타나게 되었다.

이런 사회적 갈등구조를 자본주의 체제를 유지하는 동시에 발전적으로 풀어 나가기 위해 국가가 근로관계를 규명하고, 근로자의 인간다운 삶의 보장과 노동권을 보장하기 위해 특별법인 노동법을 제정함으로써 집단적 노사관계가 노무관리에 있어 아주 중요한 경영 현안의 하나로 부상하게 되었다.

### 1.2.3 노사관계의 중요성

현대 사회에서 노사관계문제는 종업원의 개인의 발전에 심각한 영향을 줄뿐 만 아니라 병원의 생산성과 효율성, 나아가 사회 전체의 안정 및 발전과도 직결되는 문제라는 점에서 그 중요성이 매우 크다. 만약 병원장이 노사간 갈증상태에서 병원경영활동을 열심히 수행하지 않는다면, 협력적인 노사관계를 형성한 다른 병원에 뒤지게 될 것이다. 일반적으로 노사관계는 다음과 같은 중요성을 가지고 있다.

첫째, 병원의 경영환경으로서 종업원 및 노동조합과 관련된 환경은 과거와 달리 병원경영에 매우 큰 영향력을 행사하는 요인으로 부각되고 있다.

예를 들어 국제노동기구(ILO : Intenational Labor Organization) 등을 중심으로 세계 모든 근로자의 권익을 보호하려는 노력이 전 세계적으로 전개되어 왔는데, 최근에는 세계경제의 새로운 질서를 형성하고자 하는 과정에서 근로자의 노동조건과 무역규제를 연계하는 움직임이 구체화되고 있다.

둘째, 노사관계는 병원경영 차원에서 뿐 만 아니라 작게는 근로자의 개인의 삶의 질로부터, 크게는 국가사회의 성장과 발전에 지대한 영향을 미친다. 예를 들어 서울의 한 대학병원이 노사관계가 악화되어 파국으로 치닫게 되면 노사 양 당사자는 물론 시민, 타 의료기관 등 관련된 많은 사람들에게 심리적 부담과 고통을 안겨주게 된다.

셋째, 노사관계에서 발생하는 문제해결을 통해 현대산업사회에서 발생하고 있는 근로자의 노동소외 또는 인간소외 현상을 해결하는데 실제적인 도움을 줄 수 있으며, 더 나아가 근로자들의 질적·양적 변화에 대해 대응해 나갈 수 있다.

최근 들어 경제적 풍요와 문화의식의 향상, 교육수준 및 의식수준의 향상으로 근로자들의 참여능력이 향상되고 경영활동에 주체적으로 참여하고 평등한 기회를 제공받으며 보다 나은 대우에 대한 관심이 커져 가고 있다.

넷째, 노사관계는 병원경쟁력, 나아가 국가경쟁력의 중요한 기반이 된다. 대립과 갈등 불안정한 노사관계하에는 경영혁신의 원활한 추진과 성공가능성을 높이는 등 병원경영 성공의 원동력이 된다. 아무리 경영진들의 새로운 경영혁신을 추진하려 할지라도 노조가 소극적이거나 오히려 방해를 한다는 경영혁신은 성공하기가 곤란하다.

## 1.3 노사관계 발전과정

노사관계는 18세기 중엽 산업혁명 이후 각국에서 공업화가 추진되는 과정에서 경제적 사회적 정치적 여건에 따라 각각 다르게 진전되었다.

### 1.3.1 전제적 노사관계

자본주의의 초기, 대체로 19세기 중반까지의 노사관계를 지칭한다. 이 시기는 근대적 노동조합이 성립하지 못하였고, 기업도 대부분 오너에 의한 소유경영 형태를 띠게 되었으며 전제적 성격이 강하게 나타났다. '자본과 노동'의 결합 형태였기에 필연적으로 명령과 절대적인 복종이 있을 뿐, 근로자의 권리는 전적으로 사용자의 권한이었다. 이를테면, 근로조건이 사용자의 일방적 의사에 의해 결정되었는데 근로시간의 경우, 14시간 내지 18시간이었다.

따라서 이러한 전제적 노사관계는 근로자들로부터 저항을 불러일으켰다.

### 1.3.2 온정적 노사관계

19세기 초에서 20세기 초 사이에 존재하던 노사관계 형태로서, 전제적 노사관계가 근로자들의 저항으로 근로자 비협조, 생산성 저하 등 부정적 요인이 발생함에 따라 사용자가 가부장적 온정주의에 입각하여 노동자에게 시혜적으로 복리후생을 제공하던 양상을 말한다.

사용자들은 봉건주의 영주가 영내 주민을 다스리던 온정주의에 입각하여 복리후생제도와 시설을 제공하고 노동자는 이와 같이 사용자가 베푸는 은혜에 보답하는 형식으로 노사관계가 유지되었는데, 19세기 초 영국의 사회주의자이자 산업자본가였던 로봇트 오웬(R. Owen)에서 비롯되었다.

### 1.3.3 원화적 노사관계

주식회사 제도가 보급되고, 기업규모가 확대되고 관리의 합리화를 추구하던 1870년대에는 이르러서는 자본의 집중에 의한 경영과 자본의 분리현상도 나타난다. 노동측면에 있어서는 직업별 노동조합이 나타나고 고용의 정착, 전문화, 숙련의 객관화 내지 사회화가 실현되고 근대적인 노동시장이 형성되면서 과거의 자본가의 일반적 지배가 어느 정도 제약당하게 되었다. 그러나 아직까지는 노동의 조직력이 자본과 대등한 지위에 이르지는 못하였다.

약간의 합리주의에 종래의 온정적 관리가 함께 공존하는 형태로서 횡단적인 직업별 노동조합(craft union) 혹은 초기공장위원회 등 노동의 조직력이 자본의 전제를 완화시키는 정도에 그쳤다.

### 1.3.4 민주적 노사관계

1930년대의 대공항 이후, 노동과 자본 그리고 기술에 있어 많은 변화가 일어났다. 자본의 집중과 독점화 현상의 가속화로 기업규모가 확대되면서 소유와 경영이 분리되고 전문경영자가 대두되었으며 노동자는 자동화 추진으로 미숙련 근로자, 여성근로자가 대량으로 노동시장에 진출함으로써 노동조합은 직업별 조직에서 산업별 조직으로 발전하였다. 이러한 경제적 사회적 여건에 따라 새로운 노동관계법이 제정되고 비로소 노사가 사회적 지위를 인정받게 되었고 산업 민주주의의 이념이 담긴 민주적 노사관계가 형성된다.

위 발전과정을 토대로 노사관계 발달과정을 다음과 같이 세대별 발전단계로 구분할 수도 있다. 대립과 투쟁의 관계에서 상호 대등한 관계로, 나아가 조식의 성과 달성과 사회의 공동번영을 지향하는 단계로서 발전단계를 나타내고 있다.

▌그림 5-1 ▌ 노사관계의 발전단계

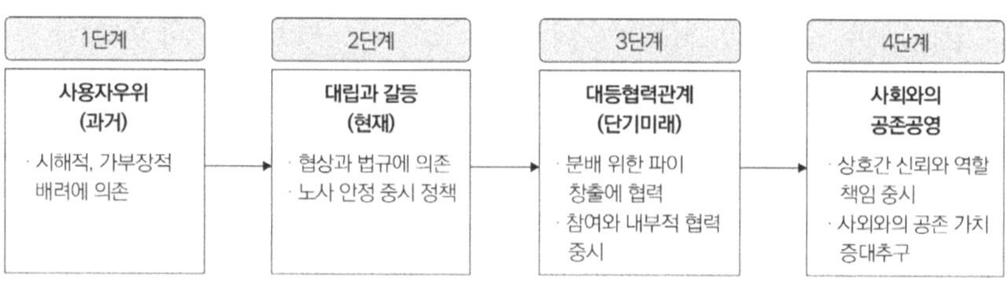


## 1.4 경영패러다임(Paradigm)의 변화

어느 시대 어떤 조직체를 막론하고 변화하는 환경에 적응하면서 생존과 발전을 위해 노력한 결과로 인하여, 정보화되고 첨단화된 현대사회로 발전하게 된 사실은 어느 누구도 부인하지 못할 것이다. 그러나 현재 우리 주위에서 일상적으로 나타나는 변화의 속도는 과거 몇 년 전에는 상상도 못할 정도로 빨라져 무섭게 소용돌이치고 있으며 지금까지 쌓아온 노력과 업적이 아무리 출중했다고 해도 그렇게 빠른 변화에 신속하고 적절하게 대응하지 못하면, 어떤 개인이나 조직체를 막론하고 낙오하거나 소멸될 수밖에 없는 환경에 처하게 되었다. 이러한 환경을 극복하고, 변화를 주도하는 성공적인 기업을 경영하기 위해서 새롭게 대두되고 있는 경영원리(paradigm)는 3P로 요약하여 설명될 수 있다.

첫째, 조직의 목적의식(purpose)을 새롭게 하는 것이다. 즉, 변화하는 환경에 따라 조직의 대응방안을 강구해야 할 때, 전략목표나 재무이익보다는 조직의 비전을 재정립하거나, 새로운 조직문화를 창출하는 데 역량을 쏟는 것이다. 이러한 조류에 따라 최근에 대형 병원을 중심으로 새로운 비전을 설정하고 이를 외부에 알리는 행사가 개최된 바 있다.

둘째, 원리는 조직구조의 재구성이나 변화보다는 업무를 효과적으로수행할 수 있는 절차(process)를 강조하는 것이다. 조직을 정체된 역할구조 또는 계층구조로 파악하는 것이 아니라, 역동적으로 업무를 수행하는 집합체로 보기 때문에 조직의 성과를 증대시키는 수단으로 업무혁신(BPR ;Business Process Re-engineering)을 중요한 수단으로 삼는 것이다. 이러한 원리에 따라 요즘 병원들은 CQI, 6 sigma 등의 개선 활동을 통하여, 의료를 포함한 전반적인 업무의 질을 향상시키는 데 많은 관심과 노력을 집중하고 있다.

셋째, 조직을 경영하는 데 가장 중요한 자원인 구성원(people)에 대한 관심이다. 인적자원은 조직의 목표 달성을 위해서 지시하고 통제해야 할 대상이 아니라 조직경영에 있어 가장 중요한 자원이므로, 구성원의 능력을 개발하고 창의력을 제고시킬 수 있는 시스템을 구축하는 것이 모든 조직이 시급히 해결해야 하는 가장 중요한 경영 현안이라고 할 수 있다. 특히, 자원과 기술집약적 산업인 의료는 노동집약적 특성도 지니고 있어, 인건비 비중이 높을 수밖에 없으므로, 인건비를 상회하는 생산성을 창출하기 위해서는 다른 기업보다 더 효과적인 인적자원관리체계의 구축과 구성원에 관한 인간적 관심을 바탕으로 한 확고한 경영이념을 정책으로 반영해야 하는 과제가 있다.

## 1.5 인적자원 관리제도의 변화

경영이념과 환경의 변화에 따라 조직이 인적자원을 관리하는 인사제도도 여러 측면에서 변경되는 추세이다. 최근에 인적자원관리제도 중에서 가장 큰 변화를 보인 것은 다운사이징과 같은 조직의 규모를 축소하기 위한 노력뿐 아니라, 정형화되어 있고, 위계질서를 중시하며, 내부지향적이었던 조직구조를 수평적이고 개방적이며 네트워크화 된 조직으로 바꾸려는 움직임이라고 할 수 있다.

즉, 대다수의 기업과 조직에서 도입하고 있던 직위와 직책 중심의 관료제가 신속한 의사결정을 위해 결재계층을 대폭 축소한 팀제로 급격하게 대체되는 경향을 보이고 있으며, 병원계도 이 제도를 도입한 조직이 다수 나타났으며, 아직 도입하지 않은 조직도 많은 관심을 보이고 있다.

인적자원을 관리하는 방법도 평생직장을 보장하는 차원에서 전체 인력을 확보하고 유지하던 방법에서 벗어나 핵심역량을 지닌 인적자원의 확보와 유지에 큰 관심을 두는 반면에, 일반적 기능을 지닌 인적자원은 유연성을 최우선하는 고용정책이 널리 도입되고 있다. 조직구조와 인적자원관리방법이 바뀌게 되면 평가하는 방법과 대상 및 보상체계는 필연적으로 바뀌게 된다. 지금가지 주종을 이루던 하향식 평가방법보다는 다면평가 방식의 도입을 서두르는 상황이고, 평가기준은 실적 뿐 아니라 가능성(능력)에 초점을 두는 조직이 늘어나고 있으며, 복리후생 차원에서 평등주의를 근간으로 했던 보상체계도 성과를 중시하는 공평원칙을 적용하려는 경향이 뚜렷하게 나타나고 있다.

이와 같은 여러 가지 변화에 따라 인적 자원관리도 임금인상과 근로조건의개선과 같은 집단적 이해관계를 대상으로 하는 노사관계에 치중하기보다는 성과를 배분하고 고용가치 증대에 관심을 기울여 주기를 요구하는 개별주의 성향이 구성원 사이에 급속하게 확산되는 현상을 보이고 있다.

이러한 변화는 민주화 선언 이후 집단적 노사관계에 치우쳤던 인적자원관리가 개별적 노동관계에도 관심을 기울이게 하는 요인이 되었으며, 이로 인하여 노무관리는 노사관계를 중심으로 인적자원과 관련된 여러 현안에 대한 대처방안을 강구하는 포괄적 내용으로 이해하는 것이 바람직하다는 인식이 강조되고 있다.

# 2 노사관계

## 2.1 노사관계의 본질

노사관계는 서로의 이해를 달리하는 당사자가 존재한다는 현실에서 출발하는 것이므로 일방적이거나 단편적인 차원에서 이해하고자 할 것이 아니라, 다음에 기술된 내용과 같은 이율배반적인 입장을 조화할 수 있는 방안을 도출하는 것이 중요한 과제라고 할 수 있다.

### 2.1.1 협력적 관계와 대립적 관계

노사관계가 갖는 가장 중요한 본질 주의 하나는 협조적 관계와 대립적 관계가 동시에 성립되는 것이라고 할 수 있는데, 이를 노사관계의 이중성이라고 한다.

즉, 1차로는 경영자와 구성원 사이에 성립되는 관계를 말하는 것으로, 이 관계는 서로 협력과 친화 및 우호를 바탕으로 성립된다고 할 수 있다. 두 번째는 경영자와 노동조합간의 관계인데, 대등한 입장에 서있는 두 집단이 임금 및 근로조건의 유지·개선에 관한 서로의 이해관계가 일치하지 않는 경우가 많이 발생하게 되므로, 결과적으로는 상호 대립되는 관계가 될 가능성이 높다는 것을 말한다.

### 2.1.2 경제관계와 사회관계

노사관계는 기본적으로 사용자와 노동자, 노동조합이 가기 추구하는 경제적 목적을 달성하는 과정에서 양 당사자 간에 필연적으로 나타나게 되는 경제적 이해관계를 조정하는 과정을 수행할 때 경제관계가 설정되는 것이며, 다른 한편으로는 구성원들이 직무를 수행하기 위해서 집단으로 생활하면서 발생하게 되는 갈등을 최소화하는 동시에 동기 부여하는 인간관계가 중요하게 되는데, 이 관계에 따라 나타나는 결과가 사회적으로 큰 영향을 끼치게 되므로 이것을 사회관계라 하는 것이다.

### 2.1.3 개별적 관계와 집단적 관계

사용자와 근로자가 개별로 맺은 고용계약에 따라 나타나는 것을 개별적 관계라 하며, 집단적 근로계약인 단체협약을 근거로 하여 노동조합과 경영자가 마주하게 되는 것을 집단적 관계라 한다.

### 2.1.4 종속관계와 대등관계

재화를 생산하는 과정에 투입되는 근로자는 종업원으로서 경영자의 지휘·명령을 받기 때문에 이해당사자 사이에 종속관계가 생성되는 반면에, 노동력을 제공하는 주체로서의 노동자는 노동조합을 결성하고, 대표자를 통하여 사용자측과 대등한 입장에서 집단적 근로조건을 결정하거나 운영방법을 협상할 수 있는 대등관계도 갖고 있다고 할 수 있다.

**쉬어가세요**

■ **공생(共生)의 노사관계**

전략적 노사관계의 초점이 무엇이든 노사 양측의 유기적 결합으로 시너지를 극대함으로써 노사공히 윈-윈(win-win)하는 포지티브 섬(positive sum) 게임이 되어야 한다. 이는 생태학적으로 공생(共生)관계에 해당하는 환경이 복잡해질수록 경쟁에 승리하는 핵심 패러다임이다. 따라서 눈앞의 이해관계에 급급하기보다는 노사가 운명공동체라는 인식하에 장기적 목표의식을 공유하는 일이 무엇보다도 우선되어야 한다. 악어와 악어새 관계처럼……

## 2.2 협력적 노사관계를 위한 선행조건

### 2.2.1 사회적 협약도출

협력적 노사관계로 나아가기 위해서는 한 마디로 노사관계를 근본적으로 개혁하여야 한다. 낡은 대립·갈등의 패러다임을 참여·협력의 패러다임으로 바꾸는 작업이 필요하다.

패러다임의 변화는 당사자의 의식과 관행의 변화만으로는 불가능하다. 이에 노사 당사자의 파트너십뿐만 아니라 이들을 둘러싼 사회적 합의를 통한 공감대 형성이 필요하고, 이를 구체화할 수 있는 적합한 룰, 제도와 법이 필요하다.

▌그림 5-2▐ 협의적 노사관계 구축 모델

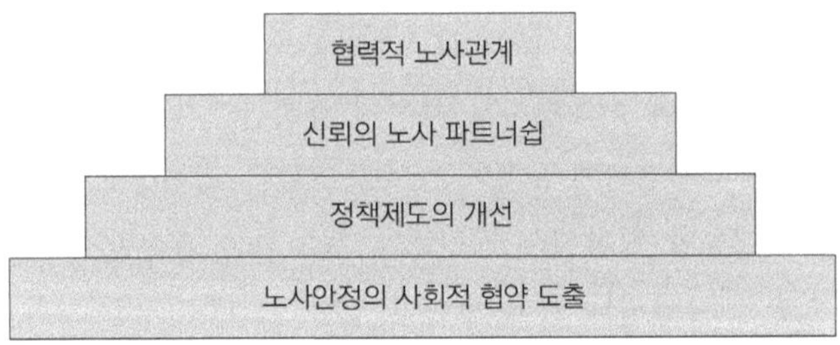


미국, 영국, 독일, 스웨덴, 일본 등의 선진국에서는 노사갈등은 충분히 발생할 수 있는 것이나 그것이 어떤 질서 있는 제도의 틀 내에서 타협될 수 있다는 상당한 수준의 사회적 협약이 이루어져 있다. 즉, 노사 간의 불평등은 너무나 심각한 상황이라 자본주의가 사회주의 체제로 전환되지 않으면 해결될 수 없다는 마르크스적 시각과 달리 체제 내에서 상당한 타협과 조정이 가능하다고 파악한 것이다.

그러나 우리나라의 경우는 노사갈등 해결과 노사 안정과 발전을 위한 사회적 합의가 미진한 실정이다. 역사적으로 보면 국내의 노사관계 제도는 앞에 언급한 전제 조건들에서 모든 문제점을 드러내고있다. 과거 개발독재 시절에는 노동세력에 대한 탄압으로 노사갈등의 해결방안의 모색 자체가 힘든 상황이었으며, 이후 노동법 개정과 노·사·정 합의 도출의 노력이 있었지만 모두 한국적 특수성이나 기초 토양을 무시한 채 행해져 노사갈등 해소를 위한 장기적 해결 노력이 시급하다. 이러한 노력의 첫걸음은 사회적 협의 도출로부터 시작하여야 한다.

국가경제 동력의 당사자로서 노사관계의 안정이 국가경쟁력과 직결된다는 노·사·정의 인식 공유가 매우 중요함을 의미한다. 그럼에도 불고하고 현재 우리나라의 노·사·정 당사자들은 이러한 공감대가 충분하게 형성되어 있지 않는 것이 문제이다.

사회적 협의는 국가경쟁력 강화와 관련하여 두 가지 중요한 긍정적 역할을 한다(이원덕, 2003).

우선 소극적 측면에서 볼때, 사회적 협의는 국가경쟁력을 둘러싼 불확실성을 감소시키는 역할을 한다. 즉, 노·사·정 등 주요 관계 주체가 자신을 둘러싼 환경의 불확실성 자체를 제거하지는 못한나 할지라도 협의를 통해 서로가 취할 수 있는 선택을 조정하여 그 결과에 대한 예측 가능성을 높일 수 있는 것이다.

두 번째로 적극적 측면에서 볼 때, 사회적 협의는 노·사·정으로 하여금 국가경쟁력 향상을 위한 현실적 차선책을 마련하도록 한다. 노·사·정 주체는 자신의 이해를 관철하는데 가장 유리한 국가경쟁력 방안을 마련하기 위해 경쟁하게 되지만 한 주체에게 최선인 방안은 다른 경쟁자에게 최선이 되기 어렵다. 따라서 사회적 협의의 과정은 노·사·정이 자신의 이해를 사회적 이해에서 재평가하면서 각 주체에게는 차선이지만 성호 공감하는 방안을 모색하고 변화하는 환경 속에서 유연하게 실행할 수 있도록 한다.

### 2.2.2 정책과 제도의 개선

한 사회의 유지와 발전에는 크게 보아 국가, 시장, 시민사회의 세 가지 영역이 중심축을 이루는데 노사관계는 이 세 영역 모두에 걸쳐 있는 복합적 성격을 띤다. 노사관계는 계급·계급적 기반에 있는 노동자들의 집단적·사회적 문제라는 차원에서 시민사회(civil society)의 문제이다. 특히 노동자들의 의식과 관행은 번번히 사회적으로 형성된다고 한다. 아울러 노사관계는 시장 영역에 속하기도 한다. 노동시장에서 사용자의 근로자의 관계로 맺어지는 행위가 노사관계의 기반이 된다. 그러나 무엇보다도 노사관계는 인한 국가경쟁력 저하는 한 국가의 발전을 가로막는 주요 원인이 되기 때문이다.

그러나 노사 간의 갈등을 해소하는 데 있어 국가의 역할의 지나친 확대나 개입이 증가하는 것은 바람직하지 않다. 우리도 국가정부의 지나친 개입과 과도한 공권력행사의 폐해로 인해 1987년 민주화 투쟁이 분출된 경험을 지니고 있다. 하지만 우리와 같이 시민사회가 충분히 성숙되어 있지 못한 상황에서는 여전히 시장 주체인 노사 양 당사자에게만 맡겨 놓을 수 없는 것이 사실이기도 하다.

즉, 국가정부는 적절한 정책과 합리적 제도개선을 통해 노와 사가 힘을 합치면 불합실한 환경하에서도 상생할 수 있고, 나아가 국가경쟁력 제고에 이바지할 수 있는 인프라를 만들어 나가는 것이 중요하다.

이 과정에서 정부는 노사관계의 문제를 노사 당사자의 갈등을 봉합하는 데에만 치중하는 임기응변식 단기처방보다는 노사 당사자들이 자기 책힘하에 타협하고 협력할 수 있는 기반을 조성함과 동시에 노사갈등의 비용이 외부 관계자나 일반국민들에게 부정적 영향으로 미치지 않도록 하면서 장기적 노사관계를 안정화하는 방향으로 추진되어야 한다.

### 2.2.3 노사 파트너십 구축

노사 간 상호신뢰는 앞서 언급한 여러 요건들이 충족되었을 때 협력적 파트너십으로 구체화 할 수 있다. 따라서 노사가 상대방으로 하여금 무조건적인 신뢰를 강요한다고 해서 가능한 것은 아니다.

즉, 사회적 협의를 통한 공감대, 합리적 제도 이외에도 노사가 하나 되어 협력할 때 궁극적으로 각자에게 이득이 된다는 경험을 반복하여 확신으로 다가올 때 비로소 신뢰가 형성된다고 할 수 있다. 따라서 이는 오랜 시간을 수반할 수밖에 없다. 생태적(ecological) 관점에서 볼 때, 공생관계가 가장 바람직한 방안이다.

노사관계 역시 제로섬(zero-sum)이 아니고 공생의 포지티브섬(positive sum) 관계임을 인식할 때 신뢰가 형성된다. 분배적 측면을 지나치게 강조하면 이는 제로심 차원을 벗어나기 힘들다. 생산적 측면에서 노사가 협력할 때 이는 포지티브섬 차원으로 넘어가는 것이다. 물론 여기에서 전제조건이 되는 것은 노사협력의 산물인 생산성, 즉 파이에 대한 경영진의 투명성 공개이다. 노사협력을 통해 생산성을 신장시키고, 투명한 회계로 공정한 분배의 기본요건을 구비할 때 신뢰를 기초로 한 노사파트너십은 점점 강화된다.

## 2.3 21세기 발전적 노사관계

### 2.3.1 21세기 노사관계 글로벌 트렌드

1776년 증기기관 발명과 더불어 도래한 산업혁명 이래 20세기까지는 이른바 전통적 '대량생산방식'이 중요한 경쟁우위요소였다. 그러나 21세기 들어 더욱 가속화하고 있는 디지털 전반의 발달은 기존의 경쟁우위 요소와 전혀 다른 고능률 생산체제를 요구하고 있다(그림 5-3 참조).

이것을 가능하게 하는 것은 끊임없는 혁신(innovation)이며, 혁신만이 기업의 경쟁우위를 가능케 한다는 것을 의미한다. 그리고 이러한 혁신적 경영이

▌그림 5-3 ▌ 21세기 뉴 경영전략 패러다임

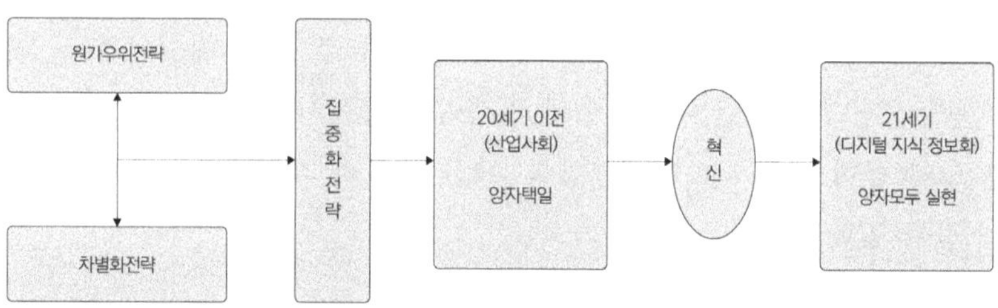

가능하기 위해서는 기존의 노사관계와는 사뭇 다른 새로운 노사관계의 정립이 필요하게 되었다. 주로 1980년대 이후 미국의 선진기업을 대상으로 할 때, 이들이 현재 새로운 노사관계를 어떻게 만들어 나아가고 있는지 확인하여 보자.

### 2.3.2 노사협력을 통한 경쟁력지향

21세기 노사관계의 글로벌 트렌드의 첫 번째 특징은 역시 노사협력이다.

노사협력을 기초로 하지 않는 채 무한경쟁 환경에서 경쟁우위를 갖추기는 불가능하다. 밀즈(D.Q.Mills)와 맥코믹(J. McCormick)도 노사관계는 주종관계단계, 사용자 지배단계, 노사대등관계, 경쟁력지향단계의 네 단계로 발전할 것이라 말 한 바 있다. [표 5-2]는 이러한 노사관계의 단계 중 특별히 노사대등 단계와 경쟁력지향 단계를 비교할 수 있도록 정리한 것이다.

**표 5-2 노사관계 행위의 세 수준**

| 내용 \ 노사관계 | 주종관계 | 사용자지배 | 노사대등 | 경쟁력지향 |
|---|---|---|---|---|
| 단체교섭의 역할 | 없음 | 없음 | 규칙설정<br>임금인상<br>근로자 권익보호 | 기업경쟁력유지<br>직장보호<br>개선 본보기 설정 |
| 노동조합조직 | 약함 | 초기 강함 | 강함 | 영향력 있는 소수 |
| 노동법의 역할 | 약함 | 사용자 권익보호 | 노조조직 직원 | 작업현장기준설정 |

자료 : D.Q.Mills & J. McCormick, 1985. p.11

그 분명한 차이점은 노사대등단계의 노사관계는 강력한 노동조합조직과 교섭력의 노사대등을 바탕으로 임금인상(분배)이 주 논의 대상이 되는 것이고, 반면 경쟁력지향 단계는 기업의 경쟁력을 강화시켜 파이(생산)를 키우기 위해 노사 공히 협력하는 미래지향적·생산 주의적 가치관이 주 논의 대상이 되는 것을 말한다.

### 2.3.3 노사관계의 축 이동

21세기 신노사관계의 두 번째 특징은 노사관계 중심축이 단체교섭으로부터 전략적 수준 및 작업현장 수준으로 이동한 것이다. 코칸(Kochan), 캇츠(Katz), 맥커시(McKersie)의 이름을 딴 'KKM 모형'에 의하면, 노사관계는 [표 5-3]과 같이 장기전략 및 정책결정 수준, 단체교섭 및 인사정책 수준, 그리고 작업현장 및 개인·조직관계 수준의 세 수준으로 이루어져 있다고 보고 있다.

▌표 5-3▐ 노사정 정책 비교

| 수준 | 사용자 | 노동조합 | 정부 |
|---|---|---|---|
| 장기전략 및 정책결정 | 사업전략<br>투자전략<br>인적자원전략 | 정치적전략<br>대표권전략<br>조직전략 | 거시경제정책<br>사회정책 |
| 단체교섭 및 인사정책 | 인사정책<br>교섭진략 | 단체교섭전략 | 노동법<br>노동행정 |
| 작업현장·개인·조직관계 | 감독유형<br>근로자 참여<br>직무설계<br>작업조직 | 협약이행<br>근로자 참여<br>직무설계<br>작업조직 | 근로자군<br>근로자 참여<br>개인적 권리 |

자료 : D.Q.Mills & J.McComnick, 1985.p.11

[표 5-3]에서와 같이 노·사·정의 관심은 세 수준에서 상이하게 나타나고 있다. 산업화 시대의 노사관계는 단체교섭이 노사관계의 핵심 축이었다.

강력한 노동조합조직을 배경으로 노사가 교섭력에서 대등한 힘을 확보하고 사용자는 경영의사 결정을 내리고 경영을 하며, 노동조합은 경영성과의 배분을 위해 조직력을 바탕으로 단체교섭을 행하는 것이다. 그러나 인적자원을 중시하고 근로자의 참여와 창의를 기업 발전의 원동력으로 삼는 21세기 고능률 생산체제에서는 작업현장 조직 및 근로자의 역할변화와 전략적 차원에서의 노사협력을 최우선 과제로 하게 되었다. 그리고 전통적으로 가장 중요한 노사협상 의제인 임금인상의 중요성은 상대적으로 약화되고, 노사 파트너십을 통한 인적자원 개발, 산업안전, 작업조직 혁신, 품질 및 생산성 향상과 공정배분 등이 중요성을 더하게 되었다. 결국 노사가 힘을 합치면 윈-윈(win-win)이 가능하다는 사실을 구체적으로 실현하는 것이다.

### 2.3.4 종업원참여를 통한 노사협력 및 합작

21세기 노사관계 신조류의 세 번째 특징은 종업원의 참여와 이를 통한 노사협력, 종업원의 애사심, 창의력, 일에 대한 열정의 극대화이다.

즉, 노와 사가 각자의 주장이나 요구를 관철하기 위한 힘의 대결양상을 굽히지 않는 것이 아니라, 공통의 사명(mission)과 목표를 개발하고 그 실현을 위하여 협력하고 합작한다. 노와 사는 기업의 건강한 발전이 전체 기업구성원에게 무엇보다 중요하다고 인식하고, 모든 수준에서 함께 계획하고 문제해결을 추구해 나간다.

무한경쟁의 가속화는 기업으로 하여금 고생산성-고임금이 가능한 경영을 요구하며 이는 앞서 언급한 바와 같이 혁신경영이 반드시 필요하도록 한다. 이는 전통적 작업조직을 혁신하고 노동력의 기술과 지식을 개발·활용하며 그 성과를 공유하는 방향으로 나아가지 않으면 안 된다는 인식과 상호작용하여 종업원 참여 폭을 늘리고 있다. 종업원 참여는 고능률 생산체제로의 혁신에 참여하는 방식으로 행해지는 데, 그 구체적 형태로는 QC, 종업원 참여팀, 안전 및 건강위원회, 성과배분, 노사공동 훈련프로그램, 정보공유 포럼, 노사공동 태스크포스, 이사회에 근로자 참가 등으로 나타나고 있다. 일부 경영자들은 이러한 종업원 참여에 우려를 표명하기도 하지만 궁극적으로 종업원의 적극적 참여를 통한 노사 파트너십은 기업경쟁의 원천임을 부인할 수 없게 되었다.

### 2.3.5 단체교섭의 분권화

노사관계의 네 번째 트렌드는 단체교섭의 분권화이다. 전통적으로 중앙교섭 또는 산별교설을 위주로 하여 왔던 유럽에서도 기업단위에서의 노사협의의 역할을 강화시키고 있다. 중앙 및 산별단위에서의 조율기능을 유지하면서도 기업단위에서는 노사협의와 협력을 강화하는 방향을 나아가고 있다. 이런점은 미국도 마찬가지이다.

유럽과 미국에서 오히려 기업수준 단체교섭으로 분권화가 진행되는 이유는 다음과 같다.

첫째, 1970년대 이후 국제경쟁의 첨예화와 노동조합 조직률 저하가 사용자의 교섭력 강화로 이어졌으며, 이는 사용자로 하여금 상급 노조연맹의 강한 교섭력을 피해 기업단위 교섭을 선호하게 하였다는 설명이 있다.

둘째, 기업조직의 변화, 즉 사업장 단위의 독립, 수직구조에서 수평조직으로의 변화, 권한의 하부 이양 등과 같은 기업조직의 분권화가 교섭구조의 분권화를 가져 왔다는 설명이다. 이러한 기업조직의 분권화는 표준제품의 대량생산 시대가 지나고 개성화된 다품종 소량생산의 시대가 도래 하면서 기업조직의 유연성이 경쟁우위의 핵심요소로 등장한 결과로 본다.

셋째, 생산방식의 변화에서 그 원인을 찾을 수 있다. 즉, 대량생산체제로부터 고능률 생산체제로의 이행과 함께 작업조직과 작업현장 수준의 쟁점들이 보다 중요성을 더해 가면서 교섭구조의 분권화가 일어났다는 설명이다. 새로운 혁신적 생산방식을 개발하고 이를 실행해 나가기 위해서는 근로자와 사업장 노동조합의 참여가 필요하고, 이러한 기업단위의 새로운 노사관계가 교섭구조의 분권화를 촉진시켰다는 설명이다. 예를 들어 노동조합의 전국 중앙조직은 특정 기업에 적합한 팀 작업 방식을 찾아내기 어렵기 때문에 자연히 작업현장 수준의 변화를 위해서는 기업단위 노사의 긴밀한 협의와 협력이 요구되는 것이다.

### 2.3.6 임금결정의 유연화

임금을 둘러싼 노동조합의 기존 인식이 아래와 같이 바뀌고 있다는 점이다.

첫째, 임금결정과 관련하여 큰 변화는 근로자의 임금수준이 기업의 성과와 연계하여 가변적으로 이루어진다는 점이다. 즉, 단체협약에 이윤배분제 등 성과배분과련 항목을 명문화함으로써 임금산정을 둘러싼 갈등의 여지를 줄이면서 동시에 동기유발을 자극하는 방향으로 나아가고 있다.

둘째, 성과 보너스의 지급 방식에서도 개인별 보너스 지급 방식을 이용하지만 팀별 보너스 지급이 확산되고 있다는 점이다. 생산조직이 팀을 중심으로 이루어지고, 이에 따라 개인별 생산성보다 팀 전체의 생산성이 중요해짐에 따라 앞으로 팀별 성과 보너스의 지급 방식은 확산 될 것으로 보인다.

셋째, 임금체계가 바뀌고 있다. 전통적으로 블루칼라와 하급 사무직은 시급이 일반적이었으나 전 직원에 대해 월급제를 시행하는 기업이 늘고 있다.

전 직원에 대한 월급제 실시는 종업원 사이의 간극을 줄여주고 정보와 지식의 소통을 도와주는 것으로 평가되고 있다. 아울러 지식급과 숙련급의 도입이 확대되고 있는 점도 주목할 만하다.

### 2.3.7 디지털시대 노사관계의 구축방향

21세기 신노사관계의 구현을 위해서는 다음과 같이 디지털 및 지식경영 요소를 적극 활용하는 자세가 필요하다. 여기에서는 특히 디지털 환경을 강조하여 고려할 때, 노사관계가 어떤 방향으로 구축되어야 하는지를 간략히 설명하고자 한다.

첫째, 열린 경영 확대를 통해 상호신뢰 및 근로의욕을 증진시키기 위한 노력이다.

새로운 노사관계는 이제 분배를 둘러싼 대립적 현상이 아니라 근로자의 고용가치 향상을 적극 유도하여 절대적인 노사일체를 기하여야 하는데 그 전제사항이 바로 열린 경영을 통한 상호신뢰 구축이기 때문이다.

따라서 인트라넷 등 웹을 이용한 대화방을 이용하는 등 대화의 장을 운영함에 있어 일상적 활동이 중요하다. 이를 통해 상급자 등 경영진, 최고경영자까지 자유로이 의사소통을 활성화함으로써 거리감을 좁혀 나가도록 한다.

개별 노동자의 일상적 고충이나 불만을 해소하거나 인간 소외문제를 해결하는 것은 물론 노사 모두 한 방향으로 의식을 공유할 수 있다. 더 나아가 회사의 현안 과제 해결을 위한 방향에 대해 협의를 하거나 미래의 노사관계

발전방향 등에 대해서도 의견을 교환할 필요가 있다.

둘째, 조합원 이전에 지식근로자로서 적극 육성하여 디지털시대에 걸맞는 개인 노동 가치를 발휘할 수 있도록 한다. 노동시장의 유연화, 비정규직 인력확대로 자칫 근로자세가 경직되기 쉬운데다 기술진보와 지식집약화 속도에 뒤처지지나 않을까 하는 우려를 회사에서 해결해 주도록 한다. 교육·훈련과 경력프로그램을 적극 제공한다. 업무능력이 뒤처지는 노동력이 커지면 커질수록 노사문제화할 가능성 있기 때문이다.

셋째, 전략적 경영파트너로서 노사협의회를 운영한다. 회사는 회사발전을 위한 건전한 경영동반자로서 노사협의회를 적극적으로 활용한다.

기업은 투명한 경영과 효율적인 인적관리에 주력해야 하고, 노동자는 현재의 이익보다 장래의 이익을 중시하는 방향으로 기업에 협력하면서 지속적인 자기계발과 효과적인 자기관리를 통해 노동가치의 혁신, 고용 가능성의 확대를 위한 방향을 모색하여야 한다. 급변하는 상황에 노사가 적절히 대응하기 위해서는 노사 간의 대화와 타협, 제도의 유연성을 강화하기 위한 방안들이 포함되어야 할 것이다. 다양한 인사노무관행의 개선이 요구되고, 이러한 개선의 효율적 추진을 위해서는 노사 간의 동반자적, 자율적인 협력이 필요하다.

이러한 협력의 구체적 대안이 바로 새로운 노사협의회의 위상정립과 활용으로서, 이를 통해 정기 혹은 수시로 경영정보를 공유하며 노사협의회가 경영에 참여하는 것을 확대하는 것이 필요하다. 이를 위해 회사는 노사위원의 능력개발을 적극 유도하고 그들의 활동을 적극 지원하여야 한다.

마지막으로, 회사는 노동자 생활의 질적인 면에서도 선진화가 이루어질 수 있도록 세심한 배려가 있어야 한다. 직접적으로 얼굴을 맞대는 시간이 적어짐에 따라 생길 수 있는 개인화, 소외문제 등을 해소하기 위해 정기적인 모임활동, 현장직원중시 지원활동, 가정과 직장의 조화 프로그램 등을 지원한다.

디지털 혁명으로 인한 노사관계의 변화 방향을 전반적으로 정리하면 [그림 5-4]와 같다.

▌그림 5-4▐ 디지털 시대의 노사관계 유형

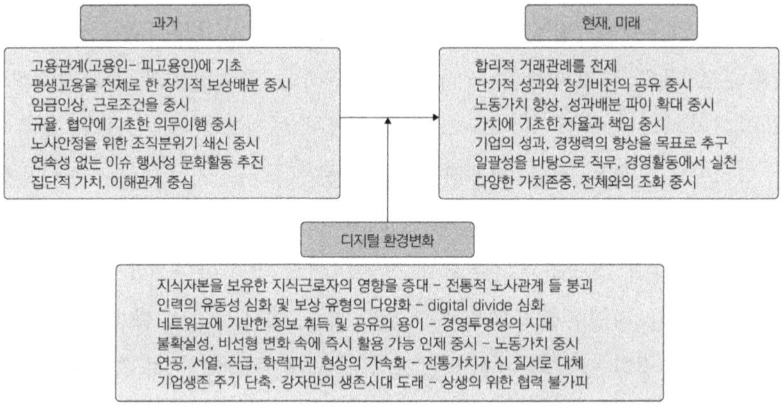


## 2.4 노동조합

### 2.4.1 노동조합의 의의

전술한 바와 같이, 노사관계는 개별근로자와 사용자간에 맺은 근로계약에 따른 고용관계를 통해 나타나는 개별적 노사관계와 근로자를 대표하는 노동조합과 사용자간에 전개되는 집단적 노사관계로 구분할 수 있다. 사용자와 근로자간에 노동력을 제공한 대가로 임금을 지급하는 계약을 체결할 때, 경제적 능력을 보유한 사용자보다는 개별 근로자가 상대적으로 불리한 입장에 설 수밖에 없다.

노동조합 및 노동관계 조정법 제2조에 의하면, "노동조합이라 함은 근로자가 주체가 되어 자주적으로 단결하여 근로조건의 유지·개선 기타 근로자의 경제적·사회적 지위의 향상을 도모함을 목적으로 조직하는 단체 또는 그 연합단체를 말한다."고 규정하고 있다.

따라서 노동조합은 근로생활 조건의 유지 개선을 목적으로 노동자가 스스로 조직한 자주적 조직이며, 일시적인 아닌 항구적·영속적 조직이라는 세 가지 기본적 요소를 충족함으로써 성립된 것을 알 수 있다.

### 2.4.2 노동조합의 기능

경제 규모가 점차 대형화되고 경제활동에 참여하는 근로자가 많아지면서 노동조합의 활동도 그에 따라 활발하게 전재되고 있다. 노동조합의 활동을 통해 나타나는 기능은 먼저, 근로자의 임금과 복리후생을 증진하기 위해 협상이니 투쟁을 선개하는 경제적 기능과 조동조합의 활동에 수반되는 자금이나 인원을 조달하기 위한 모든 비용은 모든 조합원에게 함께 부담시키는 공제기능으로 구분된다. 마지막으로는 근로자의 권익을 보장하고 자신들의 입장을 효과적으로 전달하기 위해 집단화하고 조직화하는 정치적 기능도 간과될 수 없는 중요한 것이라고 할 수 있다.

### 2.4.3 노동조합의 형태

(1) 직업별 노동조합

직업별 노동조합은 동일직종의 노동자가 결성하는 조합이다. 노동조합의 초기적인 형태로서 각 직종의 숙련공이 자신들의 특권적 지위를 확보하기 위하여 조합을 결성하는 형태이다. 기계공 조합, 방직공 조합 등이 그것이라 할 수 있다.

(2) 산업별 노동조합

특정산업에 종사하는 노동자 전체로서 조직하는 노동조합의 형태이다. 사용자에 대한 교섭력이 가장 강한 형태이다. 병원노조, 철도노조, 섬유노조 등이 그것이다.

(3) 기업별 노동조합

동일한 기업에 종사하는 근로자로 조직되는 형태로서 직장별 조합이다.

(4) 일반노동조합

동일 지역 내에 있는 여러 중소기업의 노동자들이 합세하여 조직하는 노동조합이다. 이것은 동일지역내의 근로자만으로 그 수가 적거나 소정의 조합자격을 얻을 수 없을 경우에 동일지역에 있는 다른 공장의 근로자가 모여서 조직하게 된다.

### 2.4.4 노동조합의 가입방법

(1) 오픈 숍(open shop)

고용관계에 있어서 고용주가 노동조합에 가입한 조합원 뿐 만 아니라 조합에 가입하지 않는 노동자까지도 자유롭게 고용할 수 있는 제도이다.

(2) 클로즈드 숍(closed shop)

이는 동일기업의 노동자 전원을 노동조합에 강제로 가입 시키는 방법이다. 사용자 조합원이 아니면 고용할 수 없으며, 반드시 조합원 중에서 채용해야 하는 제도이다.

(3) 유니온 숍(union shop)

이는 오픈 숍 제도와 클로즈드 숍 제도의 중간 형태로서 고용주는 조합원 여부에 관계없이 자유롭게 노동자를 고용할 수 있지만 고용된 노동자는 일정 기간내에 반드시 노동조합에 가입해야 된다는 제도이다.

## 2.5 단체교섭

### 2.5.1 단체교섭의 의의

단체교섭이란 노동조합과 사용자 또는 사용자 단체가 근로자의 임금이나 근로시간, 그 밖의 근로조건에 관한 협약의 체결을 위해 집단적 타협을 모색하고 또 체결된 협약을 관리하는 절차와 행위를 말하는 것이다. 그로자의 입장에서 교섭을 진행하는 주체는 노동조합이라는 하나의 “단체”이며, 교섭은 노사당사자 사이의 개별 비밀교섭이 아닌 다수의 대표자들에 의한 공개교섭이라는 점에서 “단체교섭”이라고 불린다.

좁은의미의 단체교섭은 교섭을 진행하는 사실 행위만을 지칭하지만 단체협약을 전제로 하지 않는 단체교섭은 서로의 입장을 확인하는 것 이상의 의미는 없는 것이므로 넓은 의미로는 단체협약을 체결하는 법률행위까지를 포함한다. 그러나 단체교섭에 의제로 대두되었던 모든 내용이 그대로 단체협약 내용이 되는 것은 아니므로, 단체교섭권과 단체협약권이 동일한 것은 아니다.

단체교섭은 노동조합의 대표자가 교섭권한 뿐만 아니라 협약 체결권도 가질 수 있는 것으로 규정되어 있고(노조법 제29조 1항), 노동조합은 단체교섭권을 위임할 수 있으며(동법 제29조 3항), 사용자는 단체교섭의 중요한 내용인 단체협약의 체결을 정당한 이유 없이 거부 또는 해태할 수 없다(동법 제30조 2항, 제81조 3항)는 법적 근거에 의해 진행되는 것이다.

### 2.5.2 단체교섭의 주체

자신의 명의로 단체교섭을 수행하는 당사자를 단체교섭의 주체라고 하는데 헌법 제33조 제1항에 의하면, 근로자 개인과 노동조합이 주체로 규정되어 있다. 또한 단체교섭을 실제로 수행할 수 있는 법적 자격이 있는 사람, 다시 말하면, 단체교섭의 권한을 갖고 있는 사람을 단체교섭 담당자라고 한다. 따라서 노동조합의 대표자와 사용자의 대표자가 단체교섭에 나선 경우 단체교섭 담당자는 노사양측의 대표자이고, 단체교섭의 주체는 노동조합과 사용자가 되는 것이다. 이렇게 단체교섭 담당자가 상대방과 교섭할 수 있는 법적 자격은 노조법 제29조에 규정하고 있는 단체교섭 권한을 근기로 하는 것이다[표 5-4].

▌표 5-4▐ 단체교섭권과 교섭권한의 비교

| 단체교섭권(헌법 제33조) | 단체교섭 권한(노동조합법 제29조) |
|---|---|
| ① 근로자의 헌법상 권리(근로자 측에게만 존재)<br>② 근로자의 일신 전속권<br>③ 노동조합(근로자 단체)에 의하여 행사 | ① 교섭을 행할 수 있는 법적 자격<br>(근로자 측,사용자측)<br>② 다른 자에게 위임될 수 있음<br>③ 자연인에 의하여 행사 |

### 2.5.3 단체교섭의 대상

노사가 단체교섭에서 다루게 되는 주제로는 임금 및 근로시간과 같이 근로조건과 관련이 있거나 집단적 성격이 있는 문제를 대상으로 하고, 경영권과 같은 사용자의 처리 또는 처분 권한에 속하는 사항 등이 포함된다.

본래 인사경영권은 단체교섭의 대상에 포함될 수 없는 사용자의 고유

영역이었으나, 최근에는 "근로자 참여 및 협력증진에 관한 법률"이 허용하는 범위 내에서 노사협의 및 고충처리 대상으로 포함하여 확대하는 경향이 나타나고 있다.

### 2.5.4 단체교섭의 준비와 진행

단체교섭의 준비와 진행에 관한 구체적인 시기, 시간, 장소, 인원 및 태도 등에 관한 구체적인 규정은 없다. 다만, 노조법 제81조 제4호 단서에 따르면, "근로시간 중 사용자와 협의 또는 교섭하는 것을 사용자가 허용함은 무방"하고도 하여, 단체교섭이 부당 노동행위에 해당되지 아니한다고 규정하고 있는 것을 볼 때, 단체교섭의 절차는 노사 자치원칙에 따라 노사가 자주적으로 정할 수 있다고 하겠다.

교섭에 임하는 자세는 노조법 제30조 제1항에 단체교섭의 주체는 신의성실의 원칙과 권리남용금지의 원칙과 정당한 이유 없이 단체교섭 또는 단체협약의 체결을 거부하거나 해태하지 못하며(동법 제30조 제2항), 폭력행위 등의 금지(동법 제4조) 원칙에 충실해야 한다.

노동조합에 의해 요구안이 접수되기 전에 수행할 업무는 예상되는 요구사항의 수준과 쟁점을 정리하고, 그와 관련한 자료를 수집하고 분석한다. 예를 들면, 보험수가 인상률, 경제성장률, 물가상승률, 각종 단체의 임금 가이드라인, 동종업계 임금수준 등을 포함하여 전년도 인건비 총액(직급별, 항목별), 기본급 1% 인상에 소요되는 재원(총액대비, 기본급대비), 직급 및 호봉별 인원수, 연도별 임금인상 내역 등은 기본적으로 필요한 자료가 될 수 있다.

교섭요구안은 회계연도가 시작되기 1~2개월 전에 노동조합에 의해 먼저 제출되는 것이 일반적이다. 이때 요구안은 임금 및 근로조건 개선을 위한 내용과 함께 교섭 희망일시·장소 등과 노동조합 측의 교섭위원 명단도 함께 통보된다. 노동조합으로부터 제출받은 단체교섭 요구안은 기본적으로 생산성 향상과 구성원의 사기 진작에 기여하는 정도, 소요 재원, 파급효과, 복지측면 등을 감안하여 검토 분석하며, 노사 상급단체의 교섭 지침, 법률적 문제, 타병원의 경우 등도 필수 정보로 활용되어야 한다. 실무 담당자는 노동조합의 요구안과 관련 정보에 대하여 검토·분석 업무를 수행하면서 경영자의 최종검토를 거쳐 교섭위원 및 실무위원을 구성하여 대안을 마련하는 동시에, 교섭일정 및 사용자측 교섭위원 명단을 노동조합에 통보한다. 본격적인 교섭에 들어가기 전에 교섭진행방법을 구체적으로 협의하기 위한 예비교섭을 열어 노동조합 측과 주당 교섭횟수와 1회당 교섭시간, 노동조합 측 교섭위원의 교섭시간 근무대체여부 등을 정하여 본 교섭에 걸림돌이 되지 않도록 한다.

교섭이 시작되면 양측의 교섭위원간의 상견례에 이어 노동조합의 요구안에 대한 사용자측 안을 제시하게 된다. 단체협약사항에 대한 사용자측 안은 예비교섭이나 상견례 후에 제시하고, 임금인상 안은 교섭이 본격적으로 진행됨에 따라 적절한 시기에 제시할 수 있다.

교섭에 일하는 노사 양측의 위원은 먼저 서로의 입장과 주장에 대해 역지사지(易地思之)할 수 있는 열린 마음과 생각을 갖고 상대의 요구와 절충안에 관해 경청하고 타협하려는 자세를 보이는 것이 무엇보다 중요하다.

매번 교섭이 끝나게 되면 실무담당자는 당일 교섭내용에 관한 분석 및 평가를 거쳐, 교섭결과를 문서로 작성하거나 사용자측 회의를 통해 보고하고 향후(차기)교섭을 위한 대책을 수립하게 된다.

### 2.5.5 단체교섭 결렬과 쟁의행위

단체교섭과정에서 서로의 입장과 주장이 적절하게 조정되지 못하면 노동조합은 [그림 5－5]에 나타난 절차에 따라 파업(strike), 태업(sabotage), 시위(picketing), 불매운동(boycott), 준법투쟁(work to rule)과 같은 방법을 통하여 노동쟁의 행위에 들어가게 되며 이에 대하여 사용자는 유일한 대응방법인 직장폐쇄(lock out)로 맞설 수 있다.

이때 쟁의 발생을 최대한 억제하기 위해서 노사 간에 냉각기를 두어 서로의 입장을 차분히 되돌아보고, 다시 한번 타협안을 모색할 수 있도록 노조법 제45조 제2항에 규정한 '조정전치주의'에 따라 일반사업은 10일, 공익사업은 15일간의 조정기간과 중재에 회부될 경우는 그 날부터 15일, 긴급조정이 공표된 때에는 그 날부터 30일 동안 쟁의행위가 금지된다.

▌그림 5-5▐ 쟁의행위

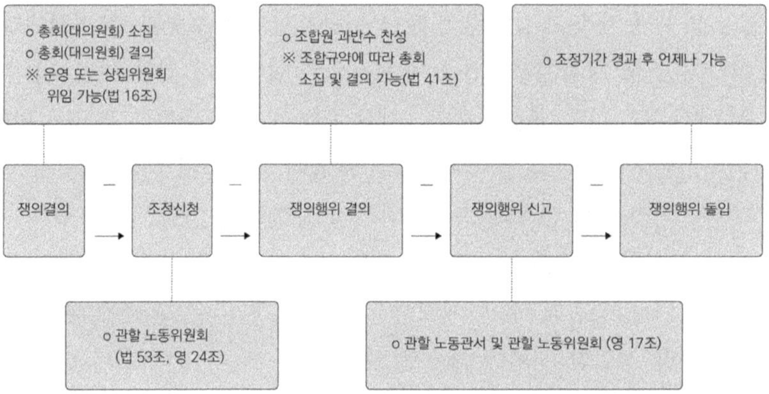


## 2.5.6 교섭타결과 사후 조치

실무적으로 여러 가지 문제점을 검토하고 어려운 협상과정을 거쳐 교섭을 타결하기 위해서는 수차례에 걸쳐 진행되는 교섭에 성실하게 임하는 끈기와 자기의 생각을 전부 들어 내지 않는 범위에서 상대방 입장을 고려한 제안, 협상 진전을 위한 적시의 수정안 제시 또는 논리적 압박 뿐 아니라, 교섭 결렬에 따른 대책 등을 감안한, 타결을 위한 합리적이고 과감한 판단력 등이 요구된다.

교섭이 타결되면 최종적으로 교섭 성과에 대한 평가 및 보고 회의를 통해, 이해관련자에게 내용을 알리는 한편, 노사 대표자는 임금 및 단체협약에 관한 내용을 문서로 작성하여 확인하고 단체협약 내용은 당사자 쌍방이 연명으로 합의서를 작성하여, 15일 이내에 행정관청에 신고해야 한다.

## 2.5.7 단체협약의 종료

일단 체결된 단체 협약은 유효기간이 만료되거나 어느 일방의 추소 해지 요구, 당사자의 변경 또는 새로운 단체협약의 갱신 등의 사유에 따라 종료된다.

유효기간은 당사자의 합의에 의하여 정하게 되지만 노조법 제32조 1항에 정한 법정 유효기간인 2년을 초과할 수 없다.

협약체결을 위하여 교섭을 계속하였으나 합의에 이르지 못하면 노조법 제32조 3항에 따라 기존의 협약에 별도로 약정 내용이 없는 경우는 기존의 협약 만료일로부터 3개월까지 계속 효력을 갖게 되나, 별도로 약정한 경우는 당사자의 일방이 해지하지 않는 한 약정에 따라 계속 효력을 갖게 된다.

또한 단체협약이 완전히 소멸(무 협약 상태)된 뒤에도 단체협약의 내용이 지속적으로 효력을 갖는 경우가 있는데, 이와 같은 효력을 단체협약의 여후효(餘後效)라고 한다.

## 2.6 노사협의제도

### 2.6.1 노사협의제도와 협의회

근로자참여 및 협력증진에 관한 법률 제1조는 "근로자와 사용자 쌍방이 참여와 협력을 통하여 노사 공동의 이익을 증진함으로써 산업평화를 도모하고 국민경제 발전에 이바지함을 목적으로 한다."고 규정하였고, 4조에 근로조건의 결정권이 있는 사업 또는 사업장에서는 노사협의회(이하 협의회)를 설치하도록 규정하고 있다. 우리나라 협의회는 주체와 기능에 따라 [표5-5]와 같이 구분되며, 시대별로 정치 및 노사관계 환경의 특징과 추구하는 목표가 변화 되어 왔다.

▌표5-5▐ 주체와 기능적 측면에 의한 노사협의회의 특징

| 시기 | 주체적 측면 | 기능적 측면 | 노동조합 조직의 유형 |
|---|---|---|---|
| 제1기 | 노조를 중심으로 하는 협의회 | 노조활동 범위 내에 협의회 설정 | 초기 : 산별 노조 지향<br>후기 : 산별 노조 지양<br>실태 : 기업별 노조 |
| 제2기 | 노조 중심이지만, 조합이 없는 사업장에 협의회 설치 강제 | 노조기능과 구별되는 협의회 기능 추구/부분적 중복 | 초기 : 기업별 노조 강제<br>후기 : 강제조항 삭제<br>(복수노조 금지)<br>실태 : 기업별 노조 |

| 제3기 | 노조와 협의회 분리 | 노조기능과 구별되는 협의회 기능 추구 | 노조 조직 유형 제한 없음<br>실태 : 기업별 노조 주축/초기업별 노조 등장 |
|---|---|---|---|

자료 : 박종희, 협력적 노사관계와 노동법. 한국노동연구원 고위지도자과정. 2001/2002

먼저, 노동조합법으로 협의회제도의 도입을 규정했던 1963년부터 1980년지를 배경으로 하는 제1기는 경제성장과 국가안보를 최우선하던 시기로써, 집단적 노사관계를 대체하는 수단으로 노사협의 제도를 활용하고자 했다.

1980년부터 1996년까지의 제2기는 제5공화국의 공안정치와 민주화 선언, 제6공화국을 거쳐 문민정부에 이르는 기간으로, 노사협의회법에 100인 이상 근로자를 사용하는 사업장에 대하여 협의회 설치를 의무화함으로써 집단적 노사관계를 억제하는 수단으로 쓰는 동시에 협력적 노사관계의 모델을 지향하였다.

제3기는 근로자참여 및 협력증진에 관한 법률이 제정된 1997년 이후부터 현재까지로써, IMF로 통용되는 경제 위기를 극복하고, 노사의 참여와 협력적 관계를 구축하기 위한 노·사·정 위원회의 활동에 관심이 집중되고 있다.

또한 우리나라는 근로자의 경영참가 범위를 협의회를 통한 집단적 참가와 개별적 참가를 모두 허용함으로써 광의의 경영참가를 보장하고 있는 것을 특징으로 꼽을 수 있는데, 전자는 종업원 지주제를 통한 자본참가, 경영성과(profit & gain)를 분배(sharing)하는 성과참가 뿐 아니라 좁은 의미의 경영참가 방법인 의사결정 참가를 포함하는 것이며, 후자는 자기신고제도와 목표관리(MBO) 및 소집단 활동 등을 통해 근로자 개인이 경영에 참가하는 것이다.

### 2.6.2 협의회의 구성과 운영

상시 30인 이상의 근로자가 있는 사업이나 사업장에는 근로자와 사용자를 대표하는 위원을 각 3인 이상 10인 이내의 같은 수로 협의회를 구성하고, 임기는 3년이며 연임할 수 있다. 또한 협의회를 구성한 날로부터 15일 이내에, 조직과 운영에 관한 규정을 제정하여, 행정 관청에 제출하여야 한다. 회의는 3개월마다 정기적으로 개최하여야 하며 필요에 따라 임시회의를 개최할 수 있는데 근로자 위원과 사용자 위원 각 과반 수 이상의 출석으로 개최되고 출석위원 3분의 2 이상의 찬성으로 의결한다.

### 2.6.3 협의회의 임무

현재 협의회에서 협의해야 할 사항은 동법 제19조에 규정하고 있는데 과거 제1기와 제2기 협의회에서 다루었던 사항보다 성과배분, 고용조정의 일반원칙, 작업 및 휴게시간의 운용, 임금의 지불방법 체계 및 구조 등의 제도 개선, 신 기계와 신기술의 도입 또는 작업공정의 개선, 종업원 지주제 및 기타 근로자 재산 형성에 관한 지원 등과 같은 사항을 추가로 협의하도록 확대하였으며 협의회에서 의결해야 할 사항은 동법 제20조에 규정하고 있다.

또한 현재의 법은 제21조에 사용자로 하여금 전반적인 경영 계획과 실적, 분기별 생산계획과 실적, 인력계획, 기업의 경제적, 재정적 상황 등을 정기회의에 성실하게 보고하게 하였으며, 보고 사항과 관련하여 근로자 위원의 자료제출 요구권도 보장하고 있다.

### 2.6.4 고충처리제도

고충이란 근로자가 업무를 수행하는 과정 중에 근로조건이나 업무환경에 대하여 갖게 되는 개인적인 불만이라고 할 수 있다. 더구나 최근에 들어 고객만족과 환자 중심의 사고가 강조되는 병원에서 근무하는 직원들은 병원이 지향하는 목표인 고객만족 병원의 구현은구성원이 업무수행과정에서 발생되는 고충을 해결하고, 내부고객 만족을 먼저 충족시키는 것이 선행될 때 이룩될 수 있다는 주장이 설득력을 얻고 있다. 이를 위해 상시 30인 이상의 근로자를 공용하는 사업장은 근로자 참여 및 협력증진에 관한 법률 제25조와 26조에 따라, 노사를 대표하는 3인 이내의 고충처리위원을 두어야 한다.

고충사항 처리는 동법 제27조에 규정되어 있는데 고충이 있는 근로자는 위원에게 구두 또는 서면으로 신고하면 되고, 신고를 접수한 위원은 이를 지체 없이 처리하여 10일 이내에 조치사항이나 처리결과를 당해 근로자에게 통보하여야 하며, 처리하기 곤란한 사항에 대하여는 노사협의회에 부의하여 처리해야 한다.

고충사항을 처리할 때에는 먼저 불만을 해소하고 재발을 사전에 예방하는 차원에서 효과적으로 대응하는 자세를 확립하는 것이 필수적이다. 또한 고충을 접수하고 처리하는 과정에 있어 철저한 원인조사 및 그에 대한 적절한 조치는 당연히 취해져야 하는 반면에, 고충을 제기한 근로자에게는 어떠한 피해도 돌아가지 않도록 하는 것이 원칙이다. 아울러 소관사항이나 책임 소재를 이유로 소극적·방어적 자세를 취하거나, 병원의 방침을 핑계로 일관되게 회피하거나, 부주의한 행동이나 고충 접수자가 제기하는 문제를 건성으로 듣거나 말할 기회를 제한함으로써 적대감을 확대시키거나, 구체적 설명이나 조치 없이 다른 사람에게 떠넘기는 자세, 지키지 못할 약속이나 성급한 해결책을 제시하는 과민 반응 등의 행동은 고충을 처리하는 사람들이 필히 삼가야 할 행동이다.

# 3 병원조직의 노사관계

## 3.1 병원노사관계의 특성

노사관계는 병원의 안정과 질서유지의 제일 중요한 요소이다. 병원은 인간의 생명을 보호하고, 유지·증진시키기 위해 치료와 예방을 통해서 보건 의료를 제공하는 곳으로서 사회생활 속에서 중요한 역할을 하는 기관이다.

병원노사관계는 일반사업체와 달리 특별히 노동관계 및 노동관계조정법에 의해 병원은 다음과 같은 특성이 있다.

병원은 공익사업체로서의 특성을 가지고 있다. 노동조합 및 노동관계조정법(제71조)에 의하면, '공익위생 및 의료사업'은 공익사업으로 정의 하고 있다. 즉 "공익사업"이라 함은 공중의 일상생활과 밀접한 관련이 있거나 국민경제에 미치는 영향이 큰 사업으로서 ① 정기노선여객운수사업, ② 수도·전기·가스·석유정제 및 석유공급사업 ③ 공중위생 및 의료사업 ④ 은행 및 조

폐사업 ⑤ 방송 및 통신사업 등으로 규정하고 있다.

또한 공익사업으로서 그 업무의 정지 또는 폐지가 공중의 일상생활을 현저히 위태롭게 하거나 국민경제를 현저히 저해하고 그 업무의 대체가 용이하지 아니한 사업을 '필수공익사업'으로 구분하고 있는데 이러한 '필수공익사업'으로는 ① 철도(도시철도를 포함한다) ② 수도·전기·가스·석유정제 및 석유공급사업 ③ 병원산업 ④ 은행산업(적용 은행사업에 관한 규정은 2000.12.31까지) ⑤ 통신 사업으로 구분하고 있다. 이러한 이유 때문에 일반사업장과는 달리 다음과 같은 특별한 제약이 따르게 된다.

첫째, 노동쟁의 발생을 신고한 후 일정기간 쟁의행위를 제한하는 냉각기간이 일반사업체는 10일인데 비해 병원(공익사업)은 15일이다.

둘째, 노동위원회에 의한 중재의 개시는 일반사업체의 경우, 관계 당사자의 쌍방이 함께 중재를 신청할 때 혹은 관계 당사자의 일방이 단체협약에 의하여중재를 신청할 때 가능한데 비해, 필수공익사업에 있어서는 노동위원회 위원장이 직권에 의해 특별조정위원회의 권고에 의하여 중재를 회부함으로써 중재가 개시된다. 노동 쟁의가 중재에 회부된 때에는 그 날로부터 15일간 쟁의행의를 할 수 없다.

셋째, 병원은 긴급동의 대상이 된다. 즉 노동부 장관은 쟁의행위가 공익사업에 관한 것이거나 그 규모가 크거나 그 성질이 특별한 것으로서 현저히 국민경제를 해하거나 국민의 일상이 공표된 때에는 즉시 쟁의행위를 중지하여야 하며, 공표일로부터 30일이 경과하지 아니하면 쟁의행위를 재개할 수 없다.

이와 같이 병원의 노사관계는 노동쟁의가 일반사업체에 비해 제한적인 특성을 가지고 있다. 병원의 노사 양 당사자의 의무와 무관하게 쟁의행위가 규제될 수 있다. 따라서 병원의 노사관계는 분규이전에 스스로 해결하는 것이 최선의 과제인 것이다.

## 3.2 병원노사분규의 원인

첫째, 병원조직의 특수성과 관련된 구조적 요일을 들 수 있다. 병원은 다양한 직종의 직원으로 구성되어 있기 때문에 직급·보수체계에 대해 직종

간 갈등이 상존해 있는데 이를 조정·수렴할 수 있는 합리적이고 공정한 관리체계가 편성되어 있지 않다는 구조적인 문제점을 가진다. 병원분규과정에서 발생한 양 당사자의 괴리현상은 표면적인 이유에 불과하며 오히려 병원조직특수성에 기인한 구조적인 문제점들이 대부분의 병원에 내재되어 있다가 이들이 노사분규과정에서 잠정적 요인으로 작용한다.

둘째, 병원내적인 요인을 들 수 있다. 비합리적인 병원관리, 임금산정·지불에 있어서의 비합리성, 무원칙한 인사행정, 효율적인 노사관리의 미비, 유능한 관리층 직원의 부족 등을 들 수 있다.

셋째, 병원경영측면에서 본 노사분규요인을 들 수 있다. 일반환자의 수입감소와 왜래처방 제한으로 인한 수입감소, 첨단장비의 구입 및 시설확대의 필요 등의 요인을 들 수 있다. 그리고 노동조합의 무리한 요구와 과격한 협상 태도에 따른 요인도 노사분규의 요인으로 볼 수 있다.

## 3.3 병원노동조합의 관리

### 3.3.1 병원종사자들의 노동조합참여

종업원들이 노동조합에 참여하는 이유는 여러 가지가 있으나 보편적으로 근로조건이나 임금의 만족여부에 그 요인이 있다고 생각할 수 있다. 종업원들의 불만이 높아질수록 그들이 노동조합을 결성할 이유와 가능성은 높아진다. 병원자체의 구조에 대한 불만보다는 종사자들이 병원에 대하여 만족하고 있느냐가 중요하다. 종사자 자신들의 직업에 대한 안정감이나 경제적 이해관계 또는 지위향상에 대한 문제들이 노동조합을 결성할 1차적 이유인 것이다.

일반적으로 종사자들이 노조에 참여하는 이유로는 근로조건, 업무의 민주성, 근로만족도 등의 세 가지를 들 수 있다.

첫째, 근로조건에 대한 직원들의 일차적인 관심사는 임금문제라고 볼 수 있다. 임금수준이 비슷한 기관간에 상대적 급여수준이나 기관 자체내에서 업무에 따른 급여수준의 차등이 큰 경우에 불만의 원인이 될 수 있다. 또한 수당의 형태로 지급되는 휴일수당, 휴가수당 및 면허수당 등에 일괄성이 있는가의 여부에 따라 불만이 생길수도 있다. 뿐만 아니라 작업환경 및 작업조건들, 즉 휴식시간, 근무시간, 업무시간 배정 등도 불만의 요인이 된다.

둘째, 업무의 민주성은 근본적으로 행정 처리에있어서의 공정성이나 일관성이 보장되는가가 관심시리 할 수 있다. 병원의 인사성책에 있어서 적용되는 기준은 보편타당해야 하며 승진, 직위의 수평이동 등 인사평가기준 등과 포상 등은 업무의 민주성이 확보되지 않은 경우에는 결국노조를 결성하는 중요한 원인이 됨을 인지하여야 한다.

셋째, 근로만족도는 근로의 분위기와 근로시간이 밀접한 관계가 있다. 특히, 일선관리자는 근로분위기 조성에중요한 역할을 한다. 관리자는 많은 종사자들에게 대한 재원의 분배나 관리에도 신경을 써야 하지만 무엇보다도 중요한 것은 그들 자신 각자에게 인격적 대우를 하는 것이다.

종사자들은 일선관리자가 인간적으로 자기들에 대하여 관심이 있는지, 자신의 입장을 대변해 줄 수 있는지 등의 여부를 알려는 심리가 강하다. 따라서 직속상관인 상급자가 자신들과의 인간적 유대관계, 입무규정의 적용, 업무태도 등이 근로자의 만족을 결정하게 된다. 만일 감독이 정당하고 일관성 있게 행하여진다고 종사자가 믿는다면 종사자들은 더욱 안정감을 가질 것이며, 나아가 근무조건과 업무의 민주성은 적극적인 면으로 종사자들에게 인정될 것이다.

의료기관이나 병원에서 노조를 결성하게 되는 또 다른 이유는 전문적 지식을 가진 정규 간호사들의 문제이다. 이들은 자신의 업무와 역할에 대하여 일반 종사자들과는 달리 관심이 많고 환자진료에 대한 관심 또한 크다. 간호사들은 자신의 능력을 나타내기를 원하고 인정받기를 원한다. 어떤 업무의 결정에 참여하길 원한다. 그들은 전문성을 자신들의 업무적 입장에서 인정받기를 원하고 있다. 따라서 진료관리에 있어서 정규간호사의 참여는 병원에서의 역할을 인정해 주어야 한다.

또한 이들의 역할이 불투명하거나 의사와의 갈등이 큰 경우와 자신이 적합하지 않은 업무를 행하고 생각하거나 충분치 않은 간호인력을 가지고 임무를 수행한다고 가정할 때 불만의 원인이 된다. 정규간호사들의 노조결성은 다른 노조결성과는 목적에서부터 다른 것이므로 다른 종사자들이 조직하는 노조와는 별개로 생각해야 한다. 병원관리자는 종사자들의 불만요소가 되는 많은 원인들을 파악하고 있어야 한다.

지혜로운 관리자는 노조결성이 원인이 될 수 있는 문제를 파악하여 미리 해결 할 수 있어야 한다.

### 3.3.2 병원관리자의 병원노동조합에 대한 관리

의료기관이나 병원은 환자들에게 양질의 의료를 제공하고 적정한 수준의 서비스를 제공해야 할 책임이 있다. 이런 의미로 볼 때 병원관리자는 병원종사자에 대한 책임을 질 줄 알고, 또 한 병원에 목적에 합당한 종사자들의 적법한 요구를 들어줄 수 있어야 한다. 병원관리자의 노동조합에 대한 두 가지의 책임을 생각해 보면 다음과 같다.

첫째, 관리자와 종사자간의 관계를 원만하게 유지하고 병원조직 환경을 인간중심으로 조성하여야 한다.

둘째, 관리자는 경제적 관리자라는 측면에서 볼 때 보다 효과적으로 환자에게 양질의 의료와 서비스를 제공하는데 있어서 장애가 될 가능성이 있는 요인을 줄이기 위해서는 인적자원을 분배하거나 활용하는데 있어서 행정적인 면에서 신축성이 있어야 한다. 병원의 관리자는 병원관리자라는 측면에서 환자에게 양질의 진료와 서비스를 제공하기 위하여 자원을 적정하게 분배하고 활용하여야 한다.

### 3.3.3 병원노사관리

모든 조직은 변화하는 시대에서 효율적인 조직구조의 전환이 요구된다. 시대적 가치관의 변화 속에서 병원은 병원근로자들의 끊임없는 자기개발의 시대적 요구를 들어주어야 하고 의료진에는 의학연구와 새로운 진료 기술개발에 아낌없는 투자를 하여야 한다.

병원노동조합은 병원경영자의 입장을 다시한번 살피고 그 입장을 이해하기 위한 노력을 아끼지 말아야 한다. 보건의료가 갖는 특성을 인식하여야 하고 병원의 사회적 역할을 재삼 인식하여야 한다. 이러한 시대적 사명을 인식하고 그 활동은 인간의 생명을 보호하고 건강을 유지·증진에서 시작하여야 한다. 새로운 의료 패러다임은 노동조합을 결성하고 활동하여야 한다는 것을 명심하여야 한다.

병원경영자는 노동조합이 요구하는 기본적 욕구와 필요를 미리 발견하고 해결하기 위해서는 병원 근로자 모두가 가족이라는 의식의 전환이 있어야 한다. 봉사자들의 욕구와 필요에 대한 문제를 미리 해결하거나 대화를 통해 그 불만을 해소시키는 지혜가 필요하다.

노동조합이 결코 병원의 목적을 달성하는데 있어서 걸림돌이 되어서는 안된다. 노동조합운동이 보다 건설적으로 이루어지도록 각별한 관심과 애정을 가지고 시대적 소명을 다하도록 리더십을 발휘해야 할 것이다.

# 4 효율적 노무관리를 위한 현안

## 4.1 조직체계의 재구성

시장의 경쟁이 심화되고 고객의 욕구가 다양화되는 환경이 전개되면서, 이를 충족시키기 위해서는 전략이 변경되어야 하는데 전략이 변화하게 되면 조직구조도 함께 변화해야 한다. 즉, 조직과 인력 등 조직의 인프라가 합리적으로 개편되지 않으면 노동 유연성을 제고하기가 어렵다는 것이다. 그러므로 모든 조직은 유사하거나 중복된 업무를 수행하는 부서를 과감하게 통합하고, 필요 이상으로 배치된 인력을 재배치하는 것이 무한 경쟁시장에서 노동 유연성과 경쟁우위를 확보할 수 있는 유일한 수단으로 여기게 되었다. 더구나 전문화되고 분업화된 다양한 직종을 효율적으로 관리해야 하는 병원조직체계의 재구축 필요성은 다른 어떤 조직보다 시급하게 해결해야 하는 문제인 데 반하여, 이를 위한 구체적 방안의 마련은 쉽지 않은 과제로 남아 있다.

조직을 재구성하는 목적은 시대적 유행을 쫓기 위한 것이 아니라, 조직의 기술과 서비스의 변화를 통하여 고객만족을 구현하기 위한 것이므로 요즘 널리 도입되고 있는 팀제를 무조건 받아들이기보다는 병원에 근무하는 인적자원이 변화의 핵심이 되고, 변화를 주도하는 주체가 되어 효율성과 고객가치를 창출할 수 있도록 조직이 직면하고 있는 환경에 적합하게 업무의 전 과정을 변경하고 조직체계를 재구축하는 것이 필요하다.

## 4.2 고용 형태의 다양화

국가부도위기를 경험하면서 우리나라의 고용 형태는 노동시장과 환경변화에 탄력적으로 대응하기 위해 크나큰 변화를 보이고 있다. 또한, 최근 급속하게 진행되는 세계화 과정에서 각국의 기업은 경쟁력을 제고하기 위한 주요 수단으로 인력관리의 유연성 확보에 주력하게 되면서, 임시적·파트타임·파견근로 등으로 고용형태가 폭넓게 다양화 되고 있는 실정이다. 취업 형태가 다양화되는 이유는 서비스 산업 중심으로 경제가 변화되면서 노동수요는 전문 인력의 적기 확보와 인력관리의 신축성 제고, 임금비용의 최소화 등을 추구하게 됨으로써, 기업은 직접 수행해야 하는 핵심 업무와 외주 위탁에 의존할 수 있는 주변업무로 나누어 관리하는 전략을 채택하면서 주변업무는 파견근로 등으로 대체하는 경향을 보이기 때문이다.

또 하나의 이유는 제공되는 노동력의 변화에서 찾을 수 있는데, 먼저 전체 노동자 중에서 비정규직 형태를 선호하는 여성과 고령자의 비율이 높아졌을 뿐 아니라, 일부 전문 기술직 근로자들이 특정 회사에 얽매이지 않고 자신의 전문적 지식과 기술을 폭넓게 활용하려는 경향이 확산되는 현상을 들 수 있다. 그러나 병원의 업무는 전문지식 뿐 아니라 숙련된 경험을 필요로 하는 경우가 많고, 국가에서 인정한 의료관련 면허 소지자의 파견근로는 법으로 금지하고 있기 때문에, 이러한 고용 형태를 활용하기가 쉽지 않은 본질적인 과제가 상존하고 있으므로 신중한 검토가 선행되는 것이 바람직하다.

### 4.2.1 임시적 고용

임시직 고용이란 일정기간 동안 근로를 제공하기로 계약(단기고용계약)하고, 노무급부를 제공하는 고용 형태를 의미한다. 과거 임시직 고용은 단순 노무직이 수행하는 업무에 적용하는 경우가 많았으나, 요즘에는 특별한 과업을 수행할 높은 임금의 전문직 종사자를 고용할 때를 포함한 다양한 상황에 적합한 고용 형태로 급속하게 확산되고 있다. 기업이나 병원에서 적용하고 있는 임시직 고용 방식은 임시직, 계약직, 촉탁직, 아르바이트 등과 같이 매우 다양하게 인식되고 있기 때문에, 임시직 근로자에 관한 개념정립도 쉽지 않은 것이 현실이다.

### 4.2.2 파트타임 고용

파트타임 고용은 전일제 고용과 비교되어 사용되는 개념으로 1주일이나 하루에 근로에 투입되는 시간을 정규 근로자에 비하여 짧게 제공하기로 약정한 고용 형태라고 할 수 있다.

이런 고용 형태는 임시직 고용과 함께 선진국을 중심으로 빠르게 확산되고 있지만, 우리나라의 경우는 고용시장의 환경이 비탄력적이고, 근로자의 권익 보장이 소홀해질 수 있는 우려 때문에 활성화되지 못하고 있는 실정이다. 이에 따라 1997년 개정된 근로기준법은 단시간 근로자의 개념을 규정하고, 근로조건을 명시하는 규정을 신설함으로써 그들의 권익을 법으로 보호하고 있다.

제21조에 단시간 근로자란 1주간의 소정 근로시간이 당해 사업장의 동종업무에 종사하는 통상근로자의 1주간 소정 근로시간에 비하여 짧은 근로자를 말하며, 단시간 근로자 중 소정 근로시간이 현저히 짧은 근로자를 제외하고는 통상근로자의 근로시간을 기준으로 한 산정비율에 따라 근로기준을 적하도록 동법 25조와 시행령(별표1)에 규정하고 있다.

시행령 제9조 3항에 따라 근로기준법의 일부가 적용되지 않는 대상과 기준은 4주간 평균하여 1주간에 15시간미만의 근로를 제공한 단시간 근로자에게는 퇴직금(제34조), 주휴일(제54조), 월차휴가(제57조), 년차휴가(제59조)

등이 적용되지 않는 것으로 규정되어 있다.

따라서 이런 형태로 근로자를 채용할 때는 관련 법규에 저촉되지 않도록 세밀하게 관리하는 것이 필요하다.

### 4.2.3 파견근로

사용자가 자신에게 고용되어 있는 근로자를 다른 기업에 파견하여, 그 회사에 근로를 제공하게 하는 고용 형태를 파견근로라고 한다. 다시 말하면, 이런 형태로 고용된 근로자에게 있어 사용자는 고용계약을 체결한 대상과 제공하는 근로에 대한 지휘감독권을 지닌 대상으로 구분된다는 것이다.

우리나라의 경우는 1980년대 중반부터 파견제 유형의 근로 형태가 도입된 이래, 점차 확산되고 있어 파견 근로자에 대한 노동관계법에 의한 보호를 강화하고 기업의 인력 관리의 유연성을 제고하기 위하여 근로자 파견법을 제정하기에 이르렀다. 동법 제1조에 "근로자 파견"이라 함은 파견사업주가 근로자를 고용한 후 그 고용관계를 유지하면서 사용사업주에게 근로자를 파견하여 사업사용주의 지휘명령을 받아 사용사업주를 위한 근로에 종사하게 하는 것 말한다고 규정하고 있으므로, 근로자 파견은 당사자 간에 고용관계와 사용관계가 구분되는 법률적 특징을 갖게 된다. 즉, 파견근로자와 파견사업주 사이에는 고용계약 관계가, 파견사업주와 사용사업주는 근로자 파견계약을 맺게 되며, 사용사업주와 파견근로자 사이에는 지휘명령관계가 존재하게 된다는 것이다.

근로자 파견제도가 근로자의 고용안정을 저해하지 않은 범위 내에서, 노동시장의 유연성을 제고하기 위해서 이 제도를 적용할 수 있도록 정한 업무 범위는 전문지식 기술 및 경험 등을 필요로 하는 업무로써, 현실적으로 파견근로가 이루어지고 있거나 파견근로에 적합한 업무 가운데, 정규 근로자의 고용대체효과가 크지 않은 업무로 제한하고 있다.

법 제5조에 규정된 근로자 파견과 관련한 업무는 다음과 같다.

#### 4.2.3.1 사유에 관계없이 근로자 파견이 가능한 업무

한국 표준 직업분류상의 소분류 내지 세세 분류기준에 의거 전문지식, 기술, 경험 등이 필요한 26개 업무로 최장 2년간 근로자 파견 가능

#### 4.2.3.2 일시적 사유가 있을 경우

출산·부상·질병 등으로 결원이 생긴 경우 또는 계절적 업무 등과 같이 일시적 간헐적으로 인력을 확보하여야 할 필요가 있는 경우에 절대금지 업무를 제외하고 최장 6개월까지 근로자 파견이 가능하되, 노동조합 또는 근로자대표와 사전에 성실한 협의 필요

#### 4.2.3.3 절대금지 대상

어떤 사유에 의해서도 파견사업주는 근로자를 파견할 수 없고, 사용사업주 역시 파견근로자를 사용할 수 없다.

① 건설공사 현장에서 이루어지는 업무
② 각종 법규에 의한 하역업무로서 직업 안정법 제33조의 규정에 의하여 근로자공급사업 허가를 받은 지역의 업무
③ 선원법 제3조의 규정에 의한 선원의 업무
④ 산업안전보건법 제28조의 규정에 의한 유해하거나 위험한 업무
⑤ 기타 근로자보호 등의 이유로 근로자파견사업의 대상으로 적절치 못하다고 인정하여 대통령령(시행령 제2조 제2항)으로 정하는 업무

- 진폐의 예방과 진폐근로자의 보호 등에 관한 법률 제2조 제3호의 규정에 의한 분진작업을 하는 업무
- 산업안전보건법 제44조의 규정에 의한 건강관리수첩의 교부대상 업무
- 의료법 제2조의규정에 의한 의료인의 업무 및 동법 제58조의 규정에 의한 간호조무사의 업무
- 의료기사 등에 관한 법률 제3조의 규정에 의한 의료기사의 업무
- 여객자동차 운수사업 제2조 제3호의 규정에 의한 여객자동차 운송

사업의 운전업무

- 화물자동차운수사업법 제2조 제3호의 규정에 의한 화물자동차 운송사 운전업무

근로자 파견기간은 법 제6조에 규정되어 있으며 전문지식 기술 또는 경험을 필요로 하는 업무는 1년 이내가 원칙이나, 파견사업주 사용사업주 파견근로자간의 합의로 1회에 한하여 1념의 범위 안에서 연장이 가능하고, 2년을 경과하여 사용한 경우에 당해 파견근로자를 고용한 것으로 간주하게 된다(법 제6조 제3항).

출산·질병·부상 등으로 결원이 있으나 일시적 간헐적으로 인력을 확보할 필요가 있는 경우는 3개월 이내가 원칙이며, 파견사업주 사용사업주 파견근로자간 합의가 있는 경우 1회에 한하여 3개월의 범위 안에서 연장 가능하다.

근로자 파견제는 근로자의 고용관계와 지휘명령관계가 구분되는 근로 형태이므로 파견중인 근로자에 대한 노동관계법상 파견사업주와 사용사업주의 책임소재를 명확히 하여 근로자 보호를 강화하고 있다(법 제34조 및 제35조).

구체적 내용은 근로기준법상 임금·퇴직금·재해보상 책임 등은 파견사업주의 책임이고, 근로기준법상 근로시간, 휴일 휴게 등의 적용은 사용사업주의 책임으로 구분되어 있다.

또한 산업안전 보건법에 의한 책임은 원칙적으로 사용사업주에게 있으며, 일반건강진단 실시의무 등과 같이 고용 기간 중에 지속적으로 강구하여야 할 조치에 대해서는 파견 사업주가 의무를 부담하도록 규정하는 한편, 사용사업주가 정당한 사유 없이 근로자 파견계약을 해지하거나 근로의 대가를 파견사업주에게 지급하지 않는 등 사용사업주의 귀책사유로 파견근로자에게 임금을 지급하지 못하는 경우 사용사업주도 파견사업주와 연대하여 책임을 지제다.

## 4.3 근무 형태의 다양화

각종 제도와 통신수단의 발달에 따른 환경변화는 고용 형태 뿐 아니라 근무 형태에도 많은 변화를 초래하고 있다. 9시 출근과 6시 퇴근과 같은 전

형적 근로 형태를 벗어나 조직의 여건과 특성에 맞는 다양한 근무 제도를 도입하여 생산성을 향상과 경쟁 환경에 유연하게 대처할 수 있는 조직을 지향하려는 강한 욕구를 충족시킬 수 있는 방안을 강구할 필요가 대두된 것이다. 조기 출퇴근제, 집중근무 시간제, 변형근로 시간제, 격주 휴무제, 교대 근무제, 탄력적 근무제 등이 새로운 근무 형태로 제시되고 있는데 이런 방법은 기술이나 시설의 변경이나, 조직체계를 재구축하지 않으면서 생산성을 향상시킬 수 있는 장점이 있다.

### 4.3.1 탄력적 근로시간제

탄력적 근로시간제란 일정기간을 평균하여 법정 근로시간(1일 8시간, 1주 44시간)을 초과하지 않으면, 특정 일 또는 특정 주에 법정 근로시간을 초과하여 근로시킬 수 있는 제도(법 제50조)로서, 이 경우 사용자는 탄력 근로시간 한도 안에서는 법정 근로시간 초과분에 대하여 연장근로 수당을 지급하지 않을 수 있으며 2주 단위와 1개월 단위의 2개의 유형으로 운영될 수 있다.

2주 단위의 탄력적 근로시간제는 사용자가 일방적으로 도입하는 것을 방지하기 위해서 취업규칙에 명시함으로써 시행할 수 있게 하였는데 특정 주에 48시간 한도 내 변형 근로를 인정하거나, 첫 주는 48시간, 다음 주는 40시간을 근로하게 하고 첫 주에 발생하는 시간 외 근로는 수당으로 인정하지 않는 격주 휴무제로 운영하는 것이다.

이 제도의 도입에 따라 기업은

① 집중근무제 도입에 따른 근로시간의 낭비 요소 제거
② 근로일수 감소로 인한 시간 효율성 제고
③ 업무량 증감에 따른 탄력적 운용
④ 효율적 인력관리, 생산성 향상, 경비절감을 통한 경쟁력 강화 등의 효과를 거둘 수 있게 된다.

근로자 입장에서는 필요에 따라 수시로 시행되는 연장근로와 달리, 미리 일정기간 동안의 근로시간을 정하여 그 틀에 따라 정해진 근로시간을 유지할 수 있으므로 계획적 여가활용을 통한 삶의 질을 보장받을 수 있는 장점이 있는 반면에, 일정 기간마다 근로시간이 변경됨으로써 생활 리듬이 어긋나거나 피로가 가중될 우려가 있다.

### 4.3.2 선택적 근로시간제

선택적 근로시간제는 1월 이내의 일정기간에 걸쳐 근로해야 하는 총 근로시간만 정해놓고 매일의 시업 및 종업 시각을 근로자의 결정에 맡길 수 있도록 한 제도로 평균 1일 8시간, 1주 44시간 내에서만 운용할 수 있도록 근로기준법 제51조에 규정되어 있다. 또한 이 제도를 도입하기 위해서는 근로자대표와 서면으로 합의해야 하고, 15세 이상 18세 미만의 근로자는 제외되며, 반드시 근무하여야 할 시간대(core time)와 근로자의 결정에 따라 근로할 수 있는 시간대(flexible time)의 개시 및 종료 시각을 정하여야 한다.

이 제도는 전문직이나 연구직 근로자와 같이 각자의 업무 사이에 상호 독립성이 있는 업종에 적용하는 것이 적합하다. 과거에는 사용자가 근로자의 편의를 도모해 주고 능률을 높이기 위해 이 제도를 실시하고자 해도 연장 근로 수당의 부담 때문에 실시할 수 없었으나, 이 제도의 채택으로 근로시간제의 신축적 운영이 가능하게 되었다.

### 4.3.3 간주(인정)근로시간제

이 제도는 근로기준법 제56조 1항의 내용으로 근로자가 출장 및 기타의 사유로 근로시간의 전부 또는 일부를 사업장 밖에서 근로하여 근로시간을 산정하기 어려운 때에는 소정 근로시간을 근로한 것으로 인정하는 것이다. 즉, 일반사원의 출장, 취재, AS, 마케팅 및 시장조사, 사진·영화촬영과 같이 사업장 밖에서 수행한 업무는 원칙적으로 소정 근로시간을 근로한 것으로 보며, 통상적으로 소정 근로시간을 초과하여 근로해야 할 경우는 통상 업무수행에 필요한 시간을 근로한 것으로 간주하고, 근로자 대표와 서면 합의로 정한 때에는 그 시간을 그 업무를 수행하는 데 통상 필요한 시간으로 하게 된다.

### 4.3.4 재량 근로시간제

업무의 특성이 업무수행 수단이나 시간 배분 등에 대해 구체적으로 지시하기 곤란한 경우에, 사용자가 업무수행방법 등을 근로자의 재량에 맡기고, 근로시간은 근로자 대표와 서면으로 합의한 시간을 근로한 것으로 간주하는 제도로 근로기준법 제56조 3항에 규정하고 있다. 동법 시행령 제26조에 따르면, 이 제도는 근로의 시간보다 질을 중시하는 풍토를 조성하기 위해 도입하는 것이기 때문에 사용자는 업무의 수행 수단 및 시간 배분 등에 대한 구체적인 지시를 하지 못하게 되어 있으며, 연구 개발 업무, 정보처리 시스템의 분석 설계, 실내장식 및 광고 등의 디자인 고안 업무, 기자의 취재 편집 등과 같이 창의성 발휘가 요구되는 고도의 전문직에게 업무수행에 필요한 그로시간의 운용을 스스로의 재량에 맡길 경우에 적합하다.

## 4.4 아웃소싱

### 4.4.1 아웃소싱의 개념

아웃소싱은 조직이 내부적으로 보유하고 있는 인적자원과 자원을 이용하여 업무를 수행하던 전통적 방식에서 벗어나 전략적으로 외부자원을 이용하여 업무를 수행하는 것을 말한다. 하도급이 부품이나 단순 반복적인 서비스를 외부로부터 조달 받는 것인데 반해, 아웃소싱은 기업이 핵심 업무 위주로 구조 조정하면서 비 핵심 기능은 전문적이고, 효율적으로 서비스를 제공하는 외부 공급자에게 위탁하는 경영전략이라는 점, 즉, 위탁의 폭과 깊이에서 외주나 하청과는 차이가 있는 것이다. 따라서 전략적 아웃소싱이란 조직이 보유하고 있었거나, 혹은 새로 시작하는 기능이나 업무에 대해 핵심 역량에 경영자원을 집중하고 전문성을 확보하며 경비절감 등의 명확한 전략적 목적을 가지고 비 핵심 업무를 외부의 전문조직에 위탁하는 것으로 정의할 수 있다.

### 4.4.2 아웃소싱의 형태

토탈 아웃소싱은 조직의 특정 기능 전체를 아웃소싱 하는 것으로 주로 소규모조직에 적합하다. 부분 아웃소싱은 기능 전체가 아니라 그 중 일부만 아웃소싱하고, 일부 업무는 내부에서 직접 수행하는 방법으로 병원의 급식업무 중에 부식의 전처리관정이나 세정업무는 위탁하고, 조리 및 배식은 영양과에서 직접 담당하는 것이 좋은 예라고 할 수 있다.

마지막으로 인력 아웃소싱 형태가 있는데 이것은 외부 공급자로부터 인력만 지원받아 직접 업무를 수행하는 것이다.

### 4.4.3 아웃소싱의 경향

지금까지의 아웃소싱은 주로 비용절감을 이유로 도입하였으나, 점차 조직을 핵심역량 위주로 재편하기 위해서, 부수적 활동은 외부의 전문성을 활용하기 위한 전략을 구사하는 경향이 커지고 있다. 즉, 시설관리나 물자의 운송, 보관과 같은 주변업무와 법무, 세무, 광고, 정보 시스템과 같은 전문분야로 나뉘어 아웃소싱 하던 과거와는 달리, 최근의 아웃소싱은 경리, 인사, 급여, 교육연수와 같은 관리업무 뿐 아니라, 상품의 기획 디자인, 고객 및 물자관리와 같이 중요한 분야로 급속하게 확산되고 있어, 병원의 여러 업무도 이러한 추세를 감안하여 아웃소싱 할 수 있는 방안을 강구할 필요가 있다.

## 4.5 효율적 인적자원관리

어느 시대, 어떤 조직, 어떤 경영자를 막론하고 조직에 있어 가장 중요한 자원이 인적자원이라고 주장하지 않았던 경우는 찾아보기 힘들다. 더욱이 지식 정보사회로 진입한 21세기에 있어 인적자원은 경쟁우위 확보를 위한 핵심적 원천이라는 것은 두말할 나위가 없다고 하겠다. 이런 중요한 자원을 효율적으로 관리하기 위해서는 생산성 제고를 전제로 한 급여체계 확립, 능력개발 지원 방안 강구, 개인목표와 조직목표의 일치, 원활한 의사소통기능 확보, 개관적이고 합리적 평가제도 구축 등의 어려운 과제가 먼저 해결되어야 할 것이다.

규제 일변도의 정책에 의해 경영환경이 점차 악화되는 병원이 이러한 문제를 해결하기도 쉽지 않은데, 전문의 배출과 확보 문제 뿐 아니라, 간호 인력도 해외로 유출이 심화되는 추세여서 어려움을 가중시키고 있다. 더구나 정부에서 추진하고 있는 주 5일 근무는 그리 만만하지 않은 우려할 상황임을 알 수 있다.

이를 위해서 병원도 인적자원을 핵심인력과 전문 인력, 일반적 인력으로 구분하여 그에 따른 관리방식을 달리 적용하는 인재 포트폴리오 전략을 통한 상시 구조조정체계의 구축에 관심을 기울여야 할 것이다. 즉, 병원의 성장과 생존에 결정적인 영향을 주는 핵심 사업을 수행할 수 있는 기술과 지식, 경험 등의 핵심역량을 지닌 인적자원의 확보와 육성, 유지를 위해서는 장기간 지속적으로 투자하고, 전문지식과 기술을 보유한 전문 인력은 단기고용이나 계약직으로 관리하며 대체가 가능한 일반 인적자원은 아웃소싱이나 고용 최소화를 유지하도록 관리하는 것이 중요하다.

## 5 임금관리의 유연성

최근까지 우리나라 대부분 조직의 임금관리는 노동생산성과 무관하게 경직성을 탈피하지 못했던 것이 사실이었다. 즉, 임금수준이 능력이나 성과와는 관계없이 연령, 학력, 근속년수를 기준으로 기계적으로 결정되는 연공급이 중심이 되었는데 이는 연공서열을 중시하는 동양적 사고가 임금관리에 있어서도 중요하게 작용하였던 것을 의미하는 것이다.

다시 말하면, 종전의 임금제도는 직무의 내용이나 질과는 크게 상관없이 직장에서 얼마동안 일을 했는가가 결정적으로 중요하게 작용했다는 것이다. 최근에 들어서 많은 조직이 도입하고 있는 연봉제는 직무 중심에서 성과의 정도에 따라 임금수준을 결정하고자 하는 특징을 가지고 있다.

이와 같이 임금제도를 획기적으로 전환하는 경향은 과거와 같이 경직된 임금제계로는 무한경쟁시장에서 생존하기 어렵다는 위기감에 따라, 성과나 실적에 따라 보수를 변동시키는제도의 도입을 추진하면서 비롯되었다.

연봉제가 성공하기 위해서 사전에 갖추어야 할 전제 조건은 먼저, 공정하고 객관적인 평가 제도를 마련하는 것으로 그 이유는 연봉제를 실시하고 있는 기관이 채택하고 있는 임금 산정기준은 인사고과평가이기 때문이다. 공정한 평가는 훌륭한 제도만으로는 되지 않으며, 평가자의 자질, 전문성과 자세도 매우 중요하므로 평가자를 대상으로 인사고과 방법에 관한 교육도 중요하다. 또한, 연봉 산정을 위한 기준은 연봉액 결정에 직접적인 영향을 미치기 때문에 가급적 합의를 통해 도출하는 노력이 요구된다.

생산직에 적용하는 산정기준은 생산액, 이익, 매출액, 원가절감 등 측정 가능한 지표를 사용할 수 있기 때문에 갈등이 일어날 소지가 적지만, 병원이나 연구기간과 같이 고도의 전문성이 요구되는 지식산업의 경우는 기준측정이 쉽지 않으므로, 고도의 전문성과 충분한 검토와 합의를 위한 노력이 요구된다. 또한 어떤 항목을 기준으로 활용할 것인가에 대해서는 노사합의 뿐만 아니라 이해집단간의 합의를 도축하기 위한 노력을 선행하는 것이 바람직하다.

연봉제 도입은 비용을 수반하게 되며, 한정된 재원을 갖고 성과가 높은 구성원에게 보다 많이 분배하기 위해서는 과학적인 산출방법이 고려되어야 한다. 이와 함께 연봉제를 적용할 직종과 직급에 관한 사전검토가 이루어져야 하는데, 고위직이나 전문직에게 먼저 실시하고 점차 확대하는 방법이 일반적이다. 연봉제는 개인주의적이고 능력주의 전토에 맞는 제도이므로 평등개념과 연공서열 전토에 익숙한 기업문화에서는 상당한 갈등과 부작용이 대두될 가능성을 간과해서는 안 된다.

마지막으로 연봉제가 성공하기 위한 핵심은 구성원 사이에 신뢰감을 구축하는 것이다. 연봉제가 궁극적으로는 조직구성원의 근로조건과 처우를 개선시키기 위한 긍정적인 체계라는 사실을 충분히 인식시키는 것이 필요하다.

# 6 일하고 싶은 직장 만들기

미국의 시사경제 주간지인 포춘지에서는 매년 'The 100 Best Companies to Work for America'를 발표하는데, 올해 가장 일하고 싶은 1백내 회사 중 1위는 직원 수 기준으로 7번째로 큰 증권회사 인 "에드워드 존스"가 산정되었다.

포춘지는 1위로 선정한 이유를 경제가 어려운 데도 종업원을 해고하지 않고, 종업원의 97%가 경영자의정직성을 칭찬하고 있기 때문이라고 밝혔다. 그러나 이 회사가 단지 이런 이유만으로 1위가 된 것이 아니라는 사실은 외사의 지점수가 1980년 3백 개에서 현재 8천개로 늘어났으며, 지금도 매달 2백 개씩 늘어나는 실적에서 찾을 수 있다. 개인고객만을 상대하는 이 회사의 성장 비결은 한 마디로 직원과 고객 사이의 인간적 교류 때문이라고 한다. 그 관계는 인터넷이나 e-mail과 같은 high-tech대신, 전화나 손으로 직접 쓴 편지를 보내거나 얼굴을 맞대고 상의하는 low-tech로 연결된 것으로, 이 전략을 수행하기 위해 이 회사는 MBA 출신보다는 동네교회에서 성실한 사람을 직원으로 추천받아 선발하였다.

2002년 1월 28일 한국경제에 소개된 위의 내용을 어려운 경제 환경과 불신 풍조가 만연된 우리 사회에 속한 모든 조직에게 많은 시사점을 제공하고 있다. 효율적인 노무관리를 위해 앞에서 논의하였던 여러 현안도 결국은 돈이나 기술보다는 모든 구성원의 신뢰와 협조를 바탕으로 하는 인간 중심의 경영으로 해결될 수 있다고 강변하고 있는 것이다.

하버드 경영대학원의 Porter교수는 "그간 쌓아온 인간관계를 무너뜨리지 않으면서 첨단기술을 도입하는 것이 성공적 경영에 필요한 핵심"이라고 강조하였다. 다 직종 전문가들이 모영 일하는 조직의 특성 때문에, 병원은 다른 기업보다 바람직한 조직문화를 창출하기가 어려운 것이 사실이다.

업무의 영역 뿐 아니라 모든 환경이 급속하게 변하고 허물어지고 있는 현실에서, 병원이 생존하고 발전하기 위해서는 모든 구성원이 이러한 어려움을 공감하고 조직의 사명과 비전을 달성하기 위한 전략적 사고를 지닌 조직을 만들어야함 하는 절대 절명의 과제를 풀어야 하는 것이다.

일하고 싶은 직장은 인재가 자발적으로 실력을 축적하고 발휘할 수 있도록 하고, 열정적으로 업무에 몰입하도록 권한과 책임을 부여하는 진정한 임파워먼트(empowerment)가 구현될 수 있는 인간 중심의 경영여건을 갖춘 곳이라고 할 수 있다.

### 보고가세요

**CEO의 힘 : 인텔의 앤디 그루브회장**

인텔은 1968년에 설립된 반도체 전문회사였다. 1970년대에는 D램을 주력으로 한 메모리분야의 선두업체로 25% 이상의 자본 수익률을 올렸다.

그러나 1980년대 일본 업계가 D램을 저가로 뿌리기 시작하였고 1985년과 1986년에는 반도체 불황까지 겹쳐 미국업체들은 속속 D램 사업에서 철수하였다. 당시 인텔도 2년 연속 매출이 줄어 1986년에는 2억 달러 이상의 적자를 보았다.

앤디 그루브회장은 인텔도 많은 D램 업체 중 하나에 지나지 않는다는 현실을 직시하고, 7,300명의 직원을 줄이고 공장 2개를 폐쇄하였다. D램 사업을 포기하고 성공확률이 희박하다는 마이크로프로세서 분야에 역량을 집중하는 의사결정을 내렸다. 대규모 적자가 나는 상황에서 연구개발비를 매출액의 18%로 늘린 것이다.

그 결정은 옳았다. 위기를 극복한 1987년에는 매출액이 51% 증가하고 2억 5천만 달러의 흑자를 기록하였다. 반도체 시장에서의 기업 랭킹도 1986년에는 8위였으나, 1992년 이후 줄곧 세계 1위를 유지하게 되었다.

현재의 인텔은 미래를 보는 통찰력과 반도체 분야의 전문성을 가진 앤디 그루브회장의 큰 결단이 있었기에 가능했다.

– 한국경제신문사·삼성경제연구소, '21세기 성장엔진을 찾아라'에서 발췌수정

## ■ 학습문제

1. 병원노무관리의 정의에 대해 설명하시오.
2. 단체교섭권과 교섭권한에 대해 비교해 하시오
3. 단체교섭 결렬과 쟁의 행위에 대해 설명하시오.
4. 노사협의회의 특징에 대해 설명하시오.
5. 아웃소싱의 개념에 대해 설명하시오.

## ■ 관련 웹 사이트 찾아보기

1. http://www.kli.re.kr 한국노동연구원.
2. http://www.klei.or.kr 한국노동교육원.
3. http://www.nosa119.com. 노사119.
4. http://www.kirra.or.kr 한국노사관계학회.
5. http://www.molab.go.kr 노동부.

## ■ 참고문헌

1. 김재수, 김영훈, 안태현. 병원인사관리. 수문사, 1998
2. 박종희.협력적 노사관계와 노동법. 한국노동연구원, 2001/2002
3. 배규식. 구조조정과 노사관계. 한국노동연구원, 2001/2002
4. 유승흠. 병원행정강의. 수문사, 1990
5. 이덕로. 인사노무관리Ⅱ. 한국노동교육원, 1998
6. 이정우. 병원인사관리. 대한 병원행정관리자 협회, 1999
7. 이정우. 병원인사관리(장기연수과정 교재). 대한병원행정관리자 협회, 2000
8. 이정우. 연세의료원 노무관리 세미나. 연세의료원, 2001
9. 이정우. 인재파견과 아웃소싱 세미나. 전경련 국제경영원, 1999

10. 이정우. 조직인사관리. 한국보건의료관리연구원, 1997
11. 이정우. 신 인적자원관리 제도. 한국보건산업진흥원 연수교재, 2001
12. Randall S. Schler & Susan E. Jakson. Human Resource Management.
13. West N Publishing Co. 1996
14. D.Q.Mills & J.McComnick, 1985.p.11

CHAPTER 6

# 병원의 경영전략

1. 경영전략의 필요성
2. 병원경영전략의 내용
3. 병원경영혁신의 기법
4. 환자(고객)만족 경영전략
5. 병원 네트워킹전략
6. 수익성 제고 전략
7. 벤치마킹 전략
8. 의료정보화 시스템의 구축전략
9. 지식경영도입 전략

# 1 경영전략의 필요성

## 1.1 21세기 경영전략의 기본 전략

경영환경이 불안정한 여건 하에서는 한정된 자원을 중점적으로 관리함으로서 사업구조를 개혁하고, 조직구조를 동시에 개혁하여 환경에서의 적응력을 증대하고자 경영전략을 모색하게 된다.

경영전략의 개념은 1960년대 초 미국의 하버드 비즈니스 스쿨에서 시작된 기업전략의 개념에 바탕을 두고 있다.

### 1.1.1 계획으로서의 전략

전략이란 특정한 상황에 대처하기 위한 의도적인 행동방향과 지침을 의미한다. 따라서 계획으로서의 전략은 관련된 행위 이전에 존재하며, 특정한 목적 아래에서 만들어 진다.

계획으로서 전략은 리더가 어떤 조직의 방향과 행동지침을 설계하는가에 초점을 두며, 어떤 전략적 의도가 인간에게서 창출되는가 하는 근본적인 문제를 제시한다.

### 1.1.2 책략으로서의 전략

전략은 특정한 경쟁상황에서 경쟁자의 의료를 찌르기 위한 일종의 책략으로서 정의 된다.

예를 들면, 대형병원이 신설병원의 진입이나 경쟁병원의 신규 병상증설을 사전에 봉쇄하기 위하여 병상확장 전략을 발표하는 등 위협을 가한다면, 이러한 위협행위 자체가 책략으로서 전략의 예가 된다.

### 1.1.3 행위유형으로서의 전략

행위유형으로서 전략이란, 경영자의 사전적 의도에 상관없이 특정 조직에 일관성 있게 나타나는 행위결과의 흐름을 의미한다. 즉 외부 분석가들이 특정 조직의 행위와 의사결정들을 관찰하고, 그것들의 공통된 유형을 발견하여 그 조직의 전략을 평가하는 경우가 행위유형으로서의 전략이 된다.

행위유형으로서의 전략은 실현된 행위들에 초점을 두며 기업의 일관성 있는 행위가 어떻게 형성되고, 어디로부터 나왔는가 하는 문제를 연구하게 된다.

### 1.1.4 위치선정으로서 전략

이 전략은 '외부환경 속에서 조직을 적절하게 위치시키는 수단'으로 조직의 자원을 집중시킬 적절한 제품. 시장 영역을 결정해 나가는 것을 말한다. 즉 전략의 주요기능은 조직과 환경을 중간에서 결합시키는 것이라 할 수 있다. 전략은 자신의 독특한 생존영역을 의미하는 '틈새(niche)'를 찾아내는 것을 말한다.

예를 들면, 부천의 어느 심장병 전문병원의 경우, 개심술을 시행하는 병원이 대형 대학병원의 일부에 그치고 있고, 그나마 개심술의 수요가 늘고 있고, 부가가치가 크다는 점에 착안하여 심장병 전문이라는 독자적인 영역을 찾아내어 커다란 전략적 성공을 거둔 대표적인 위치선정(positioning)전략이라고 할 수 있다.

## 1.2 경영전략

### 1.2.1 경영전략의 정의

많은 기업과 병·의원들이 수익증대 혹은 이미지 변신을 위해 새로운 브랜드 개발, 고객사은행사, 광고홍보 등 다양한 '전략'을 펼친다. 단기간의 이미지 변신, 특정제품이나 서비스에 대한 홍보 등은 단기적으로 수익을 높이기 위한 전술이라 할 수 있다. 전략은 기업이 3~5년 정도를 기한으로 고객과 사회로부터 장기적인 신뢰를 쌓기 위한 마스터플랜을 말한다.

▌그림 6-1▐ 전략경영 모형

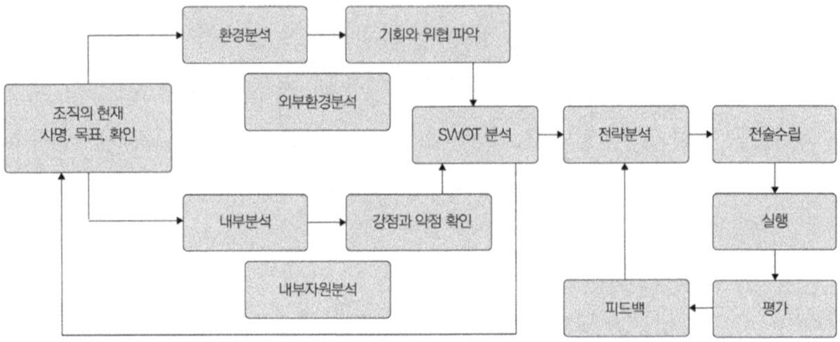


경영전략이란 기업이 목표를 달성하기 위한 종합적인 활동계획을 말하는데 학자들에 따라 조금씩 다르게 정의하고 있다. 챈들러(Chandler)는 기업의 장기적인 목표의 결정과 그 목표를 달성하기 위한 행동을 결정하고 경영자원을 배분하는 것이라고 하고, 포터(Porter)는 기업의 여러 활동을 결합하여 독특 하고 가치 있는 전략적 지위를 창출해 내는 것이라고 한다.

경영전략은 목표를 세우고, 목표달성을 위한 종합계획을 체계적이고 바람직한 과정이 바로 전략경영의 과정이다. 따라서 전략경영을 위해서는 우선 병의원의 현재 비전과 사명을 확인한 다음, 내부적인 역량을 분석하여 경쟁자와 비교하여 강점과 약점을 파악하고, 동시에 외부 환경 요인을 분석하여 기회와 위협 요인을 파악하여, SWOT분석을 실시한다.

SWOT분석 결과에 따라 강점은 살려 활용하고 약점은 보완하며, 비전과 사명이 설정되어 있지 않으면 비전과 사명을 정하는 것이 바람직하다. 큰 틀에서 전략이 수립되었으면 세부 실행계획에 해당하는 전술을 수립하고, 실행한 후 평가하고 피드백하여 다음 전략 수립에 반영한다.

### 1.2.2 조직의 지표 및 비전

① 핵심가치(core value)란 기업의 생존과 발전을 위해 수익은 절대적이지만 수익이 궁극적인 목표가 될 수는 없다. 때문에 사업의 원칙과 신조 체

계라 할 수 있는 핵심가치가 중요하다.

1802년 미국에서 설립된 이래 핵심가치를 200년 이상 경영시스템의 원칙으로 세우고 있는 다국적 기업 듀폰사에서 핵심가치의 우수한 사례를 찾아볼 수 있다.

듀폰사는 인간이 지구의 가장 중요한 자원이며 따라서 '안전과 환경, 기업윤리와 개인존중'을 핵심가치로 삼고 있다. 이 핵심가치는 듀폰 기업문화의 본으로, 전 세계의 듀폰 직원에게 보고되어 그 중요도를 상기시키고 있다. 핵심가치에 대한 실적은 성과상여금에도 영향을 주도록 제도화하고 있으며 인사관리원칙에도 그대로 적용된다.

미국의 자존심으로 불리며 100여년 역사를 자랑하는 다국적 제약사 머크사도 핵심가치에 대한 좋은 사례가 된다. 머크사는 '기업의 사회적 책임감, 회사의 모든 측면에서 뚜렷한 탁월함, 과학에 기초한 혁신, 정직과 성실함, 인류에 공헌하는 일로부터 나온 이윤추구'등을 핵심가치로 세워 세계 10위의 기업으로 성장했다.

② 목적(purpose)은 기업의 존재 이유를 명확하게 전달하는 기업이념이라고 할 수 있다.

머크사의 대표 조지 윌리엄 머크는 '의약품이란 환자를 위한 것이지 결코 이윤을 위한 것이 아니다. 이윤이란 부수적인 것에 불과하다. 그리고 이 사실을 망각하지 않는 한 이윤은 저절로 나타나기 마련이다.

이것이 머크의 경영이념이다'라고 했다. 머크사는 '우리는 인간적인 삶을 유지하고 개선하는 사업에 매진합니다. 따라서 우리의 비즈니스 활동은 모두 이 같은 목적달성에 비추어 평가해야 합니다'라고 목적을 명문화하고 있다.

또 다른 예로 맥킨지사는 '우리는 선도적인 기업과 정부가 좀 더 성장할 수 있도록 돕고자 매진하고 있습니다' 스탠퍼드대학은 '우리는 인류를 발전시킬 수 있는 지식을 쌓고 널리 전하기 위해 매진하고 있습니다'등의 목적을 표방하고 있다.

이같이 기업의 목적은 보다 근본적이고 동기부여가 가능하며 지속성이 있는 것으로 세워야 한다.

③ 사명(Mission)이란 비전 달성을 위해 조직이 직접 수행해야 할 목표인데 훌륭한 사명은 구체적이며 달성 시한이 명시되어야 한다. 가능한 한 대담한 사명을 수립하여 구성원의 달성 의욕을 북돋을 수 있도록 한다.

한낱 미사여구의 나열에 불과하거나, 구체적이지 못하거나 실행 가능성이 없다시피한 사명은 좋지 못한 사명이다.

사명 수립의 4가지 유형은 '2010년까지 최고의 고객만족병원'식으로 목표화하기, '코카 콜라를 깨부수자'펩시) 식으로 공동의 적을 상정하기, '부동산업계의 IBM이 되자'미국계 부동산관리회사 크람멜 크로)식으로 역할모델을 이용하기, '+ 품질전략 달성'처럼 조직의 내적 변화를 목표로 하기 등의 방법이 있다.

사명 등은 조직의 상층부에서 정해 일방적으로 실행을 지시하는 것보다 구성원도 의사 결정에 참여하는 것이 달성 동기를 높이는데 도움이 된다. 사명을 추구할 때는 특히 고정관념에서 벗어나야 하며 일반지식과 관념에 휘둘려서는 안 된다.

### 1.2.3 전략수립을 위한 환경분석

전략수립 과정에서 환경을 분석하는 것은 환경이 기업의 목적을 달성하는데 중요한 영향을 주기 때문이다. 따라서 외부 환경을 분석하여 기업에 기회(Opportunities)와 위협(Threats) 요소를 파악하고, 내부 환경 분석을 통해 강점(Strengths)이나 약점(Weaknesses)이 될 수 있는 자산, 자원, 기술 등을 찾아 전략수립에 반영해야 한다.

또 산업의 수익률은 다섯 가지의 경쟁적 세력에 의해 결정되며 이 세력들의 특징과 변화를 이해하는 것이 전략수립에 필요하다고 한 포터의 산업분석도 유용한 분석틀을 제공하고 있다.

① 외부환경 분석 : 거시환경(Macro Environment)은 기업에 일방적으로 영향을 미칠 뿐 기업이 통제할 수 없는 환경을 이른다. 거시환경은 기업과 직접적인 교환관계는 없지만 산업의 수요 기업의 수익 등에 중요한 영향을 미친다. 이 범주에는 인구통계적, 경제적, 문화적, 기술적, 정치적, 법적 요인

등이 포함된다. 세계화 시대에 글로벌한 환경 측면도 여기에 포함된다. 고객 분석과 경쟁자 분석 역시 전략수립에서 중요한 요소이며 마케팅 전략수립에도 적극 활용된다.

거시환경에서는 고객니즈의 변화가 시장의 사회적, 문화적 그리고 라이프 스타일에서 어떤 경향이 부각되고 있는가, 이 추세는 수요를 창출하는데 어떤 영향을 미치는가, 향후 몇 년 간 인구성장과 인구이동에 어떤 경향이 존재하는가, 이 경향에 기인한 기회와 위협들은 무엇인가 등을 다룰 수 있다.

또한 경쟁자가 현재 목표대비 성과를 창출하고 있는가, 강약점은 무엇인가, 산업과 자사에 대해 가지고 있는 주요가정은 무엇인가, 또한 어떻게 전략적 변화를 할 것이며 타사의 전략에 어떻게 대응할 것인가 등의 분야로 나누어 경쟁자를 분석한다.

시장규모는 이상적 환경 하에서 달성할 수 있는 최대치와 특정조건하에서 달성하리라 예상되는 규모인 예상규모를 나누어 분석해야 할 것이다.

② 산업구조 분석 : 포터의 산업구조 분석은 외부환경의 분석틀로 유용하게 활용되고 있다. 포터는 'Competitive Strategy'에서 산업의 수익률은 다섯 가지의 경쟁적 세력에 의해 결정되므로 이들 세력의 특징과 변화를 이해하는 것이 전략수립에 필요하다고 강조했다.ㄴ

산업구조 분석은 첫째, 산업 내에서의 경쟁방법이나 산업의 핵심성공 요인을 파악하는데 도움을 준다. 둘째, 기업의 경쟁양식과 수익률을 결정하는 산업의 구조적 특성을 파악할 수 있게 한다. 셋째, 유망사업으로 진출하거나 사양사업을 퇴출시키는 의사결정에 도움이 된다. 넷째, 유리한 산업구조 구축에 필요한 기업의 행동을 파악하는데 도움이 된다.

포터의 다섯 가지 경쟁세력은 기업이 부고하는 가격, 비용구조, 자본투자 규모에 직접적으로 영향을 행사하기 때문에 산업의 장기적 수익성을 결정한다.

③ 내부환경 분석 : 전략적인 내부환경 분석은 강점이나 약점이 될 수 있는자산, 자원, 기술, 공정 등을 찾아내는데 목적이 있다.

경영자원은 경영활동을 수행하는데 필요한 총체적인 자원을 말하는데 일반적으로 유형자원, 무형자원, 인적자원으로 분류한다. 경영자원 분석을 토대로 원하는 목적을 달성하기 위해 자원을 다른 자원과 결합하여 활용할 수 있는 기업의 능력이나 역량을 분석한다.

강점은 잠재적 경쟁우위 또는 차별적 능력을 말하고 약점이란 개선의 여지가 있는 분야를 말한다.

경쟁우위 확보는 주로 경쟁자와 비교하여 기업의 내적 운영 상태를 철저하게 평가하여 핵심역량(core competence)을 찾아내는데 있다.

차별화된 기술적 능력이나 핵심 서비스, 자산 등 경쟁우위를 창출할 수 있는 능력을 핵심역량으로 개발할 수 있으면 경쟁우위 확보가 가능하다. 성공적인 경영을 위해서는 이를 개발·보호해야 한다.

### 1.2.4 SWOT분석으로 전략의 틀 짜기

SWOT분석이란 기업의 강점(S : Strengths)과 단점(W : Weaknesses), 외부환경의 기회(O : Opportunities)와 위협(T : Threats)을 종합하여 분석하는 방법이다.

▌그림 6-2 ▌ SWOT분석

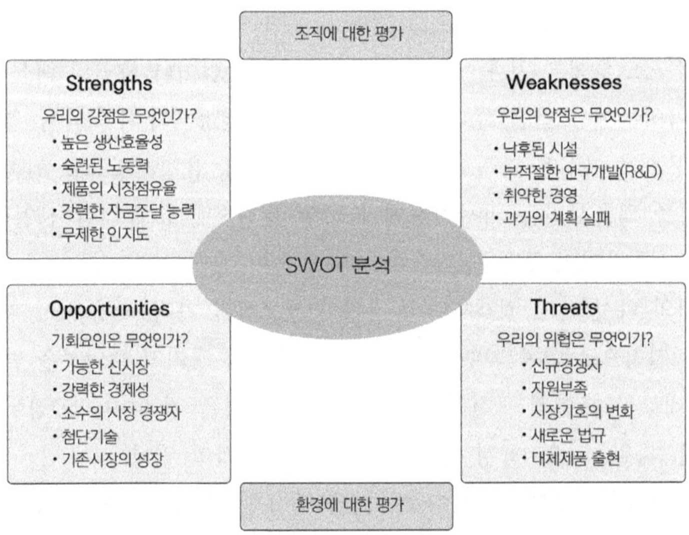

▌표 6-1▐ SWOT분석의 전략적 활용

| 외부요인 / 내부요인 | 기회 (opportunities) | 위협 (threats) |
|---|---|---|
| 강점 (strengths) | 기회 활용 위해 강점 사용 전략 | 위협 극복 위해 강점 사용 전략 |
| 약점 (weaknesses) | 기회 활용 위해 약점 보완 전략 | 위협 극복 위해 약점 보완 전략 |

외부환경과 내부환경에 대한 조사와 SWOT분석을 거쳐 추출된 정보는 전략수립의 근간을 이룬다. 또한 마케팅전략에도 중요한 지침이된다.

외부환경이 기업의 제품 및 서비스에 영향을 미치는 요소를 분류하고, 이들 중에서 가장 비중 있는 요소들을 기회와 위협요인으로 나누어 정리한다.

그리고, 내부 역량에 대해 외부환경과 경쟁자에 대비하여 강점과 약점을 분석하고 비중 있다고 판단되는 요소들을 순차적으로 정리하는 것이 필요하다.

## 1.3 경영전략 도입의 필요성

병원의 구조조정을 위한 가장 중요한 발상의 전환은 외형보다 수익성을 중심으로 병원을 경영하여야 한다는 것이다. 그 동안 우리의 기업들은 수익성보다는 외형 대형화를 통한 성장에 주력하여 경제 전반적으로 초과설비와 규모의 불경제의 문제에 직면하게 되었고, 병원도 마찬가지였다. 그러나 이러한 레버리지 효과는 경영의 재무적 위험을 증가시켜서 경기가 불황일 때는 수익성의 급격한 감소를 초래한다. 따라서 성장보다는 우선적으로 부채비율의 감소를 통해 재무구조의 안정성을 높일 필요가 있다.

병원의 구조조정을 통해 수익성을 증가시키기 위해서는 효율적인 경영전략을 수립, 집행하여야 한다. 경영전략은 경쟁우위를 창출하고 유지함으로서 경영성과를 극대화하는 것을 목표로 한다. 이는 기업의 중요 부문을 본질적으로 변화시키기 위해 새로운 생각, 계획, 프로그램들을 의도적으로 실행하는 것을 의미하는데, 이는 궁극적으로 조직의 관리운영 효율의 극대화를 위한 노력이다.

경영혁신은 조직들의 여러 가지 다양한 유형의 전략을 선택하였더라도 그것은 공통적으로 기초하고 있는 본원적 전략의 효과적 수행과 관련을 가지고 있다.

본원적 전략은 비용우위 전략과 차별화 전략으로 분류되는데, 비용우위 전략은 원가절감을 통한 가격우위를, 차별화 전략은 고객들이 중요하다고 여기는 속성들을 차별화함으로써 차별화에 소요된 비용 이상의 효과를 얻음을 의미한다.

과거에는 비용우위 전략이 중시되었으나 이에 못지않게 차별화 전략도 중요하다. 예를 들면 환자만족의 극대화를 들 수 있고, 이를 위해 마케팅 개념을 적극적으로 도입하여야 한다. 일반적 제조물인 경우는 거래의 성과를 극대화하는 거래마케팅이 전통적으로 강조되어 왔다.

의료서비스와 같은 서비스분야는 제품과 달리 생산과정에 소비자가 참여하여 생산과 소비가 동시에 이루어지므로 생산자와 소비자 간 관계(상호작용)의 형성, 유지, 발전이 중요한 관계마케팅의 개념이 도입되어야 한다.

## 1.4 전략 경영 프로그램 구축

전략은 외부환경에서 부여되는 시장의 기회와 조직 내보 역량의 갭, 그리고 전략에서 요구되는 기업의 내부역량과 실제보유역량 사이의 갭을 조직자원, 조직문화, 프로젝트의 혁신을 통해 보완하는 과정을 통해 실행된다.

효과적인 전략이 수립되면 프로그램, 예산, 절차 등 자원배분의 결정에 필요한 운영계획을 수립한다. 우선 프로그램 도입이 중요하다. 예를 들어 새로운 분야에 대한 사업확장 전략을 세웠다면 새로운 팀에 대한 교육프로그램이 필요할 것이다. 또한 예산의 분배도 필요하다.

전략은 모든 구성원과 부서가 적극 행동하며 지원하도록 관행화되어야 한다. 특히 기업의 구조문화와 리더십이 잘 어우러져야 할 것이다.

전략 수립 시 계획하던 성과와 실제성과를 비교하여 다시 반영하여 전략의 효율성을 높이기 위해서는 피드백을 포함한 통제가 중요하다. 통제는 수입, 이익 같은 금전적 결과부터 고객관계, 제품품질, 생산성, 종업원 이익 등 비금전적 결과도 감시한다.

피드백을 통한 성과 측정의 결과에 따라 품질과 효율성, 경쟁우위를 조절하도록 해야 한다.

피드백 등 통제 단계에서는 기업의 전략에 따라 점검 요소가 달라진다.

성장전략을 추진하는 기업이라면 수요예측, 판매액 성장률, 시장점유율 증가 같은 변수를 감시하고, 반대로 축소전략을 추구한다면 공급비용, 생산성, 종업원당 판매액, 마진 등 능률과 채산성 같은 변수를 감시하는 식으로 이뤄질 것이다.

전략은 정기적으로 점검되어야 한다. 연례 전략 회의를 원칙으로 하되 각 부서의 핵심 인사가 모두 참석하도록 한다.

**보고가세요**

**병원 경영에 전략이 필요한 이유**

병원 경영에도 전략이 필요하다. 우리의 의료시장 환경은 갈수록 전략형 경영자를 요구하고 있다.

그럼 병원 경영에서는 무엇이 전략적 결정인가? 단독 개원을 그대로 유지할 것인가 아니면 공동 개원으로 바꿀 것인가, 마케팅 개념과 방법들을 도입할 것인가 말 것인가, 기술 중심의 의료에서 서비스 중심의 의료로 바꿀 것인가, 환자 중심의 진료 체제나 병원 경영 체제로 대폭 바꿀 것인가, 새로운 진료 부문을 개발할 것인가, 아니면 어떤 진료 부문을 포기할 것인가… 전략적 결정이 필요한 사안들은 이렇게 무수하다.

현재 갖고 있는 기득권의 일부를 포기하지 않고는 전략적 결정을 내리기 어렵다. 그리고 전략적 결정을 내리기 위해서는 장기적인 비전을 세울 수 있도록 끊임없이 공부를 해야 한다.

우리나라 기업의 문제는 대다수의 최고경영자들이 소유주로부터 전략적 경영을 위임받지 못하고 있다는 것이다. 이에 비해 소유주이며 동시에 경영자인 병원 원장들은 누구의 간섭도 받지 않고 전략적 경영을 할 수 있다.

– 자료 : 박인출, 병원을 경영하라. 몸과 마음, 2001. p. 97.

# 2 병원경영전략의 내용

## 2.1 고객만족 경영 현황

고객 만족 경영(Customer Satisfaction Management, CSM)은 고객 만족을 위해 고객이 원하는 부분을 만족할 만한 수준의 서비스를 창출하여 고객에게 제공하려는 노력이라 할 수 있을 것이다. 따라서 효과적인 고객 만족 경영을 실현하기 위해서는 고객 관리측면과 내부적 변화를 함께 수반 하여야 할 것이다. 이러한 의료 서비스의 핵심은 의료 공급자인 병원 근무자와 의료 소비자인 환자의 만족이 동시에 추진되어야 한다. 즉 현재의 고객 만족을 높이기 위한 전략과 병원근로자의 만족 없이 고객의 만족이 지속될 수 없기 때문에 내부 구성원의 만족을 동시에 충족시키는 조직 구조를 갖는 전략을 함께 수립해야 할 것이다. 단순히 고객의 기대 수준에 부응하는 상품이나 서비스를 제공함으로써 고객을 만족 시키는 차원을 넘어 고객이 전혀 기대하지 못했던 가치를 제공함으로써 고객에게 기쁨을 주는 것을 최고의 경영목표로 방법을 연구하고 노력하는 경영 방식이다.

## 2.2 지식경영 현황

Peter F. Drucker는 21세기는 지식 기반 사회가 도래 할 것이라 예측하였다. 그는 지식은 중요한 개인적 자산, 경제적 자원이며, 보편적인 생산 요소 중에서 지식이 유일한 자산이라고 주장하였다. 병원은 무형 자산을 포함하고 있는 특성을 포함하고 있어 개인적 전문 지식이 병원 전체에 대한 부가가치 창출의 근원이 될 수 있는 조직체이다.

의료 기관의 지식 경영은 조직 내 의료진 및 행정직 등 모든 조직이 지니고 있는 지식을 다른 사람들이 활용 할 수 있도록 지식을 공유하여 더욱 큰 부가가치를 창출 하는 것을 의미하며, 이것이 의료기관의 중추적 역할이 되어야만 병원의 경쟁력이 나올 수 있다. 이를 위해서 조직 구성원 자신이 자기 분야의 전문적인 지식 창출에 힘쓸 뿐 아니라 타인의 지식을 자신의 업무에 활용하여 부가가치를 창출할 수 있는 지식 근로자로 변해야 하며, 특히 최고 경영자의 비전과 의지가 절대적으로 중요한 경영전략이 된다.

## 2.3 전략적 제휴 현황

전략적 제휴는 '서로 다른 둘 이상의 기업들이 국제 시장에서 경쟁력을 제고하기 위하여 경영 자원을 결합하여 기업 경영의 여러 측면에서 공식적이고 비교적 장기적인 동맹 관계를 맺는 것'이라 정의 할 수 있으며, 전략적 제휴의 일반적 동기 및 목적은 자산의 위험의 공유, 신제품 개발과 시장 진입의 속도 단축, 기업의 유연성 확보, 시장 진입의 확대, 경영 방식의 조정과 경영 자원의 공유 등이다.

전략적 제휴는 내용을 기준으로 한 분류로 기술 제휴, 생산 제휴, 조달 제휴, 판매 및 마케팅 제휴, 자본 제휴 유형으로 분류할 수 있다. 의료 기관의 경우 주로 의료 기술의 공동 개발과 정보 교류의 "전략적인 기술 제휴 형태가 많다. 전략적 제휴의 지속성에 기여한 주요 요인 중 가장 효과적인 것은 파트너 간의 효과적인 의사소통이다. 의사소통에서 중요한 것은 의사소통의 적시성과 정확성, 적절한 정보의 신뢰성이고, 상황 변화에 관련된 정보를 비롯하여 제휴 관계가 제 기능을 발휘할 수 있도록 정보가 공유되고 제휴한 파트너끼리 계획과 목표 설정에 공동으로 참여하는 의식이 있어야 한다.

## 2.4 마케팅 현황

경영 목표를 효율적으로 달성하기 위해서 마케팅 환경의 변화에 대해 마케팅 활동의 개념을 전체적으로 적응시켜 마케팅 자원의 배분을 결정하고 고객 창출을 도모함과 함께 경쟁상 우월한 의료시장의 지위를 확보하기 위한 일련의 전략이다. 병원 마케팅 전략의 목표는 고객을 유치하고 창출하기 위한 양질의 서비스, 동일 상병에 따른 가격 차별화, 광고, 홍보, 수요 촉진 등을 마케팅 자원으로 활용하며, 이들 자원들의 결합을 결정하는 마케팅 믹스

(Marketing Mix)를 결정하는 것이다. 즉 목표시장(Target Market)의 결정, 고객의 유지 및 신 고객 발굴, 마케팅 믹스의 창출, 수익성 증대와 유지 등이 마케팅 전략 목표에 포함되어야 한다. 병원 마케팅 전략은 경영 목표 달성의 수단으로 이익목표, 성장목표, 안정성목표, 탄력성목표가 있어야 하며, 이들 목표를 달성할 수 있도록 조화 있게 조정 하는 것이 필요하다. 그리고 마케팅 환경 변화의 적응을 위해 환자의 욕구 및 질환의 변화, 진료 선택 요인, 경쟁 상황, 사회 환경, 의료 정책 등의 변화에 신속하게 적응하는 조치가 중요하며, 끊임없이 변화하는 환경 속에서 새로운 의료 시장 기회를 포착하여 활용할 수 있는 동태적 마케팅 전략의 실현을 위해서 빠른 의사 결정과 정보 처리 능력이 중요하다.

## 2.5 차별화 현황

차별화 현황은 의료 이용자가 중요시 하는 속성을 선택하여 그 요구에 맞추어 스스로를 독특하게 차별화함으로써 경쟁 우위를 갖고자 하는 전략이다. 일반적으로 차별화하는 의료 기술의 차별화, 서비스의 차별화 등을 말하며, 성공 차별화의 이점은 높은 가격, 보다 높은 서비스를 통해 고객의 확보를 들 수 있다. 차별화의 방법은 병원 이미지의 차별화, 서비스 차별화 등이 있다. 차별화의 원천으로는 입지조건, 의료의 질적 서비스 수준, 종업원의 경험과 숙련도 등이다.

## 2.6 집중화 현황

집중화 현황은 특정 구매자의 집단이나 연령층, 지역, 질환, 진료 방법 등 한정된 특정 영역을 표적으로 선택하여 이에 모든 자원을 집중함으로써 경쟁 우위를 갖고자 하는 전략이다. 집중화 전략은 다시 세분화된 목표 시장에서 원가 우위를 추구하는 '원가 집중화전략'과 세분화된 목표 시장에서 차별화를 추구하는 '차별적 집중화 전략'으로 나눌 수 있다. 집중화 전략을 사용하려면 규모가 비교적 작고 한정된 시장 영역에서 차별화나 원가 우위를 통해 경쟁력을 획득 할 수 있다. 집중화 전략을 사용하려면 규모가 비교적 작고 한정된 시장 영역에서 차별화나 원가 우위를 통해 경쟁력을 획들 할 수 있다. 집중화 전략이 효과적으로 수행되기 위한 조건은 지역 내 이질적 세분 시장이 상당 수 있는 경우, 세분 시장이 지역 내에서 성공에 중요하지 않을 경우, 세분 시장의 성장 잠재력이 크거나 수익성이 높은 경우로 볼 수 있다.

## 2.7 원가우위 현황

원가 우위의 현황은 병원 내에서 원가절감을 위한 여러 가지 활동을 통해 가장 낮은 가격으로 의료 서비스를 의료 이용자에게 제공함으로써 경쟁우위를 갖고자 하는 전략이다. 원가 우위 유지 경우 경쟁 요인에 대해 효과적으로 대응할 수 있는 요인은 기존 경쟁자, 잠재 경쟁자, 고객, 공급자, 대체품 등을 들 수 있다. 원가 우위의 원천으로는 규모의 경제, 학습 효과, 설비의 가동률, 의료 서비스의 설계, 투입 비용, 공정한 기술, 장소적 입지 등이다.

## 2.8 포지셔닝 현황

포지셔닝(Positioning)이란 제품에서 시작된다. 물론 상품, 서비스, 기업 심지어는 사람에게도 시작 할 수 있다. 그러나 포지셔닝은 어떤 제품 자체에 대해 무엇을 행하는 것이 아니라 잠재 고객의 마음에 자신의 이미지와 제품을 위치(인식)시키는 것이다. 즉 고객의 기대에 맞게 이미지나 상품을 고객의 마음속에 인식(각인)시키기 위한 제반 마케팅 활동인 것이다. 대표적 포지셔닝 전략으로는 다음과 같다.

① 고객의 기억에 최초가 되어라.

② 최초가 아니면 틈새시장을 개척하여 최초로 뛰어 들 수 있는 영역을 개척하라.

③ 상대방을 제 포지셔닝 하라.

④ 고객의 머릿속에 자신의 위치를 알려라 등 병원 규모와 능력에 맞는 세분화된 표적 시장(Targer Market)을 상대로 수행하는 것이 효과적이다. 포

지셔닝이 경쟁 병원과의 차별성을 고객들에게 알리는 전략 이라고 할 때 소비자들의 인식 속에 최고의 위치를 점유하고 있는 병원은 하위 병원에 비해 월등한 경쟁 우위(Competitive Advantage)를 누리게 된다.

## 2.9 다각화 현황

포터(Porter)에 의하면 다각화란 '기업이 가치 사슬상의 활동 범위를 넓혀 자신의 자산과 기능을 향상 시키는 수단'이라 정의하고, 새로운 영역은 기존의 영역과 관계성을 가질 뿐 아니라 상호관계의 원인이 되는 가치 활동을 기업에게 제공한다 하였다. 따라서 다각화는 현재 추구하고 있는 능력을 보다 더 강하게 함과 동시에 미래의 기업에게 경쟁력을 제공하는 두 가지 목적을 동시에 수행하는 것이라 하였다. 의료 기관에서 수익성이 낮은 진료 서비스를 축소하고 수익성이 높고 핵심 역량이 강한 의료 행위나 서비스를 추가하는 전략이 이에 해당한다고 할 수 있다. 다각화의 목적은 불확실한 환경 조건하에서 수익성의 증대, 위험의 감소, 진입 장벽의 강화 등에 효과가 있다. 다각화에는 기존의 기업 활동과 새로이 진출하려는 사업 사이에 공통적인 가치 사슬의 구성 성분이 하나 이상 연관되어 존재하는 '관련 다각화'와 기존의 기업 활동과 전혀 관련이 없는 새로운 분야로 진출하는 '비 관련 다각화'로 나눌 수 있다.

### 보고가세요

■ **변혁적 리더십의 6가지 요소**

1. 명확한 비전을 제시하고 직원과 공유하라(비전제시)
2. 리더가 역할 모델로서 솔선수범하라–직원들이 행동해 주기를 바라는 대로 리더가 먼저 행동하라(역할 모델)
3. 직원들의 기대감을 높여라(높은 기대감)
4. 지적 자극을 통해 기존의 문제를 새로운 시각에서 접근하도록 하라(지적자극)
5. 개인보다는 조직 전체 목표를 달성하는데 노력하도록 하라(조직 중심적 업무)
6. 개인적인 욕구를 달성하도록 도와라(개인적 배려)

# 3 병원경영 혁신의 기법

## 3.1 경영혁신 기법 정의

경영자들이 통합 경영관에 따라 경영혁신(innovation)기법을 선택하기 위해 다음과 같은 항목들을 고려한다.

첫째, 전략에 따른 활동의 결과 측정을 어떻게 할 것인지 결정한다.

둘째, 활동의 방향 설정에 필요한 정보를 얻을 수 있는 방법을 모색한다.

셋째, 효과적인 프로세스를 정립하고 운영하기 위한 방안을 설정한다.

▌그림 6-3▐ 핵심 경영혁신기법

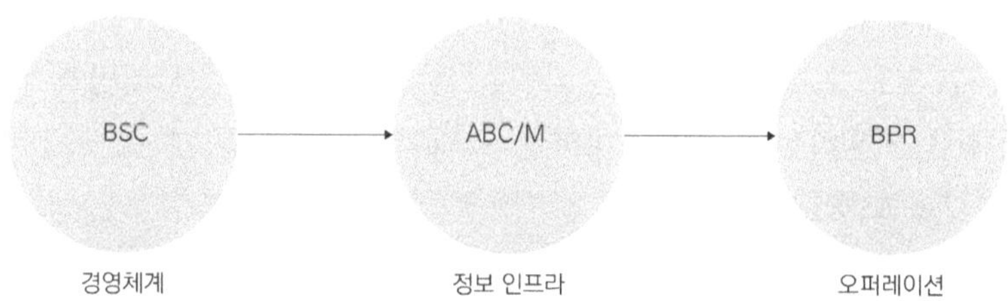


이러한 항목들을 설정하는 것은 경영혁신 기법을 정의하는 가장 기본적인 요인들이 될 수 있을 것이다. 따라서 본서에서는 위의 질문들에 답을 제시할 수 있는 핵심 경영혁신기법들을 다음과 같이 선정하였다(그림 6-3 참조).

선정된 핵심 경영혁신기법은 BSC(Balanced Scorecard), ABC/M(Activity Based Costing & Management), BPR(Business Process Reengineering)이다.

▌그림 6-4▐ 핵심 경영혁신기법의 Coverage

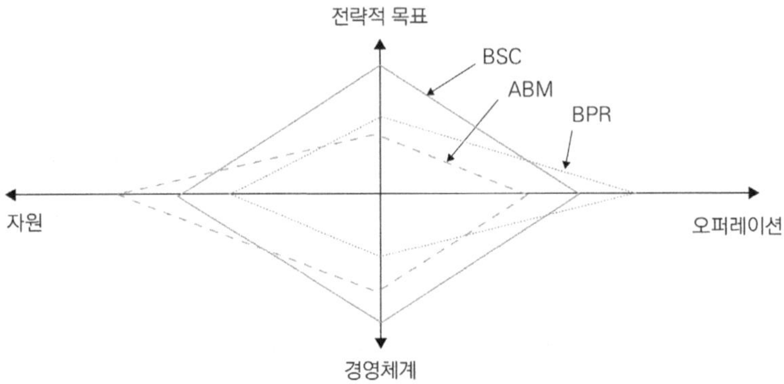


선정된 핵심 경영혁신기법들은 각각 고유한 능력과 범위에 따라 상호 보완적이라고 할 수 있는데, BSC의 경우 조직의 전략적 목표와 제도, 체계를 강화할 수 있는 기법이고, ABM은 자원을 평가하고 이를 통해 경영체계와 오퍼레이션을 지원하는 도구이며, BPR은 조직의 운영자체를 개선할 수 있도록 하는 도구라고 할 수 있다.

즉, 이 세 가지 경영혁신기법은 상호보완적으로 통합경영관을 지원하며, 경영혁신기법들이 경영혁신의 요소인 조직, 프로세스, 인적자원(성과평가), 정보를 혁신할 수 있도록 하는 기법이라고 할 수 있다.

위 세 가지 경영혁신 기법들은 다른 경영혁신기법의 효율적인 운영을 가능하게 하기 때문에 채택되어야 한다.

### 3.1.1 BSC(Balanced Scorecard)

병원이 통합경영관에 따라 전략적 목표를 수립하였다면 이를 구현하기 위한 여러 변화과정을 겪게 될 것이다. 이러한 상황에서 조직은 아래와 같은 장애를 겪을 수 있다.

BSC는 조직의 전략을 상호 연계된 성과지표를 전환하기 위한 검증된 방법론으로서, 경영진으로 하여금 사업의 목표를 명확히 이해하고, 조직의 비전을 개발하고 이를 고유화 하기 위한 수단이다. 기존의 기업들이 재무적 관점이라는 전통적 후행지표만을 사용하여 왔다면, BSC는 고객관점이라는 지표, 내부 프로세스관점이라는 현행지표, 학습과 성장이라는 선행지표를 함께 평가하는 도구이다. 즉, BSC는 전략을 실행에 옮기도록 하는 매개수단이며, 조직의 목적과 사업구조 및 내부 프로세스를 연결하는 촉매제 역할을 한다. 또한 경영을 재무, 고객, 내부 프로세스, 학습과 성장관점으로 분류하여 통합적 시각에서 경영관리 지표를 설정하며, 각 서비스 간에 균형을 유지할 수 있도록 해준다.

지금까지 BSC도입의 성공사례는 제조업, 금융업, 유통업 등 주로 영리조직인 것으로 알려져 왔으나, 병원이라는 비영리조직에서도 BSC의 도입은 많은 효과를 거둘 수 있다. 가령 균형 성과표를 활용해 재무적 관점에서는 종업원의 만족도를 사용해 재무 처리의 합리화, 그리고 종업원 만족 등을 성취할 수 있는가를 살펴볼 수 있다.

### 3.1.2 ABC/ABM

ABM은 조직의 핵심 프로세스, 또는 취약한 프로세스를 인지할 수 있도록 하는 한편, 세부적으로는 활동이나 수행업무상의 문제점들을 도출시킨다. 즉 프로세스를 관리하는 경영혁신기법이 ABM인 것이다. ABM은 또한 BSC를 지원하기도 한다. 즉 BSC는 경영관리지표를 설정하기 위해 객관적인 측정도구가 필요한데, ABM의 구체적인 방법론으로 ABC가 활용된다. ABC는 서비스별, 고객별 수익성 분석을 가능하게 해주며, 그 결과를 이용하여 실질적인 원가동인의 추적과 상관측정이 가능하도록 하여 준다(Anderson Consulting. 1999).

전통적 회계방식에서는 서비스의 원가와 실제 지출사이에 상관관계를 추적하는 것이 불가능하여 어느 부분에서 비용을 절감하여야 할지, 왜 비용이 발생하는지를 추적하는 것이 불가능 하였다. 그러나 ABC에서는 프로세스의 어느 부분에서 비용이 발생하고 그 비용이 발생하는 원인을 추적 가능하도록 함으로써 프로세스의 개선을 도모할 수 있다.

예를 들면, 인건비, 근로소득세, 재료비 등으로 원가 정보가 제공되는 과거의 원가분석 방법 하에서는 막연한 비용절감만이 가능했다.

■ 표 6-2 ■ 전통적 원가분석과 ABC 원가분석의 비교

| Medical/Surgical Unit | | | Medical/Surgical Unit | |
|---|---|---|---|---|
| Labor | $ 450,000 | → | Deliver Care | $ 225,000 |
| Benefits/ Payroll taxes | 90,000 | | Document Care | 115,000 |
| Supplies | 60,000 | | Process Orders | 110,000 |
| Depreciation | 60,000 | | Transport Patients | 75,000 |
| Other costs | 40,000 | | Admit Patients | 50,000 |
| | $ 700,000 | | Process Transfers/Discharge | 30,000 |
| | | | Develop Care Plan | 25,000 |
| | | | | $ 700,000 |

그러나 ABC에서는 프로세스별로 원가정보를 제공함으로써 프로세스 내에서 어떤 활동이 얼마만큼의 비용을 발생시키며 이에 따라 어떤 활동을 개선해야 하는지를 보여준다(표 6-2 참조). 또한 이렇게 계산된 원가는 성과측정의 도구로 사용될 수 있다(Andersen Consulting. 1999).

■ 표 6-3 ■ ABC의 주요 개념

| 구분 | 의미 | 의료기관의 사례(임상병리부문) |
|---|---|---|
| 자 원 | 활동을 수행하기 위해 사용되거나 소비되는 경제요소 | 급여 및 수당, 감가상각비, 전력비, 여비 교통비 등 |
| 활 동 | 기업(조직)내의 수행되는 일 또는 일의 집합 | 접수 및 채혈, 검사 검사 처리 결과, 검사 후 처리, 운반, QC, 기술지원, 관리지원, 교육 등 |
| 원가대상 | 최종적으로 원가를 산정하고자 하는 측정대상 즉 제품 /서비스, 각 부문 (기능) | 접수채혈부, 면역혈청부, 미생물부, 임상화학부, 혈액은행부, 혈액학부 등 |
| 자원동인 | 활동에 의하여 소비되는 자원의 양 을 측정하기 위한 기준<br>논리적 인간관계, 계량적 형태 등을 고려해야함 | 급여 및 수당 → 활동별 소비시간, 인원수 등<br>건물감가상각비 → 면적<br>전력비 → 전력소비량 |
| 활동동인 | 원가대상에 의해 소비되는 활동의 양을 측정하기 위한 기준 | 접수 및 채혈 → 접수건수, QC → QC 건수, 운반 → 검체 건수 등 |

자료: 김성진, 활동기준원가관리, 경영베스트, 2000.

▌그림 6-5 ▌ ABM에 따른 Performance Task Analysis

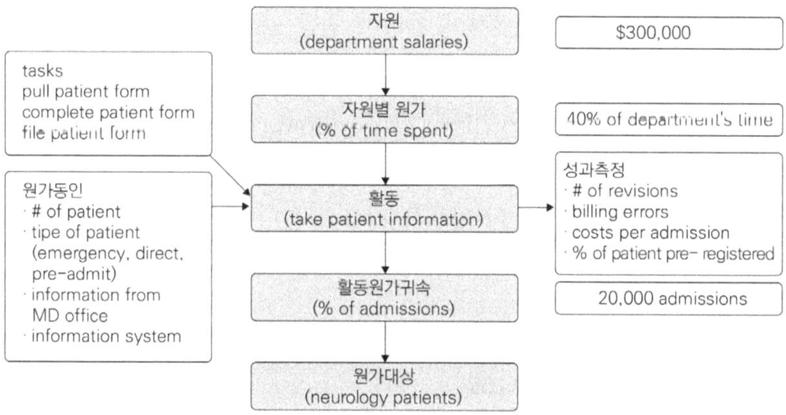


### 3.1.3 BPR(Business Process Reengineering)

비즈니스 프로세스 리엔지니어링(Business Process Reengineering, BPR)이란 서비스, 질, 비용, 스피드 등의 개선을 달성하기 위해 비즈니스 프로세스를 근본적으로 재설계하는 것을 말한다. BSC가 조직의 전략과 성과를 평가하고 ABM이 프로세스를 관리하기 위한 정보를 제공한다면, BPR은 병원에 존재하는 모든 프로세스 자체의 혁신을 의미한다.

특히 다양하고 수많은 진료전문가와 기술자(피터 드러커가 말하는 지식근로자와 지식기술자)로 이루어진 병원 조직은 개인의 역량과 환자의 다양함을 극대화하여 복잡한 조합을 통해 이루어졌다. 시스템의 이러한 다양함은 진료의 질을 극대화 한다는 것을 가정으로 운영되었으나 실제로 이러한 개인적이고 다양함을 바탕으로 한 활동들은 각 기능의 부문 최적화를 이루었을 뿐, 지속적인 가치 창출이나 프로세스 전체의 개인선을 추구할 수 없었다. 임상서비스의 프로세스 리엔지니어링은 더 탁월한 진료서비스 개발과 비용절감을 위한 팀 구축의 발판을 제공한다.

예를 들면, 병원의 진료서비스는 여러 진료 과에 걸쳐 여러 사람들의 지원을 받아야만 하는 부분이다. 이러한 상태에서 환자와 보호자들은 불확실한 진료의 질을 보장받고 시간과 비용을 소모하여 종종 좌절감을 느끼게 된다. 지금까지 환자의 진료를 위한 임상·행정 행위들은 임상 서비스를 제공하는 프로세스를 중심으로 조직된 것이 아니라 전문 분야별로 조직되어 있었다.

BPR에서는 혁신의 대상이 되는 프로세스 전체를 정의하고 프로세스 내에서 서비스의 질을 평가하고 비 부가가치 활동을 선별함으로써 비용과 스피드의 개선을 달성하기 위한 방안을 도출하여 프로세스를 재설계할 수 있으며, ABC와 연계되어 각 활동의 비용을 계산하고 이에 따라 개선 대상이 되는 활동을 선별할 수 있다(그림 6-5 참조).

## 3.2 병원경영혁신 사례

### 3.2.1 듀크아동병원의 BSC

#### (1) BSC 프로젝트의 개요

미국 노스캐롤라이나 주의 더럼(Durham)에 위치한 듀크대학병원 내의 아동병원은 134개의 병상과 800명의 직원이 근무하는 병원이다. 이 병원은 1994년부터 1995년까지 환자당 비용이 35%까지 증가하고 평균 8일의 입원기간은 목표에 비해 15%나 길었으며, 1996년 당시 영업 손실은 1,100만 달러의 손실을 기록하여 심각한 경영위기에 처해 있었다.

소아과 응급실장인 존 멜리온즈(John Meliones)박사는 다음과 같은 시급한 현안을 확인한 후 BSC프로젝트를 시작하였다(Meliones. 2000, Duke University Hospital, 2001).

가. 조직체는 어떤 서비스가 가장 중요하게 공급되어야 하는지를 혼동하고 있다.

나. 행정직, 스텝 및 의사들 사이에 공유된 목적이 없다.

다. 소아과 의사간의 의사소통 및 협력이 부족했다.

라. 경쟁적 상황이 시장 내에서의 조직의 지위를 위협하고 있었다.

마. 조직의 재무적 목표에 맞추어 질 높은 치료, 환자만족, 직원만족, 교육 및 연구를 수행하는 어려움을 겪었다.

(2) 성과평가표의 개발

위기를 극복하기 위해 듀크아동병원은 미션과 비전을 표명하고 재무적 성과가 없다면 병원의 미션도 달성할 수 없다는 "노 마진, 노 미션(no margin, no mission)"이라는 새로운 목표를 수립하여 이에 따라 균형 성과표를 수행하였다.

▌그림 6-7▌ Kaplan, Norton, "전사적 전략경영을 위한 SFO"

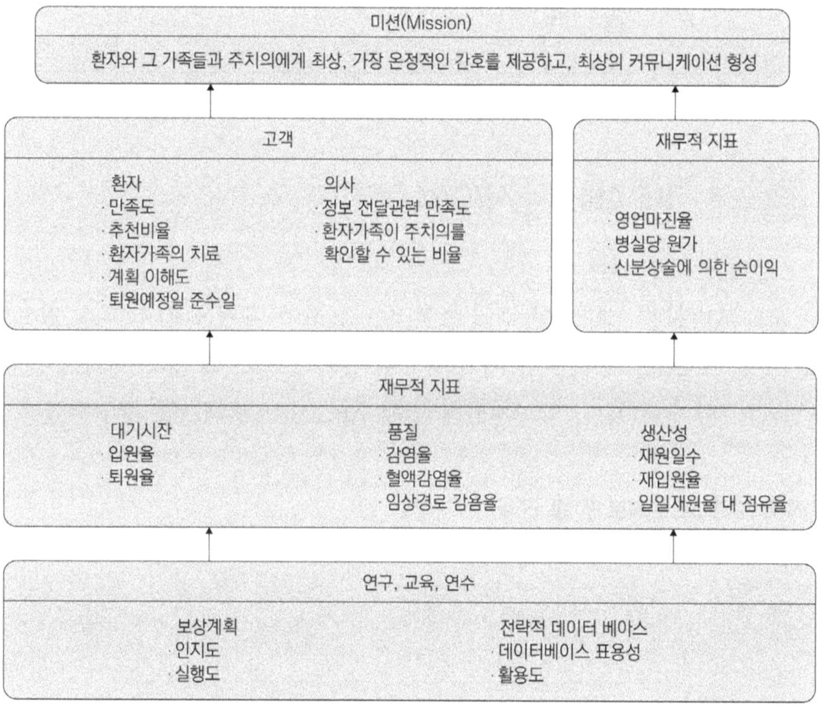


즉, 미션에 따라 고객, 재무적, 내부 비즈니스프로세스, 연구, 교육 지표를 개발하고 이에 따라 병원의 혁신을 단행함으로써 다음과 같은 성과를 거둘 수 있었다.

▌그림 6-8▐ 개선 결과

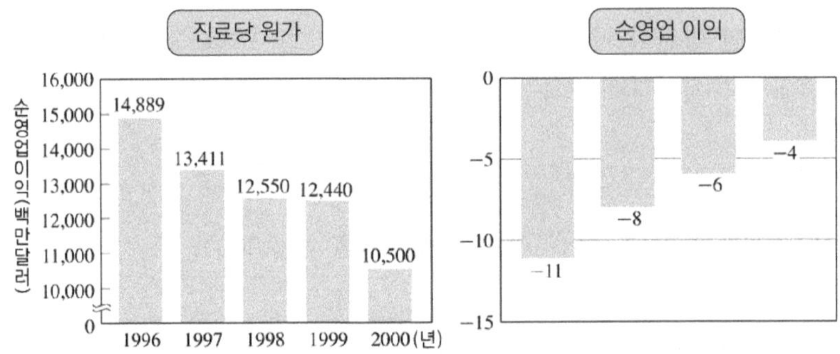


출처 : Jon Meliones, "Saving Money, Saving Lives", HBR, 2000.

### 3.2.2 국내 A병원의 ABC/M

#### (1) 프로젝트 개요

국내 A병원은 서비스의 수익성 분석을 통하여 자원을 집중할 수 있도록 하고 운영 프로세스의 낭비를 제거하기 위한 목적으로 [그림 6-9]과 같은 진행 단계에 따라 2001년, 약 8개월에 걸쳐 ABC/M 프로젝트를 수행하였다.

▌그림 6-9▐ 프로젝트 진행 단계

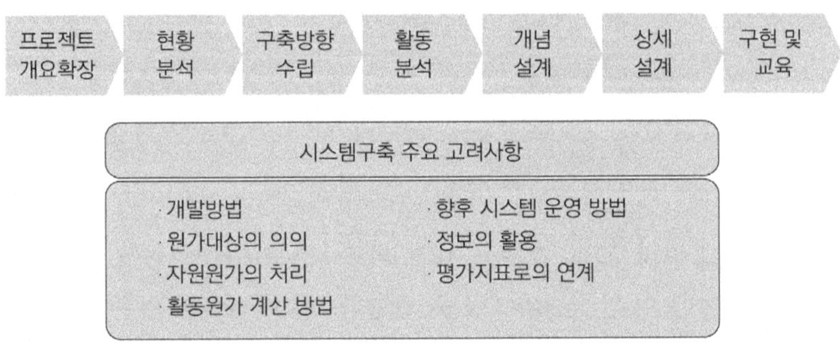

### (2) 원가계산 모델링

A병원은 자원원가의 처리 흐름과 원가대상을 정의하기 위해 다음과 같은 모델을 정의하였다. 이중 수익은 비용발생 수익원가 기준에 따라 처방 시점과 시행 시점, 두 관점을 모두 추적하도록 하였다.

또한 활동원가를 세분화하기 위해 프로세스를 세분화하고 프로세스별 활동을 정의하는 작업을 수행하였다. 프로세스는 먼저 전략수립/마케팅 프로세스, 환자진료프로세스, 의료지원 프로세스, 일반지원 프로세스로 구분하여 총 십여 개의 프로세스를 선정하고 이를 수십 개의 서브프로세스로 세분화하였다. 서브 프로세스별로 활동원가를 집계하기 위한 활동의 수는 약 427개가 도출되었다.

**그림 6-10 프로젝트 진행 단계**

| 시스템구축 주요 고려사항 | |
|---|---|
| · 개발방법<br>· 자원원가의 처리<br>· 향후 시스템 운영 방법<br>· 평가지표로의 연계 | · 원가대상의 의의<br>· 활동원가 계산 방법<br>· 정보의 활용 |

자료 : 한윤, ABC 원가분석시스템 구축사례, 한국병원경영학회, 2002.

일반적으로 국내 3차 진료기관은 전체 원가 중 직접변동비(예 : 인건비, 재료비)의 비중이 80% 이상이며, 이중 인건비의 비중이 전체 원가의 45~55% 수준임을 감안할 때, 인건비의 활동 동인별 귀속은 매우 중요하다고 할 수 있다. A병원의 경우에는 일반직의 활동원가는 부별로 직종/직급별로 활동별 업무 소요 비중(FTE : Full Time Equivalent)을 곱한 값으로 원가대상별로 배분하였고,

의사직은 활동시간을 직접귀속을 원칙으로 하되 개별 서비스에 귀속되지 않는 비 처방 재료에 대해서는 과별 활동으로 산정하여 과별 활동에 따라 배부되도록 하였다. 상각비와 기타경비는 부서활동 원가로 계산하도록 하였다.

(3) 원가정보의 활용

약 5개월간의 시스템 설계, 구축, 교육을 통해 A병원은 다음과 같이 원가 정보를 활용할 수 있게 되었다.

ABC/M을 도입하기 전까지 병원은 수익(revenue)에 의존하여 성과를 측정하여 왔다. 그러나 원가분석 결과 이익을 내는 의사는 전체 의사의 35%에 불과하였으며, 이중 10%만이 이익과 환자 수 모두가 증가하고 있었으며, 이 10%의 의사들이 전체 이익의 80% 이상을 커버하고 있었다. 또한 환자 수가 많고 수익이 상위 10위 안에 드는 의사 중에도 3명이 큰 손실을 기록하고 있다는 것을 발견할 수 있었다.

그 외에도 A 병원은 다양한 수익성 분석을 통해 재원일수의 적정성, 병동별 수익성, 의료장비의 수익성 등을 분석할 수 있게 되었으며 재고 관리 및 인력 자원의 활용도, 중복과 낭비 요소의 추적이 가능하게 되었다.

그러나 국내 병원의 ABC/M의 도입은 아직 시작단계에 불과하다. ABC/M의 도입을 통해 병원별, 부서별 원가분석이 가능하게 되었으나 앞으로 다음과 같은 방향으로의 발전이 요구된다. 첫째, 병원은 자본 집약적 사업으로 인건비뿐만 아니라 한 대당 수십억에 이르는 고비용의 의료장비에 대한 원가관리가 중요하다. 따라서 의료장비가 제공하는 서비스에 대한 원가 분석이 가능해야 한다. 둘째, 의료행위에 따른 원가분석이 가능해야만 환자별, 질환별 원가분석이 가능하다. 환자별, 질환별 원가분석이 가능하게 될 때 진료 프로세스의 개선을 위한 활동을 추적하고 관리할 수 있게 되어 진정한 ABM이 가능하게 될 것이다. 또한 ABC/M이 전략적으로 활용되기 위해서는 향후 BSC와의 연계가 필수적이다.

### 3.2.3 Vanderbilt Univesity 병원의 BPR

(1) 개요

1989년 초반까지 Vanderbilt 대학병원은 병원, 어린이 병원, 클리닉, 의과대학, 간호대학으로 구성된 규모가 큰 전형적인 의료원 형태였다. 각 병원과 클리닉의 중역진은 환자 중심병원의 개념이 어떻게 Vandervilt 대학병원에서 구현될 것인가를 논의하기 위하여 컨소시엄을 구성, 이러한 개념의 모델을 앞으로 이전할 정형외과 재설계에 시범적으로 적용하기로 하였다(Boland, 1996).

(2) 정형외과 재설계 프로젝트

Vanderbilt 병원의 정형외과는 재설계의 목적을 진료의 질 향상, 비용절감, 환자/staff/의료진의 만족도 증대로 설정하고 "스스로 할 수 있는 일을 결코 외면하지 않는다"는 새로운 정형외과의 운영철학을 공표하였다.

이러한 운영철학에 따라 정형외과는 아래와 같이 업무프로세스의 분석을 시작하였다.

① 업무프로세스 분석 대상

A. 입원부터 퇴원까지 환자진료를 위한 임상적, 행정직, 서비스의 업무/ job(수술실제외)

B. 공유가 가능한 업무, 부가가치 업무, 연기가 가능한 업무로 구분

② 업무 프로세스 분석과 업무수행을 위한 기준(criteria)을 바탕으로 업무를 재설계

③ 성공적으로 직무(job)를 수행하도록 행동규범을 결정

④ 평가척도, 내/외부 커뮤니케이션 전략 개발, 규제와 인가를 관리 하기위한 계획

⑤ 시범 모델 운영을 위한 방사선과, 의무기록과, 물리치료실과의 합의 도출

정형외과 모델링은 다음과 같은 특징을 가진다.

첫째, 중복되거나 지금까지 과내의 업무로 여겨지지 않던 업무를 모든 staff가공유한다.

둘째, 과 단위의 통제와 문제 해결 시스템을 마련한다.

셋째, 프로토콜 위주로 모든 자료를 정리한다.

넷째, 과 단위의 지원 서비스(청소, 환자이송, 방사선, 의무기록, 영영과 업무 등)를 통합한다.

그 결과 Vanderbilt 병원의 정형외과는 업무시간의 30~80% 감소, 업무의

20~70% 이상 축소, 그리고 각 task당 참여 staff수를 14~70% 감소할 수 있었다. 이러한 경험을 토대로 연이어 수행한 수술실 프로젝트에서는 총 $2,7841,769의 가치를 절약할 수 있었고 이를 6개의 주 진료과와 26개의 병동에 확산, 적용하였다.

### (3) 재설계의 원칙

Vanerbilt 병원은 아래와 같이 업무 재설계의 원칙을 정하고 이를 달성하기 위한 방안으로 Patient unit 매니저는 각 과의 지원 인력(비 진료 분야)의 채용, 교육, 훈련, 평가 등을 책임지도록 하였으며, 환자 중심의 진료를 위해 모든 역할을 새롭게 설계하고 이러한 역할 변화의 과도기를 위해 "변화관리팀"이 각 진료 과를 지원하도록 하였다.

<업무 재설계 원칙>

가. 최고의 임상지료 case를 정의하고 이를 기준으로 진료를 관리

나. 적절하게 훈련받은 자가 가장 저렴하게 업무를 수행

다. 다기능화 되도록 job을 재정의 하여 workload를 균형화

라. 서비스와 비용효과가 실제로 달성되는 환자 진료 과에 각 지원기능과 행정 기능의 관리, 인원을 분산

마. 조직 계층을 축소하고 의사 결정권의 폭을 확대

바. 프로세스 재설계와 technology 적용을 통해 복잡한 것을 단순화, 감소, 제거

사. 4 Best Practice의 제공

또한 입원일수 단축과 환자부담비용 축소를 위해 18개월간 협진/case management 프로그램을 개발하여 300개 이상의 협진경로를 개발 하였으며, 전문 간호사를 전문 간호/case manager로 대체하여 비용과 임상을 동시에 관리할 수 있도록 양성하고 36명의 case manager가 주요부서에서 주요 case를 관장하도록 하였다.

다음으로 4개의 간호 case management(정형외과, 화상과, 신생아 중환자실, CCU)를 할 수 있는 전산 자료시스템을 구축하여 40%의 행정업무 시간을

감축하였다. 마지막으로 best practice를 개선하여 질 향상, 비용절감, 환자 중심 진료의 개선을 위한 포괄적인 프로세스를 제공하였다.

(4) 변화관리

Vabderbilt 병원은 변화를 촉진하게 될 프로젝트관리, 그룹 프로세스 활동, 팀워크, 업무 새설계 등을 지원하기 위해 director, 조직개발 조정자, 프로그램 디자이너, 평가 전문가 등으로 구성된 환자 진료 이노베이션 센터를 설립하고 26개의 병동과 6개의 주 진료과가 환자 진료 모델을 개발하고 시행하도록 지원하였다. 또한 협진계획, 미팅 skill등을 지도하는 리더십 배양과정을 설립하고 200명 이상의 매니저가 이 과정을 수료하도록 하였다. 다음으로 지속적인 개선을 유도하기 위해 비용, 질, 문호, 만족도 등을 지속적으로 평가할 수 있는 시스템을 개발하고 각 unit에서 발생하는 계획과 문제해결을 위한 행정 차원의 위원회를 구성하여 조정과 평가의 역할을 수행하도록 하였다.

결국, Vanderbilt 병원의 사례는 병원의 경영혁신을 위해서는 다음과 같은 사항의 고려가 중요하다는 것을 보여준다.

첫째, 환자 관리 모델을 통합함으로써 가장 적절하게 훈련된 사람이 최소의 비용으로 업무를 수행하도록 하여 해당 프로세스의 전체적인 가치를 증가시켰다.

둘째, 공유 가능한 업무의 통합을 통해 비용절감과 환자 서비스의 질 향상을 도모하였다.

셋째, 매니저의 역할 재설정과 역할 변화 프로세스의 정립을 통해 각 진료 과의 매니저, 서비스 부서장의 역할 관계를 명확히 하고 전문 skill을 개발할 수 있도록 하였다.

넷째, 변화관리 팀(Transition Teams)을 운영하여 각각의 그룹이 미래 지향적으로 업무를 개선하도록 계획과 수행(implementation)을 위한 구조를 제공하였다.

다섯째, Case Management Modeling을 통해 진료를 위한 경로와 사례를 개발하고 의사가 한 오더(order)에 대하여 처음부터 끝까지 효율적으로 진료를 하도록 도와주는 간호 case manager제도를 도입하여 환자들이 겪는 특별한 절차나 특별히 혼란스러운 프로세스에 대한 비용 효과적 진료를 가능하게 하였다.

여섯째, 의사들의 참여를 유도하기 위해 적절한 인센티브를 제공하였다.

### 3.2.4 국내 B의료원의 BPR

(1) 프로젝트 개요

B의료원은 의과대학과 8개의 부속병원을 보유한 국내 최대의 의료원이다. 의료원은 3개 직할병원을 대상으로 1996년부터 일련의 개혁 작업을 수행해 오고 있다.

B의료원은 진료의 질, 직원만족도와 업무능력, 경영효율성 향상 개혁 목표를 달성하기 위해 아래와 같이 목표달성전략을 수립하였다.

B의료원은 개혁 첫 해에 외래환자 진료절차, 응급환자 진료절차, 자재구매절차 개선을 위한 BPR작업을 수행하였으며, 3년 예정의 전산화 작업을 시작하였고, 이러한 작업의 기초가 각종 업무와 코드 표준화 작업을 완료하였다.

▌그림 6-10▐ B병원의 목표달성 전략

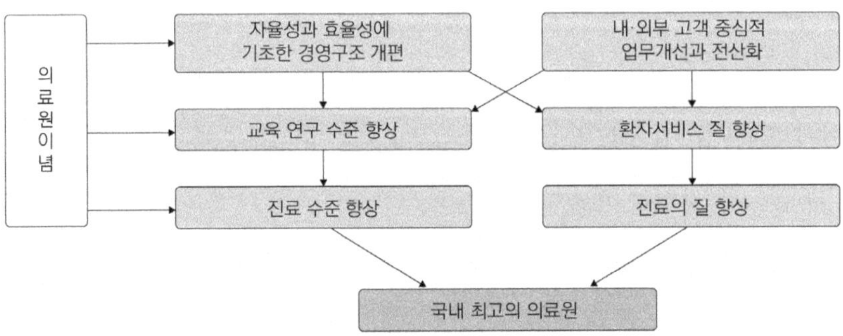


(2) 프로세스 개선 결과

이중 응급환자 진료 process의 개선사례는 살펴보면 아래와 같다.

① 접수 PROCESS

A. 재진환자의 경우 진료 신청서 작성 없이 접수가 가능하도록 접수절차를 간소화

B. 원무, 회계 기능을 통합하여 환자 동선을 단축하고 업무 효율성을 증대

C. 각종 차트와 기록지를 환자 접수와 동시에 자동 출력, 대출신청이 되도록 하여 진료 대기 시간 감축

접수 프로세스에서는 재진환자의 경우 진료 신청서 없이 접수가 가능하도록 하였으며, 원무, 회계 기능을 통합하고 각종 차트와 기록지를 환자 접수와 동시에 자동 출력, 대출 신청이 되도록 하였다.

② 수납 PROCESS

A. 기본처방 후불제 실시로 처방전 발행 시마다 보호자가 매번 수납하여야 하는 불편을 없애고 일괄수납 하도록 함.

수납 프로세스에서는 기본처방 후불제 실시로 처방전 발행 시마다 보호자가 매번 수납하여야 하는 불편을 없애고 일괄 수납하도록 하였다.

③ 1차 진료 PROCESS

A. 응급의학과 인턴이 1차 치료우선 순위에 의거한 환자분류

B. 응급의학과 R1이 최초 진료를 실시하여 진료 대기시간 단축, 응급의학과 활성화

C. 외상팀 one call제도 운영(ex. 119)

1차 진료 프로세스에서는 외상팀 one call 제도를 운영하고, 응급의학과 R1이 최초 진료를 실시하여 진료 대기시간 단축, 응급의학과 활성화를 도모하였다.

④ 2차 진료 PROCESS

A. 해당과 R2 이상이 진료 및 검사 확인을 함으로써 불필요한 보고와 진료시간 을 단축

B. 협진이 원활히 이우러지도록 Call－visit time을 매월 check하여 각 임상과에 feedback

C. 해당과 R2 및 staff의 입. 퇴원 결정

2차 진료 프로세스에서는 해당과 R2이상이 진료 및 검사 확인을 함으로써 불필요한 보고와 진료시간을 단축하였으며, 협진이 원활히 이루어지도록 Call－visit을 매월 check하여 각 임상과에 피드백 하였다.

(3) 성과

그 결과 B의료원은 응급환자 진료 process는 진료 및 입. 퇴원 결정을 위한 직렬 프로세스를 병렬 프로세스로 개선하였으며, 입원수속을 위한 작업을 발생시점에 원초 처리하도록 함으로써 51단계의 프로세스가 43단계로 축소하고, 총 10시간의 응급진료시간이 평균 2시간 53분으로 단축되는 성과를 얻을 수 있었다.

## 4 환자(고객)만족 경영전략

경쟁력 있는 병원이란 병원이 제공하는 서비스가 얼마나 환자, 그 가족, 지역사회 주민을 포함한 소비자를 만족하고 기쁘게 해주느냐에 달려 있다. 환자만족경영에 있어서는 최고급 의료 기술, 전화된 원무서비스와 같은 Know－How, Know－Why가 필요하다. 이를 위해서는 단순한 경영능률보다는 환자만족도의 제고에 중점을 두어야 하며, 경직화된 구조, 규정, 절차에 의한 경영보다는 다양한 상황에 대응할 수 있는 경영정책이 확립되어야 한다.

또한 환자만족경영의 하나로 환자중심 진료(patient－focused care) 노력도 중요하다. Lathrop은 의료진이 전체 근무자 중 환자진료에 쓰는 시간은 오직 16%에 그치고, 한 사람의 환자가 너무 많은 의료진을 상대해야 하는 등 진료과정이 너무 복잡하고, 업무일정과 조정, 문서작업에 너무 많은 시간을 소모한다고 보고하고 있다.

이러한 문제점을 해소하기 위한 노력이 환자중심 치료로서, 환자진료의 모든 측면을 재설계함으로써 진료의 질을 높이고, 의료진의 업무만족도와 효율성을 높이며, 비용을 절감하여 궁극적으로 환자만족도를 높이려는 혁신적인 진료 모델이다.

Moffitt 등은 환자중심 진료를 실행하기 위한 4대 원칙을 다음과 같이 제안하고 있다.

첫째, 유사한 질환을 가진 환자들을 대단위로 묶는 것이 필요하다. 진료업무 단위를 적절하게 확대하여 일상적인 업무 부담을 줄이고, 의료인력 소요의 변동을 줄이며, 독립된 업무단위로서 원활하게 기능할 수 있기 때문이다.

둘째, 가능한 모든 서비스를 환자에게 근접시키는 것으로, 예를 들면, 약국, 임상병리실, 접수창구, 방사선실 등을 하나의 진료업무 단위에 묶는 것을 의미한다.

셋째, 의료의 직무확대로서 이는 의료의 직무를 재설계하여 한 사람이 좁은 범위의 기술로 다수의 환자를 돌보는 것보다 작은 수의 환자를 넓은 범위의 기술로 돌보는 것을 의미한다.

이러한 노력은 의료진의 만족도를 높이면서 의료 인력의 효율적 활용과 진료의 연속성을 증진시키는데 기여한다.

넷째, 진료과정의 단순화로 가능한 해당 업무단위에서 모든 서비스가 이루어지도록 진료과정을 재설계하고, 과도한 문서작업을 줄이는 것 등의 노력으로 달성될 수 있다.

## 5 병원 네트워킹 전략

병원의 네트워크(Network) 경영은 병원과 병원, 조직과 조직, 개인과 개인이 독립적으로 의사결정을 하면서, 의사전달과 정보 및 자원의 교환, 능력의 보완, 조정, 통제, 전략적 제휴 등 상호작용을 통하여 사업기회를 포착하거나 조직을 존속, 발전시켜 각자가 가진 경영능력을 최적화하기 위한 경영의사결정과정이다.

이러한 경영목적은 병원경영 환경의 변화에 유연하게 적응하며, 병원의 대형화, 병원서비스 시장의 대외개방 등 병원서비스 제공 경쟁에 대응하고, 의료서비스의 제공 및 병원운영에 있어서 전문화를 이루며, 의료전달체계의 원활한 운영을 추구하는 것이다.

이에 따라 네트워크를 구축한 미래의 병원은 전문성을 존중하면서도 기능간 벽을 없애 병원의 고유 목적을 달성하는 데 기여하게 될 것이다. 미래의 병원은 조직 구조적 측면에서 보면, 경영자가 병원시설과 최소 규모의 경영관리팀을 소유하고 있다면 의료진은 진료위원회를 통한 의료팀을 진료지원팀과 의료장비, 시설, 관리, 물류, 안전 각 팀은 관련분야에서 파견된 인력과 외부 협력 네트워크로 충당할 수 있다. 또한 의료협력체계에서도 의원과 소규모병원, 종합병원, 특수·전문병원이 상호 개방된 체계로 환자의 치료에 협조하고, 진료시설, 장비, 기술적인 측면에서 공동으로 운용한다면 의료의 집중화를 해소하고 국가 의료전달체계의 확립에 충분히 기여하게 될 것이다.

## 5.1 병원경영 네트워크 구축의 필요성

병원의 경영네트워크 구축은 급변하는 병원의 경영환경과 관련하여 병원의 전략경영을 추구하고 발전하는 기업경영마인드에 의한 지식을 병원경영에 접목함으로써 병원경영의 질을 향상시켜 결국 병원의 발전을 기하기 위한 것이다.

## 5.2 병원경영 네트워크의 범위

병원의 경영 관계적 네트워크의 범위는 병원의 규모, 특성에 따라 매우 다양하게 나타날 것이다.

(1) 경영관리측면

병원의 경영 관리적 측면에서 네트워크는 병원의 인사. 조직, 최고경영자, 의사전달 및 정보전달 등과 관련한 것으로 볼 수 있다. 즉 행정기관, 관련단체, 아웃소싱업체, 법률사무소, 관리 및 안전 분야, 연구 및 컨설팅 분야, 근로자 단체 등이다.

(2) 재무관리측면

병원의 재무관리측면에서는 병원의 주거래 은행 등 금융기관, 보험자단체, 회계 관련기관, 진료비관련 보험자, 출자 및 경영참여 기관 등이다.

(3) 진료관리측면

병원의 진료관리측면은 의료전달체계상의 협력병원, 학교병원, 전문검사센터, 진료지원시스템, 의료관련 연구소, 의료산업체, 환자 운송시스템, 사회시설, 의료정보화를 지원하는 정보통신, 컴퓨터 회사 등이다.

(4) 고객(관계) 마케팅 관리 측면

병원의 고객(관계) 마케팅 관리 측면에서는 병원의 홍보와 의료소비자와의 의료상품의 판매 및 마케팅과 관련한 사항으로 언론사를 비롯한 매스미디어 회사, 광고회사, 사회복지법인 등 사회단체, 119환자 이송센터, 적십자사, 교통사고관련기관, 종교단체, 학교, 사선단체, 간병인, 소비자단체 등이다.

## 6 수익성 제고 전략

(1) 진료 부문의 전문화

의료기관이 경영 효율성을 높이기 위해서는 개개 병원의 규모와 실정에 맞게 진료부문을 전문화할 필요가 있다. 진료 분야의 전문화는 의료수요와 병원의 강점 등을 토대로 하며, 구체적으로는 진료대상 인구(아동, 노인 등), 진료대상 질병(암, 뇌졸중, 치질, 불임 등), 진료과목(소아과, 산부인과, 안과 등), 대체 서비스 개발(호스피스, 요양병원 등) 등에 따라 실시 할 수 있다. 병원에 따라 전문화된 한 분야만 진료하는 경우와 여러 개의 진료과를 개설하고 그 중 한 분야를 전문화 하는 것으로 나눌 수 있는데 선택은 병원의 특성에 따라 달라져야 할 것이다.

최근 들어 국내 중소병원들은 대장에 관한 질병(예 : 대항병원), 항문병(예 : 대항병원, 서울외과), 디스크(우리들병원, 제성한방병원) 등 특정 전문분야를 집중 진료하는 형태로 전문화되어 가고 있으며, 일부 의원은 치질수술 전문의원, 동통클리닉 등으로 기능을 특화 하거나 고소득층을 대상으로 하여 의료서비스의 고급화를 도모하고 있다. 또한 건강보험에 적용되지 않는 의료서비스를 개발하려고 하고 있다.

대형의료기관의 전문화 서비스의 예로는 신촌 세브란스병원의 심장혈관센터, 재활원, 암센터, 영동세부란스병원의 척추센터, 응급진료센터, 건강진단센터, 노인병센터, 경희의료원의 동서의학 검진센터, 서울 중앙병원의 심혈관센터, 뇌신경센터, 건강증진센터, 소화기병센터, 한림대학교 한강성심병원의 화상센터, 그리고 삼성의료원의 암센터, 심장센터, 신경계 센터 등이 있고 기타 여러 의료기관에서 화상클리닉, 스포츠상해클리닉, 동통클리닉, 통원수술센터 등 진료영역을 세분화, 전문화하고 있다. 전문센터와 특수클리닉 운영은 대형의료기관 경쟁력 강화의 한 전략이다.

이와 같은 진료부문의 전문화가 경영에 미치는 효과는 한국보건사회연구원의 의료기관에 대한 조사를 볼 때, 의료기관내 '전문클리닉'이나 '전문병원'을 설치 운영하는 의료기관의 수익이 전문클리닉(센터 포함)은 80.0%, 전문병원은 81.2% 정도가 수익성이 보통 이상이라고 응답하였다.

이와 같은 결과를 볼 때, 진료부문을 전문화하여 운영할 경우 의료기관의 경영수지는 크게 개선될 것이며, 전문병원의 경우에는 시설이나 장비의 신규설치에 따른 투자비가 많이 소요될 것이 예상되므로 투자수익 예상분석을 통하여 전문클리닉을 설치해 의료서비스 전문화를 추구하는 것이 필요하다.

#### (2) 성과급제도의 도입

의료의 공익적인 특성과는 달리 현재 의료사업은 수익사업으로 분류되고 있다. 기업의 영업 활동 목적처럼 의료기관도 수익이 발생하지 않으면 그 활동을 지속할 수가 없다. 의료기관의 수입은 대부분 진료활동을 통하여 발생한다.

진료부문의 생산성이 낮으면 전반적인 의료기관의 수입이 줄어들기 때문에 진료생산성을 높이기 위한 조치가 필요하다. 이러한 측면에서 논의 될 수 있는 것이 성과급제의 도입이다.

지금까지 의료기관의 생산성은 진료측면은 무시된 채 관리적 측면의 비용절감에 초점을 맞추어 이루어져 왔다. 이러한 관리방식들은 생산성을 논하는데 있어 한계섬에 이르렀다. 관리적 측면에서 도입되고 있는 생산성 증대활동과 마찬가지로 진료부문에서의 생산성도 평가되어야 한다.

병원경영 애로사항을 조사한 한국보건사회연구원의 자료에 의하면 19.8%가 낮은 생산성으로 나타났다. 이는 저수가로 인하여 진료생산성을 제고하고 싶어도 제고하지 못하는 측면도 있을 것이다. 그러나 동일 의료기관내에서도 단위 시간당 진료과 간의 진료생산성에서 차이가 나고 있으므로 진료부문에서의 생산성 평가를 통한 성과급제의 도입은 병원의 경영효율성을 자극하는 하나의 촉진제가 될 것이다.

### (3) 평균 재원일수 단축에 의한 원무 관리의 효율화

입원환자의 평균재원일수 단축은 병원경영, 특히 고기능진료, 고난이도 치료를 수행하고 있는 대학병원의 안정된 경영을 위해서는 중요하다. 평균재원일수를 단축하여 1병상당 효율을 높이고 궁극적으로는 병원의 전반적인 활동요소를 향상시키는 것이 필요하다. 일반적 방안으로는 다음과 같다.

첫째, 인근지역병원과의 네트워킹 강화로 산재보험, 자동차보험 환자를 3차 병원에서 수술 치료 후 1,2차 병원에서 입원치료나 수술치료를 한다.

둘째, 입원 전 외래검사 기능의 활성화로 입원 당일 수술적 진료를 시행하도록 한다.

셋째, 복강경, 흉강경, 관절경 등의 내시경 수술 등 최첨단 시술의 도입으로 비용면에서 고부가가치이나 수술 후 회복경과가 빠른 장점이 있으므로 해외 연수 등으로 기술면에서 숙련되어 활용함이 필요하다.

넷째, 간호의 총체적인 질적 향상과 치료가 종결된 환자의 가정방문 간호제도의 활용을 들 수 있다.

# 7 벤치마킹 전략

벤치마킹(benchmarking)은 초우량기업으로 성장하기위해 특정분야에서 뛰어나 업체를 선정, 그 경영방식을 배우면서 자기혁신을 추구하는 경영기법이다. 벤치마킹의 장점은 초우량기업과 자사수준을 비교, 분석함으로써 현실적인 목표설정이 가능하고 목표달성을 위한 방법을 쉽게 찾아낼 수 있다는 방법이다. 즉 조직이 달성하고자 하는 목표를 명확하게 제시함으로써 이미 증명된 성공적인 방법을 창조적으로 응용함으로써 다른 경영혁신방법보다 빠르고, 훨씬 높은 성공 가능성을 가지고 업무수준을 향상시켜 보려는 아이디어이다. 병원의 경영자는 항상 자기 병원보다 나은 병원의 경영을 모델로 하여 배울 점이 있으면 즉시 배우도록 해야 한다.

벤치마킹의 종류는 내부 벤치마킹과 외부 벤치마킹으로 구분하고, 외부 벤치마킹은 경쟁적 벤치마킹과 세계적 벤치마킹으로 분류한다.

상세한 내용은 다음과 같다.

### (1) 내부적 벤치마킹

내부적 벤치마킹이란 병원에 속하고 있는 진료부서, 진료보조부서 등 각 부서에서 수행되는 업무나 진료활동을 비교, 분석함으로써 병원에서 최상의 내부 업무성과가 무엇인지를 스스로 결정하고, 그 정보를 병원내의 타부서로 전달함으로써 즉시 병원의 효율성이나 이익을 창출하는 전략이다.

### (2) 경쟁적 벤치마킹

경쟁적 벤치마킹이란 자신의 병원과 직접적으로 경쟁적 관계에 있는 다른 병원의 진료서비스, 진료절차, 업무처리 행태를 해당 부문별 또는 부서별로 비교해보는 것이다.

경쟁적 벤치마킹의 목적은 경쟁병원의 진료과정, 진료기술, 진료실에 대한 상세한 지식과 정보를 찾아내서 자신의 병원과 경쟁병원을 비교하여 그 문제점을 파악하고 개선하여 해당부문의 능률 및 효율을 향상시키는데 있다.

### (3) 세계적 벤치마킹

세계적 벤치마킹은 혁신적인 조기퇴원, 무혈수술기법, 특수의료기술 분야에서 조직이 외부환경에 대응하기 위하여 실행하는 세계화를 추구하는 진료서비스를 말한다.

이는 최상의 서비스 지향적 기능의 선택과 그 우수성을 모방하여 새로운 것을 창조하고 최고의 서비스를 제고하는 것이다. 예를 들면, 호텔 같은 병원으로 모든 시스템을 개혁함으로써 고객에게 선도적인 서비스를 제공하는 것으로써 초일류 종합적 고객만족(TCS : Total Customer Satisfaction)을 실현하는 것이다.

## 8 의료정보화 시스템의 구축전략

세계적인 경제의 흐름은 '정보화', '인터넷화'로 가고 있다. 미국병원협회(American Hospital Association : AHA)의 전략적 정책계획위원회(Strategic Policy Planning Committe : SPPC)는 의료산업의 경제적 변화에 대해 우리의 정보화는 인터넷화보다 훨씬 넓은 의미를 가지고 있다고 보았다. 환자는 자신들의 병에 대한 정보와 이를 치료하는 방법을 알고자 한다. 의사들은 집단과 치료에 대한 그들의 지식을 가지고 환자의 상태에 적합한 치료를 하려고 한다. SPPC는 이러한 변화를 "Information Impowerment"라 하고 2000년도에 발표한 주요 이슈로 보았다. 이 보고서는 현재의 흐름과 병원이 적극적으로 업무를 추진해야하는 소비자의 정보 권한을 포함하고 있다.

### (1) 정보력강화(Information Impowerment)

의료는 의사, 간호사, 약사, 치료사 등에 의해 제공되어진다. 각 의료제공자들은 실질적인 교육을 받아야 한다. 의료정보에 대한 소비자의 접근방식은 세 가지 분야에서 급격하게 변화하고 있다.

첫째, 소비자의 일상 정보에 대한 접근이 점차 증가하였다.

소비자들은 책을 구독할 수 있고, 특정 질병, 치료, 약, 부작용에 대한 정보를 제공하는 웹사이트를 이용한다. 이들은 증상을 가지고 인터넷을 통한 상담으로 임시적인 진단이나 전문가에게 갈 것을 제안 받기도 한다.

둘째, 소비자는 다른 사람의 의료정보에 대한 접근을 증가시켜 왔다.

소비자들은 개인적으로 또는 인터넷상의 지지그룹을 통해 정보를 수집한다.

예를 들면, 중증의 아이를 둔 부모는 다른 지역의 비슷한 상황에 처한 부모와 정보를 교환한다. 또한 다양한 단체로부터 정보를 수집할 수 있게 하고 다양한 치료방법을 알게 된다.

셋째, 소비자는 의사와 병원의 업무에 대한 정보의 접근을 증가해오고 있다.

이것은 인터넷상의 업무현황 분석과 제공하는 서비스 영역의 보고를 포함하고 있다. 임상정보, 지지그룹, 업무의 정보는 의료전문가들과 일반 대중 사이의 정보의 틈을 급격하게 감소시키고 있다.

대중에게 이용 가능한 정보는 질적인 통제가 없다. 과학적이고 유효한 정보와 기적이라는 의학적 근거가 없는 정보, 또는 민간 치료라는 정보의 틈으로 인해 종종 의사와 환자간의 갈등을 초래하기도 한다. 이러한 경향들은 정보 투자에 대한 증가된 소비자의의식과 직접적인 소비자의 의사결정에 의해서 나타난다.

### (2) 정보화가 병원에 미치는 영향

급증하는 정보에 대한 소비자의 접근은 병원이 고려해야 할 많은 기회를 제고하게 되었다.

첫째, 소비자와 환자들은 과거에는 의사나 병원에서만 얻던 정보를 인터넷을 통해 많이 얻을 수 있게 되었다. 이 정보는 빠른 시간 내에 이용가능하고 타인들도 이용할 수 있다. 둘째, 정보는 지역의 거리와 상관없이 급속도로 전파된다. '모든 의료는 지역에 한정 한다'라는 마인드를 바꿔 놓았다. 응급이나 일반 서비스에서 환자는 기본적으로 가까운 지역의 의사나 병원을 선택할지는 모른다. 만성질병이나 특정질병의 경우 환자는 가장 좋은 의사나 병원을 정보를 통해 찾아서 이동할 것이다.

셋째, 계속적인 정보의 접근은 계속적인 진단과 치료서비스의 접근에 대한 요구를 증가시키고 있다. 정해진 시간에만 서비스를 제공하는 의료기관은 소비자의기대에 부응하지 못하고 소비자는 다른 기관으로 이동하게 만든다.

넷째, 정보에 대한 접근은 자가 진단과 자기 치료를 가능하게 한다. 이는 소비자가 자신의 요구에 의해 혈액검사 X-ray 검사를 받으려 한다. 즉 환자는 직접적인 소비자의 요구에 응하지 않는 병원보다는 환자의 진단검사 요구를 허락하는 다른 병원으로 가게 될 것이다

다섯째, 소비자는 자신의 의학기록에 좀 더 민감해져 가고 있다. 병원이나 의사에게 자신의 차트를 공개할 것을 좀 더 요구하고, 그들의 사생활 침해에 대한 관심도 더 높아지고 있다.

여섯째, 소비자는 의사결정을 하기 위해 인터넷을 통해 가격을 알아보고 있다. 그들은 병원, 의사, 약국, 다른 의료 서비스의 비용정보를 알아보려 하고 있다.

일곱째, 병원은 지역사회나 환자들로부터 정보의 접근과 유용성을 위해서 인터넷 등을 통한 정보를 제공할 것을 요구받고 있다. 이것은 농촌이나 시골지역, 중소형 병원에는 심각한 압박이 될 것이다.

#### (3) 병원이 고려해야 할 사항

첫째, 소비자들이 새로운 정보 서비스를 이용할 때, 병원은 소비자들이 어떻게 느끼는지를 알아야 한다. 현재의 다양한 정보 출처를 가지고 있는 때에 병원은 고객정보를 어떻게 획득하고 이 정보가 어떻게 환자의 기대를 바꾸고 있는지를 계속적으로 알아야 한다.

둘째, 의료정보에 대한 고객의 관심은 병원의 새로운 고객의 서비스를 창출하는 기회를 제공한다. 병원은 그들의 이념 확장을 직접적으로 고객으로부터 얻을 필요가 있다. 이것은 병원 도서관의 개방, 지역사회의 의료서비스 제공, 병원 인터넷의 이용 확장이 될 수 있다.

셋째, 병원은 적절한 정보와 의사소통을 확실히 하기 위해서는 윤리지침

서를 가지고 있어야 한다. 이 지침서는 배포된 정보의 유효성을 결정하는 기준이 되고, 정책을 개방하는 것이 되며 정기적으로 검토되는 정보의 절차를 보여 주는 것이 된다.

넷째, 의사소통의 양식과 정보체계가 빠르게 변화하고 있다. 병원의 경영진들은 어떻게 새로운 정보에 대해 밝히고, 평가하고 빠르게 대처해야 할지를 알아야 한다.

(4) 병원의 정보화시스템 구축

병원들이 병상가동률을 높이고, 외래환자 수를 늘리고 고객만족을 통한 지속적인 고객유치를 위해서는 정보화를 추진해 나가야 한다. 낙후된 정보화, 소비자가 요구한 정보를 외면하는 정보화는 투자비용만 낭비하게 된다.

실제로 정보화가 잘된 병원일수록 환자유치에서도 앞서는 것으로 나타났다.

그러나 병원들은 재정적인 어려움으로 정보화 투자에 적극적으로 나서지 못하고 있고, 재벌 기업형 병원들은 수 백 억 원을 정보기술에 투자하고 있다.

특히, 재정적으로 영세한 중소병원들로서는 막대한 시설투자비가 소요되는 병원 정보화사업을 쉽게 시작함은 리스크가 따르게 된다.

따라서 지역의 중소병원들이 연계하여 하나의 공통된 시스템을 구축하고 그 시스템을 네트워크로 연결하여 공동으로 사용하는 방안에 대해서 모색해 보아야 할 것이다.

(5) 병원의 e-Business의 기대효과

첫째, 네트워크 시대의 의료업계를 둘러싼 주변 환경의 가치이동이다.

둘째, 관련 산업(병원, 헬스케어센터, 클리닉, 약국, 공급선, 보험)의 세분화를 통한 시너지적 비용절감 및 효과가 증대된다.

셋째, 3C(Contents, Commerce, Community)의 고객욕구의 상호 교호적 범위가 확대된다.

# 9 지식경영 도입전략

스페이비(1996)는 지식경영(KM)이란 우수한 인력을 유치하고 보유하는 일, 고객을 끄는 일, 자사의 역량을 고객의 요구에 맞추는 일 등 무형의 자산을 최대한 활용하여 새로운 가치를 창출하는 것이라고 하였다.

지식경영을 도입함으로써 생산성 향상, 조직 혁신, 의사소통, 협력의 효과가 있다.

지식경영의 성공요인은 다음과 같다.

첫째, 지식시스템은 지식을 효과적으로 수집, 저장, 활용하기 위해서는 정보기술(IT)의 이용이 필수적인 상품, 시장, 프로세스 정보, 지식을 포착할 수 있는 지식포착시스템(Capture System)과 포착된 정보 또는 지식을 체계적으로 분류, 저장, 접근할 수 있도록 하는 데이터베이스 등이 이에 속한다.

둘째, Network는 지식의 포착, 헝싱, 유포에 있어 중요한 기능을 한다.

셋째, 지식근로자는 조직의 핵심자산이 된다. 즉 그들의 경험과 계속되는 지식습늑으로 그들의 기술은 조직에 더 큰 가치를 더해 주게 된다.

넷째, 학습조직은 지식근로자의 육성과 조직의 지식 친화적인 문화의 구축을 위해 학습조직으로의 이전이 요구된다.

예를 들면, 예치과병원 사례를 참고할 필요가 있다.

의사들이 매주 모여 세미나를 열어 자신의 경험을 발표하도록 하고, 병원 운영에 관한 개선책을 연구하고 고객만족 방안을 연구하는 아이디어 뱅크로 CA(Change Agent)팀을 운영하고 있다. 고객만족을 위해 도입한 개념은 고객접점(MOT : Moment of Truth)으로서 고객접점을 진찰대기, 진료환경, 시설환경, 병원이미지 등 4부분으로 나누고 77개 세부항목을 설정하였다. 이와 같은 MOT별 서비스 개선책을 찾음으로써 고객만족도를 효과적으로 향상시킬 수 있었다.

## 보고가세요

**스피드경영 의사결정 빨라야 병원 잘 된다**

남 보다 빨리 새로운 기술을 도입하고 새로운 장비를 갖추는 등 한발 앞선 스피드경영이 병원의 성패를 좌우하는 시대가 됐다.

어떤 병원은 하나의 의사결정을 하는데 있어서 10개 이상의 도장을 맡아야 하고 그 기간도 몇 개월씩 걸리는 경우가 있다.

빠른 의사결정과 과감한 투자는 병원경영 뿐만 아니라 모든 기업경영에도 적용되는 원칙이라고 할 수 있다.

타이밍과 스피드가 병원경영 있어서도 중요한 경영전략의 하나로 부상하고 있는 것이다. 즉 스피드경영이 병원경영에 있어서도 화두로 떠오르고 있는 셈이다.

스피드경영이란 급변하는 환경에 대한 대응능력을 극대화함으로써 고객이 만족하는 제품 및 서비스를 제공하는 것을 총칭한다.

이런 경영 원칙은 빠른 기회선점, 신속한 주문처리 및 고객대응 등을 통해 효율적인 경영을 할 수 있다는 장점이 있다.

또한 고객은 원하는 서비스를 보다 빨리 제공받을 수 있어 양자간에 윈윈(Win－Win)전략이 될 수 있다.

우리나라 국민들은 무조건 빨리 처리를 해줘야만 좋아하는 "빨리빨리 병"에 걸린 사람들이 많다. 우리나라 특유의 국민성을 나타내기도 하지만 반면에는 잘못된 결과를 가져오기도 한다.

어딘가가 불편해서 찾은 병원에서는 더더욱 그럴 수밖에 없다.

그러나 병원에서는 스피드에 못지않게 정확성이 우선돼야 한다. 병원이라는 특수성 때문에 스피드와 정확성 두 마리 토끼를 모두 잡아야 한다.

빠른 것도 좋지만 생명을 다루는 환자치료에 있어서는 정확성과 신중함을 요구하기 때문이다.

– 병원신문, 박현 컬럼에서

## ■ 학습문제

1. 경영전략 필요성을 설명 하시오.
2. 병원경영혁신기법을 설명 하시오.
3. 병원경영혁신 사례에 대해 설명해 보자.
4. 지식경영 도입전략은 무엇인가?

## ■ 관련 웹 사이트 찾아보기

1. http://www.plusbiz.co.kr 플러스 비즈.
2. http://mmc9001.com (주)메이저경영컨설팅.
3. http://www.q-korea.net 국가 품질망.
4. http://www.k-pec.co.kr 한국산업교육센타.
5. http://www.intermc.org (주)국제경영컨설팅.

## ■ 참고문헌

1. 김성진, 활동기준원가관리. 경영베스트. 2000.
2. Kaplam. Norton "전사적 전략 경영을 위한 SFO" 한언. 2001.
3. Jon Meliones. "Saving Money, Saving Lives" HBR. 2000.
4. 한윤, ABC 원가분석시스템 구축사례, 한국병원경영학회. 2002.

# CHAPTER 7

# 의료서비스 마케팅 환경

1. 의료마케팅의 목적과 중요성
2. 의료마케팅의 장애요인과 문제점
3. 고객만족경영을 위한 관계마케팅
4. 병원홍보
5. 시장세분화 전략
6. 구전(Mouth to Mouth) 마케팅

# 1 의료마케팅의 목적과 중요성

## 1.1 의료마케팅이란

일반적으로 마케팅이라고 하면 판매와 광고에 관한 활동 정도로 이해하는경향이 있다. 그러나 마케팅은 '판매영업'과는 다른 개념이라 할 수 있다. 판매영업이 제품을 처분하기 위해 보다 현명한 방법을 찾는 분야라면, 마케팅은 고객이 어떤 니즈와 원츠를 갖고 있는지 파악하고 어떻게 충족시켜 가치를 제공할 것인가를 고민해야 한다. 마케팅의 중요한 핵심은 '환자가 보는 마케팅'이 실현 되어야 하는 것이다. 환자가 무엇을 원하는가 하는 점을 경쟁우위의 원천으로 만들기 위해 하는 노력이 마케팅이라 할 수 있다. 구체적으로 마케팅은 제품이나 서비스를 어떻게 개발하고, 촉진할 것인가를 정한다.

또한 그 결과를 모니터링하고 반영하여 가치제공을 향상시키고자 하는 것이 마케팅이다. 따라서 영업은 업체가 제품을 갖고 있을 때 비로소 시작되나 마케팅은 제품이 존재하기 전에 시작된다.

미국 마케팅학회는 1985년 마케팅을 '개인과 조직의 목표를 충족시킬 교환을 하기 위하여 아이디어 및 제품, 서비스의 개념화와 가격결정, 촉진, 유통을 계획하고 수행하는 과정이다'고 정의했으며, 한국 마케팅학회에서는 2002년에 마케팅을 '조직이나 개인이 자신의 목적을 달성시키는 교환을 창출하고 유지할 수 있도록 시장을 정의하고 관리하는 과정'이라고 정의했다. 조금씩 다른 용어를 사용하여 정의했지만 중요한 개념은 동일하다. 개인이나 조직의 목표를 달성을 목적으로 한다는 것, 교환 문제를 다룬다는 것, 계획에서 실행과 피드백까지 해당된다는 것 등이 공통개념이다.

피터 드러커는 마케팅은 영업과 정반대의 개념이며 오히려 '영업이 필요없도록 만드는 활동'이라고 정의했다. 마케팅이 지향하는 것은 고객을 이해하고, 제품과 서비스를 고객에 맞추어 '저절로 팔리도록'하는 활동이라는 것이다. 어느 시장이나 경쟁이 가열되면 치열한 마케팅 전쟁이 일어나기 마련인데 '비 영리성'과 '규제'에 발목이 잡힌 병의원계의 마케팅은 아직 후진성을 면치 못한 부분이 있다.

그러나 피터 드러커가 "현대 기업 활동은 혁신과 마케팅, 단 두 가지만 수익을 내며 나머지는 다 비용요소이다"라고 단언했듯이 어려운 여건 속에서 적극적인 혁신과 마케팅 활동을 펼친 일부 병의원의 성공 사례가 마케팅의 중요성을 입증하고 있다. 병의원의 경영에서 마케팅이란 용어가 눈치 보지 않고 사용되기 시작한 것은 10년이 채 되지 않는 것으로 기억된다. 인간의 생명을 다루는, 법으로 비영리 분야인 병의원이 돈 벌기 위해 사업을 하는 기업처럼 마케팅 활동을 한다는 것이 의사들뿐만 아니라 사회에서도 받아들여 지지 않았었기 때문이다.

그러나 엄격했던 병원 광고의 규제완화도 마케팅에서 새로운 도전 분야로 부상하여 이제 마케팅은 병의원의 규모에 상관없이 생존 전략으로 모색되어야 하는 시대가 열렸다. 그러나 안타깝게도 아직 많은 병원들이 마케팅 전략의 필요성을 절실히 느끼면서도 막상 의료산업의 특성, 각 병의원의 특성에 맞는 전략 수립의 방향을 잡지 못하여 고심한다.

마케팅 분야의 코틀러는 1980년대 들어 마케팅의 영역을 전통적인 영리 분야에서 병원, 대학, 교회, 정부 등 비영리 분야에까지 확대해야 한다고 주장하면서 "과잉생산으로 인해 마케팅은 그 어느 때보다 중요해졌다. 경쟁 속에서 고객을 끌기 위해 가격을 낮추다보면 수익성 악화로 이어진다. 마케팅은 바로 가격 이외에 요소에서 어떻게 경쟁할 수 있을 것인가에 대한 해답을 제공한다"고 정의해 병의원의 마케팅에 대한 힌트를 제공한다.

이는 병의원 현실에 정확히 맞아떨어지는 진단으로, 병의원 마케팅을 펼칠 때 적극 감안할 필요가 있다.

## 1.2 의료마케팅의 중요성

의료기관의 설립목적은 전통적으로 인간의 생명을 질병으로부터 예방·치료하여 보호함으로써 인간의 복지에 직접적인 서비스를 제공하는 것이라고 정의되어 왔다.

즉, 병원은 근본적으로 사회봉사를 위하여 설립되었다는 것이다.

사실상, 이러한 정의는 과거의 유산이라고 볼 수 있겠으나, 의료기관설립의 윤리적 목적이란 면에서 볼 때에 오늘날에도 여전히 유효하여 또 미래에도 유효한 정의가 될 것임에 틀림없다.

그러나 이러한 윤리적 측면을 떠나서 한 조직으로서 또 그 조직을 경영하는 입장에서 본다면, 이러한 정의만으로는 충분치 못하다. 즉 조직 자체가 생존하며 발전하고 그 목적을 달성하기 위하여서는 조직의 윤리적 목적 뿐 아니라 조직의 생리가 요구하는 조직자체의 요구가 있으며 이것은 조직이 발전하면 할수록 첨예화 되는 것이다.

다시 말해서, 의료기관이 생존하고 그 윤리적 목표를 달성하기 위해서는 조직이 필요로 하는 인적·물적 자원을 충족시켜 주고, 변화하는 상황에 맞추어 조직의유동성을 보장하도록 조절할 필요가 있는 것이며, 이러한 요구는 병원이 현재와 같이 심각한 경쟁상황에 처하게 될 경우에는 더욱 심각한 문제로서 제기된다. 사실상 이러한 상황을 처음으로 인식하고 병원경영에 있어서 일반기업에 적용되던 경영이론을 도입한 것은 미국에서 시작되었다.

다른 모든 경제 분야에서와 마찬가지로 미국은 공익사업분에 있어서도 사기업에 의한 자유경쟁체재를 고수하는 전통이 있다. 다른 국가들에 있어서는 공익사업(Public Utilities)이라 하여 국영내지는 공영이 인정되는 전기, 전화, 전보, 철도 등 거의 모든 분야를 사기업에 맡겨 자유경쟁체제로 운영하던 미국사회에 있어서는 의료사업의 경우라고 하여 예외는 아니었고, 의도적이 아니었다 하더라도 자유경쟁에 의한 시장원리에 지배를 받게 되어 미국의 의료기관은 이러한 경쟁 상황에 적응하기 위하여 일반기업의 경쟁이론과 기법을 도입하여 경영 합리화를 시도할 필요성을 절감하게 되었다.

이러한 경영 합리화운도의 일환으로 F. W. Taylor의 과학적 관리법을 도입하여 1918년부터는 병원 표준화 사업을 전개하였으며 각종 경영이론을 병원경영에 있어서 적용하기 시작하였다.

그리하여 현재에 있어서는 병원경영에 있어서 합리적인 경영이론과 기법을 적용하는 것은 상식적인 일이 되어 효율적인 경영이 이루어지고 있으며, 또 부단한 연구가 이루어지고 있는 실정이다.

이러한 노력 중 마케팅과 관련되는 것을 들어보면, 현재 의료마케팅을 도입하기 위하여 경영 관리자를 마케팅 관계 세미나에 출석시키거나 마케팅 담당중역을 영입하거나 외부의 마케팅 자문회사의 조력을 구하는 등의 노력을 기울이고 있다고 한다. 또한 의료마케팅을 주제로 하는 많은 연구논문들이 출간되고 있다.

한편 경영활동이 합리적으로 수행되기 위해서는 그 전제로서 조직목적의 설정이 필수불가결한데 목적이 계획수립에 선행하여 명확히 인식되어 있어야 구성원의 재활동과 노력을 의미 있는 것으로 방향 지을 수 있게 된다.

물론 병원의 목적과 의료마케팅의 목적을 동일한 것으로 볼 수는 없거니와 의료마케팅의 목적은 단순히 볼 때 목표시장의 욕구에 적절히 부응함으로써 병원의 설립목적을 달성하려는 것이다. 이를 위해서는 목표시장과의 물리적·심리적 접촉과 물리적 재화 및 서비스의 교환을 합리적이고 원활하게 수행하여야 한다.

기존 연구에 의하면 의료마케팅의 목적은 '병원의 일반적인 목표와 병원의 각종 의료서비스의 향상, 접근도(Access/Availability)의 증대, 관리의 합리화 등에 대하여 이를 효과적으로 달성하기 위하여 기관내부 및 외부의 각종 유용한 정보를 수집·분석하고 계획 및 조직화의 과정을 거쳐서 전달체계를 합리적으로 통제할 수 있도록 통합적 관점을 제시하고자 하는 것'으로 정의하고 있다.

이는 다소 산만하게 보이긴 하지만 의료마케팅이 지향해야 할 바를 구체적으로 제시해 주고 있다. 그러나 의료마케팅이 효율적으로 전개되기 위해서는 앞에서 논의된 바와 같이 병원경영의 전체적 관심에서의 포괄적 마케팅 목적뿐만 아니라 각 상위부문별 및 제 이해관계 집단에 대응한 목적을 수립하고 세부 활동별 목적으로 구체화하여야 하며, 구성원의 개인목적과 적절히 조화되도록 설정되어야 한다.

남은우(2000)는 의료마케팅을 활용하는 이유를 다음과 같이 설명하고 있다.

첫째, 건강에 대한 주민의 태도와 요구변화를 통한 지역주민의 건강 향상을 도모케 한다.

둘째, 자유시장 원리에 따라 필연적인 시장경쟁에 돌입될 때 예견되는 의료의 절대 수요 감퇴를 앞서 예측하고 조정할 수 있도록 의사결정에 자료를 제공하고 나가가서는 수요창조를 확장시킬 경쟁정책을 수립케 하는 귀중한 자료가 된다.

셋째, 병원 마케팅의 활용이 시장경쟁을 통한 의료서비스의 질 향상을 꾀할 수 있다 하여도 이를 수행하는데 증가하는 비용의 부담이 문제가 될 수 있고 의료시장 점유율 정도가 병원경영에 지대한 의미를 가진다. 따라서 자유경쟁으로 인한 시장점유율의 저하를 예측하며 그 해결방안을 모색하는데 병원마케팅 조사기능이 중요한 역할을 할 수 있을 것이다.

장상우(1995)는 의료마케팅의 중요성을 다음과 같이 요약하며 설명하고 있다.

① 의학기술의 향상과 질의 향상

현대의 병원은 의학지식의 발달로 진료과정에 있어서 진료기술의 혁신경쟁을 통해서 의료 질의 향상과 생산성에 대한 효율을 향상시킬 수 있다.

▌그림 7-1▌ 의료기관의 고객지향적 조직구조

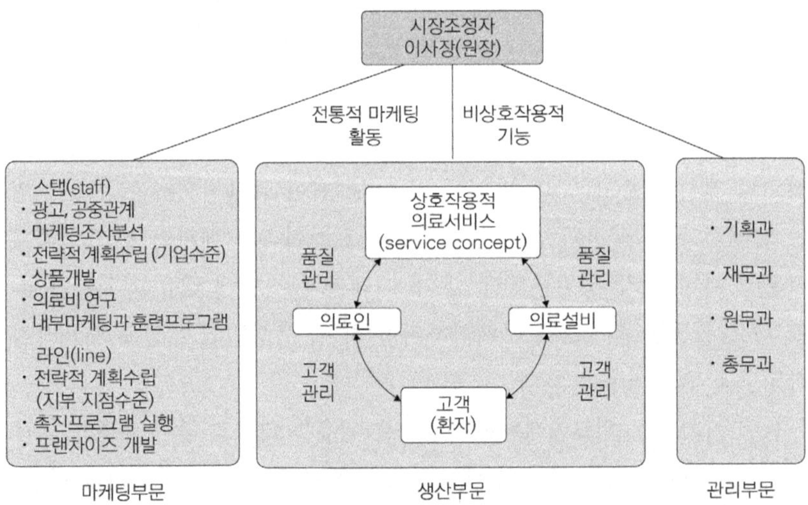


자료 : 원융희, 병원고객만족경영, 대학서림, 2002. p. 140.

② 고객 욕구의 증가

병원 마케팅은 환자의 욕구와 그들의 욕망을 충족시켜 줄 수 있는 진료 서비스를 제공해야 하는데 오늘날의 환자의 욕구는 지식수준과 생활수준의 향상에 따라서 매우 급속하게 변화하고 있다.

③ 건강보전의 향상

환자들의 진료욕구 수준을 향상시켜서 수요를 자극하여 그들의 건강보전과 인류의 안녕에 기여를 증대시킬 수 있다.

④ 지역주민의 공동체의식 향상

마케팅 프로그램을 개발하여 주민의 건강의식을 개선하여 병원과의 공동체의식을 향상시킬 수 있다.

그런데 의료기관이 상호작용적 마케팅의 중요성을 인식하기 위해서는 마케팅 관리자는 현장 관리자들이 수행하는 마케팅활동을 조정하고 통합하는 시장조정자(Market Coordinator)로서의 역할을 수행하여야 한다. 의료기관 조직에서 시장조정자로서의 마케팅 관리자는 의료서비스의 마케팅부문, 생산부문, 관리부문 3기능을 상호 작용적으로 조정 통합할 수 있어서야 한다. 이러한 조직이 [그림 7－1]의 고객 지향적 의료기관의 조직이다(박주희, 1998).

**보고가세요**

**의료마케팅 오해부터 풀자**

마케팅에 관심을 갖는 개업 의사들이 최근 크게 증가하고 있다. 의료 선진국에서는 이미 오래 전에 정착한 의료마케팅에 대하여 우리나라의 병원과 의사들도 이제 그 필요성을 느끼기 시작하는 단계라 할 수 있다.

우리나라 기업의 마케팅 역사도 그리 길지 않다. 그러나 소비자들의 욕구가 높아지고 기업끼리 경쟁이 심해지면서 자연스럽게 마케팅이 기업의 사활을 결정하는 핵심 요소로 발전하였다.

의료계는 어떠한 연유로 마케팅에 관심을 갖기 시작한 것일까? 의료계의 상황이 예전에 비해 많이 어려워졌기 때문이다. 의료 소비자들의 권리 신장에 따른 욕구 증가, 세무, 의료소송 등에 있어 정부의 태도 변화 의사 수의 급격한 증가, 대기업의 병원 사업 참여 등 의료계 내부 및 외부의 변화로 기존의 의료계 관행이나 관습들이 서서히 무너지고 있다.

그 결과 의료계 상황이 예전에 비해 어려워졌으며 일부 병원들은 생존하기도 힘들어진 것이다. 예전에는 의료가 병원이나 의사 중심으로 움직였으나 이제는 그렇지 않다. 의료 분야도 소비자 중심으로 움직이는 세상이 되었다.

의료마케팅은 의료 소비자인 국민들의 이익에 초점을 맞추고 다양한 의료 행위들을 체계적으로 하는 것이다. 질 좋은 치료, 친절한 서비스, 다양한 선택권 부여 등을 원하는 국민들의 욕구를 철저하게 챙겨주는 것이다. 국민들은 더 이상 의사 위주의 기술 중심적인 의료를 원하지 않는다. 발전된 의료 기술은 물론이고 더 좋은 서비스 더 많은 의료 정보, 다양한 선택 등 서비스 중심적인 의료를 원하고 있다. 이와 같은 변화된 욕구에 잘 부응하기 위해서 의사들이 마케팅에 관심을 갖기 시작한 것이다.

의료마케팅은 '환자 중심적 진료'를 체계적으로 실천하기 위한 것이라 할 수 있다. 그러므로 환자를 진정으로 위하는 진료를 하고자 하는 의사는 마케팅을 도입할 필요가 있다. 웃는 얼굴이나 인사 등 친절만으로는 한계가 있다. 병원 전체가 환자를 중심에 놓은 시스템으로의 일대 개혁이 필요하다.

## 2 의료마케팅의 장애요인과 문제점

의료마케팅이란 의료기관이 당면한 과제를 마케팅적 개념에 입각하여 해결하려는 경영 이념적 접근법이다.

즉, 고객(환자), 의료진, 지역사회 재정부담기관과의 관계를 개선하고 심화시킴으로써 시장 확보와 공급 증대 및 인식개선을 통하여 문제 해결을 위한 경영능력을 통괄하는 이념적 접근법인 것이다.

이러한 의료마케팅은 상당히 새로운 개념이라 할 수 있다. 물론 무의식적인 마케팅 활동이 수행되어 있기는 하지만, 이것을 적극적 의미에서 마케팅 활동이라 할 수 없으며, 종래에 인정되어 왔던 병원경영의 개념과는 상치되는 면이 있는 것이 사실이며, 여기에서 여러 가지의 문제점이 생길 수 있다.

의료마케팅에서 제기되는 문제점은 크게 보아 두 가지로 파악할 수 있다. 하나는 마케팅 개념자체가 가지는 문제점이고, 또 하나는 마케팅 개념을 도입함에 있어서 발생되는 문제점이다(박병희, 1985).

먼저 개념자체가 가지는 문제점을 검토하여 보자.

이 문제는 근본적으로 보아서 의료마케팅이 가지는 양면성에서 비롯되는 것이다. 한 연구에 의하면 의료마케팅은 양날을 가진 칼과 마찬가지로 이것이 잘 사용된다면 지역사회의 의료수요를 보다 잘 충족시키고 의료기관의 자원을 보다 효율적으로 사용하여 의료서비스의 구매자(환자)를 보다 만족시키는 기구로서 가치를 가지게 되나, 잘못 사용된다면 의료서비스에 대한 부담을 무겁게 하고 비효율적인 경영을 초래할 수 있으며 환자의 의료비 부담 및 지역사회의 의료비 부담을 증가시키는 것으로 작용할 수 있다고 분석하고 있다(Schultz and Jhonson, 1983).

결국 이 분석이 의미하는 바는 마케팅 활동이 잘 수행된다면 병원 당국과 목표시장 모두에게 유익이 되지만, 잘못 수행된다면 어느 한편만 아니라 모두에게 피해를 줄 수 있는 위험성이 있다는 것이다.

그러면 이러한 문제점을 구체적으로 살펴보면 아래와 같다. 의료마케팅의 개념이 가지는 문제는 크게 보아서 세 가지의 위험성에 대한 문제라고 볼 수 있으니 그것은 윤리적 문제와 상황적 문제와 관리적 문제이다. 이 중에서 가장 논란의 여지가 많은 것이 윤리적 문제이다.

윤리적 문제는 두 가지 측면으로 나뉘는데, 그것은 첫째, 외부에서 인식하는 의료기관의 사회적 성격 및 한계와 관련된 것이고, 둘째는 의료마케팅의 실행이 병원 내부에 어떤 영향을 미치는가 하는 문제이다.

그러면 먼저 첫 번째의 문제, 즉 사회의 인식에 관한 문제부터 검토하여 보기로 하자. 이것은 결국 의료기관의 사회적 성격, 즉 의료기관의 봉사적 목적에서 비롯되는 것이다. 다시 말해서 의료기관은 비영리의 비 기업 조직이라는 사회의 인식에서 비롯되는 것이다. 물론 이러한 인식은 그 자체로서 타당한 것이고 앞에서도 결론 내린 것처럼 병원의 목적이 되어야 하는 것이며, 종교단체나 국가 등에서 설립한 병원에서는 공식적으로 드러낸 것이고 다른 의료기관에 있어서도 마찬가지이다.

문제는 이것은 의료기관의 설립목적이지 운영상의 목표는 될 수 없다는 것이다. 의료기관 운영의 목표는 의료기관의 설립목적을 달성하기 위한 최선의 노력을 하는 것이다. 그리고 그 방법으로서 마케팅의 개념을 도입한다는 것은 이론상으로 보아 아무런 문제도 되지 않는 것이다. 그런데 실제로는 이것이 심각한 문제가 되는 이유는 사회통념상 의료기관의 설립목적과 경영의 목표를 구별하지 않는 경향이 있기 때문이다.

이 문제에 관하여 한 연구는 다음과 같이 분석하고 있다.

의료기관 같은 비영리 조직에 있어서 마케팅이라는 용어를 사용하면 생소해 하여 병원 윤리강령에도 위배되는 비윤리적이라거나 하여간 부정적인 반응을 보이기가 보통일 것이다. 그러나 이러한 인식은 다시 한 번 생각해 볼 필요가 있는데 그 이유는 의료서비스의 구조를 살펴 볼 때 일반 경제원리에서처럼 반드시 수요자와 공급자가 있고 가치의 교환에 따르는 상호 만족이 있기 때문이다.

따라서 의료마케팅이라는 것은 실제 의료기관에서 행하는 많은 업무가 이에 해당하고 있으므로 전혀 새로운 개념이 아님을 알 수 있다. 다만 본래의 이념이나 개념에 대한 이해가 부족하기 때문이며 그 개념과 체제가 제대로 갖추어지지 않은 상태에서 오늘날까지 이끌어져 온 것이라 생각된다.

물론 여기에서 말하고 있는 마케팅의 개념은 이해자 집단에 대한 고려가 포함되지 않고 주로 목표시장으로서의 환자에 대한 마케팅에만 국한된 협의의 개념이기는 하다. 그러나 한 가지 분명한 사실은 의료마케팅은 병원의 목표가 아니라 경영의 목표이며 비논리적이란 비난은 그 표적을 잃은 비현실적인 비난이란 점이다. 이것은 이해자 집단을 고려한 광의의 마케팅의 개념에도 적용되는 것으로서 마케팅 개념은 의료기관 목적을 보다 효율적으로 달성하기 위한 경영의 이념이란 점을 이해한다면 아무런 충돌도 일어날 여지가 없는 것이다. 그런데 문제는 앞에서도 지적한 것처럼 사회적 인식이 의료기관의 설립목적과 경영목표를 혼동한다는 점에 있다. 이것은 지역사회의 눈에 띄는 것은 묵시적인 의료기관의설립목적이 아니라 현실의 행동을 통해서 드러나는 경영의 목표이기 때문에 당연한 결과일 수도 있다. 따라서 외부에서 인식하는 윤리성의 문제는 오해에서 비롯된 것이라고도 볼 수 있다.

그러므로 이러한 오해를 불식시키기 위해서는 인식의 개선이 있어야 되는데 이런 인식의 개선은 바로 의료마케팅의 기능 중의 하나라는 점을 알게 된다.

이것은 역설적인 것이기는 하나 논리적으로는 정당한 결론이며 또한 순환기의 오해에 구애받지 말고 과감히 시행하는 것은 의료마케팅은 그 시행초기의 오해에 구애받지 말고 과감히 시행하는 인식의 개선을 통하여 이러한 오해를 불식시켜야 한다는 적극성을 시사해 주는 것이라 할 수 있다.

그러나 위험성이 많은 문제는 내부적 문제이다. 즉, 의료마케팅의 실행이 조직내부에 윤리적으로 어떤 영향을 미칠 것인가에 관한 문제이다. 이것은 간단히 말해서 방법상의 목표가 이념상의 목표로 바뀔 우려가 있다는 점이다. 즉, 의료기관 경영의 목표를 의료기관의 설립목적보다 우위에 두거나, 바꿔치는 경우가 발생할 우려가 있다는 사실이다.

때때로 마케팅 이념에 입각한 경영효율화를 추구하는 과정에서 의료기관의 사회봉사적 설립목적을 무시한 방법상의 대안들이 제시될 수 있다. 이 경우에 있어서 문제가 되는 것은 의료기관 당국이 설립목적을 망각한 채로 경영상의 목표에만 맞추어 평가하여 이러한 제안들을 채택하여 실행하는 경우가 발생할 수 있다는 점이다.

이러한 위험성은 마케팅적 접근법뿐만 아니라 다른 모든 종류의 접근법에서도 나타날 수 있다. 그러나 이러한 위험성이 마케팅적 접근법에 있어서 특히 강조되는 것은 마케팅 개념이 다른 접근법과 달라서 단순한 기법상의 문제가 아니라 경영이념적 차원의 것이기 때문이다. 자칫하면 경영이념을 조직의 이념으로 또 경영상의 목표를 조직의 목표로 착각하는 사례가 발생한 우려가 있으며 또 경영의 목표가 강조되다 보면 조직의 목적이 변질되거나 의미를 상실한 구호화 할 위험성이 있기 때문에 이러한 위험은 더욱 강조되어야 한다. 따라서 이런 위험성을 회피하기 위하여서는 조직의 설립목적에 대한 계속적인 상기와 끊임없는 자기 갱신을 하기 위한 노력이 있어야만 하겠다.

상황적 문제에 관하여 살펴보면 다음과 같다(박병희, 1985).

상황적 문제는 결국 마케팅 활동의 수행환경에 대한 문제이다. 이 문제는 마케팅 개념의 도입에 따르는 문제점과 연관되는 것이므로 그것을 다룰 때에 함께 다루겠지만, 간단히 말하자면 의료마케팅에서 다루는 의료서비스의 특별한 성질에 따른 것과 사회적 여건이 마케팅 활동을 수행할 만큼 되어 있느냐는 문제이다. 이 문제는 법적, 행정적인 것은 여전하지만 목표시장의 수준은 마케팅 활동을 시행할 만한 의식 수준에 도달하여 있다고 볼 수 있다. 단 윤리적 차원의 인식은 마케팅 활동의 시행에 의하여 해결되어야 한다는 점은 앞에서 밝힌 문제이다.

끝으로 관리상의 문제란 결국조직이 마케팅 활동을 수행할 능력이 있는가 하는 문제이다. 이 문제는 두 가지 측면에서 문제가 제기될 수 있다. 그 하나는 부분적인 합리화를 이루지 못하고 있고 재정·인력 등 모든 분야에서 부족을 겪고 있는 시점에서 마케팅 활동을 수행할 여력이 있는가 하는 문제이고, 두 번째는 사후관리적인 경영에서 부분적인 혹은 관리적 차원의 통합경영을 거치지 않고 바로 마케팅적 접근법에 의한 경영을 시도할 수 있느냐 하는 문제이다.

이 문제들 중 앞의 문제는 해답을 내리기가 곤란한 문제이며, 이것은 개별적인 의료기관 상태에 관련된 것이기 때문이다. 그러나 두 번째 문제는 '할 수 있다'와 '해야 한다'는 긍정적 답을 할 수 있다. 우리나라의 의료기관에 마케팅을 도입하는 문제와 그 필요성에 관하여 논의된 것처럼 마케팅적 접근법은 전체적인 문제해결을 시도하는 경영 이념적 접근법이며 또 좁은 의미의 마케팅 활동은 이미 수행되어 왔다. 병원이 주위 환경과 보조를 맞추기 위하여서는 주변의 다른 조직이 도달하는 수준, 마케팅 중심적 경영에 도달해야 할 필요가 있다.

마지막으로 두 번째의 마케팅 개념을 도입함에 있어서 제기되는 문제점에 관하여 살펴보면 다음과 같은 문제점들로 요약될 수 있다.

첫째, 지역사회인식의 문제로서 의료마케팅 활동에 대한 비난을 최소화하고 오해를 최단시일내에 불식시키는 문제이다.

둘째, 의료기관의 활동을 제한하는 각종 법적·행정적 규제를 어떻게 극복하느냐 하는 문제이다.

셋째, 의료마케팅의 실행방법에 관한 문제와 그 성과의 측정 방법에 관한 문제이다.

넷째, 의료마케팅 활동을 적극적으로 추진할 수 있는 전문경영기법의 확립에 관한 문제이다.

다섯째, 의료마케팅 활동의 도입 필요성에 관한 인식의 문제이다.

마지막으로 의료마케팅 활동에 대한 자원배분의 문제이다.

## 3 고객만족경영을 위한 관계 마케팅

### 3.1 관계 마케팅이란

최근 병원은 고객의 다양한 욕구변화에 따라 신축적인 의료마케팅 전력을 가지고 대응하지 않으면 시장 내에서 월등한 경쟁우위를 유지할 수 없게 되었다. 또한 기술의 발전, 국제화 등의 현상은 병원이 고객들에게 제공하는 의료서비스를 동질화시켜 차별화의 기회를 감소시키고 있다. 많은 병원들은 과거의 마케팅 시대와는 달리 고객 지향적 시대에 직면하고 있으며, 이는 병원이 고객을 더욱 만족시키고 그들과의 관계유지를 위해 노력해야 한다는 것을 의미하는 것이다.

의료시장을 유사한 반응을 보이는 소비자로 나누어서 대응하겠다는 시장세분화의 전략은 1980년대의 마케팅이라고 할 수 있다. 그러나 사회현상에서의 대변동에 의해 주로 대량시장이 분해되므로 거대한 동질의 시장이었던 병원의 제품생산, 마케팅, 홍보의 중요성은 점차 효과가 감소하고 있는 것이다. 그 동안 병원들은 신규고객의 확보에만 초점을 맞추고 있을 뿐 고객을 유지하려는 전략에는 소홀한 경향을 보여 왔다. 병원도 불황의 늪을 탈출하고 경쟁력을 높이기 위해, 고객과의 관계의 형성, 유지, 발전을 강조하는 관계 마케팅을 불황 극복의 최우선 전략으로 선정하고 고객에 맞는 대우와 특전 등을 배려해 고정고객을 확보하는 방안을 모색해야 할 때가 온 것이다.

최근 구매자와 판매자간의 장기적 관계에 대한 관심이 마케팅 연구자들에게 증대되고 있다. 이러한 관계 마케팅 연구가 새롭게 부상하면서 소비자와의 장기적 관계 유지가 매우 바람직한 것으로 나타나고 있다. 종래의 마케팅 초점은 고객만족이라는 큰 이념 안에 있었지만 현실에서는 고객 획득에 머물러 있었다(Bagozzi, 1995). 신규고객 창출은 단지 마케팅 과정의 첫 번째 단계에 지나지 않는다는 관계 마케팅 이론의 근거에 따라 관계 마케팅은 고객을 관리, 유지하는 것에 핵심을 두고 있다. 마케팅은 고객과 거래를 성립하는 것으로 끝나서는 안 되고 고객과의 관계 지속과 관계를 개선시키는데 있다. 따라서 관계 마케팅은 고객에 대한 접근과 유지를 위한 새로운 방법인 것이다(Marshall & Javalgi, 1995).

관계 마케팅에 대해서 여러 가지 의견들이 있는데, 고객과의 관계를 수립하고 유지하며 촉진시키는 것을 상품화하는 것으로 고객들간의 만남까지를 목표에 포함시키는 것으로 정의하고 있다(Gronrros, 1990). 또한 고객 유인, 유지를 통해 고객과의 관계를 향상시킬 수 있는 것으로(Berry & Gresham), 1986) 복합적인 서비스 조직 안에서 고객과의 관계 강화를 시키는 유인력과 유지력을 갖고 있으며 고객과의 관계를 발전시킴으로써 고객과 기업 상호간의 관계 약속을 새롭게 창출하는 기초가 된다고 하였다(Berry & Parasuraman, 1991).

그렇다면 고객만족경영을 실천하기 위해서는 구체적으로 어떤 패러다임을 가지고 어떻게 전략을 설정하여 실행해야 하는가? 이런 측면에서 많은 관심을 끌고 있는 개념이 관계 마케팅(Relationship Marketing)이다. 관계란 무엇인가? 사전적 의미로는 '사람과 사람, 사람과 사물 등 둘 이상이 서로 걸리는 일'로 해석된다. 관계 마케팅이란 이와 같은 '관계' 개념을 도입한 마케팅의 접근방법을 의미한다.

과거의 마케팅은 1회적 거래(Transaction)나 교환(Exchange)중심이었다. 1회적 거래나 교환은 거래당사자 A, B가 있을 때 A가 B에게 무엇인가를 제공하고 이에 대해 반대급부로 무엇을 받는다는 개념으로 1회에 그치는 경우가 대부분이다. 이에 비해 관계 마케팅이란 거래 당사자 A, B 모두 이익을 보도록 한다는 개념이다. 즉 관계 마케팅이란 고객 등 이해관계자와의 강한 유대 관계를 형성하고 유지하며 발전시키는 마케팅 활동을 말한다.

과거의 전통적 마케팅의 수렵형 마케팅이라고 한다면 오늘날 관계 마케팅은 경작형 마케팅이라고 할 수 있겠다. 경제사로 볼 때 경제발전단계에서 사냥을 중심으로 하는 수렵형 경제에서 한 곳에 정착하여 농사를 짓는 경작형 경제로의 선환은 엄청난 생산력의 증대를 가져와 인류발전에 기여를 하였다. 이와 마찬가지로 전통적 마케팅에 오늘날 관계 마케팅으로의 전개는 마케팅 발전에 신기원이 될 것이다. 관계 마케팅이란 기업이 고객과의 관계를 구축하기 위한 것이며 장기간에 걸친 이익을 확보하기 위해 고객과의 대화를 창조하여 더욱 좋은 서비스를 제공하기 위한 장치다. 이런 장치를 통해 고객과의 우호적 관계를 구축하게 되며 이익은 저절로 수반될 수 있을 것이다(이유재, 2000).

병원에게 있어서만 단골고객이 유리한 것이 아니라 고객 자신에게도 장기적인 관계를 통해 편익을 얻을 수 있는 것이나. 관계 마케팅을 통한 고객의 이점은 첫째, 서비스 제공자와의 관계를 유지함으로써 고객은 보다 중요한 다른 일에 더 많은 신경을 쓸 수 있게 되며, 둘째, 장기적 관계를 구축함으로써 고객의 질병과 스트레스가 줄어들 수 있다는 것이다. 셋째, 고객측면에서도 자신과 장기적인 관계를 맺고 있는 의료서비스 제공자가 자신의 지원시스템이 될 수도 있다는 것이다.

관계 마케팅을 통한 병원의 이점으로는 첫째, 소비자가 어떤 병원에 대해 알게 되고 경쟁병원에 비해 상대적으로 그 병원의 서비스 품질에 만족한다면 병원과 보다 많은 거래를 하려 할 것이다. 그리고 소비자가 성숙해짐에 따라 보다 많은 서비스를 보다 자주 필요로 하게 된다는 것이다. 둘째, 의료서비스를 평가하기가 복잡하고 어려운 경우 구매하는 데 위험이 따른다. 많은 서비스에서 소비자들끼리 서비스 경험에 대해 서로 충고를 해 주곤 한다. 특히 만족한 단골고객을 강력한 긍정적 입소문을 제공한다. 이러한 구전 광고는 여타 일반기업의 유료 광고보다 효과적이어서 신규고객을 개척하는 비용을 감소시킨다. 셋째, 간접적으로 병원이 안정적인 고객기반을 갖고 있을 경우 그렇지 않는 병원에 비해 종업원은 그 병원에서 근무하는 것을 좋아한다. 그리고 고객유지나 충성도가 높으면 전반적인 병원의 가치를 높일 수 있다는 것이다.

## 3.2 관계 마케팅의 특성

관계 마케팅은 다음과 같은 기존의 마케팅과 비교해 여러 측면에서 차이가 있다(이유재, 2000), (Peppers & Rogers, 1993)[표 7−1].

표 7−1 기존 마케팅과 관계 마케팅의 비교

| 구분 | 기존 마케팅 | 관계 마케팅 |
|---|---|---|
| 고객을 보는 시각 | 판매의 대상 | 동반자 |
| 고객과의 의사소통 | 일방적 | 쌍방향 |
| 경제 패러다임 | 규모의 경제 | 범위의 경제 |
| 마케팅 성과의 지표 | 시장 점유율 | 고객 점유율 |
| 차별화 및 관리의 초점 | 제품 | 고객 |

첫째, 고객을 보는 시각이다. 기존의 마케팅에서는 일단 팔고 보자 식의 판매와 판매극대화에 목표를 두기 때문에 고객이란 단지 자사제품을 팔아야 하는 대상일 뿐이다. 반면 관계 마케팅에서는 고객과의 장기적 관계를 유지함으로써 자연스럽게 수익을 창출될 수 있으므로 고객을 기업과 함께 하는 동반자로 본다. 따라서 단기적 거래실적보다 장기적인 고객 생애가치에 중점을 둔다.

둘째, 기업과 고객간 의사소통의 방향이다. 기존 마케팅이 매스미디어를 통해 기업으로부터 고객으로의 일방적 메시지 전달에 의존했다면, 관계 마케팅은 다양한 수단을 통해 쌍방향 커뮤니케이션(Two−Way Communication)을 강조한다. 기업이 제공한 정보에 대해 고객이 직접 반응할 수 있으며 기업과 고객의 직접 커뮤니케이션이 가능하다. 따라서 고객으로부터의 정보 흐름이 중요시되며 고객에 대한 서비스 차별화의 기초가 된다.

셋째, 규모의 경제에서 범위의 경제로의 전환이다. 기존에는 주로 가능한 한 많은 고객에게 많은 제품을 판매하는 대량생산, 대량판매에 의한 규모의 경제를 지향했다. 반면 관계 마케팅은 한 고객에게 다양한 제품을 판매하거나 거래기간을 장기간 유지하는 범위의 경제를 도모한다.

넷째, 마케팅 성과 측정의 지표가 시장 점유율에서 고객 점유율로 바뀐다. 고객점유율은 한 고객의 생애가치 중에서 특정회사가 차지하는 비중을 의미한다. 종래에는 불특정 다수의 고객을 하나의 동질적 시장으로 보고 이 시장에서의 점유율을 높이는 것이 주 목표였다. 따라서 상품을 가능한 한 많은 수의 고객에게 판매하는 것을 강조했다. 그러나 관계 마케팅에서는 고객 개개인을 하나의 독립된 시장으로 보고 개별 고객 당 관련 부문 지출액에서 자사 상품 매출의 비중 즉 고객 점유율 또는 지갑 점유율을 높이려고 한다. 또 시장 전체를 대상으로 할 필요가 없기 때문에 마케팅비용을 줄일 수 있다.

다섯째, 차별화나 관리의 초점이 제품뿐만 아니라 고객으로 확산된다. 이제 제품 차별화 못지않게 고객을 차별화하는 것이 중요해지고 제품만이 아니라 고객을 관리해야 한다. 기업의 이익은 제품에서 나온다기보다는 고객에게서 나오기 때문이다. 예를 들어, 어떤 제품의 부품이 고장 난 경우 제품관리자는 부품을 교체해 주는 것은 물론 그 고객의 만족도나 재구매가능성을 유지하고자 노력할 것이다. 즉 손상된 부품 못지않게 손상된 고객의 마음을 수리한다는 관점이 필요해진 것이다.

## 3.3 관계 마케팅의 형성차원과 확립절차

고객이 형성하는 관계는 다음 5가지 차원으로 구분할 수 있다(김성혁, 2000).

첫째, 기본적인 관계차원으로 기업의 판매원은 상품을 판매하거나 어떤 후속조치도 실행하지 않는다. 둘째, 대응적 관계차원으로 판매원은 상품을 판매하고 고객에게 무엇인가 질문이 있으면 언제든지 연락하도록 일러둔다. 셋째, 설명적 관계차원으로 판매원은 예약을 접수하면 즉시 고객에게 전화를 걸어서 확인하고 질문에 응답한다. 행사기간 중과 그 후에 판매원은 고객으로부터 상품의 개선점과 특히 실망한 점에 관한 정보를 찾는다. 이 정보에 의하여 회사는 계속적으로 상품을 개선할 수 있다. 넷째, 선취적인 관계차원으로 개선할 점과 장래의 행사에 대한 창조적인 어드바이스를 고객으로부터 얻기 위해 기업의 영업부 직원과 그 밖의 직원은 수시로 전화를 건다. 다섯째, 협동적 관계차원으로 보다 나은 가치를 제공하는 방법을 발견하기 위하여 회사는 계속적으로 고객 및 다른 고객과 함께 협력해나간다.

관계 마케팅 확립절차는 다음과 같다. 첫째, 관계관리에서 유익하게 보이는 중요고객을 파악한다. 최대 또는 최고의 고객을 선택하여 관계관리의 대상으로 한다. 현저한 증가를 보이든가, 새로운 분야로 개척한 고객은 대상자로서 추가한다. 둘째, 각각의 중요고객에게는 1명의 관계관리자를 배정한다. 관계 관리자는 고객과 긴밀한 관계를 갖고 소구(訴求)할 수 있는 단골 고객관계만을 관리하게 해야 한다. 셋째, 관계관리자를 위한 명확한 직무내용을 작성한다. 관계 상황기록 · 목적 · 책임 · 평가기준에 대하여 설명하는 일, 관계 관리자를 모든 단골고객대응에 집중시키는 일, 각각의 관계관리자 1명에게 1명 내지 몇 명의 단골 고객관계만을 관리하게 하는 일 등이다. 넷째, 각각의 관계 관리자에게 고객관계의 연차계획과 장기계획을 책정하게 할 일 이러한 계획 가운데 목적 · 전략 · 특별시책 · 필요자원 등이 포함되어야 한다. 다섯째, 관계관리자를 감독하는 전체총괄 관리자를 1명 임명할 일이다. 이 관리자는 직무내용, 평가기준을 작성하고 관계관리자의 효율을 향상시킬 수 있게 뒷받침해야 한다.

### 3.4 관계 마케팅을 위한 전략

먼저 의료마케팅은 시장에 작용하고 시장은 고객의 집단이기 때문에 Needs, Wants를 가진 고객에게 상품(제품과 의료서비스가 혼합된 것)을 제공하고, 고객에게 만족을 주기 위해서는 종래의 '만든 것을 어떻게 팔 것인가?'라는 생산지향에서 탈피하여 '고객이 만족하는 것을 창출한다!'는 고객지향에 입각한 사고(思考)를 가져야 한다. 고객은 환경 변화에 따라 변화하기 때문에 의료마케팅은 전략적이어야 할 필요가 있다. 의료마케팅 전략을 세우기 위해서는 다음의 4가지 키포인트를 명확히 해야 한다.

① 누가 고객인가.

② 누가 경쟁 상대인가.

③ 우리 병원의 상품(제품, 의료서비스)은 타 병원과 비교해서 어느 정도 뛰어난가.

④ 어느 정도의 경쟁을 할 것인가.

최근에는 병상 수와 의사의 수가 계속 늘고 있어 많은 병원들이 환자 감소를 피부로 느끼게 되었다. 이러한 이유 등으로 병원협회에서는 병원도 광고할 수 있는 범위를 상당히 넓힐 것을 주장하고 있다. 병원이 폭넓은 홍보와 환자 유치경쟁 속에서 살아남아야 할 시가대가 도래됐음을 인지한 것이라 생각된다. 각가지 의료서비스를 일반 대중에게 널리 알릴 수 있게 됐다는 것은 소비자(환자)를 위한 면에서도 좋은 일이라고 생각되는데 이는 경쟁을 통한 의류의 질 향상과 서비스 면에 자연적으로 긍정적 영향을 줄 것이기 때문이다. 다만 관계자들의 우려대로 과잉 광고나 의료 행위를 상업화하여 질을 저하시키고 환자들에게 혼동을 야기 시키는 일들은 막아야 할 것이다.

그러면 관계 마케팅을 위한 의료기관의 전략에 관한 내용들을 아래에서 살펴보게 될 것이다(고종관, 2000).

왜 평소 잘 다니던 환자가 병원을 바꿀까, 왜 이사를 가서도 찾아오는 환자가 있는가 하면 옆집에 사는 환자가 거리가 먼 다른 병원을 찾을까.

환자 이탈의 원인은 환자들이 진정으로 원하는 가치를 그들이 원하는 방식으로 제공하지 못했기 때문이다.

그렇다면 병원이 만들어 내는 가치는 무엇일까, 간단히 요약하면 환자 만족과 신뢰 구축이다. 환자 만족에 대해선 여러 번 언급했기 때문에 자세한 설명은 피하고 자칫 놓치기 쉬운 두 가지만 설명하고자 한다.

하나는 병원이 서비스업인 만큼 환자와 접점이 되는 모든 종사자들에 대한 교육 및 훈련 프로그램이 개발되어야 한다는 것이다. 그리고 이러한 가치를 제공하기 위한 서비스 과정과 시스템이 갖추어져야 한다. 인사법, 환자 응대법, 표정 관리 및 언어구사, 의료 관련 설명 등 환자에 대한 서비스를 신속하고 정확하게 처리할 수 있도록 지속적인 교육과정이 전제되어야 한다. 다음은 환자 설문조사를 통해서 나온 '만족도'에 대한 해석이다. '완전히 만족'과 '대체로 만족'과는 큰 차이가 있다. 예컨대 '대체로 만족'을 포함해서 80%의 만족도를 보였다고 해도 '완전 만족'이라고 답한 사람의 비중이 적으면 이는 환자기반이 취약한 것이다.

특히 불만을 가진 환자의 관리에 신중해야 한다. 연구 결과에 따르면 불만소비자 27명 가운데 겨우 한 명만이 불만을 밖으로 표시하기 때문에 이들로부터 병원의 문제점을 파악하는 것은 쉽지 않다. 따라서 병원은 불만 환자가 불만을 표시하도록 기회를 제공해야 하며, 이러한 불만을 수렴해서 해결해 주어야 환자 이탈을 막을 수 있다.

무엇보다 중요한 것은 신뢰 형성이다.

신뢰 구축은 정직성, 확실성, 전문성에서 온다. 성공적인 판매원 10명을 모아 이들의 공통점을 찾아보았더니 판매기술이나 기법이 아니라 성실성, 개방성, 신뢰성 등 고객밀착과 같은 덕목이었다는 사실은 새겨들어야 할 말이다. 어렵게 획득한 환자를 지속적인 관계로 만들기 위해서는 단순한 기능적 치료에서 벗어나 환자의 가슴에 와 닿는 전인치료가 이뤄져야 한다는 것이다.

환자의 새로운 변화 추구도 환자 이탈을 부추기는 요인이 된다.

변화 추구는 기존 병원에 대한 싫증이나 타 병원에 대한 호기심으로 유발된다. 삼성의료원이 개원하면서 인근에 있는 대학병원과 종합병원의 환자가 썰물처럼 빠져나간 것은 좋은 예다. 새로 개원하는 병원들은 시설뿐 아니라 장비, 서비스에 새로운 감각을 추구하기 때문에 환자들에게 신선한 느낌을 준다. 따라서 이런 환자의 변화 추구에 지속적인 만족을 주기 위해서는 국외 선진 병원들의 변화와 발전을 발 빠르게 배우고 적응해야 한다.

관계 마케팅에 관심이 있다면 종합적인 환자 만족을 위한 병원의 자원이 배치되어 있는지 점검이 필요하다.

## 보고가세요

### 고객의 가치는

고객이 원하는 것은 과연 무엇일까?

일반적으로 고객이 원하는 것은 좋은 품질, 저렴한 가격, 보다 빠르고 좋은 서비스로 요약된다. 이와 같이 고객이 원하는 것과 기대하는 것, 즉 고객의 가치를 파악해서 이를 충족시키는 활동을 '고객가치 창조'라고 한다.

그렇다면 고객의 가치란 무엇입니까? 경영 컨설턴트이면서 '서비스 아메리카(Service America)'의 저자로 유명한 칼 알브레히트(Karl Albrecht)는 '고객의 가치'를 4단계로 정의하고 있다. 이것을 병원에 온 환자가 원하는 가치로 예를 들어 보면 다음과 같다.

① 제1단계(기본가치)

환자가 병원을 찾는 이유는 치료를 받고 병이 낫는 것이다. 병이 낫지 않거나 치료 과정에서 병원의부주의로 인해 다른 병에 감염되거나 한다면 병원에서 찾을 수 있는 가장 기본적인 가치가 충족될 수 없는 것이다.

② 제2단계(기대가치)

환자가 병원을 찾아갔을 때 의사와 간호사의 깔끔한 복장, 편리한 시설, 깨끗한 병원 환경, 좋은 의료 장비 및 의료진 등을 기대하는 가치단계이다. 여기서는 병원의 시설적 요소에 주로 초점이 맞추어진다.

③ 제3단계(희망가치)

병원에 온 환자는 친절한 직원의 안내를 받아 가능한 한 빨리 진료 받기를 기대하며 자신의 이야기를 잘 들어주는 의사에게서 현재 자신의 건강상태, 치료방법, 치료기간, 치료비 등을 친절하고 자세하게 듣기를 원한다. 이 단계는 병원의 모든 절차와 시스템이 환자 중심적이며 효율적으로 운영되어 환자가 병원에 온 목적을 달성하는데 바람직하다고 생각되는 단계이며, 주로 병원의 규정과 서비스가 영향을 끼친다.

④ 제4단계(미지가치)

환자가 전혀 예상하지 못한 서비스를 받고 놀라게 되는 단계이다. 예약 진료제를 실시하는 병원에서 미리 시간약속을 하고 온 환자의 진료가 약속보다 늦게 시작되었을 때 고객의 귀중한 시간을 빼앗아 죄송하다는 의미로 병원에서 마련한 작은 선물을 준다거나 그날 힘든 치료를 받고 돌아간 환자에게 의사 또는 간호사가 불편한 점은 없는지 묻는 확인전화를 한다든지, 몸이 불편한 환자를 병원차를 이용해 집까지 바래다 주는 등 환자가 전혀 생각하지도 못한 특별한 서비스를 받고 큰 만족을 느끼는 가치단계이다.

– 자료 : 김주현 외 2인, 굿마인드 8가지, 삶과 꿈, 1999, pp. 93~95.

# 4 병원홍보

## 4.1 병원홍보의 필요성

병원홍보는 병원의 이미지를 향상시킬 뿐 아니라 병원의 경영을 원활히 하는데도 한몫을 하는 수단으로 그 필요성이 강조되고 있다. 과거의 병원은 자발적으로 내원하는 환자들의 대상으로 수동적인 의료서비스를 함으로써 대중과의 대화에 대한 필요성을 크게 인식시키지 못했다. 그러나 의약분업 이후에 개인병원들도 많이 설립되면서 기업홍보 마인드를 의료에 접목시키면서 대대적인 홍보활동을 전개함으로서 적극적으로 대중과의 대화를 모색하게 되었다. 또한 통신기술의 발달로 등장한 개원의 병원 인터넷 홈페이지를 통해 일반인들은 누구나 병원과 대화를 할 수 있게 되면서 사이버 공간을 통한 홍보활동도 새로운 대중과의 대화 매체로 떠올랐다.

환자는 의사를 구매하고 병원은 환자를 고객으로 받들어 우수한 의료상품을 제공하는 등 마케팅 과정으로 의료서비스를 인식하기에 이르렀다. 국민들은 적은 부담으로 병원을 방문할 수 있게 되었고, 마음에 드는 병원과 마음에 드는 의사를 골라 그들로부터 병원의 이미지에 손상을 입게 되었다. 지금 병원들은 이러한 손상된 이미지를 얼마나 회복하느냐가 공멸을 막는 길임을 인식하고 이를 위한 대책을 수립해야 한다. 모든 병원이 대중의 지지와 이해를 얻기 위한 홍보활동을 적극적으로 전개해야 할 시점에 이른 것이다. 특히 국민들의 건강에 대한 관심고조는 병원홍보의 필요성을 더욱 부각 시켰다. 고도의 경제성장을 이뤄낸 우리나라 국민들은 경제적인 어려움으로 그동안 등한시해왔던 의료, 건강에 대한 관심이 더욱 높아졌다. 이 같은 국민적 관심을 반영하기 위해 각종 신문, 방송 등 언론매체에서도 지면을 대폭 확대해 고정적인 의료, 건강에 관한 내용을 보도하고 있다. 건강 및 의료에 관한 보도의 증가는 이러한 지식이 부족한 일반국민들에게 이해하기 쉽고 정확한 정보를 제공함으로써 건강에 대한 관심의 증가와 지식수준을 높이는데 기여할 것이다.

## 4.2 병원홍보의 개요

### 4.2.1 홍보의 개념

홍보는 널리 알린다는 뜻으로 일반적으로 PR(Public Relation)이라고 한다. 사전적 의미는 "국가나 기업, 또는 같은 조직체가 고객이나 종업원, 일반 대중으로부터 사용과 이해를 얻고 그들로부터 관심을 끌어들이기 위해 하는 모든 활동을 말한다"로 정의 되어 있다. 국제홍보협의회가 정의하는 내용은 "한 조직이 관계를 맺고 있는 사람들의 이해와 동조를 얻고 유지하는 계속적이고 계획적인 성격의 관리기능으로 계획적이고 폭넓은 정보를 통해 조직과 일반대중이 더 나은 협력을 이루고 공통의 관심사를 함께 풀어나가는 일"이라고 되어있다. 따라서 홍보는 일반적으로 마케팅, 광고, 퍼블리시티, 섭외 등과 혼용되기도 한다. 설득력 커뮤니케이션이라는 면에서 이들은 서로 비슷한 기능을 가지기 때문이다. 그러나 이들은 여러 면에서 엄밀히 다르며 구분되어 사용되어야 한다. 홍보는 대상을 일방적으로 설득하는 차원을 넘어 상호 의사교환을 통해 영향을 주고받는다는 점에서 모든 설득력 커뮤니케이션을 포괄하고 있는 광범위한 상위 개념이다. 다시 말해 홍보는 마케팅, 광고, 섭외 등 모든 커뮤니케이션을 포함하는 광범위한 활동을 말하는 상위 개념이다.

### 4.2.2 홍보와 마케팅

마케팅과 홍보를 혼돈하는 경우가 많다. 마케팅이 재화나 서비스의 개발, 판매를 목적으로 하여 소비자의 행동에 주된 관심을 갖는데 비해 홍보는 판매증진 같은 특정한 목적을 갖지 않으며 공중의 인식에 관심을 갖는다. 마케팅은 소비자가 어떤 반응을 보이고 구맹 있어 어떤 동기를 유발하느냐에 초점을 맞추기 때문에 그 전략에 여러 가지 변화가 필요할 때가 많다. 그러나 홍보는 일반적인 대중의 이해와 협력을 목표로 하기 때문에 일괄성을 가진다. 이 두 가지는 목적과 개념면에서 다르지만 그 기능에는 그 기능에는 공유되는 부분이 많고 일부 기관들은 혼용해서 운영하는 경우가 많다. 실제 일반 기업의 경우에 있어서는 제품이나 서비스 판매를 통한 이윤의 추구가 최대 목표이기 때문에 마케팅이 우선되고 홍보는 마케팅의 수단을 이용되기도 한다.

### 4.2.3 홍보와 광고

광고나 홍보도 밀접한 관계를 가진다. 상품광고가 아닌 기업의 이미지 광고는 특정 상품의 직접적 판매를 위한 것이 아니라 기업에의 이미지를 높여서 소비들로부터 호의를 얻고자 한다는 점에서 홍보와 목적이 같다. 그러나 대중매체와의 관계에서 볼 때에는 큰 차이가 있다. 광고의 주체는 광고비를 지불하고 시간이나 지면을 얻어 메시지를 전파하기 때문에 광고에 대해 완전한 통제력을 갖게 되지만, 홍보의 경우는 비용을 지불하지 않으므로 뉴스보도 등의 외부적 홍보에 대해서는 통제력을 행사하지 못한다.

퍼블리시티는 홍보의 한 도구로서 뉴스미디어인 신문, 방송, 잡지 등의 매스컴에 기사가 실릴 자리를 얻는 활동을 주로 일컫는 말이다. 이러한 뉴스 자료전달 외에 매스컴에 관심을 끌 수 있는 이벤트를 연출하는 것도 퍼블리시티의 한 방법이다. 매스미디어에 기사를 실릴 자리를 얻는 것은 광고와 분명히 구분된다. 광고는 비용을 지불해야 하지만퍼블리시티는 비용을 지불하지 않는다. 따라서 광고는 광고비를 내는 광고주가 그 내용에 대해 전권을 가지고 통제력을 행사할 수 있지만 퍼블리시티는 그러한 통제력을 갖지 못한다. 매스미디어에 전달된 정보는 매스미디어 측에 의하여 차감되거나 변형되기도 한다. 로비는 조직이 지역사화나 정부, 언론 등 영향력이 큰 기관과의 문제를 해결하기 위해 시행하는 활동을 일컫는다. 섭외는 PR의 하부단계로서 특정지역 사회와의 관계, 공공정책과 정부 또는 국회 관계 프로그램에 사용된다.

### 4.2.4 병원홍보의 기본요건과 대상

병원설립의 기본정신은 지역사회와 주민들의 요망에 부응하여 양질의 의료를 모든 환자에게 제공하여야 하며, 병원의 본질 목적 역시 환자 제일주의로 의료를 제공하는데 있다는 사실을 홍보의 내용으로 하여 다음의 조건을 고려할 필요가 있다.

첫째, 병원홍보는 지역사회 주민들의 활동과 일치되도록 공정하게 수행하여야 한다. 둘째, 다수인의 정서와 관심에 호소하되 소수의 지식인의 논리와 이성적 이해를 얻어야 한다. 셋째, 홍보의 방법은 권위를 가지고 성실, 공정, 과학적, 상식적, 윤리에 기반을 둔다. 넷째, 홍보는 상대방의 현재의 여건이 고려되어야 하며 현실적 요망사항에 민감하여야 한다. 병원을 필요로 하는 대상은 질병에 걸려 고통을 당하는 환자와 그 가족이고 다음으로 병원에 종사하는 사람과 그 주위에 위치하여 병원과 직. 간접적으로 유관된 단체와 사람들이 될 것이다. 병원 홍보는 이들을 대상으로 이루어 질 때 효과를 얻을 수 있다.

환자에 대한 홍보 내용으로는 ① 병원명칭과 장소 ② 진료능력과 진료과목 ③ 수술 및 검사, 방사선 설비정도 ④ 외래진료와 입원 시 제비용 ⑤ 입원수속과 병동병실 분위기 ⑥ 병원의 질적 및 인적 능력 ⑦ 병원의 평판과 고정상담사 유무 등이다. 또한 병원 외부 홍보와 주민의 병원 프로그램 참여를 들 수 있다. 또한 병원의 홍보와 주민의 병원프로그램 참여를 들 수 있는데 외부 홍보대상은 지역주민, 사회단체, 보도기관, 지역보건소와 의료기관, 인접병원, 의사단체, 감독관청, 재활단체 등이 있다. 홍보의 사례로는 특수크리닉 교실, 책자, 방송매체 출연 등이다.

미국병원협회(A.H.A)는 부인자원 봉사자 회의활동을 통해 병원에 대하여 봉사활동 하는 일을 병원내외에서 적재적소에서 일을 받아 하도록 규정하고 있다. 자원 봉사부인회는 그 지역사회를 향하여 병원의 흥미와 이해를 제공하므로 훌륭한 홍보매체 역할을 수행하고 있다. 병원에 종사하는 직원은 병원에 대한 애정과 사명감과 긍지를 가져야 하고, 병원은 환자 제일주의 인식이 필요하며, 지역에서의 병원은 공익성을 가지고 성숙한 사회의 구성원이라는 인식이 필요하다. 병원내부 종사자들의 사명감을 고취시키는 데는 다음과 같은 사항들이 있다. 병원의 설립정신, 역사, 경영실적, 지역사회역할과 공헌도, 지역사회 단체의 협동성 등을 인식할 수 있어야 한다. 원내정보를 필요 적절하게 주지시키는 미디어는 다음과 같다. 원보, 안내게시판, 강연회, 직원연수회, 신문, 체육대회 및 직원단합대회 등을 통하여 병원 최고 경영자의 리더십을 발휘하여 직원간의 인화와 단결, 원만한 대인관계를 유지하여 병원 발전을 도모하여야 한다.

### 4.2.5 병원홍보의 당면과제

의료시장에서 성공하려면 어떤 형태로든 환자인 고객과 잠재고객 중심의 사고와 실천이 핵심요인 될 것이다. 이때 유념하거나 관심을 갖어야 하는 몇 가지를 살펴본다.

첫째, 마케팅적 사고와 실천이 세분화된 시장을 중심으로 이루어질수록 바람직하다 하겠다. 환자의 욕구가 다원화 되고 의료시장에 동일한 성격의 시장이 많은 것 같지만, 상세히 들여다보면 각기 다른 시장으로 이루어져 있기 때문이다.

둘째, 어떤 의료서비스와 제품을 만들어 제공하겠는가하는 측면보다 우리 의료기관의 서비스를 무엇으로 어떻게 보이게 하겠는가의 관점에서 사고하고 실천하는 필요하다. 아무리 가술적인 차이가 있다고 하더라도 의료소비자 입장에서 그 차이를 식별하여 선택하는데에는 어려움이 있다. 셋째, 대중적인 서비스나 중심으로 하는 대중화 마케팅전략은 더 이상 의료기관 수익창출의 핵심요인이 되지 못한다.

이에 의료기관에서도 개별서비스에 대한 브랜드 가치 상승을 꾀하는 마케팅적 사고와 실천이 필요하다. 넷째, 시대적인 흐름을 고려한 마케팅 접근이어야 한다. 현대를 대표할 수 있는 여러 가지의 흐름이 있지만 웰빙(well－being)문화와 인터넷의 문화가 이 시대의 일면을 나타내는 대표적인 흐름의 예이다. 다섯째, 의료기관 마케팅에서 소비자에게 중요한 것은 비용(cost), 접근성(access), 및 질(qualty)인 것이다.

## 4.3 병원홍보와 의료광고법

### 4.3.1 의료광고법의 제정배경

의료광고에 관한 현행법은 대부분의 광고를 금지하고 있다. 그러나 최근 의료광고에 관련하여 규제개혁위원회는 의료소비자인 환자의 알 권리의 보장이라는 측면에서 금지되는 경우를 제외하고는 모두 허용해야 한다는 입장이고, 정보통신부의 [정보화관련법, 제도 종합정비계획]에 따르면 그동안 엄격히 규제해온 의료광고를 PC통신, 인터넷을 통해 전면 허용, 의료진의 경력과 관련 의료설비, 치료방법, 입원실 사용 가능여부 등의 정보를 제공할 수 있도록 하겠다는 입장을 표명하고 있다.

그러나 대한의사협회는 합리적인 대안이 나오기 전까지는 현행법이 정하고 있는 수준의 광고규제는 불가피하다는 입장을 취하고 있다.

즉, 대한의사협회는 현행법이 의료광고에 대하여 제한을 두고 있는 취지는 ① 환자유치를 위한 무분별한 광고로 인한 의료기관간의 과당경쟁과 이로 인한 의료질서의 문란을 방지하고, ② 불필요한 수진심리유발 등에 의한 국민 총 의료비의 상승을 억제하고, ③ 진료외적인 비용증가로 인한 의료기관의 경영난 초래와 ④ 의학적인 검증을 거치지 않은 특정기능. 진료방법에 대한 광고로 인한 의료사고를 방지하자는 것으로 과대. 허위광고로 인한 국민건가의 침해를 막자는 것이라고 밝히고, 의료광고 활성화를 통한 의학정보제공이라는 규제완화의 필요성보다 올바른 의료광고문화의 정착을 통한 객관적이고 합리적인 의료정보를 제공하는 것이 더욱 중요하다고 보고 있다.

한편 그 동안 위법한 의료광고는 비일비재(非一非再)해 왔으며, 정보화에 편승하여 격증하고 있는 실정이다. 앞으로 의료광고금지의 빗장은 풀릴 수밖에 없는 상황이며, 금지의 문을 어느 정도로 열어야 하는가가 과제라고 하겠다.

### 4.3.2 의료광고

#### (1) 광고의 정의

광고라 함은 불특정 다수인에게 알릴 목적으로 일정한 사항을 고지하는 것을 말한다. 언론매체를 통하여 홍보하는 것이 전형적인 것이나 그 외의 인쇄물을 배포하거나 공고문을 게시판에 게시하거나 현수막을 내거는 것 등도 광고가 된다.

피고지자가 다수인 경우 특정여부, 봉함서면여부 및 피고지자의 고지희

망여부 등을 묻지 않는다. 따라서 피고지가가 현실적으로 이를 알았는가의 여부는 관계가 없다. 실제로는 환자유인 의도유무, 고지방법과 사회통념에 비추어 광고에 해당하는지 여부에 대하여 판단하여야 할 것이다.

(2) 의료광고의 제한

의료법은 의료에 관한 광고를 관계자들의 자유에 방임하지 아니하고 광고의 주체·내용·방법 등에 관하여 일정한 규제를 가하고 있다. 원래 의료는 사람의 생명·신체를 좌우하는 중요한 사항이므로 이를 단순한 상거래의 하나로 보아 무제한의 경쟁을 허용할 경우 국민의 건강에 심대한 위해를 초래할 위험이 있다.

따라서 이에 대한 일정한 규제의 필요가 있는 것이다. 이러한 규제는 비의료인의 의료광고 금지, 허위·과대광고 금지, 기능·경력광고 금지, 광고의 범위방법 제한, 학술빙자광고 금지 등으로 구분할 수 있다.

다만, 의료용구에 관한 광고는 의료에 관한 광고는 의료에 관한 광고에 포함되지 아니하는 것으로 해석되고 있고(대법원 1984. 4. 10, 84 도 225), 옥외광고물의 경우에는 의료법과는 별도로 기준이 정하여져 있다(옥외광고물 등 관리법 제3조 참조).

(3) 허용되는 광고

가. 허용광고의 범위

의료법인·의료기관 및 의료인이 행하 수 있는 의료광고의 범위는 다음과 같다(의료법 제46조 제4항, 의료법시행규칙 제33조 제1조).

즉, 허용되는 의료광고의 범위는 ① 진료담당 의료인의 성명. 성별 및 그 면허의 종류, ② 전문과목 및 진료과목, ③ 의료기관의 명칭 및 그 소재지와 전화번호, ④ 진료일. 진료시간, ⑤ 응급의료전문인력·시설·장비 등 응급의료시설운영에 관한 사항, ⑥ 예약진료의 진료시간·접수시간·진료인력·진료과목 등에 관한 사항, ⑦ 야간 및 휴일진료의 진료일자·진료시간·진료인력 등에 관한 사항 및 ⑧ 주차장에 관한 사항에 한정된다.

나. 허용광고의 방법

광고는 텔레비전과 라디오를 제외한 모든 매체에 의하여 할 수 있다. 다만, 일간신문에 의한 광고는 월 1회를 초과할 수 없다(의료법시행규칙 제33조 제2항). 그러나 의료기관이 새로 개설되거나 휴업·폐업·재 개업 또는 이전 한 때에는 일간신문에 그 사실을 2회에 한하여 광고할 수 있다(의료법시행규칙 제33조 제3항). 여기서 1회란 게재지의 수에 관계없이 동시 1회라는 의미라 고 한다(의정 01254-1703,92.5.11).

다. 위법사례

허용범위를 넘는 위법광고의 예를 보면 다음과 같다.

① 산부인과의원을 개원하면서 개원안내와 인사말 진료과·소재·전화번호 등이 인쇄된 유인물을 배포한 경우(서울동부지원 85 고약10261).

② 한의사가 자신이 경영하는 한의원을 선전하기 위하여 「인삼·녹용·첩약·당재·한약재수출입도산매」라는 문구를 넣은 캘린더 300부를 인쇄하여 배포한 경우(서울북부지원 86 고약5392).

③ 병원건물 바깥벽에 길이 40미터. 폭 5미터 되는 현수막에 「심장진단용섹타초음파가동」, 「위장특수조영촬영기가동」, 「방사선동위원소감마카메라가동」, 「방사선동위원소검사기가동」, 「전신컴퓨터단층촬영기. 레이저 관선수술기가동」이라고 기재 도안하여 설치한 경우(서울북부지원 86 고약3417).

④ 공중전화카드에 병원의 진료내용 등을 인쇄하여 무료로 제공하는 행위(의정65507-1135, 93.8.18) 등이다.

④ 금지되는 광고

가. 허위, 과대광고

의료법인·의료인은 의료 업무에 관하여 허위 또는 과대한 광고를 하지 못한다(의료법 제46조 제1항). 의료기관이 이에 위반하면 보건복지부장관·도지사 또는 시장·군수·구청장은 의료업을 정지하거나 그 개설허가를 취소하거나 그 의료기관의 폐쇄를 명할 수 있고(의료법 제51조 제1항, 5호), 또는 300만 원 이하의 벌금에 처한단(의료법 제69조).

예컨대, 유인물에 의하여 광고를 하면서 그 기재에 병원이 아닌 의원을 병원으로 기재하고 진료과목인 신경외과와 전문과목인 정형외과를 따로 표시하지 아니하고 「정형외과, 신경외과병원장, 전문의」라고 표시하여 마치 정형외과와 신경외과 양과의 전문의인 것처럼 오인·혼동을 일으키게 할 수 있는 기재를 하였다면 이러한 광고는 허위과대광고에 해당한다(대법원 1983. 4.13, 82 누 408). 그러나 의학박사학위를 가진 자가 그의 의원출입문상단에 「의학박사전문의 OOO 피부비뇨기과의원」이라고 쓴 아크릴간판을 걸어 놓은 행위는 과대광고에 해당한다고 볼 수 없다(대법원 1979. 1.23, 78 누 190).

나. 비 의료인 등의 의료광고

의료법인. 의료기관 또는 의료인이 아닌 자는 의료에 관한 광고를 하지 못한다(의료법 제46조 제2항). 의료기관이 이에 위반하면 보건복지부장관·도지사 또는 시장·군수·구청장은 의료업을 정지하거나 그 개설허가를 취소하거나 그 의료기관의 폐쇄를 명할 수 있고(의료법 제51조 제1항, 5호), 또는 300만 원 이하의 벌금에 처한다(의료법 제69조). 광고방법에는 제한이 없으나 의료에 관한 것이어야 한다. 의료용구에 관한 광고도 포함되는가? 의료용구에 관한 광고는 의료에 관한 광고에 포함되지 아니한다고 해석하고 있다(대법원 1984. 4. 10, 84 도 225).

사례를 들어보면 활법협회연수원장이 「신체허약자 특히 척추이탈·요통·신경통·반신불수·소아마비·제반관절 및 기타 신체허약자 등을 특수비법으로 운동시켜 건강회복에 많은 효력을 가져온다.」는 내용의 인쇄물을 초·중·고등학교 체육교사들에게 배포한 경우 등 주로 체육관, 활법원 등의 명칭으로 척추교정·신경통·관절염 등의 치료를 광고하는 경우가 많았다. 이러한 광고에 대한 규제는 무면허 의료행위에 대한 예방책으로서의 기능도 하고 있다.

다. 기능·경력 등의 광고

누구든지 특정의료기관이나 특정의료인의 기능. 진료방법. 조산방법이나 경력 또는 약효 등에 관하여 대중광고·암시적 기재·사진·유인물·방송·도안 등에 의하여 광고를 하지 못한다(의료법 제46조 제3항). 의료기관이 이에 위반하면 보건복지부장관·도지사 또는 시장·군수·구청장은 의료업을 정지하거나 그 개설허가를 취소하거나 그 의료기관의 폐쇄를 명할 수 있고(의료법 제51조 제1항, 5호), 또는 300만 원 이하의 벌금에 처한다(의료법 제69조).

위와 같은 광고는 환자를 유인하기 위하여 허위·과대한 내용을 수반하는 경우가 많을 뿐만 아니라 세인을 혹하게 하는 폐해가 크고 의사의 품위를 훼손시키는 결과를 초래할 염려가 있어 이를 규제하는 것이다.

A. 적법사례

경력 기능 등의 광고로 볼 수 없이 위법하지 않다고 하는 경우는 다음과 같다.

① 치료를 받은 환자에게 향후 치료나 학술연구의 목적으로 투약의 경과와 그 후의 증상을 묻는 병상일지의 우송행위는 의료인의 기능·진료방법을 암시적으로 광고한 것에 해당하지 아니한다고 한 경우(대법원 1980. 2. 26, 80 도 123).

② 치과의사가 의료관계전문잡지에 외국인의 구강매식학(口腔埋植學)(임플란트)에 관한 학술논문을 번역기고하면서 역자성명 앞에 미국 임플란트 전문의라고 부수적으로 소개 표시한 것은 의료광고라고 볼 수 없다고 한 경우(서울지검 동부지청 1985. 형 제13070) 등이 있다.

B. 위법사례

기능 경력 등의 광고에 해당하여 위법이라고 한 경우를 보면 다음과 같다.

① 의원을 개설하면서 신문광고란을 통하여 「그간 C병원소아과장 재직시 베풀어 주신 결려와 후의에 감사드린다.」는 요지의 개업인사를 한 것은 경력광고에 해당한다고 한 경우(대법원 1985. 2.26, 84 누 695).

② 의료명칭간판 위에 「포경수술·치질」이라고 병명을 기재한 아크릴간판을 게시하고 그 의원 앞에 「포경·치질·무혈무통수술」이라고 표시한 아크릴간판을 부착시키는 등 선정을 한 것은 치료방법에 관한 광고로서 위법이라고 한 경우(서울형사지법 1973. 3.5, 69 고단 2673).

③ 정형외과전문의가 정형외과의원을 개설하게 되어 안내문을 배포하면서 안내문에 미국 텍사스 주립 의과대학 등 4개 대학병원 근무경력을 표시한 것은 경력에 관한 광고로서 위법이라고 한 경우(서울동부지원 85 고약 15171).

④ 산부인과의사가 지면상단에 복강수술방법. 내용. 무료시술대상 등을 표기하고 지면하단에 초음파진단내용을 게재하고 병원위치. 전화번호 등을

게재한 유인물을 인쇄하여 병원 안내실에서 내방객들에게 배포한 경우(서울 동부지원 85 고약 8898).

⑤ 병원의 설립자가 그 설립에 즈음하여 명의(名醫) 또는 대의(大醫)라는 문자를 넣어 광고한 경우 등이 있다.

라. 학술목적 이외의 의료광고

의료법인·의료기관 또는 의료인이라 하더라도 학술목적 이외의 목적으로 예방의학적·임상의학적 연구결과, 기능·약효·진단 또는 조산방법 등에 관한 광고를 하지 못한다(의료법 제47조).

이는 비윤리적인 일부 의료인들이 자기의 학술적 연구결과를 대중잡지 등에 기사화하여 간접적으로 자신 또는 자신이 개설한 의료기관을 광고하는 것을 방지하기 위한 것이다. 따라서 의사가 업무상의 광고를 할 의사로 논문의 형식에 의해 자기의 경력 및 어떤 질병에 대한 요법을 신문에 공표하는 것은 위법광고가 된다.

### 보고가세요

**고객을 위한 서비스는 사소한 것에서부터!**

고객 위주의 서비스를 하라! 이것은 고객에게 거창한 것을 제공하라는 말이 아니다. 편하게 마실 수 있는 물이나 음료 한 잔, 건강한 신체 리듬을 유지 할 수 있게 도와주는 적정한 실내온도, 편히 앉아 있을 수 있는 작은 의자 하나, 바로 이렇게 작은 것을 제공해 고객이 사소하게 느낄 수 있는 불편을 없애라는 뜻이다. 이러한 편의에 감동을 더하면 더더욱 좋을 것이다. 정수기 옆에 붙여 놓은 '맛있게 드세요'라는 문구 하나, 침대에 엎드려 자는 보호자 위로 덮어주는 작은 담요 한 장, 추위에 떨면서 들어온 고객에게 '따뜻한 물이라도 드릴까요?' 라고 물어보는 태도, 이 모든 것이 고객의 마음에 감동의 불을 지핀다. 이것들은 고객에게 조금의 관심만 있다면 쉽게 실천할 수 있는 것들이 아닌가?

– 출처 : '잘 되는 병원에는 이유가 있다' 중에서

## 4.4 병원홍보 전략

병원 마케팅은 환자가 필요로 하는 의료서비스를 파악하고 이에 부응하는 서비스를 개발함으로써 국민건강의 유지, 향상에 기여함과 동시에 병원의 유지, 발전 및 그 설립목적을 달성하고 병원의 모든 경영활동을 합리적으로 수행하는 과정이다.

이런 병원 마케팅의 방향을 Amold(1987)는 병원에서 마케팅 개념을 도입하여 활용 시 반드시 지켜야 할 요소를 제시하고 있다.

첫째, 병원 마케팅은 환자 중심적이어야 한다.

둘째, 병원 마케팅은 환자의 만족도를 전제로 하여야 한다.

셋째, 병원 마케팅은 병원의 내부에서 통합되어 총체적으로 병원의 궁극적인 목적에 부합되게 관리 시행되어야 한다.

이와 같은 병원마케팅의 개념은 영리를 목적으로 하는 일반기업과는 달리 고객인 환자를 중심으로 하는 양질의 의료서비스를 제공하여 이용자에게 최대의 만족을 주며 병원이 추구하는 목적에 맞게 마케팅의 개념을 도입하는 것이다.

환자가 제공되는 의료서비스에 대한 만족도가 병원의 환자 유치 경쟁의 결정 요소가 된다.

### 4.4.1 마케팅 전략 방안

① 병원은 비영리집단이므로 병원홍보는 금기시하는 경향을 보인다. 따라서 병원의 홍보는 가까운 사람, 즉 내원객과 직원을 중심으로 하여야 한다. 직접 방문하는 일반인을 겨냥한 프로그램과 건강 홍보에 주력을 하여 내원객에게 확실한 병원의 이미지를 심어주도록 한다. 그러나 이제 병원의 시설과 인력이 과밀 상태에 이르렀고 서비스의 내용이 공개되는 경향이며, 대중의 이미지가 퇴색이 되고 있으며, 대내외적인 변화로 비영리집단인 병원홍보의 제한성이 점차 완화되는 경향이 있다. 따라서 곧 대중매체를 이용한 공개적인 병원홍보도 큰 비중을 차지할 것이므로 이에 대한 계획을 미리 세워서 다른 병원보다 발 빠른 홍보를 할 수 있어야 하겠다.

② 병원홍보의 우선적인 과제로 환자에 대한 서비스의 차별화를 위한 제도개선 유도, 직원에 대한 친절의식 고취, 직종 및 직급 간의 이해의 도모, 치료경험에 대한 적극적인 홍보, 국민의 건강정보 요구에 대한 효율적인 대처, 전체 의료계의 신뢰회복을 위한 노력에 힘써야 한다. 왜냐하면 병원은 기본적으로 환자의 진료에 힘써야 하나 환자들은 병의 상태와 병원의 진료, 그리고 진료 후의 여러 문제에 대해 불확실성과 불안을 가지고 있다. 그러므로 병원은 환자를 안심시키는 일에 초점을 맞추고 이를 위해 대내외적으로 커뮤니케이션이 이루어지도록 조정하고 관여해야 하기 때문이다.

③ 병원 선택에 미치는 요인을 분석하여 그에 맞는 마케팅 전략을 수립하여야 한다. 인근 주민을 위한 병원의 노력, 건강교육 및 상담, 무료진료, 개원의와의 연계 등을 전략적인 방향으로 계획하고, 원하는 의료기관의상을 위한 이미지 관리를 하여야 한다.

④ 병원의 강점과 약점을 파악하여 그에 따른 마케팅 정책이 필요하다. 병원의 처해진 상황을 정밀하게 진단하여 부족한 부분에 대한 보완, 상쇄할 수 있는 새로운 정책의 전환이 필요하다.

⑤ 마케팅 전략의 방향은 외적인 틀만이 아닌 내적인 틀의 중요성을 인식해야 한다. 가장 중요한 것은 의료서비스의 질이며 질적인 향상, 형식적인 서비스가 아닌 내용이 있는 친절과 의료서비스가 이루어지도록 해야 한다. 즉 직원과 의료소비자 간의 상호작용마케팅을 촉진시켜야 한다.

⑥ 내부고객인 직원에 대한 마케팅 전략의 수립이 중요하다. 직원이 마케팅 정책을 직접 체험하여 의료소비자인 환자에게 영향력을 발휘하고 자발적인 참여가 이루어져야 한다. 그러기 위해서는 직원에 대한 과감한 투자와 교육이 필수적이며, 직원의 사고와 태도의 변화가 병원 이미지의 변화, 질적인, 의료서비스, 의료기관에서 계획하는 정책의 실현을 가져 올 수 있다.

### 4.4.2 병원이미지의 중요성

환자들은 병원에 대한 여러 가지 정보와 병원진료 경험을 근거로 병원 이미지를 조직화하기 때문에 이미지는 진료서비스에 대한 소비자의 신뢰와 병원을 방문하려는 소비자의 선호경향을 증대시킬 수 있다.

왜냐하면 장시간에 걸쳐 형성되는 병원이미지는 경쟁병원이 모방하기 어려운 차별화 전략이며 잠재적인 병원 역량으로서 만족스러운 병원목표 달성하는데 유용하기 때문이다. 의료서비스에 있어서도 보건분야의 전문인들은 기술적인 관점에서만 의료서비스를 생각해온 반면 환자들은 비 기술적인 측면까지도 중요시 하였다.

따라서 의료서비스에 있어서 효과적인 마케팅은 대중의 이미지를 높여주고 고객이나 환자들의 만족을 향상시켜 주는 것이다. 즉, 의료서비스에 특징에 따른 마케팅전략으로서 이미지 창조와 고객의 관리, 서비스의 고객활동 등이 강조되고 있다.

특히 일정한 이미지를 창조하는 것은 새로운 욕구를 이해하고 개발하며 새로운 병원서비스를 개선하는 것이 무엇보다 중요하다. 이와 같은 마케팅전략에 있어서 이미지는 복합적인 마케팅에 노력에 의해 장기간에 걸쳐 형성되므로 모방이 어렵고, 기업이 추구하는 목표에 도달하기 쉽게 만든다.

즉, 병원에 대한 긍정적인 이미지가 병원 방문과 관계가 있다고 볼 수 있으며 이러한 점이 병원 마케팅 전략에 있어 이미지에 관심을 기울여야 할 이유이다. 병원간의 경쟁 심화로 인하여 획기적인 차별화도 곧 경쟁에 의하여 쉽게 비 차별화 되므로 소비자가 제품과 서비스를 객관적인 근거로서 구별할 수 없다면 소비자는 이미지라는 주관적인 근거로 제품과 서비스를 구별하도록 교육될 수 있다.

환자 및 지역주민 등의 병원에 대한 신뢰감 또는 선호도는 그들이 병원자체에 대하여 가지고 있는 이미지에 의해 좌우되는 바가 크기 때문에 병원마케팅 전개에 있어 이미지 정책은 중요하다. 또한 이상적인 병원이미지는 고객인 환자를 포함한 일반 대중, 그리고 공공기관들의 마음속에 그 병원이 성실과 정직, 그리고 탁월한 기술로서 확고히 뿌리박히는 것이다.

과거의 낙후된 시설과 의료기술로는 병원의 이미지 신장에 큰 손상을 주게 되고 경쟁력 약화의 원인이 된다. 따라서 최신의 의료기술을 도입하고 의료인 자질을 향상시키는 것이 시장경쟁에서 우위를 점할 수 있는 효과적인 대응책이 될 수 있다.

의료기관에 대한 이미지는 곧 의료기관 선택에 영향을 주므로 의료기관에 대한 이미지 요인을 파악하는 것이 곧 의료기관 선택을 파악하는 것이다.

### 4.4.3 병원이미지 활용

병원은 일반기업과는 달리 광고매체를 통해서 광고를 할 수 없는 한계점은 있지만 병원의 이미지를 좋게 하는 많은 활동들이 필요한 것은 사실이다. 이러한 활동은 작게는 병원의 진료서비스 향상이나 병원디자인 개발에서부터 크게는 인근 병원과의 연계활동이나 지역민의 대한 무료봉사까지 포함하는 다양한 활동을 생각할 수 있다.

이러한 환자나 주민에 대한 세심한 활동은 광고매체를 통하지 않더라도 보다 빨리 구전을 통해 전달되게 되어있다. 이는 인간에 있어 질병이라는 문제는 그만큼 절실하게 받아들여지기 때문인 것이다. 그만큼 병원이미지는 마케팅 전략의 한 부분으로서 중요하다. 결론적으로 의료기관에 대한 이미지는 곧 의료기관 선택에 영향을 주는 것이다.

**쉬어가세요**

■ **의료광고 예외사항**

- 평가가 완료되지 않는 신 의료기술
- 치료효과를 보장하거나 암시하여 소비자를 현혹할 우려가 있는 내용
- 다른 의료인 등의 기능 또는 진료방법과 비교되는 내용
- 의료인의 기능, 진료방법과 관련하여 심각한 부작용 등 중요 정보를 누락하는 광고
- 객관적으로 인정되지 아니하거나 근거가 없는 내용
- 신문, 방송, 잡지 등을 이용하여 기사 또는 전문가의 의견형태로 표현되는 광고
- 의료광고의 내용이 국민건강에 중대한 위해를 발생하게 하거나 발생하게 할 우려있는 광고

## 4.5 고객만족을 위한 병원 PR 전략

### 4.5.1 병원 PR의 중요성

병원의경영환경이 변화하고 있고 경쟁이 치열해짐으로써 적극적인 마케팅 활동수행을 통하여 병원의 이미지를 구축하고 경쟁력 확충을 도모해야 한다. 실제로 병원이 갖는 이미지는 직접적으로 그 병원에 대한 고객들의 선호도에 영향을 미치고, 간접적으로는 사회에서 병원 및 의료 종사자들을 보는 시각에 영향을 미치므로 병원의 생존과 발전에 크게 영향을 미칠 수 있다. 더 이상 병원은 현실을 초월한 봉사기관으로서만 존재할 수 없고, 생존과 발전을 위하여 내적. 외적 환경에 적응하여야 한다. 따라서 병원 홍보는 고객을 확보하고, 대내외적인 갈등의 소지를 해소하며 상황에 적응하는 수단으로 그 중요성이 크게 부각되고 있다.

### 4.5.2 PR대상 및 내용

병원홍보는 의료행위에 영향을 미치는 모든 내. 외적 요인 병원홍보의 대상이 된다.

① 대내 홍보대상 : 의사, 간호사, 행정직원 및 기타 고용인

병원 역시 다른 사회조직과 마찬가지로 규모가 커짐에 따라 조직의 비인간화 현상이 나타나기 쉬우므로, 조직 구성원들이 소외감을 느끼게 되고, 소외감은 다시 무관심으로 발전되어 방관적이거나 냉소적인 태도를 갖게 될 수 있다. 따라서 대내 홍보대상에 대한 홍보는 소속감과 참여의식을 높여주는 것에 내용이 집중되어야 한다.

② 대외 홍보대상 : 환자, 지역사회 주민, 시민단체, 언론, 정부기관

병원은 개방조직이기 때문에 외부환경과 상호작용을 해야 하는 특성을 지니고 있고, 그에 의해서 성과가 나타나기 때문에 병원의 대외적 홍보활동은 중요하다. 따라서 대외 홍보대상에 대한 홍보는 병원의 기능 및 사명과 입장을 적극적이고 정확하게 알려 그들의 태도와 의견을 호의적으로 형성시키고, 그들로부터 야기될 수 있는 위험부담을 축소시키고, 지지와 이해를 도

모하는 거에 초점이 맞추어져야 한다.

### 4.5.3 PR목적

병원의 PR목적은 다른 조직과 큰 차이가 없지만, 이를 구체적으로 열거해 보면 다음과 같다.

① 조직 내 구성원들의 관계개선
② 활동상황(목적, 활동, 업적) 등을 공중에게 인식
③ 호의적 이미지 조성, 적대적 행위 방지
④ 고객(환자) 유치
⑤ 우수 의료진 유치
⑥ 병원에 대한 제도적, 사회적 지원

### 4.5.4 PR기획

① 홍보활동을 통해 성취하고자 하는 것은 무엇인가? → 구체적인 PR 목표 수립
② 우리가 영향을 미치고자 하는 사람은 누구인가? → 구체적인 PR 대상 선정
③ 우리 병원에 대해 사람들은 어떠한 이미지와 태도를 가지고 있는가? → 여론조사의 필요성 인식
④ 우리가 원하는 이미지는? → 진보적. 보수적, 이성적. 감성적, 봉사적. 사업적
⑤ 우리가 전달하려고 하는 메시지는 무엇인가? → 구체적인 홍보 메시지 전략 수립
⑥ 어떤 경로로 전달할 것인가? → 적절한 홍보매체 선정(대인, 언론, 인터넷)

### 4.5.5 PR 활동 시 주의점

① 내용이 정확하고 구체적이어야 한다.

② 내용을 쉽게 확인할 수 있는 차구가 명확해야 한다.
③ 충분한 시간을 두고 홍보행위가 이루어져야 한다.
④ 주변상황과 홍보내용이 조화를 이루어야 한다.
⑤ 비용과 이익에 대한 확실한 계산이 있어야 한다.

### 4.5.6 홍보인의 자세

① 확실한 목적의식
② 제공 정보의 내용에 대한 책임감
③ 정보제고 절차에 대한 충분한 지식
④ 조직 활동에 대한 충분한 이해
⑤ 조직에 대한 충성심
⑥ 전문성

### ❋ 병원 PR을 위한 커뮤니케이션 설계에 필요한 사항

1. 우리 병원에 도움을 줄 수 있는 사람들이 누구인가를 명확히 알고 있는가?
2. 우리가 어떻게 보여 지기를 고민해 왔는가?
바꾸어 말하면 우리는 스스로 홍보임무와 목적을 기획해 왔는가?
3. 이러한 것들이 병원 경영자 및 운영자들에 의해 승인되고, 유포되어 왔는가?
4. 홍보를 위한 일관적인 메시지 전략이 수립되어 있는가?
5. 우리에 대한 이미지를 스스로 확인하기 위해 어떤 조치가 있는가?
6. 어떤 커뮤니케이션 채널들이 홍보를 위해 존재하는가?
7. 이러한 것 중에서 우리에게 정보에 대한 반응, 태도 개선에 도움을 줄 수 있는 피드백을 제공하는가?
8. 홍보의 효율성에 대한 어떠한 평가를 어떻게 할 수 있는가?
9. 현재의 홍보방법에 대한 비용의 효율을 평가할 수 있는가?
10. 대안적 방법을 개발하는 노력을 하고 있는가?

11. 홍보를 위해 적절한 훈련과 정보를 제공해 왔는가?
12. 홍보의 목적을 성취할 인력과 예산의 현실적인 자원을 지원하고 있는가?
13. 우리의 홍보의 효율성을 측정하기 우해 뚜렷한 절차를 세웠는가?
14. 이러한 것들이 앞으로의 활동과 적절한 예산에 얼마나 영향을 미치는가?

### 보고가세요

**Big 5 병원들이 홍보부서를 확대 개편하는 이유는?**

서울대, 삼성서울, 서울아산, 세브란스, 가톨릭의료원 등 이른바 '빅 5병원'들이 대외 홍보업무를 대폭 강화하고 있어 그 배경에 관심이 모아진다.

병원 계에 따르면 이들 '빅 5병원'들이 주요 숙원사업과 맞물려 대대적으로 홍보 인프라를 강화하며, 새 병원 홍보와 브랜드 인지도 향상에 적극 나서고 있는 것으로 나타났다. 현재 홍보조직에 큰 변화를 보인 곳은 서울대병원과 가톨릭의료원, 서울대병원은 올 초 홍보실을 홍보 대외협력 팀으로 확대·개편하고, 인력을 보강했다.

병원은 대외홍보, 진료 협력 팀 등으로 분산된 홍보업무를 한 곳으로 통합해 시너지를 높이고, 언론홍보 활동을 강화키로 했다. 특히 최근 계장급 2명을 팀장으로 승진·발령한 데 이어 15명의 홍보인력 업무를 더욱 세분화 시켰다. 이 병원 관계자는 "홍보조직을 개편한 수 업무의 전문성을 높이는데 주력하고 있다"며 "병원 인지도에 걸 맞는 역할을 수행할 것"이라고 말했다.

가톨릭의료원은 홍보업무의 극대화를 위해 지난달 중순 산하 직할병원의 홍보업무를 의료원으로 일원화시키는 쪽으로 조직개편을 단행했다.

이번 조직개편으로 여의도성모병원, 의정부성모병원 등 직할병원의 홍보 담당 직원이 의료원으로 통합돼 인력 8명으로 늘었다. 또한 기존에 주차스티커 발급 및 원내외 간판업무를 총무 팀으로 이관시키고, 새 병원 홍보와 CMC 비전 2020 확산에 업무력을 집중토록 했다. 의료원 관계자는 "산발적으로 이뤄졌던 홍보업무가 체계화 될 것으로 기대한다"며 "이를 계기로 새 병원 홍보에 적극적으로 나설 것"이라고 설명했다.

지난해 새 병원 개원으로 높은 홍보효과를 거둔 세브란스 병원은 내달 개원 하는 어린이 병원과 현재 신축 중인 암 센터 등 주요 대형사업의 홍보를 강화하기 위한 인력보강을 실시할 계획이다. 이 병원 관계자는 "내달 어린이 병원이 개원하면 홍보파트가 바쁘게 돌아갈 것"이라며 "특히 암 센터 관련 홍보업무 필요성이 높아질 것"으로 내다봤다.

서울아산병원과 삼성서울병원은 기업형 팀제 아래 각각 18명과 13명의 홍보인력을 보유하고 있다.

특히 삼성서울병원은 최대 핵심사업인 암 센터 개원과 맞물려 홍보·CS 등 부서별 협력 관계를 강하하고 있는 것으로 일려졌다.

이처럼 빅 5병원들이 홍보업무 강화에 나서는 것은 각 병원 별로 사업확대에 따른 대외 홍보의 필요성이 높아졌기 때문이다. 서울아산병원 관계자는 "주요 대형병원들이 홍보력을 대폭 강화하려는 움직임이 두드러졌다"며 "각 병원의 숙원사업이 진행되는 상황에서 브랜드 이미지를 더욱 높이기 위한 차원에서 이뤄지는 것"이라고 말했다.

– 출처 : ehealthnews 병원계소식 이미선기자

# 5 시장세분화 전략

## 5.1 시장세분화

### 5.1.1 시장세분화의 의의

과거의 시장은 판매자와 구매자가 모여 재화나 서비스를 교환하는 장소라는 이해가 지배적이었고, 마케팅 차원에서도 전체시장관리가 강조되었다. 그러나 현재는 시장을 어떤 제품이나 서비스에 대한 실제 또는 잠재고객의 집합으로 이해하며 전체시장관리가 아닌 표적시장관리가 강조되고 있다. 우리 병원계 에서도 경쟁 의료기관의 비교시 기본적인 자료로 시장점유율을 이용하여 왔고,

이 시장점유율은 경쟁의료기관이 진료권내 주민들의 의료이용 중 차지하는 비율에 대한 측정치의 의미로 제한적이었다. 그러나 현대의 병원경영에서는 심리적 점유율과 열망점유율도 추가로 분석하는 추세이다. 그만큼 시장

에 대한 정확한 이해 속에 병원의 미래를 준비하려는 노력으로 시장을 단순히 하나의 집합체로만 보지 않고 시장을 세분화하는 것이다.

심리적 점유율이란 "진료권내에서 생각나는 첫번째 의료기관은?"에 대한 지역주민들의 측정치이고, 열망점유율은 "아플 때 어느 기관에서 서비스를 받기를 원하는가?"에 대한 주민들의 백분율 측정치로 이해하면 쉽다.

시장세분화를 하게 되면 세분화된 시장을 통해 충족되지 않은 미충족 욕구와 새로운 시장기회를 발견할 수 있으며, 시장의 수요변화에 신속하게 대처하는 기능이 강화된다. 전체 시장에서의 고객의 욕구변화를 쉽게 인지하기 어려우나 세분화된 시장에서는 특정서비스에 대한 욕구변화 파악이 용이하기 때문이다.

시장세분화는 효율적인 마케팅의 수행과 기대성과를 달성하기 위해 필연적인 과정이다.

## 5.2 표적시장의 선정 및 접근전략

표적시장을 선정하는 방법에는 시장의 특성을 바탕으로 접근하는 시장중심의 표적시장 접근방법과 시장의 특성과 의료서비스의 특성을 결합하여 접근하는 시장-서비스 중심의 표적시장 접근방법이 있다.

비차별적 마케팅은 시장의 욕구를 다양한 욕구의 집합체가 아니라 동질적인 집합체로 이행하고 마케팅믹스를 개발하는 방법이다. 설사 소수의 다양한 욕구가 있다 하더라도 그 욕구는 무시해 버리고 다수의 공통적인 욕구에 초점을 맞추어 시장에 접근하는 형태이다. 즉, 가장 많은 고객들이 원한다고 의료서비스를 개발하는 것이다.

이 방법은 규모의 경제가 가능하고 시장세분화의 비용이 작게 들며 동일 서비스를 대량으로 제공하게 되어 비용관리가 용의하다는 장점이 있으나 경쟁병원에서 시장을 빼앗길 가능성이 있다할 수 있다.

차별적 마케팅은 각각의 세분화된 시장에 맞는 마케팅 믹스를 개발하는 방법으로서 비 차별적 마케팅에 비하여 의료이용량을 증대할 수 있는 장점이 있으나 시장세분화의 비용이 발생하고 세분화된 시장이 요구하는 다양한 의료서비스를 개발하여야 하는 부담이 있다.

집중적 마케팅은 시장을 세분화한 후 단 하나의 표적시장으로 하여 마케팅믹스를 개발하는 방법이다. 이 방법은 시장 내에서 강력한 지휘확보가 가능하고 비용발생이 적은 반면, 시장의 수요가 변동될 경우 위험성이 있다는 단점이 있다.

## 5.3 포지셔닝

### 5.3.1포지셔닝이 개념

포지션(position)이란 의료기관이나 특정한 의료서비스가 고객의 마음속에서 경쟁기관이나 경쟁기관의 의료서비스와 비교되어 차지하는 위치를 말하며, 포지셔닝(positioning)이란 표적시장 내에서 해당 의료기관이나 서비스를 고객들의 마음속에 어떤 위치로 차지할 것인가 하는 노력과 결정을 의미한다. 이 포지셔닝은 경쟁이 없는 시장 내에서는 의미가 없고, 경쟁이 심한 경우에 맹 중요한 가치를 부여 받는다.

### 5.3.2 포지셔닝 과정

포지셔닝의 과정은 4단계의 과정으로 이루어진다.(조우현 외, 1999)

① 제1단계(포지셔닝 단위의 선정) : 이 단계에선 포지셔닝의 단위를 어떻게 할 것인가에 대한 선택과 의사결정을 한다. 집단병원의 경우에는 전체적인 차원에서 의료기관군 포지셔닝을 하는 방법이 있고 특정 의료기관 포지셔닝, 의료기관 내 특정 서비스계열 포지셔닝 또는 과별·의사별로 하는 개별서비스 포지셔닝의 방법이 있다.

② 제2단계(주요 속성의 규정) : 포지셔닝을 하는 주요 속성을 규정한다. 예를들어 해당 의료기관의 교통 편이성, 전문성, 의료진의 실력, 병상규모, 현대적인 시설과 의료장비, 직원이 친절성, 고객들의 단골병원 유무 및 사회적·인간적 연계관계 등이 그 예이다.

③ 제3단계(인지도의 작성) : 고객들이 몇 가지 평가표준 또는 속성에 따

라 의료기관이나 특정 의료서비스의 위치를 어떻게 인식하고 있는가로 표적 시장의 특성을 시각화하는 과정이다.

④ 제4단계(포지셔닝 대안의 선택) : 현제의 위치를 강화하며 유지하는 방법이나 현재의 위치를 버리고 새로운 포지션으로 이동하는 방안 혹은 시장의 틈새를 공략하는 방안 등을 모색하고 결정하는 과정이다.

## 5.4 마케팅믹스

마케팅 믹스(4P's Mix)는 1960년대 초부터 지금까지 마케팅의 핵심개념으로 전해지고 있다. 마케팅 믹스는 의료이용자들에게 어떤 내용을 가진 서비스를 어떤 제공과정을 거쳐 어떤 이미지로 전달할 것인가를 결정하는 과정이다. Product는 고객가치로 Price는 고객측의 이용으로, Price는 편리성으로, 그리고 Promotion은 커뮤니케이션으로 이해되기도 한다. 최근에는 4P's에 인력, 물리적 환경요소, 및 과정을 추가하고, 정치적 요소와 여론도 포함하자는 견해도 있다.

### 5.4.1 의료서비스의 의의

의료서비스는 크게 인력중심의 의료서비스와 장비중심의 의료서비스로 구분 된다. 전통적으로 서비스마케팅에서는 인력중심의 의료서비스를 강조해 온 일면이 있지만, 최근의 병원은 인력중심 만큼이나 장비중심의 의료서비스도 중요한 제품으로 인식하고 있다. 대형의 첨단의료기관이 신설되고, 중소병원에서도 전문화된 영역의 첨단시설에 많은 투자를 하고 있어 장비중심의 의료서비스에 따라 고객의 반응이 달라지기 때문이다. 인력이든 장비이든 구분할 것 없이 의료서비스는 의료기관이 외부고객과 거래하는 최종산물로서 전체 의료기관의 수익성을 결정하며, 의료서비스를 생산하기 위해서는 인력과 장비에 대한 고가의 비용이 투입되어야할 뿐만 아니라 한번 결정하면 쉽게 바꿀 수 없기 때문에 신중하고 합리적인 의사결정이 요구된다. 그리고 의료서비스는 의료기관의 이미지를 결정짓는 가장 핵심적인 요소로서 병원 전체의 신뢰도에도 큰 영향을 미친다.

일반적으로 모든 의료서비스를 동일하게 생각하는 경향이 있으나 서비스에는 그 병원의 핵심서비스로 작용하는 것도 있고, 지원서비스, 이미지 상승서비스 및 선도서비스도 있다. 이미지 상승서비스이란, 그 병원이 이미지를 향상시키거나 환자들에게 인지도를 높이는데 중요한 역할을 하는 서비스이고, 선도서비스는 해당 병원에서 환자유치에 결정적인 기여를 하는 서비스이다. 경쟁 심화된 흰경 하에서는 자원의 한계에 따라 선택적이고 집중적인 투자전략 서비스믹스의 결정이 중요하다.

### 5.4.2 새로운 서비스 개발

새로운 서비스 개발하는 것은 매우 중요한 과제이다. 최근 들어 블루오션이란 개념이 신개념처럼 비추어 지고 있지만, 이 개념은 마케팅에서 새로운 시장, 새로운 서비스를 찾아가고자 하는 노력과 크게 다를 바가 없다. 적절한 시기에 새로운 의학기술을 도입하여 의료기관의 핵심역량을 강조하고 기존 서비스에 대한 이미지 상승효과의 창출과 더블어 의료기관의 위상제고에 강력한 영향력 제공한다든가, 유능한 의사에 대한 이미지가 전체 의료기관의 이미지에 미치는 영향을 고려하여 유능한 의료진을 확보한다든가 아니면 기존 의료서비스 내용 중 핵심적인 편익을 유지하거나 일부를 변화시키면서 유형서비스나 확장서비스의 내용을 변화시ㅣ는 것도 마케팅의 차원에서 보면 새로운 서비스의 개발에 해당된다.

### 5.4.3 의료서비스의 유형화 전략

서비스의 가시성을 증가하기 위한 노력이 필요하며, 서비스의 내용을 설명하기보다는 서비스를 이용하였을 때 고객에게 돌아가는 편익을 강조하는 것이 바람직하다. 그리고 의료기관 브랜드네임의 가치를 서비스에 부가함으로서 신뢰감을 고취할 필요가 있으며, 서비스제공자인 의료전문인에 대한 인지도를 제고하여야 한다.

## 5.5 가격(의료수가)

### 5.5.1 가격(의료수가)의 의의

가격은 마케팅믹스의 요소 중 유일하게 이익을 가져다주는 요소이다. 반면의료서비스의 특성상 의료수가에 대한 정부의 통제로 인해 마케팅믹스전략을 수립하는데에 가장 제한적인 것이 가격이기도 하다. 그리고 항상 본인부담이 발생하는 바 의료수가에 대한 고객만족을 창출하기가 쉽지 않다. 때문에 통제된 수가외의 수가결정을 할 수 있는 의료서비스의 경우에도 신중해야 한다.

일반적으로 가격은 원가라고 하한선과 가치라고 하는 상한선의 범위에서 경쟁이라는 변수가 작용하면서 형성된다. 원가는 적지만 고객이 느끼는 가치가 크고 경쟁상 우위를 점하고 있을 때가 가장 바람직한 상황이 된다. 따라서 개별 의료서비스를 가치를 높게 인식시키는 노력이 필요하다.

### 5.5.2 의료수가의 관리전략

새로운 의료수가를 결정하자면, 기본적으로 3C 즉, 원가 경쟁상대 및 고객의 분석이 필요하나, 의도적으로 고가정책이나 저가정책을 사용하는 것도 상황에 따라 접근이 가능하며, 새로운 의료서비스인 경우에는 고개정책이 유효한 경우가 많다. 왜냐하면 새로운 서비스일수록 고객이 인지하는 가치가 높고 새로운 것이 우수하다는 일반적인 견해가 시장을 지배하기 때문이다.

그리고 여러 종류의 의료서비스를 묶어서 각각의 합보다 낮은 가격으로 제공하는 묶음 수가전략이나, 의료수가와 관련된 의료이용자들의 의료형태를 심리학적으로 분석하여 수가를 결정하는 단수수가결정, 위신수가결정, 유도수가결정 방법도 응용할 수 있다.

이밖에 시간적 수가결정방법으로 서비스 이용시간에 따라 수가를 조정하는 방법, 예약시기에 따라 수가를 조정하는 방법 및 의료서비스 이용시간에 따라 수가를 조정하는 방법 등이 있으나 일반조직과는 달리 적용에 많은 한계가 있다.

## 5.6 접근경로

### 5.6.1 접근경로의 의의

접근경로(place)는 어떠한 과정을 거쳐 고객에게 서비스를 할 것인가 하는 문제를 다루는 마케팅 영역이다. 즉, 의료이용자들이 의료시비스를 원활하게 이용할 수 있도록 지원하는 활동의 총칭이다.

의료서비스 분야에서 접근경로는 서비스 전달과 생산이 동시에 발생하게 되어 접근경로가 짧고 재고가 존재하지 않는다는 특성과 고객인 의료소비자가 서비스 전달과정 처음부터 끝까지 참여하며, 의료소비자가 서비스 경로를 스스로 통제하기 어렵고, 공공재적 특성과 국민의 의료정보에 대한 제한성을 보호하는 입장에서 각종 정책적 규제가 접근 경로에 작용하게 된다는 특성이 있다.

이 접근경로의 범주를 크게 두 가지의 경로 구분하면 첫째, 물리적인 접근, 시간적인 접근 및 정보에 대한 접근이 있으며, 둘째, 의료기관들과의 관계와 의료이용 경로에 대한 접근경로인 환자의료체계, 프렌차이즈 시스템, 집단개원 및 병원합동 관리제도 등이 있다. 이 부분은 향우 많은 의료기관들이 관심을 가지고 노력하는 접근경로가 될 것이다.

### 5.6.2 접근경로의 관리전략

의료서비스 장소로서의 물리적 시설을 병원의 이미지와 인지도 향상에 기여 할 수 있도록 하는 방법이다.

이 물리적 시설은 서비스의 강력한 증거로서 고객의 인상과 기여에 큰 영향을 미칠 수 있으며, 타 병원과의 차별화를 추구하는 요소로도 작용한다. 병원 전체의 온도, 조명, 향기, 색상과 같은 환경적 요소는 물론 공간 배치와 기능성, 사인물과 심볼 등이 고려될 수 있다. 그리고 의료서비스의 시간접근성으로서, 진료시간이나 대기시간 및 예약시간에 대한 관리전략으로 접근경로를 관리할 수도 있으며, 의료서비스의 접근성 향상을 위해 의사에 대한 정보제공이나 건강상담서비스를 이용할 수도 있다.

이 밖에 최근에 대학병원과 중소형 병원간에 이루어지고 있는 병원협력체계를 구축하면서 지역개원의와 연계관계를 강화하는 것도 접근경로를 확보하는 전략이 된다. 즉, 의료이용자에게 정보를 제공하고 의료이용을 촉진하기 위해 중간상을 친밀하게 활용하는 전략으로서 마케팅에서는 이를 푸쉬(push) 전략이라 한다.

일부 개원의가 중심이 되어 프랜차이즈 시스템과 같은 방법으로 의료기관간에 관계를 형성하고 있는 것이나 다양한 전문과목간 협진체제를 유지하며 개원하는 의원가 개원방식도 접근경로 확보를 위한 대안이 될 수 있다.

## 5.7 촉진

### 5.7.1 촉진의 의의

고객들이 원하는 서비스를 개발하고 적절한 가격경쟁을 수립을 한다고 하더라도, 고객들에게 서비스를 알리고 이에 대해 호의적인 태도를 갖도록 설득하며, 최종적으로 서비스를 이용하도록 하는 마케팅적 노력이 촉진이다. 이는 기존 고객뿐만 아니라 잠재 고객에게도 서비스를 알리고 설득하여 장차 자신의 의료기관을 이용할 수 있도록 하는 마케팅 활동으로서, 4P's중 현실적으로 많은 병원들이 가장 손쉽게 접근하는 방법이다.

### 5.7.2 촉진의 관리전략

이 촉진활동에는 대가를 지불하고 비인격적 대중매체를 활용하여 정보를 알리는 광고, 제품이나 서비스를 대중매체에서 뉴스 또는 화제를 다루게 함으로서 고객에게 제품이나 서비스를 알리는 활동인 홍보, 광의의 개념에서 모든 촉진활동으로 정의하기도 하고, 비광고 분야와 직접우편만을 의미하기도 하며 모든 촉진활동으로 보는 PR이 포함된다. 위 방법 외에도 구전이나 병원이미지 통일화(hospital identity program)를 활용하여 촉진할동을 수행할 수도 있다. 촉진은 해당 의료기관의 특성 즉, 의료기관 설립연도, 의료서비스의 특징, 의료서비스의 수명주기 및 고객들의 준비상태 등을 고려하여 촉진

방법과 방향을 설정하는 것이 바람직하다.

**쉬어가세요**

- **SEVQUAL서비스품질의 5가지 차원 RATER**

- 신뢰성(Reliablity; R) : 서비스를 정확히 수행할 것이라는 신뢰와 서비스 제공자의 진실함
- 확신성(Assurance; A) : 직원들의 지식이나 공손한 태도 등 업무 능력이 고객에게 믿음과 확신을 제공
- 유행성(Tangibles; T) : 서비스의 물리적인 모습, 병원의 인테리어, 장비, 청결상태, 직원의 복장
- 공감성(Empathy; E) : 고객을 잘 이해하고 개개인에게 적극적인 관심제공
- 대응성(Responsivness; R) : 고객을 즉각적으로 돕는 서비스 제공 의지

# 6 구전마케팅

## 6.1 입 소문 효과의 구성요소

제품을 만들어놓고 시장에 내놓으면서 많은 회사들은 효과적인 홍보와 마케팅 수단을 고민하게 된다. 광고가 넘쳐나지만 소비자들의 신뢰를 얻을 수 있는 가장 좋은 방법은 같은 소비자의 '사용 후기'다. 동일한 사용자 입장에서 "사용해보니 괜찮더라" 하는 평가가 한 번 돌기 시작하면 이는 제2, 제3의 다른 소비자들에게로 확산된다. 이러한 '구전' 마케팅을 적극적으로 활용해보는 방법과 시나리오를 알아보자.

A라는 제품을 공들여 만든 M사는 A를 어떻게 퍼블리싱(publishing)하고 적극적으로 PR하고 브랜드 마케팅을 할 것인지, 그리고 광고는 언제쯤 어떤 방법으로 취할 것인지에 대해서 고민한다. 회사의 CEO를 비롯해 각 팀원들이 모두 머리를 맞대고 의견을 취합한 결과 다음과 같은 전략을 순차적인 단

계로 설정해 놓았다.

1단계 : A제품을 주로 애용할 타깃 층을 미리 구상해본다. 연령, 계층, 지역, 인맥, 취향 등을 세분화(segmentation)해서 이들을 어떤 방법으로 공략할지 기본 틀을 수립한다. 전형저긴 오프라인(off line)에서의 대화를 통하거나 온라인(on line) 게시판이나 전자우편, 커뮤니티 등에 진입해 보는 것도 한 전략이다.
2단계 : 어느 정도 입 소문이 났다고 판단되면 타깃 층의 리더인 사람과 그 주변인들(쉽게 말하면 동호회의운영진과 열성 회원들)을 회사로 불러들이거나 이들과 접선해서 제품의구체적인 장단점, 개선점 등을 열린 마음으로 듣는다.
3단계 : 1단계와 2단계 사이 또는 2단계와 함께, 아니면 2단계가 어느 정도 종료된 후, 적극적인 PR 활동에 들어간다. 마치 제품 소개서나 매뉴얼 하나를 내미는 듯한 단조로운 보도 자료보다는 1, 2단계에서 발생한 에피소드나 또 다른 스토리를 엮어서 역동적이면서도 흥미진진한 보도 자료를 꾸며본다.
4단계 : 제품이 시장에서 어느 정도의 경쟁력을 확보했다는 확신이 들면 신문, TV, 인터넷 등 다양한 매체에 광고를 한다. 단 광고는 선택일 뿐 필수는 아니다.

## 6.2 전염성 강한 입 소문

1998년경 미국의 뉴스위크지는 입 소문을 다음과 같이 정의했다.

“전염성이 있는 수단이다. 즉 강렬하고 새로운 사람, 혹은 물건에 관한 사람들의 현실적인 흥분.”

입소문의 본질은 기업이 먼저 부추기지 않아도 소비자들이 자발적인 참여를 통해 상품을 전파한다는 점이다. 광고나 기타 판촉 활동에 비해 그 효과는 훨씬 크면서도 비용은 거의 안 든다는 매력이 있으니 이를 회피할 기업은 없다.

그렇다면 구전 마케팅의 본질은 무엇일까.

첫째, 구전 마케팅은 어떠한 이론으로 구축된 것이 아니다. 마케팅 기법의 하나로 정리가 잘 돼 있거나 PR 입문서처럼 일목요연한 목차가 정해져 있지도 않다. 또 그다지 과학적이지도 않고 그 효과에 대한 측정 기법이 정확하지 않은 게 현실이다.

그러나 구전 마케팅은 오랜 역사를 갖고 있다. 삼성경제연구소에서는 엠마뉴엘 로젠의 '입 소문으로 팔아라(The Anatomy of Buzz)'의 서평을 쓰면서 다음과 같은 서두를 풀어냈다. "구전(word of mouth)은 자연스런 사회적 현상인데 그것이 물건 판매에 큰 영향을 주는 것으로 인식되고 있다. 이런 것을 마케팅에 활용하는 것을 '입 소문 마케팅'으로 정의하고 있는데, 인류가 물건을 상업적으로 팔기 시작할 때부터 사용한 최초의 마케팅 수단이다."

구전 마케팅은 제품의 생산부터 출시 광정에서 자연스럽게 생겨날 수 있는 현상이긴 하지만 분명 그 자연적인 현상에도 법칙과 전략은 있기 마련이다.

둘째, 입 소문 제품 출시 전에 형성되느냐 후에 형성되느냐는 구전 마케팅의 본질을 가늠하는 중요한 잣대다. 이는 전파력이 강한 입 소문이 제품 출시 후에 일어난다면 완벽한 구전 마케팅으로 말하기 어렵다. '완벽한 구전 마케팅'이란 용어 자체가 혼란스럽지만 어쨌든 일조의 해프닝처럼 일어나는 입 소문 현상만으로 구전 마케팅을 설명한다는 것은 무리다.

완벽한 구전 마케팅에는 신비감을 깔고 들어가는 사전의 시나리오도 필요하고 입 소문 이후에 어느 정도 인위적인 후속타나 배경 형성, 바람잡이, 길라잡이 등 이 필수적이다. 제품출시 후 이미 PR과 광고가 동시다발적으로 들어가는 시점에서 생성되는 입 소문이란 그 효과는 있을지언정 냉정하게 말하면 구전 마케팅으로서의 큰 의미는 없다.

구전 마케팅이 제대로 성공하려면 '도대체 어떤 상품일까?' 궁금해 할 만큼 매력적인 요인을 듬뿍 가지고 있어야 하며, 상품이 본격적으로 수면 위로 떠오르기 전부터 타겟 층을 중심으로 활발한 커뮤니케이션이 이뤄져야 한다. 마케팅이 어우러지면서 사람들은 종교나 정치적 견해·가치관 등이 아니라 사용하는 제품의 브랜드로 다른 사람을 이해한다.

### 6.3 입 소문 마케팅의 핵심요소

입소문도 시대를 거스를 수는 없다. 나름대로 트렌드를 형성하고 시대적인 감각에 따라 움직이기 마련이다. 구전 마케팅의 지형도를 살펴보다 보면 재미있는 용어의 변이 현상을 보게 된다.

① Word of Mouth

② Word of Mouse

①은 루머, 입소문 등을 일컫는 커뮤니케이션의 기본 단위다. 학창시절 귀에 박히도록 배웠던 수많은 구전 내용들을 떠올린다면 이해가 될 것이다. 그런데 ②에서 'mouth'를 교묘하게 'mouse'로 바꿔놓았다.

②를 일명 '웹 소문'이라고 말하는데, 이는 물론 공식적인 명칭이라고 할 수는 없다. 인터넷을 기반으로 하는 커뮤니케이션이 보편화 되면서 시공을 초월하는 네트워킹 개념에서 출발한 것이 바로 'Word of Mouse'라 할 수 있다.

최근 이러한 웹 소문이 급부상하면서 CRM을 기반으로 하는 다양한 커뮤니케이션들이 주목받고 있다. 모방일, 전자우편, 인스턴드 메신저 등 디지털 패러다임을 대변하는 이 도구들의 등장은 광고의 영향력을 위협할 만큼의 매우 효과적인 입소문의 진원지로 등극했다.

그렇다면 디지털 입 소문을 근간으로 하는 구전 마케팅의 핵심 요소는 무엇일까. 여기서는 다섯 가지 핵심 키워드를 분석해본다.

예시된 다섯 가지는 PPL컴퍼니에서 작성한 리포트 '입 소문 마케팅의 가능성과 전략적 접근방안'을 참고하도록 한다.

#### A. 커뮤니케이터

의견 선도자(Opinion Leader), 조기 수용자 등을 통해 입소문은 강한 전파력을 발휘하게 된다. 강령 한 회사가 제품 출시를 앞에 두고 그 제품의 성격에 맞는 타겟 층을 선발, 그 중에서도 핵심 인물을 지목해 그에게 입 소문을 마음껏 낼 수 있는 전권을 쥐어준다면 어떨까. 영향력 있는 그 한사람에 의해서 주변의 많은 사람들까지 그 흐름에 동화될 가능성은 매우 크다.

B. 메시지

메시지는 상품에 대한 다양한 의견, 언급 등의 총체를 말한다. 전파되는 메시지가 어떤 특성을 가지고 있느냐에 따라 입소문의 영향력, 속도가 결정된다고 할 수 있다. 예를 들면, 평범한 품평보다는 이를 각색해 감동스럽거나 유머가 깃든 메시지로 사람들의 입에서 오르내린다면 좀더 강력한 전파력을 갖게 될 것이다.

C. 미디어

입소문은 단순히 구전만을 뜻하지 않는다. 전파우편, 메신저, 모바일 등도 확장된 입 소문 수단이라고 할 수 있다. 더 나아가 TV 등의 미디어는 입소문의 촉발제인 동시에 굳히기로 작용하게 된다. 즉 이 모든 통합적인 환경하에서 입소문은 시작되고 전염성을 갖는다.

D. 잡음

잡음은 구전 마케팅에서 가장 유의해야 할 항목 중 하나다. 긍정적인 기류에 따라 퍼져 나가는 입 소문이 아니라 부정적인 악성루머가 바로 잡음의 요체이다. 가령 소비자들의 기호에 따라 그 경쟁력이 좌우되는 제품군의 경우 사실에 근거하지도 않은 루머가 바이러스처럼 번지게 되면 이를 제어할 방법을 찾기가 매우 어려워진다. 따라서 구전 마케팅을 염두에 두었다면 이러한 위기관리 방안까지 마련이 전제되어야 한다.

E. 경험의 장

마케팅 전문가들은 효과적인 입 소문을 형성하려면 그에 적합한 구전 집단을 잡아야 한다고 강조한다. 흔히 말하는 타깃 층을 설정한다는 것으로 신뢰할 만한 사람이 전 하는 의견이 얼마나 설득력 있게 다가올 수 있는가에 초점이 맞춰진다. 충분한 인맥을 확보하고 정보 유통의 최전선에 있는 이들을 자기편으로 끌어들여야 한다. 특히 문화·언어·관심·경험에 있어서 공감대를 형성하면서 운집하고 있는 커뮤니티를 확보하는 게 급선무다.

## 보고가세요

**병원의 광고 : 무한 경쟁시대 돌입**

헌법재판소는 의료광고를 제한하고 있는 현행 의료법9제46조 3항)이 위헌 결정을 내리게 됨에 따라 TV나 인터넷을 통한 병원원의 광고 경쟁이 치열할 것으로 예상된다. 의료법이 의료인의 기능이나 진료를 광고하는 권리를 박탈함으로써 행복추구권과 직업의 자유에 대해 침해하고 있다고 판결하였다.

이에 따라 광고 무한 경쟁시대로 돌입이 불가피하게 되었다.

국내 1000억 원대의 병의원 광고시장을 대형병원 위주로 주도하게 될 것이 예상되므로 상대적으로 그렇지 못한 개인 병원간의 부익부빈익빈 현상이 생길 전망이다.

이와 관련 중소형 병원으로 구성된 네트워크병원이 늘어날 전망이 있다. 하나의 브랜드로 관고하기 위해 다수의 병원이 네트워크를 구성하면서 홍보효과를 극대화하려는 움직임이 늘어날 예상이다.

– 출처 : SERI. org 병원 컨설팅연구회 포럼

## ■ 학습문제

1. 고객만족을 위하여 무엇을 할 수 있을까?
2. 고객정보 관리시스템의 구축에 노력하고 있는가?

## ■ 관련 웹 사이트 찾아보기

1. 삼성경제연구소 www.seri.org
2. 한국고객만족경영연구회 www.yessm.com
3. 한국고객만족경영학회 www.kcsma.or.kr

## ■ 참고문헌

1. 조우현 외 3인, 의료서비스 마케팅, 최실람 1999.
2. 안광호, 마케팅원론, 학연사, 2001, pp. 7~9.
3. 박주희, 의료경영론, 대학서림, 1999.
4. 박인출, 병원을 경영하라, 몸과 마음, 2001, pp. 147~148.
5. 박병희, 한국병원경영합리화에 관한 연구, 경희대학교 경영대학원 석사학위논문, 1985.
6. Schultz and Jhonson, 1983.
7. 고종관, 고종관기자의 클릭병원 마케팅, (주) 한국의료컨설팅, 2000, 7.
8. 이유재, 2000. peppers & Rogers 1993.
9. 김주현 외 2인, 굿마인드 8가지, 삶과 꿈, 1999. pp. 93~95.
10. SERI. org 병원 컨설팅연구회 포럼.

# CHAPTER 8

# 고객만족경영

1. 고객만족경영의 개념
2. 고객만족경영의 필요성
3. 고객만족경영의 전제조건
4. 고객만족경영의 실제
5. 고객만족경영의 체계
6. 고객만족경영의 효과
7. 고객만족경영의 과제

# 1 고객만족경영의 개념

현대의 많은 병원들은 무한경쟁과 빠르게 변화하는 병원환경에서 생존을 위한 전략개발에 온 힘을 다하지 않을 수 없게 되었다. 더욱이 의료분야에서는 서비스의 영향범위가 강조되고 있다. 과연 고객이란 누구를 말하는 것이며 고객이 병원조직에 어떠한 중요성을 가지고 있는 것인가?

이들이 먼저 규명되어야 고객만족경영기법도 이해할 수 있고 아울러 병원조직에의 적용가능성을 탐색해 볼 수 있을 것이다.

고객은 손님이란 용어로 흔히 표현되고 있다. 많은 실무가들은 고객을 황제, 아내, 외국인에 비유하고 있으며, 일본 소니사의 경우 고객을 신에 비유하고 있다.

- 고객은 우리에게 직접 찾아오든지, 통신으로 문의를 하든지 우리 병원에서 가장 중요한 존재이다.
- 고객은 우리에게 의지해서 사는 사람이 아니라 우리가 그에게 의지하고 있는 인격체이다.
- 고객은 우리가 그들에게 의료서비스를 제공하는 것이 아니라 우리로 하여금 봉사할 수 있도록 기회를 주는 혜택의 제공자이다.
- 고객은 우리가 존재하는 기반이다.
- 고객은 우리 자신처럼 희로애락을 느끼고 때로는 선입관과 편견도 갖고 있는 인간이다.
- 고객은 그와 논쟁을 하여 이겨내려고 해서는 안 되며 이겨서 득이 될 것이 없는 대상이다.
- 고객은 우리에게 필요한 사항을 가져다 준다.
- 고객은 평등한 가운데서 맞이해야 하며 누구에게나 평등한 의료서비스가 제공되어야 할 대상이다.
- 고객은 우리의 사업이며, 우리의 이익이며, 우리 생명이다.

고객(환자)은 병원조직과의 상호관계에 따라 다양한 모습을 갖고 있다. 고객을 병원조직과 접촉하는 개인 및 집단이라고 정의한다면 고객은 조직의 목표, 조직과의 접촉의 특성, 고객자신의 특징들에 따라 매우 복잡하고 다양하게 구분될 수 있을 것이다. 그 내용을 구분하면 다음과 같다(남기범 외 1인, 1997).

① 외부 고객(External Customer)과 내부 고객(Internal Customer)
② 특정 고객(Specified Customer)과 일반 고객(General Customer)
③ 직접 고객(Direct Customer)과 간접 고객(Indirect Customer)
④ 서비스 수혜 고객(Beneficiaries)과 피규제 고객(The Regulated)
⑤ 자발적 고객(Voluntary)과 피동적 고객(Negative Customer)
⑥ 산출위주 고객(Ouput-Oriented Customer)과 투입위주 고객(Input-Oriented Customer)
⑦ 현재의 고객(Current Customer)과 잠재적 고객(Future Customer)
⑧ 단기적 고객(Short-Term Customer)과 장기적 고객(Long-Term Customer)
⑨ 규칙적 고객(Frequent Customer)과 간헐적 고객(Intermittent Customer)
⑩ 우호적 고객(Friendly Customer)과 적대적 고객(Hostile Customer)
⑪ 개별적 고객(Individual Customer)과 집단적 고객(Group Customer)

고객만족에 대해서는 학자나 따라 정의를 달리하고 있다.

고객만족의 원조는 스칸디나비아 항공사(SAS)로서, 1981년 당시 취임한 DIS 칼슨(Yan Kalson)사장이 진실의 순간(MOT : Moment of Truth)이라는 개념을 기업경영에 도입하여 서비스경영을 실천시킨 것으로부터 활성화되기 시작하였다.

고객만족에 대한 학자들의 정의를 살펴보면 다음과 같다. 좌등지공(1993)은 '제공된 상품, 서비스, 제공자의 이념 등에 관하여 고객이 자기 자신의 기준에 의거하여 납득할 수 있는 품질과 가치를 발견하는 것이라 하였고, 조태현(1992)은' 고객만족이란 '기업이 제공하는 상품이나 서비스에 대하여 고객이 얻게 되는 만족'으로 정의하고 있다. 또 미국의 소비자문제 전문가인 J. A. Goodman(박성연, 1995)은 '고객의 요구와 기대에 부응하고 그 결과로서 상품과 서비스의 재구매가 이루어지고, 고객의 신뢰감이 연속되는 상태'로 정의를 내리고 있으며, 일본능률협회는 '고객만족이란 고객의 필요, 욕구, 기대에 부응하거나 그 이상의 것을 제공하여 그 결과로서 상품, 서비스의 재구매가 실시되며, 이것이 반복되어 고객의 충성도가 계속되는 상태로 정의하고 있다(권해도, 1989).

한편 고객만족에 대하여 과정보다는 결과를 강조하는 입장은 고객만족을 소비경험으로부터 야기되는 결과로 개념화하여, 다음과 같이 정의하고 있다(최계봉, 1997).

① 소비자가 치른 대가에 대해 적절히 혹은 부적절히 보상되었다고 느끼는 소비자의 인지적 상태(Howard and Sheth, 1969)
② 구매한 특정제품이나 서비스, 또는 쇼핑이나 구매행동과 같은 형태와 관련된 또는 이들에 의해 야기되는 경험에 감정적 반응(Westbrook and Reily, 1983)
③ 불일치된 기대와 소비자가 소비경험에 대해 사전적으로 가지고 있던 감정이 복합적으로 결합하여 발생된 종합적 심리상태(Oliver, 1981)

또한 과정의 입장에서는, 고객만족은 소비경험이 최소한 기대했던 것보다 좋았다는 평가(Hunt, 1971)와 선택된 대안이 그 대안에 대한 사전적 신념과 일치되었다는 평가(Engel and Blackwell, 1982) 또는 사전적 기대와 소비 후 지각된 제품성과 사이의 차이에 대해 보이는 소비자의 반응(Tse and Wilton, 1988)등으로 정의되고 있다.

결론적으로 고객만족이란 병원이 고객에게 의료서비스를 제공하여 고객의 기대를 충족시키거나 기대 이상으로 충족시켜 그 의료서비스에 대한 고객의 선호도가 지속되도록 하는 상태를 말한다.

이전부터 대부분의 기업들은 '고객은 왕이다'라는 표어와 같이 고객만족을 위해 노력해 왔지만 그러한 노력은 실천적인 노력보다는 정신적인 겉치레 성격이 강했다. 그러나 의료 시장개방과 세계화의 추세에 따라 사람들의 의식수준이 향상되고 욕구가 다양해짐으로써 병원들 간의 경쟁이 격화될 것이고 형식적인 고객만족으로는 병원이 존속할 수 없는 시대가 될 것이다.

대부분의 고객은 여러분과 비슷하다. 자신들이 지불한 돈의 가치에 합당한 서비스를 받고 싶어 한다. 대부분의 고객이 원하는 것은 다음과 같다(Robert W. Lucas/이승신 외 4인 옮김, 1998).

① 개인적으로 알아주는 것이다.

고객(환자)에게 의료를 서비스하기 위해 당장 하던 일을 멈출 수는 없다 하더라도 미소를 지어 주거나 고객이 온 것을 알아차려 주거나, 또는 다른 일을 할 수 있도록 대안을 제시해 준다.

② 공손한 것이다.

고객서비스 환경에서는 무례한 행동은 용서의 여지가 없다. 고객이 항상 옳은 것은 아니지만 옳은 것처럼 대하라. 상황이 너무 긴장되고 평온한 마음을 잃으면, 그 고객을 대할 수 있는 다른 사람을 불러라.

③ 적시에 의료서비스를 제공하는 것이다.

대부분 고객은 합당한 이유가 있으면 의료서비스를 받기 위해 잠깐 기다리는 것은 별 문제로 삼지 않는다. 그러나 부당하게 시간을 허비하는 것은 싫어한다. 고객서비스 전문가로서 효과적인 서비스를 제공하기 위한 준비가 되어 있어야 한다.

④ 전문적인 것이다.

고객은 종업원으로부터 질문에 대한 자세한 답을 듣고, 욕구를 충족시켜 주며, 수고를 덜어 주는 의료서비스를 받기 원한다.

⑤ 열성적인 의료서비스를 받는 것이다.

고객은 단 한 가지 원하는 것을 위해 병원을 찾는다. 이 욕구는 단지 둘러보는 것일 수도 있다. 그렇다고 해도 어떤 것이든 가능한 것을 지원하기 위해 기다리는 의료서비스 전문가를 찾을 수 있어야 한다.

미소를 띠며 서비스를 제공하고 서비스 제공 때마다 매번 추가적인 노력을 하는데 시간을 들임으로써 적극적인 서비스를 제공할 수 있다.

⑥ 공감 받는 것이다.

고객은 이해 받기를 원한다. 의료서비스 제공자로서 고객을 이해하도록 노력하고 적절한 서비스를 제공하는 것이 당신이 할 일이다. 성공적으로 의료서비스를 제공하기 위해서는 고객의 입장에서 보고 고객의 관점에서 원하는 것을 찾도록 해야 한다.

이는 특히 장애가 있는 고객의 경우에 더욱 그렇게 해야 한다. 고객이 불만을 갖거나 적절한 의료서비스를 받지 못했다고 느낄 때 진정시키고 달래는 것은 종업원들이 할 일이다.

⑦ 인내심을 갖고 대하는 것이다.

고객이 종업원의 욕구불만이나 심리적 부담을 받아 줄 이유는 없다. 고객이 항상 매끄러운 의료서비스를 받도록, 즉 종업원에 의해 효율적인고도 효과적인 의료서비스를 받는 것으로 느끼도록 해야 한다. 만일 병원정책이나 절차, 경영방식, 또는 고객 등으로 인해 화가 나더라도 인내심으로 이를 감추어야 한다. 이는 부당하거나 비현실적인 고객이라고는 느껴질 때는 어려운 일이다. 그러나 섣불리 말을 내뱉거나 행동하는 것을 억누르고 통제하여 전문가답게 고객에게 의료서비스를 제공하면 그 고객과의 접촉을 보다 빨리 끝낼 수 있다.

이와 같이 고객은 생각보다 바라는 것이 많다. 그 배경에는 사람에게는 누구나 다음과 같은 기본적인 욕구가 마음속에 존재하고 있기 때문이다.

첫째, 기억되기를 바란다.
둘째, 환영받고 싶어 한다.
셋째, 관심을 바란다.
넷째, 중요한 사람으로 인식되기를 바란다.
다섯째, 편안해지고 싶어 한다.
여섯째, 존경받고 싶어 한다.
일곱째, 칭찬 받고 싶어 한다.
여덟째, 기대와 요구를 수용해주기를 바란다.

## 보고가세요

**고객은 이런 것을 원한다(Customers Want…)**

① 관심(Care and Concern) : 문전박대가 아니라…
② 정당한 대우(Fair Treatment) : (), (), 변명이 아님
③ 유능하고 책임감 있는 노력(Competent, Responsible Effort) : '유감이지만 병원징책이기 때문에…'가 아니라
④ 신속함과 완벽함(Promptness and Thoroughness) : ()와 ()이 아니라

– 자료 : 원융희, 병원고객만족경영, 대학서림, 2002, p. 33.

우선 고객만족을 결정하는 요소는 크게 직접적 요소와 간접적 요소로 구분할 수 있다. 직접적 요소는 병원이 제공하는 의료서비스이고, 간접적 요소는 고객이 느끼는 병원의 이미지이다.

**▌그림 8-1▐ 고객만족 결정요소**

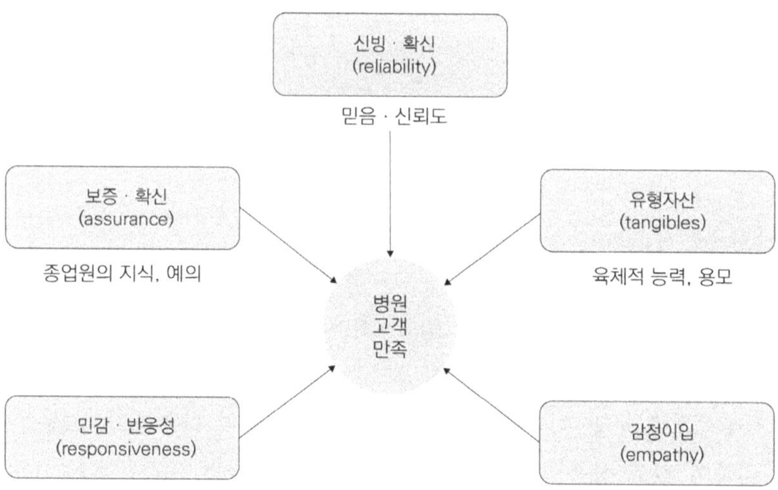

과거에는 고객만족의 비중이 병원이 제공하는 의료의 품질이나 기능, 자격 등에 치중되었으나 현재는 의료의 디자인이나 편리성 등 고객이 사용 시 느끼는 감성적인 부분도 강조되고 있으며, 병원의 서비스 비중 역시 점점 높아지고 있다.

▌그림 8-2 ▌ 고객만족의 3요소

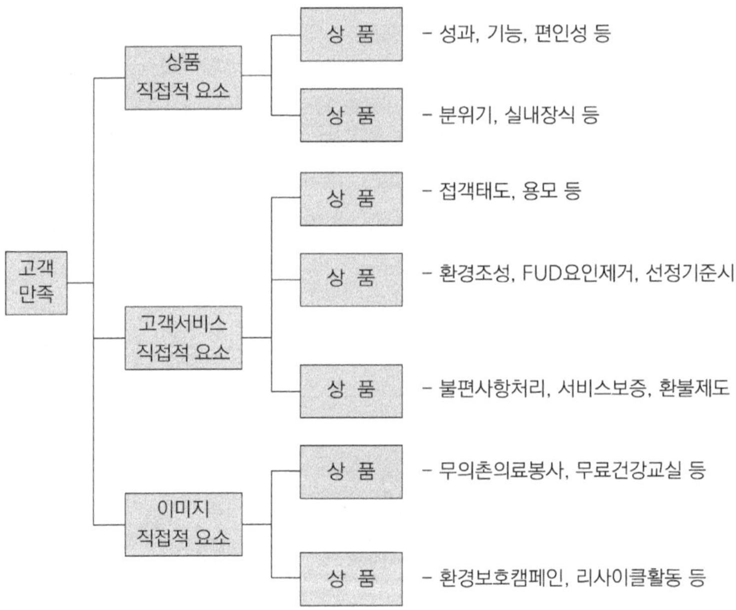


자료 : 박주희, 의료마케팅, 현문사, 1998, p. 162.

고객만족의 구성요소에는 [그림 8-2]에서 보는 바와 같이 상품, 고객서비스, 이미지 등 3개가 있다. 이러한 요소를 종합한 것이 고객만족도가 된다.

시대적으로 보면 이전에는 상품의 하드적인 가치로서 품질, 기능, 가격 등이 비중이 컸고 상품의 품질이 좋고 가격이 저렴하면 고객은 그것으로 만족하였다. 그러나 풍요로운 시대가 되고 고객은 그것만으로는 만족하지 않게 되고 상품의 소프트적 가치로서의 디자인, 사용용도, 사용의 용이성, 배려 등을 중시하게 되었다.

또한 마음의 시대로 진전됨에 따라 상품 그것만이 아니고 이용 시점의 분위기, 종업원의 접객이 영향을 미치게 되었고 점진적으로 서비스가 차지하는 비중이 높아지게 되었다. 따라서 병원으로서는 이용하는 방법에는 세심한 주의를 기울이고 쾌적한 방법을 택하지 않으면 고객이 만족하지 않게 되었다.

앞으로 의료상품의 측면에서는 그다지 차이가 없게 되었기 때문에 이용하게 하는 시점의 서비스의 차이가 병원의 우열을 결정하게 될지도 모르겠다. 고객만족의 비중이 상품에서 서비스로 이해하고 있는 것이다. 이와 같은 경향과 함께 고객만족도 조사의 항목에서 이전에는 상품의 비율이 많았지만, 최근에는 거의 동일한 비율이 되고 있다.

고객만족의 구성요소는 직접적으로는 상품는 서비스 등 두 개이지만 간접적으로 앞으로 중요시되는 것은 이미지이다. 이미지의 내용으로는 사회공헌 활동 및 환경보호 활동 등이 있고 이러한 활동을 적극적으로 펼치는 것에 의해 사회 및 환경 문제에 진정으로 관계한 병원으로서의 이미지가 향상되어 고객에게 좋은 인상을 주게 된다. 아무리 의료서비스가 우수하다 하더라도 사회 및 환경문제에 진심으로 관계하지 않는 병원은 평가가 하락하고 고객의 만족도는 낮아진다. 병원측에서는 새로운 활동이 늘어나는 것이지만 사회적으로 그만큼 책임이 증가하고 있는 것이다.

단지 병원측의 목적추구만이 아니고 더욱 높은 수준의 병원활동이 기대된다. 그것도 허울 좋은 흉내가 아니라 결실이 있는 실천이 동반되지 않으면 안 되는 것이다.

고객만족경영이란 병원의 최종목적을 고객만족에 두고 고객입장에 서서 고객(환자)을 우선적으로 생각하고 고객만족 향상을 위해 지속적으로 노력하는 것이다. 고객(환자)에게 기쁨과 만족을 주고 한 번 고객이 되면 평생 고객이 될 수 있도록 신뢰관계를 이루어가는 것을 뜻한다.

따라서 고객만족경영이 이루어지기 위해서는 먼저 고객지향 사고가 무엇을 의미하며 고객지향 사고를 실천했을 때 어떻게 달라지는지에 대한 조직 구성원들의 정확한 이해가 있어야 할 것이다.

**▌그림 8-3 ▌ 의료기관의 총체적 고객만족경영 개념도**

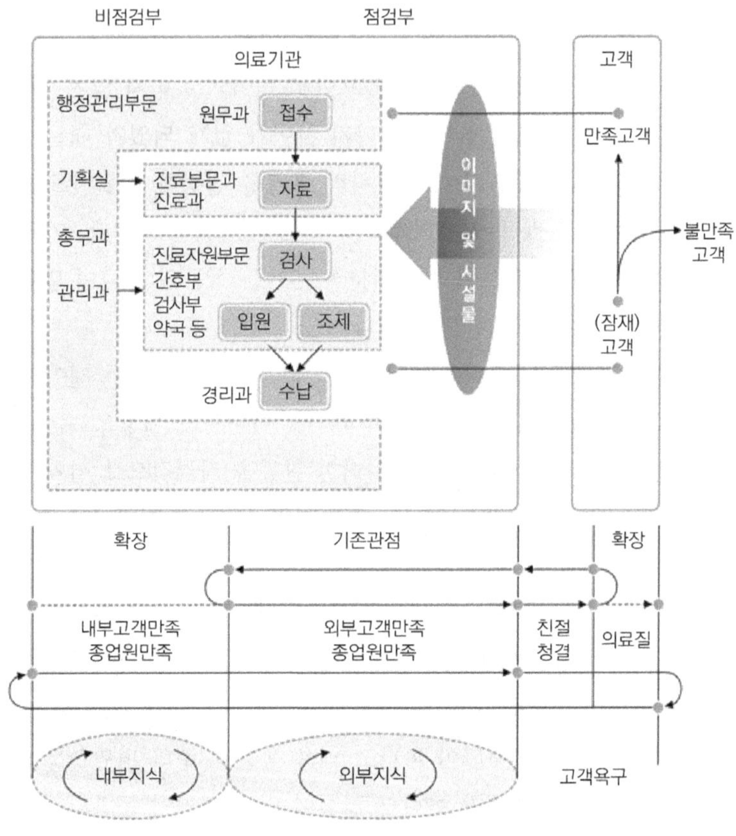


자료 : 원융희, 병원고객만족경영, 대학서림, 2002. p. 49.

고객지향 사고란 목표고객의 욕구와 필요성을 찾아서 이것을 충족시켜 줄 수 있는 제품과 서비스를 제공함으로써 고객의 만족을 극대화하고 그 결과 기업의 목표인 이익 극대화를 달성하려는 경영이념을 말한다.

고객중심의 경영전략은 병원경영의 출발점과 끝맺음이 모두 고객중심이 되는 셈인데 고객중심의 경영이 추구하는 병원은 최고경영자 중심이나 종업원의 중심의 경영을 탈피하려는 것이다. 이러한 사고의 일대 전환이 이루어졌을 때 고객 중심의 의료상품이 창조되고 고객은 감동하는 것이다. 그러므로 고객감동은 고객이 전혀 예상하지 못했던 욕구 또는 필요를 찾아 그것을 충족시켜 주는 의료서비스를 제공함으로써 고객을 마음속으로부터 감동시키는 것을 뜻한다.

고객감동은 보통 만족 단계를 뛰어 넘어 감탄사를 연발하는 단계로 동적이고, 적극적, 장기적 개념이라면, 고객만족은 정기적이고 소극적, 임시적 개념이라고 정리할 수 있다. 고객감동 개념을 보다 구체적으로 표현해 보면 의료상품의 하드(Hard) 가치에서 소프트(Soft) 가치에 이르기까지 고객의 마음을 움직여 장기적이고 지속적인 인상을 주어 감동으로 유도하는 것을 의미한다.

그러므로 고객지향 경영 또는 고객만족, 고객감동을 창출하기 위한 경영은 병원의 생존을 위해 필수적으로 요구되는 경영전략이라고 할 수 있다.

단순한 고객 욕구에서 다양한 고객의 욕구로, 국내 기업간의 경쟁에서 국제기업간이 경쟁으로 예상 가능한 기술적 진보에서 다양한 기술혁신으로, 기능 중심적 상품에서 다양한 응용 방법의 상품으로, 판매자시장에서의 구매사시장으로, 제품시장에서 고객중심과 고객만족을 목표로 하는 시장으로 품질 우위전략, 기술 우위전략, 서비스 우위전략에서 고객우위의 전략으로 수많은 요소들이 변화하는 시점에서의 기업경영에 있어서 최후의 경영이라는 믿음 때문에 고객 만족 경영은 최근 병원 실무자들에게 중요한 이슈로 부각되고 있다(Terence A. Oliver 외 2인, 1992).

## 2 고객만족경영의 필요성

고객은 누구나 의료서비스에 대한 기대를 가지고 있는데 이 기대를 형성케 하는 요인은 다음과 같은 것이 있다. 첫째, 구전이다. 한 병원의 의료서비스를 이용해 본 사람들의 경험담을 통해서 형성케 되는 기대이다. 둘째, 홍보다. 각종 언론 매체 등을 통해서 형성되는 고객기대와 실재 이용 후 고객의 평가 사이에 어느 정도 차이는 있을 수 있다. 이 차이를 극복하고 고객이 기대하는 수준을 상회하는 고객만족을 창출하는 것이 고객만족경영이다.

최종고객들의 기대나 욕구 수준과 고객들이 의료서비스 상품을 지각한 것과의 차이의 정도를 조사하여(고객만족도 조사) 고객의 기대와 욕구의 파악, 자사와 경쟁사의 위치파악 및 의료서비스, 그리고 이미지에 대한 파악을 분명히 할 수 있는 것이다.

산출된 고객만족도를 타 병원과 비교하면 고객들의 만족 상태와 재이용에 영향을 미치는 핵심적인 요소의 파악 및 개선방안의 모색을 통해서 고객만족경영 전략을 수립할 수 있다.

고객만족경영이란 고객만족을 조직적·계속적으로 창출하는 것이므로 고객만족경영 실현을 위한 전략은 고객만족 그 자체를 향상시키는 전략과 그 근간이 되는 고객만족을 창출하는 경영체질개선 전략의 두 가지를 병행적으로 추진해야 한다.

고객만족경영을 성공적으로 수행하기 위해서는 다음과 같은 경영 구조를 가져야 한다(CS 경영추진사례집, 1989).

## 2.1 고객만족도를 정량화하여 지표로 삼는 경영

고객만족경영에 있어서 병원이 노력한 결과가 고객에게 평가되어 향후 개선에 활용되어야 한다. 끊임없이 고객의 입장에서 관찰하여 개선 할 점과 주의해야 할 점을 고려하여 이해를 얻는 것이 중요하다.

### ❑ 고객만족은 고객의 사전기대와 사용실감의 상대관계

#### 1) 고객의 기대수준을 정확히 숙지한다.

고객만족도의 향상은 직접적으로는 의료서비스 제공을 통하여 행하여지는 것이며, 만족도는 절대인 기준이 아니고 상대적인 것이다. 고객은 상품을 구입하거나 서비스를 이용하는 경우 반드시 “이 의료상품은 이만큼 가치가 있는가” 또는 “이 병원은 이 만큼 서비스를 제공해 줄 것인가”와 같은 기대감을 품고 이용한다.

그리고 실제로 의료상품을 사용하고 기대 이상의 가치가 있으면 "이것은 괜찮은 의료상품이다." 그리고 다음에는 이 의료상품을 이용하자고 생각한다. 반대로 사전기대보다 가치가 낮으면 "뭐야, 이 의료상품은 대단한 것이 아닌데" 하고 실망하고 "다음에는 다른 의료상품을 구입하자"는 것이 된다.

이와 같이 만족도리고 하는 것은 고객의 의료서비스에 대한 사전기대와, 실재로 의료상품 및 서비스를 이용한 이용실감의 상대관계이다.

즉, 고객의 만족도를 높이기 위해서는 자기 병원의 의료서비스를 이용해 주는 고객이 사전기대를 정하게 숙지하고 끊임없이 사전기대를 상회하는 의료서비스를 제공하도록 하는 것이 중요하다.

#### 2) 심리적 접근방법에 의한 만족도의 향상

고객의 만족도를 높이는 데 있어서는 의료서비스 질을 높이는 것을 말할 나위도 없으며, 또 다른 방법으로서 심리적 접근방법을 사용할 수 있다. 고객의 만족도는 사전기대와 사용실감의 관계이기 때문에 사전에 그다지 기대하지 않았는데 사전기대를 훨씬 상회하는 의료서비스를 받으면 크게 만족하고 "훌륭한 병원이다"고 감탄하게 된다.

이에 비해 타 병원에 뒤 떨어지지 않는 훌륭한 의료서비스를 제공하는 병원이라도 그 의료서비스의 수준을 너무 선전한다면 고객의 사전기대가 높아지고 실제로 훌륭한 서비스를 제공하여도 그만큼 만족감을 느끼지 못한다.

그러므로 아무리 선전만능시대라고 하여도 너무 지나친 선전이나 그 선전정도에 미치지 못하는 것을 대대적으로 선전하는 것은 피해야 할 것이다.

### 2.2 고객접점의 의료서비스

고객만족경영은 고객접점을 중시한다. 의료서비스가 제공되면서 병원과 고객 사이에 다양한 만남이 발생하는데 이것이 고객 접점이다. 고객접점은 여러 종류의 업무 프로세서를 형성한다. 예를 들어 고객과 개인적인 접촉을 하는 업무도 있고, 시설과 설비의 기능으로 호소하는 업무도 있다. 혹은 카탈로그, 잡지, TV, 라디오 등의 미디어를 매개로 정보를 제공하는 업무도 있다. 고객 접점에 따라 그 상황은 천차만별이어서 도저히 매뉴얼로 정할 수 있는 것이 아니다. 또한 업무소속을 표준화할 수 있더라도 판단해야 할 내용은 매년 변화한다. 고객의 기대는 시간이 지남에 따라 변하기 때문이다. 고객접점을 총 점검하여 체계적으로 정리하기 위한 업무분석은 매우 중요하다.

### ❑ 고객접점(MOT)

진실의 순간(Moment of Truth)이란 제일선 사원이 고객과 접하는 최초의 15초로서 고객과의 접점에 있는 현장사원의 서비스가 얼마나 중요한가를 의미하는 말이다.

특히 서비스산업에 있어서는 차별화 된 무언가가 고객을 접하는 최전방의 종업원들에 의해 창출되어야 하며 바로 이들이 병원의 사활을 결정짓는 사람이라는 것을 명심해야할 것이다.

고객(또는 잠재 고객)이 개인적이든 전화나 홍보를 통해서든 병원과 맺게 되는 상호행동은 고객과 병원의 사이에 좋은 관계를 맺게 하거나 반대로 그 관계를 깨뜨릴 수도 있다.

이것이 바로 "결정적인 순간(Moment of Truth)"인 것이다.

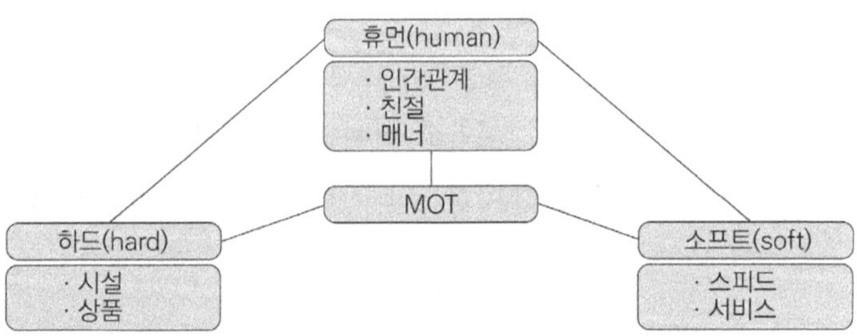

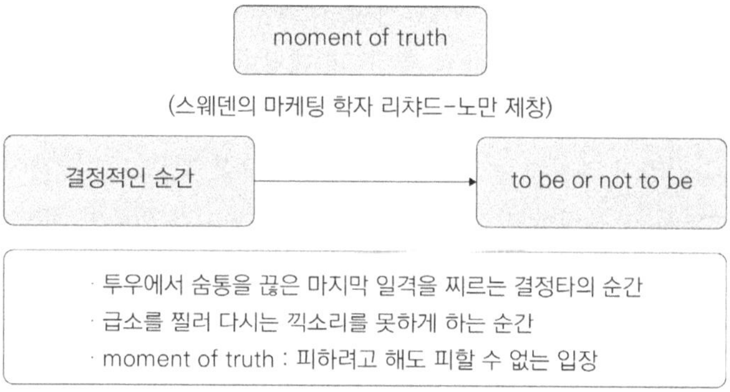


## 2.3 고객만족 향상에 공헌하는 경영

고객접점을 폭 넓게 생각하게 되면, 사내의 많은 사원들이 그 접점에 관련된 업무담당자라고 할 수 있다. 업무담당자의 적절한 판단·행동은 평소 관리자의 커뮤니케이션에 의존하는 부분이 크기 때문에 현실적인 고객만족 수준을 인식하고, 향상된 방침·목표를 설정하여 이끈다. 그리고 일상 속에서 발생하는 여러 가지 사태에 대하여 적절한 지도를 한다.

또한 순수한 관리부문처럼 고객과의 접점을 가지지 않는 부문은 종업원의 만족도를 생각할 필요가 있다. 타 부문의 일을 돕고, 종업원의 의욕·능력을 제고하는 것이 결국 고객만족도에 향상에 공헌한다는 사실에 주목해야 한다.

### ❑ 고객만족 추진에는 최고경영자의 인식과 이해가 중요

병원의 모든 문제가 성공적으로 해결 되는가는 최고경영자의 의지에 달렸다. 국내 관리자에 대한 고객만족경영의식조사는 아직 초기단계에 있지만 일본의 소비자관련 전문가회의가 소비자 부문을 중심으로 관리직을 대상으로 한 조사에 의하면 응답자 187명의 약 40%(39.5%)이 고객만족 추진에 있어서는 경영자의 인식과 이해가 가장 중요하다고 생각하고 있었다. 그리고 38.5%의 경영자가 고객만족에 대하여 "매우 관심을 갖고 있다"고 답하였다.

일본경영자의 93.5%가 이미 "서비스품질의 충실이 기업의 업적을 좌우한다"고 인식하고 있고 79.0%가 서비스란 "고객의 입장에서 생각하여 행동하는 것"이라고 생각하고 있다. 또한 자사가 제공하는 서비스에 대해서는 "고객이 매우 또는 대단히 만족하고 있다"고 대답한 사장이 67.2%였다. 반면에 고객이 만족하고 있다고 생각하는 관리직은 52.0% 밖에 되지 않았다.

그리고 기업이 제공하는 서비스 중 가장 중요한 것으로는 고객에 대한 만족감제공(77.6%), 고품질이고 안전한 상품 제공(76.2%), 신뢰성의 제공(75.5%) 등 3가지에 집중하고 있다. 기분 좋은 접객 태도는 28.0%에 불과하다.

## 2.4 고객만족 마인드 향상 경영

고객만족경영은 "만족한 고객이야말로 최대의 자산이고, 이익은 그 결과로서 얻어진다."는 생각에서 시작된다. 제품을 잘 팔 수 있는 기법으로 생각한다면 큰 잘못이다. 그러나 고객만족경영을 추진하려할 때 나오는 것은 "고객만족에 의해 어느 정도 이익이 생깁니까?"하는 질문이다.

이익 지향의 연장선상에서 생각하면 그렇게 된다. 자칫하면 혼동하기 쉬운 고객만족의 방법을 잘 주도하여, 자사의 고객에 대한 최고 경영자의 메시지, 고객에 대한 관심, 그리고 실천이 많으면 많을수록 고객만족경영으로서의 병원문화는 완성되는 것이다.

### ❑ 미국경영자의 고객만족 중시현상

병원의 경영자가 "고객만족"을 중시하는 경향은 미국에서도 마찬가지다. 지금 미국기업이 획득하려고 하는 것 중 하나가 말콤 브드릿치상이다.

레이건 대통령 시절에 로데오에서 낙마하여 사망한 상무장관을 기념하여 1987년 만들어진 상으로, 품질이 우수한 기업을 선정하여 표창하는 제도이다.

미 상무성이 주도권을 잡고 매년 제조업, 서비스업, 중소기업 등 3부문으로 나누어 각 부문에 2사를 선정한다. 지금까지는 모토롤러사, 웨스팅하우스사(1988), 밀켄사, 제록스(1989), 1990년에는 GM의 케딜락부문, 로체스트의 IBM, 서비스 부문에 처음으로 페더럴 익스프러스사가 수상하였다. 심사 기준이 엄격하고 실사도 현장까지 찾아가며, 신청서를 만드는 것만도 GM에서는

34명이 수개월 걸려서 준비할 정도였다.

7개의 심사항목기준 가운데 가장 중시하는 것은 "고객만족"으로 1천점 만점에 3백점이나 된다. 1990년까지 3회 실시하여 신청기업이 총 203사나 된다. 그러나 지금까지 상을 탄 것은 이미 기술한 7사 이외에 중소기업 2사를 합해 총 9사에 지나지 않는다.

## 2.5 매니지먼트 구조를 구축하는 경영

고객만족 향상은 계속적인 활동이어야 한다. 이를 위해 마지막으로 매니지먼트의 시스템 속에서 고객만족에 관한 계획을 수립·실행해 가는 프로세서를 확립할 필요가 있다.

정기적으로 고객만족을 측정하고, 그 결과에 의거한 각 부문의 개선계획 혹은 전략적 테마를 추진하는 프로젝트팀의 편성하여, 실행을 돕는 평가, 표창제도, 교육제도 등 고객만족경영 추진을 위한 매니지먼트 시스템을 회사의 실정에 맞는 형태로 조립해 가야 한다.

그리고 그것이 원활하게 도입되어 완진히 정착될 때까지 시간을 들여 사내 계몽, 트레이닝, 모델시행, 전사전개, 정확도도 체크해 간다. 이 매니지먼트 시스템이 자연스럽게 운용되어야만 비로소 고객만족경영이 확립되었다고 할 수 있다.

### ❑GM 매니지먼트의 탄생

경영의 대가라고 하는 경영학자 피터 드러커는 제2차 세계대전 중 제너럴 모터스사의 경영분석가로서 생산성 향상에 공헌하고 그 후에 GM 기업경영의 이념과 시스템을 확립하였다. 그가 확립한 내용을 요약하면 다음과 같다.

① 명령 및 목표의 명확화
② 중앙집중화의 책임 및 권한 이양의 균형
③ 각 부문간의 조정
④ 전문경영자의 육성

전쟁이 끝나 이러한 이론은 널리 알려지고, 하버드 비지니스 스쿨을 비롯한 여러 경영대학원이 이러한 개념을 기초로 하여 기업 경영자를 양성하게 되었다. 피터 드러커를 교조로 하여 비지니스 스쿨이 그 내용을 전파하게 되었고 그 후 40~50년대에 걸쳐서 수많은 젊고 유능한 인재 및 우수한 경영자를 "GM형 경영주의"하에서 훈련시키고 교육하여 왔다.

일본은 전쟁 후 부흥기를 맞이하여 일본생산성본부에서 시찰단 및 연수팀을 미국에 파견하였고, 일본기업도 이러한 방법을 적극적으로 도입하였다.

이러한 생각은 맨 위에 경영자를 두고 맨 밑에 제일선의 노동자를 두는 피라밋 형의 회사조직이다. 제조회사이건 서비스 기업이건 어느 회사 조직을 보더라도 경영자는 최상층에 위치하고 중간관리자, 사무직이 그것을 뒷받침하여 현장을 구성하는 피라밋형 조직으로 기업이 운영되어 왔다.

## 3 고객만족경영의 전재조건

고객만족에 대한 이해는 물론이거니와 고객(환자)의 의료서비스에 대한 인식의 배가와 이용률을 높이려면 다음과 같은 창출 요인에 대한 구체적인 검토와 분석이 있어야 하겠다(박주희, 1999).

① 고객기대 수준의 파악
② 고객 정보의 수집
③ 고객 만족의 조사
④ 고객 피드백의 반영
⑤ 고객의 선도

### 1) 고객기대 수준의 파악

고객만족의 첫 단계가 우리 고객이 누구인가를 파악하는 것이라면 다음 단계는 우리 고객의 소리에 귀를 기울이는 것이다. 즉, 이들이 우리 병원의 서비스에 대하여 어떻게 생각하고 있는지 그리고 어느 정도의 서비스 수준을 요구하는지 등을 파악하는 것이 고객만족의 창출에서 중요하다.

예를 들면, 미국의 포드 자동차회사는 고객의 기대수준의 파악을 위하여 고객이 원하는 사항을 판매와 서비스에 있어서의 90가지 요소로 나누어 파악하고 있다.

고객들이 의료서비스에서 기대하는 요소들은 무엇인가? 혹자의 연구에 의하면, 소비자들이 의료서비스에서 기대하는 요소들은 심리성, 반응성, 고객이해성, 신뢰성, 접근성, 유형성 등으로 나타났다. 그리고 카르맨의 연구에 의하면, 치과병원의 선택에서 소비자들이 기대하는 요소들은 유형성, 심리성, 안전성, 편리성, 가격 등으로 나타났다.

이러한 요소들은 병원을 선택하는 기준으로 작용하고 있다. 이러한 주요 기준 중에서 어떤 기준이 다른 기준에 비하여 상대적으로 중요한가를 평가하고, 이들을 다시 경쟁관계의 병원들과 비교함으로써 고객들의 기대수준을 파악할 수 있는 것이다.

그런데 고객들이 요구하는 서비스의 기대수준을 파악하는데 어려움이 따른다. 그것은 서비스에 대한 고객의 기대수준이 항상 일정하지 않는다는 점이다. 동일한 서비스에 대하여 소비자가 기대하는 수준이 오늘과 내일이 다를 수 있다.

즉, 시간에 따라서 고객들의 기대수준이 다르게 인식될 수 있다. 더욱이 의료시장의 개방으로 경쟁이 심화되는 무한경쟁의 시대에서는 고객의 기대수준이 상대적으로 높아지게 된다.

고객의 기대수준 파악의 어려움으로 의료기관이 고객의 기대수준을 미처 파악하기도전에 고객만족에서 고객 불만족으로 이행될 수 있다. 어제는 고객만족이었던 서비스가 오늘은 고객 불만족이 되는 경우가 발생한다.

경쟁우위를 유지하기 위해서도, 의료서비스에 대한 고객의 기대수준을 정확히 파악하여, 불만족 요소를 사전에 제거하고 만족요소를 극대화하는 적극적 노력이 요구된다.

해당병원의 서비스에 대하여 고객이 현재는 만족하고 있더라도, 내일의 불만족 가능성을 가정하여 고객에게 기쁨과 놀라움을 줄 수 있는 서비스를 창조하고 기대수준을 앞서가야 한다.

#### 2) 고객정보의 수집

고객의 기대수준 파악은 지속적으로 이루어져야 한다. 의료서비스에 대한 고객의 기대수준은 수시로 변할 수 있기 때문에, 이에 대한 파악이 지속적으로 이루어져야 한다. 이를 위해 고객정보의 수집이 필요하다.

고객정보의 수집을 통하여 의료기관들은 고객이 어떠한 서비스를 기대하며 현행의 서비스에 대한 만족여부를 알게 된다. 다시 말하면, 고객정보의 수집은 의료기관과 고객의 의사소통 경로라고 할 수 있다.

이러한 의미에서 고객의 정보는 의료기관의 서비스에 대한 만족여부를 알려주는 지표라고 할 수 있다.

▌표 8-1▐ 고객의 정보수집 방법 및 내용

| 방 법 | 주요내용 |
|---|---|
| 고객의 피드백 | · 환자의 의견, 불평 및 질문<br>· 현행의 서비스에 대한 문제점 인식의 용이<br>· 서비스에 대한 기대수준과 실제수준의 차이 파악 |
| 고객면담 | · 환자와의 면담을 통하여 정보수집<br>· 최고경영자와 담당부서에서 필요한 정보의 수집용이 |
| 일선직원 | · 환자들을 제일선에서 접하는 종사원을 통하여 정보수집<br>· 제일선의 종사원들이 수집된 정보의 자유로운 개진이 가능한 분위기 조성이 필요 |
| 설문조사 또는 고객의견카드 | · 전통적인 정보수집의 방법<br>· 고객만족도 조사에 주로 이용<br>· 미래의 요구 또는 아이디어의 획득에 유리 |
| 세미나 개최 | · 지역주민과 대화<br>· 병원이미지의 제고에 도움 |

고객의 정보 수집은 의료기관 자체 내의 자료수집에서부터 고객과의 면담이나 설문조사, 고객 의견카드 등 보다 직접적이고 다양한 방법들이 있다. 의료기관에서 이용할 수 있는 고객의 정보 수집을 위한 방법 및 내용을 요약하면 [표8-1]과 같다.

### 3) 고객만족의 조사

의료기술의 발달로 새로운 의료서비스가 개발되고 있다. 개발된 새로운 서비스가 기술적으로 완전하더라도 고객을 만족시키지 못할 경우에는 소비자로부터 외면을 당하게 된다. 새로운 서비스는 고객으로부터 호응을 받을 수 있는 것이어야 한다.

따라서 고객이 우리병원이 제공하는 서비스에 어느 정도 만족하고 있는가를 측정하는 활동은 서비스 질의 개선 및 향상에 매우 중요하다. 고객만족도 조사를 통하여 우리 병원의 서비스에 대한 만족여부와 경쟁관계에 있는 병원의 서비스에 대한 정보를 얻을 수 있다.

고객만족의 측정은 일반적으로 다음의 세 가지 특성 즉, 서비스 상품의 특성, 고객서비스의 특성, 이미지의 특성으로 나누어 분석된다. 이들의 특성에 대한 종합적 평가를 고객에게 질문하여 고객만족도를 측정한 후, 이를 고객만족도의 향상을 위한 기초로 이용된다.

① 서비스 상품의 특성 - 의료시설, 실내장식, 의료인의 용모 등
② 고객서비스의 특성 - 환자에 대한 태도, 불편사항의 처리, 불안요인의 제거 등
③ 이미지의 특성 - 진료비, 병원의 신뢰성, 병원의 이미지 등

고객만족도 조사를 통하여 얻어진 자료는 고객만족과 품질경영의 진행상태를 알려주는 중요한 도구가 된다. 이 도구를 통하여 우리 병원이 시급히 개선해야 할 분야를 손쉽게 파악할 수 있다. 예를 들어, 우리 병원에 대하여 고객이 상대적으로 중요하게 생각하는 분야와 병원당국이 중요하게 생각하는 성과분야를 X·Y축의 좌표상에 나타냄으로써 우리 병원의 강점과 약점, 시급히 해결해야 할 분야를 한눈에 파악할 수 있게 해준다.

### 4) 고객 피드백의 반영

고객만족도의 조사를 통하여 고객의 요구사항이나 불편사항이 나오면 그것을 서비스의 전달 프로세스에 반영하는 것이 중요하다. 고객요구의 피드백을 통하여 서비스 질이 개선되고, 그 결과 고객만족과 품질경영이 이루어진다. [그림 8-4]에서처럼, 병원이 서비스를 고객에 제공하였으면, 고객만족도 조사를 통하여 그 결과를 서비스 개발과정에 피드백하여 서비스 질을 개선함으로써 만족스런 서비스를 제공하게 된다.

▌그림 8-4▐ 고객 피드백의 반영

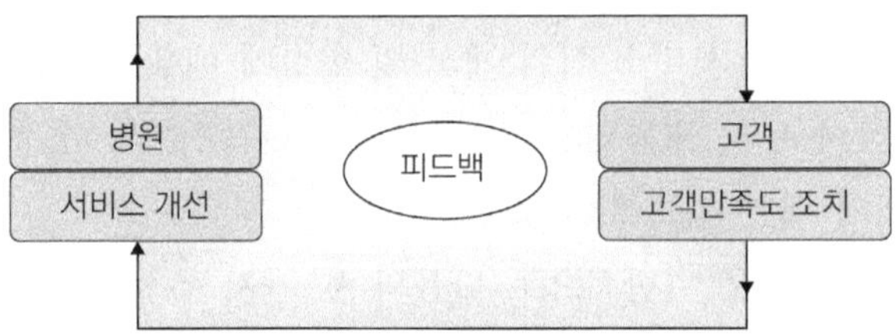


### 5) 고객의 선도

고객 조사나 시장조사를 통하여 고객의 요구를 파악하고 그것을 충족시키는 것도 중요하다. 이 역시 서비스 질의 개선에 고객의 요구를 반영함으로써 고객만족경영을 추구할 수 있다. 하지만 고객의 요구만을 쫓아가다가는 경쟁에서 뒤지게 된다.

고객요구를 충실히 따르는 것은 소극적 방법이다. 소극적 방법은 현상유지는 할 수 있어도 성장을 기대하기는 어렵다. 현상유지는 성장이 아닌 상대적 퇴보인 것이다. 왜냐하면 현상유지는 시간이 지나면 성장하는 의료기관에 비하여 상대적으로 뒤쳐지는 것이 된다.

급변하는 무한경쟁의 시대에서 성장하기 위해서는 고객의 요구를 충실히 따르기보다 다른 고객을 선도할 수 있는 보다 적극적 방법이 필요하다. 고객이 예상하지 못한 새로운 서비스를 제공하는 등 적극적인 방법으로 고객을 리드하여야 한다. 고객을 리드하는 의료기관이 경쟁우위를 유지한다.

성장을 추구하는 의료기관의 목표는 서비스에 대한 고객의 요구를 묻고 그것을 따르기보다는 고객을 선도할 수 있는 새로운 서비스를 개발하는 것이라 할 수 있다. 시장조사 및 분석에 투자하는 열정을 고객들과 대화를 하고 그들을 선도함으로써 새로운 시장을 개척하여야 한다.

먼저 고객만족경영을 실천하기 위해서는 조직의 모든 부분에 고객만족의 의지가 확산되어야 한다. 그 다음 목표로는 고객만족경영의 기본을 알아야 하며, 고객의 욕구에 대한 본질적인 이해는 물론 목표 고객에 선택해야 한다.

### 3.1 고객만족경영의 기본

고객만족경영이란 병원이 제공하는 의료서비스 및 이미지에 대하여 고객의 만족을 획득하기 위하여 정기적, 계속적으로 만족도 조사를 실시하여 그 결과를 기초로 불만족한 점을 신속하게 개선하고 보다 높은 만족을 추구하는 경영 활동을 말한다.

일본의 경영실무에서 대표적인 기관이라고 일컬어지고 있는 일본능률협회의 기본적 내용을 요약하면 다음과 같다.

첫째, 기업의 최종 상품은 고객 만족이라고 정의할 것.

둘째, 고객 만족을 조직적으로 만들어 가는 경영의 실현이 필요하다고 결의할 것.

셋째, 그러기 위해서는 우선 고객의 만족을 정기적 정량적으로 측정하고 경영의 지표로 시스템을 구축할 것.

넷째, 만족측정 결과를 경영자 스스로 선두에 서서 검토하고 제품 및 서비스, 사내풍토 및 기업 활동을 조직적으로 계속적으로 쇄신 개혁할 것.

다섯째, 고객만족 향상을 오랜 애사심 및 귀속의식에 대신하여 새로운 시대에 걸 맞는 경영구심점으로 삼아야 한다는 것이다.

고객만족경영의 3원칙으로 다음과 같은 것을 지적하고 있다. 첫째로 고객접점 중시, 둘째로 만족도의 정기·정량·완전측정, 셋째로 경영자주도 등이다.

## 3.2 고객의 욕구에 대한 이해

고객이 본질적으로 추구하는 기본적인 욕구가 무엇인가? 병원은 고객의 어떤 욕구를 먼저 만족시켜야 하는가라는 문제를 결정해야 한다.

고객을 판매행위에 의해 구분하면 개업 대 기업간의 판매행위의 기업형과 기업 대 소비자판매의 개인고객으로 나누어 질 수 있는데 첫째, 기업형 고객의 욕구를 이해하기 위해서는 먼저 고객의 사업에 기업의 서비스를 제공하는 일에 전문가가 되어야 한다.

공급자는 자기 자신을 고객의 사업에 적용시킴으로써 고객의 만족을 창출해낸다. 즉, 고객의 만족은 고객의 사업 중 공급자가 가장 전문적인 지식을 갖고 있는 기능에 손을 댐으로써 얻어지는 결과물이다. 둘째, 고객의 욕구를 이해하기 위해서는 고객의 사업과정에 전통한 전문가가 되어야 한다.

전문가가 된다는 것, 즉 고객의 사업이 어떻게 운영되고 있는지를 안다는 의미는 다음과 같다.

첫째, 고객 사업과정의 기준(고객의 사업이 최적이 상태에서 운영될 때의 비용 및 생산성, 즉 최저비용, 최대생산성)

둘째, 고객이 사업기준에 못 미치는 정도(고객의 사업이 실패로 운영되고 있는 비용 수준 및 생산성 수준, 실제비용, 실제 생산성 등에 관한 기준)

셋째, 기업이 제시할 수 있는 표준적인 해결방안 및 그 해결방안이 고객의 사업에 가져다주는 순 부가가치에 대해 기본적으로 이해하고 있어야 한다는 것이다 (Mack Haman and Peter Karp, 1992).

개인고객의 만족수준을 결정하는 것은 얼마나 많이, 얼마나 빨리 그리고 얼마나 확실하게 소비자 개인의 수지를 호전시킬 수 있는가 하는 것이다.

이러한 고객에 대한 판매에서 제품이나 서비스의 가격과 가치와의 관계가 가장 중요한 만족요인이 된다.

고객이 진정으로 구하고 있는 것을 알아야 경영목표를 세우며 그것을 달성하는 전략을 수립할 수 있다. 왜냐하면 좋은 서비스란 고객들이 어떻게 믿고 있느냐 하는 것과 관련이 있기 때문이다[Davidow W. H and Uttal B(조봉진 역, 1990)].

그러므로 어떠한 목표이든 고객본위의 것이어야 하고 그것을 전략과 실직으로 평가하는 기준으로 설정해야 고객욕구의 본질적인 이해에 도달할 수 있다.

## 3.3 목표고객의 선정

목표고객이란 서비스를 제공하는데 소요될 수 있는 비용을 비교해 보아 가장 가치가있는 고객을 의미한다. 즉, 수요성장의 속도가 평균이상으로 빠른 고객, 강렬한 구전영향력을 지닌 고객, 충성도가 높은 고객을 말한다.

특히 구매력이 높고 정보력이 우수하거나 기술적으로 앞서 있는 구매자들이 최고의 목표고객이 될 수도 있다.

이러한 특성을 지닌 목표시장에 봉사함으로써 공급업자는 일반적인 고객들이 무엇을 필요로 하는가에 대한 통찰력을 얻을 수 있다. 고객이 만나는 다른 부류의 고객들도 서비스에 대한 고객의 기대에 상당한 영향을 미치기 때문에 모든 형태의 커뮤니케이션은 목표시장에 정확하게 집중되어야 한다. 이때 유의할 사항은 의료서비스 상품이나 메시지를 목표고객에 따라 차별화해야 한다는 것이다.

고객들의 요구가 다양하므로, 병원의 마케팅활동도 서로 다른 소비자의 속성에 맞추어 제공되어야 선택된 목표소비자들이 만족감을 느낄 수 있기 때문이다.

### ❑ 고객만족의 요건

고객만족을 높이기 위해서는 다음과 같이 두 가지의 요건이 충족되어야 한다.

▌그림 8-5▐ 고객만족의 요건

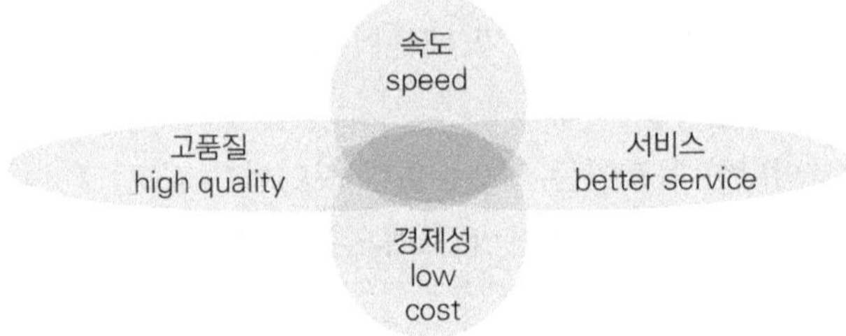


첫째는 처음부터 고객의 기대를 충족시킬 수 있는 품질의 제품과 서비스를 제공하는 것이다. 다음의 그림에서 표현되고 있는 것처럼 품질이 좋으면서 낮은 가격을 보다 빠르게 공급하고, 보다 좋은 서비스를 제공하는 것이 병행되어야 한다.

둘째는 고객의 불만을 효과적으로 철저하게 처리하는 것이다. 결국 고객만족 경영은 이러한 두 가지 요건을 지속적으로 충족시켜 나감으로써 다른 기업에서 모방할 수 없는 경쟁우위를 확보해 나가는 경영방식이라고 할 수 있다.

제록스사는 정기적으로 고객만족도 조사를 실시하여 품질상의 문제점을 지속적으로 발견해 내고 이를 총체적 품질관리운동으로 연결시켜 해소해 나감으로써 업계에서 가장 높은 고객만족도를 유지하고 있다.

결국 고객만족도지향 조직으로의 혁신은 고객의 접점을 고객의 시각에서 평가하는 것을 기초로 한다. 또한 고객만족의 요건을 고객과 기업이 만나는 접점의 개념으로 설명하는 것도 가능하다.

고객이 직접 기관을 방문하여 해당업무를 보고 그곳을 떠날 때까지의 모든 일련의 과정을 고객접점으로 파악할 수 있는데 이 접점에서의고객의 만족여부가 전체 만족으로 이어진다. 일반적으로 고객접점을 그림에서와 같이 세 가지로 분류하여 설명할 수 있다. 첫째, 사람에 의한 접점으로 고객과 종업원의 접촉을 의미한다. 종업원들이 고객을 어떻게 대하느냐에 따라서 고객의 만족도가 달라진다. 즉, 고객을 대하는 종업원의 판단과 행동양상에 따라 많이 달라진다. 따라서 고객지향적인 정신이 몸에 배어야 하며, 그러한 정신이 있어야 고객을 존중하는 말과 행동이 자연스럽게 나올 수 있다. 둘째, 하드웨어적인 접점으로 시설과 설비에 의한 접점이다. 이것은 고객이 직접 보고 접촉하는 사무실, 건물, 각종 시설 등과 관련된 체험이다. 셋째, 소프트웨어적인 접점으로 서비스와 일이 처리되는 속도 등에 대한 고객의 평가를 말한다.

이러한 세 가지 접점에서 고객이 만족할 수 있도록 하는 것이 중요하다.

▌그림 8-6 ▌ 고객만족의 요건

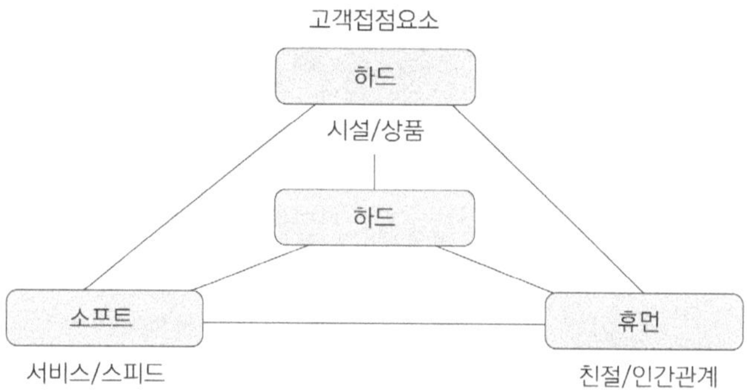


# 4 고객만족경영의 실제

## 4.1 고객관리 시스템의 설계과정

의료서비스는 일련의 과정으로 성립되어 있다. 의사의 상담으로부터 시작해서 자주 이용하는 가운데 신뢰도가 쌓여 간다. 고객은 다시 그 병원을 찾는 손님이 되고, 구매고객이 되며, 재방문 고객이 되는 과정을 거쳐서 고정고객이 된다. 고객을 효율적으로 획득하고 유지해야 한다. 특히 의료서비스에서는 '고객을 재고로 하고, 수급의 균형을 이룬다.'는 것이 업무활동의 요령이기 때문에 고객관리 시스템이 중요한 것이다. 판매활동에서 고객에 관한 다음과 같은 견해가 있다.

① 고객은 '신뢰'하지 않으면 결코 구입하지 않는다.
② 고객은 '만족'하지 않으면 두 번 다시 구입하지 않는다.
③ 고객은 '기대'하지 않으면 계속하지 않는다.

고객관리 시스템의 설계 프로세스는 [그림 8-7]과 같다.

▌그림 8-7 ▌ 고객관리 시스템의 설계 과정

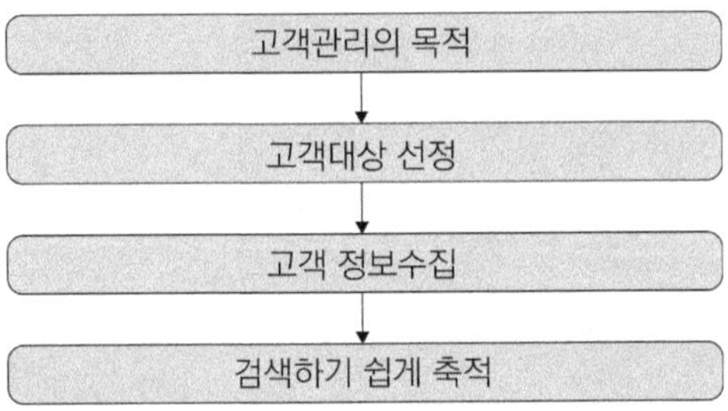


자료 : 원융희, 병원고객만족경영, 2002, p. 70.

## 4.2 병원고객만족 설계과정

병원고객만족시스템의 고객만족 경영 설계 과정은 다음과 같이 진행된다(이견직 외 3인, 1998).

첫째, 먼저 최고 경영층에 의한 고객만족경영의 이념설정에서 시작된다. 이는 기본적으로 '어떤 고객에게', '어떤 만족을', '어떤 방법으로 제공할 것인가'를 명시함으로써 이루어진다.

둘째, 이를 토대로 관리층에서는 고객만족 유니트를 설정한다. 고객만족 유니트란 고객만족 방침을 설정하는 단위로써 각과가 어떤 단계의 역할을 맡을지를 명확히 하는 것을 말한다.

셋째, 다음으로 일선 담당자가 현황업무를 정리하여 고객과의 구체적인 접점을 조사한다.

넷째, 관리층은 다시 고객만족 이념을 기본으로 현재의 '고객과의 접점'에 의거하여 고객만족 유니트별로 방침을 설정한다.

다섯째, 전 과정을 기초로 각 부문 종업원 전원의 참가로 우선적으로 추진해야 할 과제를 정리한다.

여섯째, 다음으로 관리층에 의해 고객만족 방침을 달성하기 위한 과제를 근거로 구체적인 목표를 설정한다. 여기에서는 목표달서 여부를 객관적으로 확인 할 내용을 포함한다.

마지막으로 일선 담당자는 고객만족 향상 과제 해결을 통한 고객만족 목표를 달성하기 위한 행동, 판단의 기준을 설정한 후 고객과의 접점에서 고객만족을 위한 판단을 구체적으로 판단해 실행한다.

앞의 제 과정 중 일선담당자의 고객만족 관련 행동 및 판단의 기준 설정의 적합성은 시행착오를 통해 수정·보완이 되고 다시 고객만족 방침에 영향을 미치는 피드백 과정을 정기적으로 거쳐야 한다. 이를 통하여 보다 정돈된 만족 경영을 확대해 나갈 수 있다. 또한 위 설계과정에는 두 종류의 정보

▌그림 8-8 ▌ 고객만족경영 과정

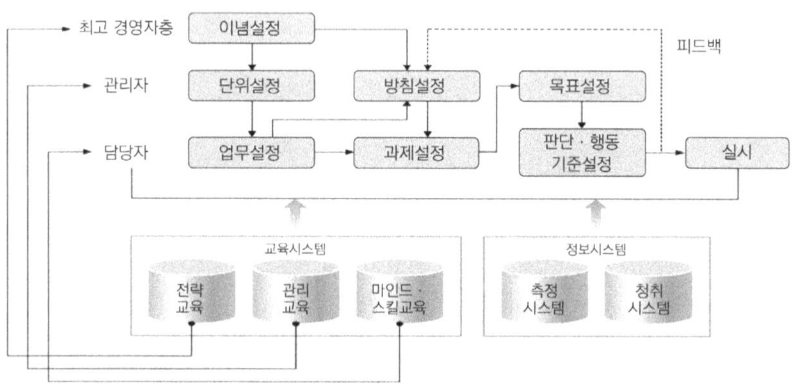


자료 : 원융희, 병원고객만족경영, 2002, p. 71.

시스템의 지원을 필요로 한다. 하나는 교육시스템으로 이는 병원 종업원을 대상으로 가동된다. 다른 하나는 고객만족 측정 및 고객의 소리 청취 시스템으로 이는 일반 고객을 대상으로 활용된다.

먼저 교육시스템은 고객만족경영의 확산과 성숙에 중요한 비중을 둔다.

직급과 업무(의료, 행정 등)에 따라 업무 내용이 다르기 때문에 적합한 교육내용을 적합한 계층에서 실시해야 효과적이다. 따라서 최고경영층에게는 고객만족경영의 필요성과 실제 어떻게 하는가에 대한 실무 교육으로 차별화 하는 것이 필요할 것이다.

또한 고객만족 정보시스템에서는 고객만족도 측정을 위한 측정시스템과 고객의 불평·불만, 호평 및 요구사항에 관해 청취하는 청취시스템으로 분류할 수 있다.

측정 시스템은 정기적인 만족 조사를 시스템화하여 그 결과를 경영혁신으로 이루어질 수 있도록 활용하는 지원시스템으로 데이터 웨어 하우징기법에 의한 데이터베이스 구축이 필요하다.

청취시스템은 고객의 불평과 호평, 불만 및 요구사항의 청취와 고객에게로의 신속하고 정확한 피드백의 제공을 포함한다. 또한 그 결과를 전략적으로 활용하여 불만을 줄여나가거나 요구사항을 수렴해 나가는 과정에서 재방문 환자가 늘어날 것이다. 따라서 신속하고 확실한 피드백을 제공하는 것이 무엇보다 중요하다.

### 보고가세요

**환자를 위한 데이터베이스를 만들자**

· 환자가 우리병원을 찾게 된 연유를 파악한다.
· 환자가 우리병원을 어떻게 알게 되었는지를 안다.
· 의사는 이런 정보를 갖고 진료에 임한다.

– 자료 : 박인출 , 병원을 경영하라, 몸과마음, p. 169.

## ❑ 고객만족을 기업이념에 명시

### 1) 자사에서 중요한 것은 오로지 한 고객의 만족이다.

고객만족경영을 추진하는 데는 최고경영자의 고객만족경영에 대한 확고한 신념 및 정열이 필요하며 이러한 최고경영자의 생각이 원활하게 다른 관리직 및 일반종업원에게 확대될 필요가 있다. 이것에 의하여 전 사원이 최고경영자의 생각을 공유하고 실천한다고 하는 단계가 수행되는 것이다.

이러한 이상적인 방향으로 진행되기 위해서는 최고경영자가 '왜 지금 고객만족경영을 해야 하는가' '고객만족이란 무엇인가'에 대하여 알기 쉽게 설명하여야 한다. 그리고 다음으로는 '고객만족을 향하여 당사는 무엇을 해야 하는가'에 관한 기업목적에 대하여 명확히 밝혀야 한다. 이것에 의해 종업원은 고객만족경영의 중요함을 이해할 수가 있다.

스칸디나비아항공의 얀 칼슨사장은 '중요한 것은 오직 하나 고객의 만족이다.'고 하는 매우 짧은 언어로 사원들에게 호소하고 기업 풍토와 종업원 의식 혁명에 성공하였다.

고객만족 행동의 기본 및 슬로건 책정 방법은 톱다운(Top Down)에 의한 방법과 보텀업(Buttom up) 방법 등 두 가지가 있다.

오너사장이고 톱 주도기업에서는 톱의 생각이 선명하게 나타남으로 톱다운 방식이 효과적이다. 그렇지 않은 기업에서는 보텀업 방법이 효과적일 것이다. 이 때는 전 사원의 의견을 공모하고 그것을 집약해서 결정하면 좋다. 그렇게 함으로써 자신들이 만든 행동기준에 대해 친밀감을 느끼고 행동도 한층 적극적이 될 것이다.

일본 기업의 최고경영자가 내놓은 고객만족에 관한 어귀를 몇 개 발췌하여 보면 다음과 같다.

① 혼다(本田) 구메(久)사장의 '고객만족도 넘버원'

사장에 취임해서 줄곧 강조하고 있다. 기업의 역학이라는 것은 크게 3가지가 있다. 지역사회에의 공헌, 종업원의 일하는 보람, 그리고 제품을 만들고 팔고 그로부터 사주는 고객을 소중하게 할 것, 전자의 두 개로 실제로는 고객을 향해 회사가 노력하고 있으며 실현할 수 있다. 모든 길로 통하는 개념이라고 생각한다.

② 인본전신전화 야마구치(山口)사장의 '베스트 서비스'

누구나 곤란한 시기는 있다. 지금 곤란한 시기에 처해 있기 때문에 더욱 민영화의 원점은 무엇이었는가를 반문해 본다면 그것은 고객에게 최대의 만족으로 제공하는 서비스의 제공에 있다. 따라서 베스트 서비스라고 하는 표어를 표방하고 있다. 고객 한 사람 한 사람을 위해서 무엇을 할 수 있는가를 생각하고 행동한다. 나도 그 원점을 잊지 않도록 명심하고 있다.

③ 에크이온(舊, 가네오카) 사장의 '고객의 입장에서 창조적 행동'을 30여년 사업을 해왔지만 결국 자신의 일을 잊어버리고 고객을 위하여 노력한 경우가 돈을 가장 많이 번 것 같다. 회사를 경영하고 있으며 기업의 이익에 너무 집착하는 경향이 있지만 그러면 안 된다. 말을 바꾸면 사회성을 중시해야 한다. 이것으로 인해 세상변화에 민감하게 된다. 또한 보람도 있다.

④ 우치다(内田)양행 구다(久田)사장의 商魂土才(상혼토재)

고객본위로 사물을 생각하지 않으면 시장을 포착할 수 없다. 상대방의 입장에 서서 즉, 고객제일이라고 하는 상인의 마음을 중요시하는 것이 상혼이다. 그것을 마음 속에 그리면서 유행에 휩싸이지 않고 경영의 기본이 되는 기업의 정신, 경영철학을 확립해 나가지 않으면 안 된다. 그것이 土才 이다. 당사의 회장이었던 부친이 만년화사의 간부에게 선물한 색종이에 쓴말이지만 오늘날에도 아직도 신선하다.

### 2) 알기 쉬운 언어로 명시한다.

고객만족의 행동기준을 철저히 하기 위해서는 이것을 기업이념으로써 책정하는 것이 효과적이다. 기업이념은 그 기업의 헌법이라고 할 수 있으며 종업원의 관심도 높고 철저해야 한다.

예를 들면, 일본 유통업에의 세이유(西友)에서는 '고객 최우선'이라는 5문자로 대단히 간결한 경영이념을 내세우고 있다. 한눈에 보아서 매우 흔하고 너무 짧은 문구라고 여겨질지 모르지만 '어려운 것은 말하지 않는다. 아무튼 중요한 것은 고객 최우선이다. 이 다섯 문자가 모든 것이다.'고 하는 최우선으로 고객을 생각한다는 의욕을 생생하게 느낄 수가 있다.

이러한 고객우선의 생각을 조금 살을 붙인 것이 세끼스이(積水)하우스의 다음과 같은 경영이념이다.

고객 제일주의 … 고객이 오랫동안 만족할 수 있는 주택제공을, 사업을 담당하는 사람으로서 기뻐하고, 지역을 위한 고객제일주의를 철저하게 한다.

더욱 알기 쉬운 언어를 사용하여 설득조인 표어가 다음에 소개하는 고죠스시(小僧초밥) 본부의 경영이념이다.

고죠스시체인은 '초밥을 통해서 고객에게 만족을 판매한다'는 것을 목적으로 한다. '만족'을 파는 것에 의해 이익을 얻는 '장사'를 하는 것이다.

만약 '만족'을 팔지 못한다면 이익을 얻을 수가 없게 되고 '만족'을 팔기 위해서는 작은 스님(小僧)의 수업을 하고 있는 것이 우리들이다.

기업이념은 어쩌면 관념적인 언어가 되기 쉽지만 이상의 경영이념은 명확히 고객에게 만족을 파는 것이 목적이고 매우 쉬운 언어로 되어있는 것이 이색적이다.

어떠한 유형의 경영이념이 적절한가 하는 것은 경솔하게 판단할 수 없지만 그 기업의 업무내용에 따라서 독자적인 입장에서 책정하는 것이 바람직하다. 기본적으로는 누가 보더라도 금방 내용을 알 수 있고 기업의 자세가 즉시 전달되는 것이 중요하다. 권위와 형식에 메여 의미를 이해할 수 없는 어려운 한자를 나열하는 것은 좋지 않다(김성혁, 고객만족경영, AMI, 1992).

## 5 고객만족경영의 체계

고객만족경영을 효율적으로 추진하기 위해서는 고객을 중시하고 고객과 가까이 있는 사람을 중요시하는 역피라밋 조직개념이 확산되어야 한다.

역피라밋 조직개념이란 관리자는 현장종업원이 잘 해 낼 수 있도록 돕고 경영자는 관리자의 지원업무를 돕는다는 조직개념으로 고객만족을 위해서는 종업원만족, 특히 고객과의 접점에 있는 현장종업원의 만족이 선결되어야 한다.

그러기 위해서는 우량기업체의 경영자들은 고용인들의 말에 귀를 기울이고 고용인들의 사기를 높이는데 주력한다. 특히 이들 기업체들은 혁신적인 생산과 서비스 챔피언을 장기적인 안목으로 지원해 준다(Perter and Waterman, 1987).

종업원들이 고객에 대한 올바른 의식을 갖추고 고객만족을 위해 노력하는 것을 즐거움으로 삼게 하려면 우선 종업원들이 만족스러워하는 경영풍토를 조성해야 하는 것이다.

종업원만족이 고객만족에 끼치는 영향을 보면 [그림 8-9]과 같다.

▌그림 8-9 ▌ 종업원만족이 고객만족에 미치는 영향

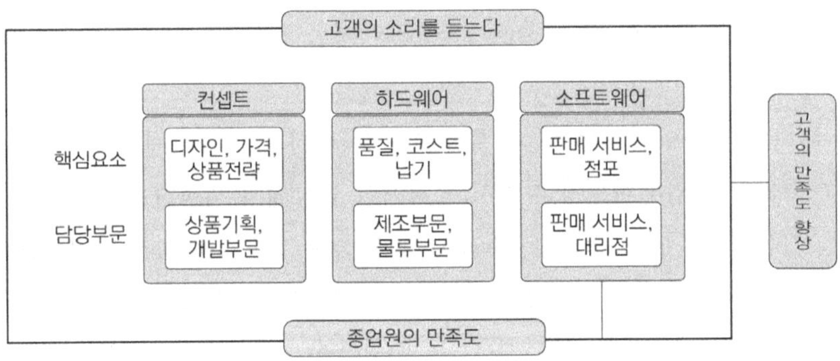


자료 : 김영한, 고객만족혁명, 도서출판 성림, p. 171.

또한 칼 알브레히트는 고객과 기업이 접촉하는 진실의 순간이 쌓여 고객의 기업에 대한 인식을 결정하는 것이며, 기업의 제품은 서비스임을 강조하고 있다. 진실의 순간이라 함은 특정한 사건을 가리키는 것이며 이 사건의 과정에서 고객이 병원의 어떤 한 면과 접촉을 하게 되고 제공받은 의료서비스에 대해 모종의 인상을 얻는다는 것이다. 종업원은 고객이 진실의 순간에 경험하는 서비스 품질에 모든 신경을 집중시키지 않으면 안 되는데, 이는 고객과 접하는 종업원 하나하나가 각각 진실의 순간에 관리자가 되는 것을 의미한다.

진실의 순간이 바람직하게 연출되기 위해서는 많은 일들이 관리되어야 하지만 특히 종업원의 역할 하나하나를 중요시하지 않으면 안 된다. 개개의 진실의 순간에서 고객이 인지한 의료서비스의 품질이 중요한 만큼 그 업적의 책임은 종업원뿐만 아니라 조직 전체 사람들에게 있다고 할 수 있다.

칼 알브레히트는 'At America's Service'에서 고객만족경영에 있어서는 어떤 단계의 관리자든지 그 직무는 고객에게 서비스를 제공하는 제일선 종업원을 지원하는 일이라고 강조한다. 즉, 그들의 의사결정이나 활동 모두가 종업원이 진실의 순간에 임할 때 보다 효과적일 수 있도록 지원하기 위한 것이라는 것이다.

생산 지향형 경영 틀에서 고객만족경영 틀로 이행한다는 것은 개념적으로는 혁신적인 변화라고 할 수 있다. 기업이익 우선 시대처럼 종업원을 피라밋의 아래쪽에 둔다는 것은 그들을 전혀 중요하게 여기지 않는다는 것을 나타낸다. 다시 말하면 기업 활동에 종업원이 거의 영향력을 미치지 않는다는 사실을 강하게 나타내고 있다고 하겠다. 그러나 고객만족 우선시대에는 고객 다음으로 중요하게 여겨지는 것이 제일선에서 고객과 직접 접촉하는 종업원이다. 그들에 의해서 고객이 진실의 순간에 받아들이는 서비스의 품질에 대한 인상이 달라지기 때문이다. 물론 이같이 우위성이 역전되고 관리자의 역할이 재조정되었다고 해서 관리자 자체가 힘을 잃고 권위를 상실하는 것은 아니다. 이 사실은 관리자가 각기 새로운 역할을 맡고 새로운 시각을 갖지 않으면 안 된다는 것을 의미한다. 고객만족경영기업의 관리자는 목표의 설정, 전략의 설계, 시행계획의 준비 등 지금까지의 업무책임을 포기하지 않고 여기에 부가해서 사원의 효과적인 활동을 가능케 하는 지원자라는 새로운 역할 또한 다하지 않으면 안 된다(Karl Albrecht, 1992).

고객만족경영기업에서의 관리자란 명령을 내리는 사람이 아니고 리더이다. 종업원을 조직 및 형식에 종속시키는 것이 아니라, 독창적인 사고방식과 인간성을 끌어내어 일에 반영하도록 부하직원을 이끌고 도와주는 사람이다.

고객만족경영에 바람직한 관리자는 조직 내의 커뮤니케이터로서 고객서비스에 대한 개념, 서비스방침과 목표설정 의도를 계속하여 전달하고 납득시키는 능력, 고객만족 실현을 위해 솔선수범하여 일에 모범을 보이는 능력, 고객만족경영을 위해 어떤 행동이 바람직한 것인가를 설명하고 좋은 행동을 칭찬하는 능력, 서비스의 기획과 목표달성을 위해 무엇을 해야 하는가를 늘 생각하고 노력하는 자세를 갖추어야 한다(김영한, 1992).

이러한 역피라밋 조직 체계에서 조직의 성공을 위해서는 제일선 종업원에게 목적과 그것이 달성될 필요성을 이해하고 있을 것, 계획을 충분히 인식하고 그것이 가치 있는 것이라고 느끼고 있을 것, 계획이 성공할 것을 믿고 있을 것, 그 계획이 그들 개인에 있어서도 가치가 있다고 느끼고 있을 것 등이 요구된다. 이를 위해서는 첫째, 계획의 목적이 명확하고 단순한 형태로 개념화되지 않으면 안 된다. 둘째, 그 계획이 어떻게 고객에게 작용하기 시작하고 그 결과 어떻게 기업의 이익에 연결 되는가를 정확히 나타내지 않으면 안 된다. 마지막으로 전 사적으로 이 계획을 실행하기 위해서 조직전체에 협동심을 육성하고, 제일선에 있는 종업원들을 지원하여 조직 내 팀워크를 철저히 해야 한다(Karl Albrecht, 1992).

즉, 역피라밋 조직 체계에서 고객이 최고점에 오고, 다음으로 중요한 것이 고객만족을 실현시키기 위해 고객과 직접 접촉하는 종업원이다. 일선에서 분투하는 현장사원을 돕는 것이 관리자층이며 이들은 고객접촉에 관계하는 종업원을 훈련하고 종업원이 하루 종일 높은 열의와 의욕을 갖고 업무를 볼 수 있도록 도와줄 필요가 있다. 또한 이들 관리자를 지원하는 것이 최고경영자층이 되는 것이다(김영한, 1992). 이러한 관계를 정리하면 [그림 8-10]과 같다.

병원조직에서도 역피라밋이 된다고 해서 결코 관리자층의 권위가 실추되는 것은 아니다. 관리자의 역할이 달라진다는 것으로, 병원조직 전략의 설정 및 의사 결정을 내리는 것에는 변함이 없고 그 위에 고객의 만족을 실현하기 위하여 제일선에서 활약하는 직원을 지원한다고 하는 새로운 역할이 추가되는 것이다.

궁극적으로 고객의 만족향상을 위해서는 유연성 있는 신속한 대응이 요망되므로 이것을 실현하기 위해서는 중요한 것은 권한의 이양이다. 고객이 문의할 때 또는 의사 결정을 내려야 하는 경우 현장직원이 결단을 내리지 못하고 하나하나 상사에게 물어보거나 연락을 한다면 고객대응이 늦어지고 고객은 안전부절 못할 것이다.

그러므로 어느 정도의 업무에 대하여는 권한이양을 실시하고 종업원의 판단에 맡겨야 한다. 이것에 의해 신속한 대응이 가능하면 고객에게 좋은 인상을 주게 된다.

또한 종업원도 지금까지 상사의 지시에만 따르는 수동적인 인간에서부터 직접 그 상황에 따라 판단을 내리는 종업원으로 성장할 수 있어 일석이조의 효과를 거둘 수 있다.

▌그림 8-10▌ 고객만족지향의 역피라밋형 조직전환

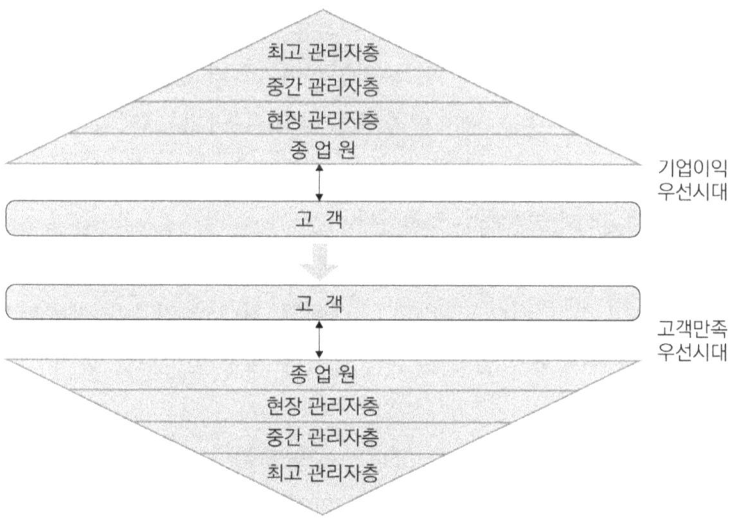


자료: karl abrecht, 오의균 역, 역피라밋, 서울, 21세기북스, 1992, pp. 137~138. 재구성.

# 6 고객만족경영의 효과

고객만족경영을 성공적으로 실천하는 병원은 경쟁병원보다 고객을 더욱 만족시킬 수 있기 때문에 경쟁우위 확보 효과를 기대할 수 있다. 마이네트는 고객만족경영이 기업경영에 미치는 효과를 다음과 같이 요약하고 있다[마이네트(박성연 역), 1996).

## 6.1 재구매 고객창출

성숙된 시장에서는 신규고객의 확보보다는 기존고객의 반복 구매로부터 이익 극대화가 가능하다. 만족한 고객은 반복 구매시에도 같은 상표에 대하여 상표 충성도(Brand Loyalty)를 갖게 되므로 한번 이루어진 고객과의 관계를 평생의 고객으로 유지할 수 있는 가능성이 더 커지는 것이다.

고객에게 만족을 주고 애호도를 확보하고, 나아가 고객이 반복 구매할 수 있어야 한다. 반복구매 고객을 확보하기 위해서는 고객의 우리 기업에 대한 의존도를 제고시키는 것이 필요하다.

즉, 전환 비용을 극대화시키는 것이 매우 중요한 적업이 되며 이것이 관계 마케팅의 시발점이 된다. 그리고 고객에게 최대의 만족을 제공함으로써 고객이 타제품을 선택하지 않도록 우리 제품에 대한 의존도를 높이도록 해야 한다.

일반적으로 서비스에 만족한 고객의 충성도는 그렇지 않은 고객보다 충성도가 높게 나타나고 있으며, 서비스에 완전히 만족한 경우에는 제품에 대해 80%의 신뢰감을 보이고 있다.

한편 1991년 제록스사에서 분석한 자료에 의하면 5점 척도를 기준으로 하여 매우 만족한 고객(5점)은 만족한 고객(4점)에 비해 제록스제품을 재구매할 확률이 6배나 높게 나타나고 있다[Heskettand Janes(조재운 역), 1994]

## 6.2 비용의 절감

신규고객확보는 많은 노력이 필요하지만 고객이 처음 소비한 제품에 만족하여 재 구매나 반복구매를 하게 되면 그 제품을 구매토록 설득할 필요가 없기 때문에 판매비, 광고비 등이 크게 절감될 뿐만 아니라 고객설득에 드는 시간을 A/S나 고객의 불만해결에 사용할 수 있다.

뿐만 아니라 고객의 욕구와 기대치를 예측하여 불필요한 지출을 감소시킬 수 있는 장점이 있으며, 이미 만족한 고객은 가격에 민감하지 않으므로 더 많은 이익을 창출할 수 있게 된다. 실제로 미국의 경우, 신규자동차 구매가 한 사람을 확보하는데 2,200~3,000달러 정도의 비용이 드는 것으로 나타나 고객만족이 비용절감 효과에 기여하고 있음을 보여주고 있다.

## 6.3 최대의 광고효과(최계봉, 1997)

제품에 만족한 고객은 구전을 통해 낭해제품의 광고효과를 극대화시켜 준다. 구매행동에는 것은 마케터의 촉진 커뮤니케이션보다 소비자들간에 자연스럽게 이루어지는 호의적 커뮤니케이션이 더 큰 영향력을 지닐 수도 있기 때문이다. 한 조사(Emest Dichter, 1996)에 의하면, 친구, 전문가, 친척들의 말을 듣고서 상품을 구입한 비율이 80%까지 이르렀다고 하며 또 내구재를 구입함에 있어서는 구전이 주요 정보 소스가 되고 있으며 응답자의 반 이상이 친구로부터 그러한 정보를 얻고 있었다는 조사결과(George Katona and Eva Mueller, 1995)도 있다.또한 조사(John R Kerr and Bruce Weale, 1970)에서는 남녀대학생의 약 50%가 의류의 상표, 스타일, 소매점, 가격에 관해서 친구와 토의를 한 것으로 나타났다고 한다.

이와 같이 고객만족은 구전효과로 인해 어떤 대중매체 홍보보다도 뛰어난 효과를 발휘해 주며 적은 노력으로 최대의 홍보효과를 추구할 수 있게 해준다.

한편, 혹자는 고객만족의 경영혁신기법을 수행할 경우 다음과 같은 효과를 얻을 수 있다고 설명하고 있다.

① 고객만족의 전사적 확산
② 고객중심의 전략 전개
③ 고객과의 관계 개선
④ 고객정보의 전사적 공유

# 7 고객만족경영의 과제

## 7.1 고객만족경영 의지

고객만족경영은 시장점유율확대나 원가절감이라는 근시안적 경영목표 추구에서 벗어나 고객만족을 궁극적 경영목표로 설정함으로써 시장변화에 흔들리지 않는 안정적 수익 기반을 장기적, 지속적으로 확보해 나가려는 경영방식이다. 따라서 최고경영자의 고객만족을 달성하기 위한 강력한 의지가 기업내부의 조직구성원에게 전파되어야 한다.

일본의 자동차 메이커인 도요타의 경우 사장이 직접 고객만족 추진위원장을 맡아 고객만족을 사적인 운동으로 전개하고 있다. 이는 기업이 고객만족에 사활을 걸고 있다는 것을 뜻한다. 경영자의권한이 기업내부의 모든 부문에까지 전달될 수 있도록 고객만족경영체제를 구축하는 것이 고객만족경영의 최우선 과제라고 할 수 있다(최계봉, 1997).

실제로 1991년 9월 일본 경영협회가 조사한 '서비스에 관한 사장 및 관리자의 의식조가'에 의하면 응답자 187명의 39.5%가 고객만족 추진에는 '경영자의 인식과 이해가 가장 필요한 과제'라고 대답하였고 93.5%가 경영자가 '서비스'품질의 충실이 회사의 업적을 좌우 한다'는 인식을 갖고 있는 것으로 나타났다.

그리고 기업이 제공하는 서비스의 필요불가결한 부분은 다음과 같이 나타났다(한치규, 1993).

① 고객에게 만족감 제공(77.6%)
② 고품질, 안전한 상품 제공(76.2%)
③ 신뢰성 제공(75.5%)
④ 상쾌한 접객 태도(28.0%)

## 7.2 기업문화 구축

최고경영자로부터 하부종업원에 이르기까지 기업내부의 모든 구성원이 고객 만족을 최우선 목표로 두는 고객만족경영 문화가 정착되어야 한다. 고객만족 지향적 이념을 설정하고 고객정보 시스템 및 교육시스템을 구축한 후 고객만족 성과와 보상시스템을 연결시켜 구성원에게 고객만족에 대한 모티베이션을 제공해야한다(최계봉, 1997).

기업이 진정한 의미에서 고객만족 지향적 문화를 구축하려면 다음과 같은 세 가지 요건이 충족되어야 한다(전현배, 1998.2).

첫째, 최고경영층은 지시나 감시 일변도의 자세에서 탈피하여 고객만족 지향적 문화구축에 필요한 지원책 수립에 중점을 두어야 한다.

둘째, 최일선에 있는 현장종업원의 견해를 직접 청취할 수 있는 의사소통 라인을 마련해야 한다. 이는 고객의 불만을 잘 알고 있는 사람은 바로 현장종업원이므로 이들의 목소리를 중간의 굴절과정 없이 접할 수 있어야 올바른 처방이 가능하기 때문이다.

셋째, 현장종업원에게 최대한의 재량권을 부여해야 한다. 재량권 없이는 대고객서비스가 창출될 수 없기 때문이다. 고객과 직접 접촉하지 않는 임원과 간부들이 재량권을 가지고 있으면 고객만족이 구호로 끝날 가능성이 높아지기 마련이다.

## 7.3 내부고객만족

고객만족경영을 병원내부에 성공적으로 정착시키려면 내부고객 즉, 병원내의 종업원들을 먼저 만족시켜야 한다. 자사의 의료상품과 서비스에 만족하지 못하는 종업원들이 자부심을 가지고 고객에게 판매활동이나 서비스활동이 전개하기를 기대하기는 힘들기 때문이다.

칼 알브레트(1995)는 그의 저서 'At America's Service'에서 다음과 같은 점을 강조했다. 만일 당신이 고객에게 직접 서비스를 하고 있지 않으면 고객에게 서비스를 제공하고 있는 자에게 서비스를 해야 한다.

이 사실은 다음과 같은 사례로서 입증된다. 영화제작에는 카메라 앞에서서 대사를 말하고 역할을 연기하는 배우가 없어서는 안 되는 것처럼 무대뒤의 사람들 또한 중요한 역할을 하고 있다.

예를 들면, 세트를 만들고 의상을 준비하며 조명을 비추고, 카메라나 마이크를 조작하는 등 영화제작을 성공으로 이끄는 여러 사람이 없으면 제대로 완성 될 수 없다.

이는 서비스산업에도 부합된다. 서비스 비즈니스에서는 배우에 해당되는 것이 고객과 접촉하는 종업원이다. 종업원도 배우의 역할의 절반을 차지한다는 사실을 간과해서는 안 된다. 다시 말해서, 고객과 접촉하는 종업원은 이들을 지원하는 사람에게 있어서 '고객'인 것이다. 이는 곧 전 종업원이 외부고객이 아니면 내부고객인 상사, 동료, 부하에게 서비스를 제공하고 있는 것이다.

제록스사의 경험에 의하면, 내부고개의 만족도와 외부고객의 만족도는 90%이상 正 (Positive)의 상관관계를 갖는다는 사실이 입증된 바 있다(최계봉, 1997).

## 7.4 고객정보관리체제 구축

고객만족의 기본과제의 하나는 고객만족 측정이 고객의 입장에서 객관적으로 이루어져야 한다는 점이다.

즉, 고객의 만족도를 고객의 입장에서 평가토록 하고 이를 계량화해 경영의 지표로 삼아 개선활동을 지속적으로 전개해 나가도록 해야 한다. 이렇게 하기 위해서는 고객만족의 지수화를 통한 지속적 개선활동이 목표설정과 성과측정이 가능토록 고객정보 관리체제를 구축해야 한다.

미국의 페더럴 이스프레스사는 SQI(Service Quality Indicator)라는 독자적 지표를 개발하여 정기적인 고객만족 측정을 실시할 뿐만 아니라 서비스 품질저하가 48시간 후에 시장점유율에 어떤 영향을 미치는지를 파악할 수 있도록 초단기적 품질평가시스템을 구축하고 있다.

일본의 카오(花王)는 이미 78년부터 전화에 의한 소비자 상담창구 에코시스템을 설치하고 있다. 카오 생활과학연구소에 창구를 설치하고 전문담당자가 소비자로부터 상담과 문의를 받고 있으며 이 정보를 토대로 상품과 서비스 개선을 위한 노력을 함으로써 카오에 대한 고객만족향상을 추구하고 있다. 카오는 1989년부터 '에코시스템에 CCN(Computer Communication Network) 시스템을 구축하여 고객의 불만을 신속하게 처리해 줄 뿐만 아니라 나아가 고객의 불만 내용이나 제안사항을 신제품개발의 아이디어로 활용함으로써 큰 성과를 거두고 있다. 이상과 같은 체계적이고 과학적인 고객정보관리체계가 구축될 때 비로소 고객만족경영은 성공적으로 정착될 수 있을 것이다.

끝으로, 고객만족경영을 추진해 나갈 시 전조직구성원의 적극적인 참여가 선행되어야 하며 이를 위해서는 고객만족 성과를 명확히 측정해야 하고 이를 토대로 철저히 보상하는 평가시스템의 운영이 필요하다(최계봉, 1997).

**보고가세요**

**병원 서비스의 알파와 오메가**

· 진료기술은 병원의 필요조건일 뿐, 충분조건은 아니다.
· 경영 마인드가 병원의 충분조건이다.

– 자료 : 박인출, 병원을 경영하라, 몸과마음, p. 87.

## ❑ 고객만족을 실현하는 고객정보 관리 방법

### 1) 고객만족을 위한 고객 앙케이트

고객에 대한 조사는 지금까지 수없이 해왔다. 그러나 고객만족을 전제로

한 고객만족을 위한 조사라면 지금까지의 고객 조사 방법과는 상당히 달라질 것이다. 예를 들면 고객에게 앙케이트를 기입하게 할 경우 어느 시점에서 앙케이트에 기입하는 것이 좋을까, 앙케이트의 질문 항목을 어떻게 설계할 것인가, 또한 묻는 방법으로는 어떠한 것이 바람직할까 등등 고객만족의 시점부터 검토가 필요해진다.

지금까지의 고객 앙케이트 조사 내용을 본다면 앙케이트를 시행하는 측이 아마 이러한 회답이 많을 것이라는 가설을 머릿속에 그리고, 질문 항목을 책상 위에서 만들어 버리는 경우가 많았다. 즉, 자신들이 원하는 회답으로 이끌기 위한 앙케이트이고, 진정한 의미에서 고객이 요구하고 있는 것을 알기 위한 앙케이트는 아니었다는 것이다.

고객만족을 위한 앙케이트에서 먼저 솔직히 고객이 어떤 포인트에 대해 문제를 갖고 있는 것일까, 또는 어떤 점에서 클레임을 느끼고 있는가에 초점을 맞춘 질문 내용을 설정한다.

자동차에서 말한다면, 세일즈맨의 영업활동에 대해 '만족한 점은 무엇인가', '만족스럽지 못한 점은 무엇인가', 계약을 한 후 자동차가 전달될 때까지의 단계에서는 어떠한 불만이 있었는가, 차량 납품으로부터 다음 새것의 대체까지는 어떠한가, 등등 기업의 자세, 또는 세일즈맨의 자세에 대한 만족도와 고객이 본질적으로 원하고 있는 앙케이트가 아니면 안 된다.

### 2) 고객만족과 자기만족 고객

예를 들면, 어떤 상품을 구입했던 사람에 대한 앙케이트도 지금까지는 '구입했던 상품은 마음에 들었습니까'라고 대답하는 것이 당연하다.

앙케이트를 시행한 측은 대강 이 단계에서 만족해 버리고 '우리 회사는 좋은 상품을 팔고 있다.', '고객이 상품을 마음에 들어한다', '앞으로도 당사의 상품을 구입할 것이다' 라고 생각해 버린다. 이것은 '고객만족'이 아니라 '자기만족'인 것이다.

이것을 고객만족의 발상에서 생각하면 다음과 같은 질문으로 된다. 예를 들어, '당신은 마음에 드는 그 상품을 한번 더 같은 판매점에서 구입하려고 합니까'라는 이 질문에 놀랍게도 상당한 비율이 'NO'라는 대답을 한다. '상품

자체에 관해서는 마음에 들기 때문에 같은 메이커의 상품을 살 가능성은 있지만, 같은 판매점에서 구입한다고는 볼 수 없다'라는 대답을 들었다.

그렇다면 더욱더 파고들어 '같은 담당자로부터 한 번 더 사고 싶은 마음이 있습니까'라고 물으면 'NO'라고 대답하는 비율이 높아진다.

그 이유를 깊이 생각해보면 '점원이 불친절했기 때문에'라든지, '상품을 구입할 때는 친절했는데 그 후의 전화를 해도 회답의 전화조차 없다' 혹은 '물건 구입 후에 물어보고 싶은 것이 있어 전화를 했을 때 상당히 불친절한 말투였기 때문에' 등 이러한 불만이 배경에 있다는 것을 알게 된다.

이러한 고객의 만족도를 알 수 있는 질문, 앙케이트가 고객만족의 시점에 선 진정한 고객을 위한 조사라고 말할 수 있다.

### 3) 고객의 잠재적인 불만을 알아낸다.

고객 자신이 자신의 만족도에 대해 이해하고 있지 않을 경우도 있다. 그러한 때에 어떠한 질문 방법에 의해 고객이 갖고 있는 잠재적인 문제점을 알아내는 것도 중요한 포인트이다.

실제적인 예로 '주민만족'을 목표로 한 지역 발전의 일환으로 이떤 상점가의 활성화를 위해 고객만족 조사를 한 일이 있었다. 일반적인 질문으로는 고객이 느끼고 있는 문제점을 파악할 수 없기 때문에 이 경우에는 앙케이트의 실마리 도입을 위해 다음과 같은 질문을 해 보았다.

'당신의 관점으로 이 상점은 인간 나이로 친다면 몇 살 정도라고 생각합니까?', '이 상점이 몇 살 정도라야 당신은 훌륭하다고 생각합니까?'

상점측과 고객측 의식의 격차, 차이를 이 질문으로 인해 파악하고 진정으로 고객과 원하고 있는 만족도가 높은 상점가는 어떤 이미지인가를 알려고 시도했던 것이다.

이러한 질문방법은 종래의 조사 발상으로는 나오기가 상당히 힘들다. 고객만족의 시점으로 질문 사항을 생각하는 것으로서 처음으로 나온 설문이라고 할 수 있다.

어쨌던 이러한 질문에 의해 고객의 만족도를 파악하고, CSI의 지표에 옮겨놓는 것이 중요하다. 고객만족의 지표 설정을 의식한 설문을 세운 방법, 질문의 방법을 생각하지 않으면 안 된다.

### 4) 필요한 고객정보관리

고객만족에 관한 정보 수집에 대해서는 여러 가지의 방법이 있는데 예를 들면 다음과 같은 경우이다.

가. 고객으로부터

① 앙케이트

② 인터뷰(그룹 인터뷰, 개별 인터뷰)

③ 전화상담

④ 카운터 대화

나. 사원으로부터

① 앙케이트

② 인터뷰

다. 기타

① 기업 내의 업무분석 및 내부 자료의 분석

② 거래처의 의견 등

일반적으로 고객이 상품을 구입한 지점에서 앙케이트의 기입을 부탁하고 이름, 생년월일, 주소, 전화번호, 가족 구성, 가족의 이름, 가족의 생년월일 등을 알아내는 것도 한 방법이다. 생년월일은 일평생 바뀌지 않기 때문에 그 생년월일에 따라서 '通過儀禮' 마다의 제안을 해 갈 수 있다. 만약 죽게 되면 '沒年月日'이 생긴다.

생일에는 꽃을 보낸다든지, 성인식에는 축하장을 보낸다. 어린아이가 유치원에서 초등학교로 올라갈 때에 교통안전의 안내문을 보낸다든지, 간단한 선물을 보낸다. 그러한 형태의 서비스에 의해 평소 때부터 질이 높은 커뮤니케이션의 네트워크를 만들어 놓는 것이 중요하다.

그 위에 고객정보에 기초를 두어 이쪽에서부터의 제안이든지 어프로치를 적극적으로 하는 것이 가능해진다.

이러한 형태로 고객정보를 활용해 가기 위해서는 고객에 관한 정보를 앙케이트와 인터뷰라는 방법으로 될 수 있는 한 많이 모으는 것과 모은 정보를 컴퓨터 등으로 관리하고, 항상 원할 때에 원하는 형태로 하게끔 해두는 것이 포인트라고 할 수 있다. 소위 고객정보의 데이터 베이스화, 고객정보 관리 시스템의 구축이다.

이렇게 모은 고객정보는 당연하지만 상품의 새 것으로의 대체, 구입증가 시장을 확보하기 위해서도 활용되어진다.

예를 들어, '고객이 구입한 상품이 어떤 타입의 상품이었는가', '그 상품의 내용연수는 몇 년인가', '그 사이 유지는 어떻게 했는가'라는 데이터를 축적한다면 다음 새것의 대체 시기엔 이곳에서 먼저 제안을 해갈 수 있을 것이다.

확실히 이전부터 고객의 정보 활용으로 판매를 늘리기 위한 여러 가지의 방법이 취해져 왔다. 그러나 그 실정은 한번 거래한 고객에 관한 이름과 주소를 적어두어, 연하장과 바겐세일의 안내서 정도 보낼 때만 사용되었던 경우가 많지 않았는가.

이것으로는 '고객관리의 유지' 원초적 의미에서의 고객정보 관리라고 할 수 없다. 지금부터의 고객정보 관리는 철저한 '공격의 관리', 즉 이쪽에서부터 제안해 가는 '공격의 고객정보 관리'가 아니면 안 된다.

### 5) 고객정보 관리의 4개 키워드

고객정보 관리의 키워드는 '사람', '물건', '돈', '시간' 등 4개이다. 판매점을 예로 들어본다면 고객 중에는 18세부터 22세까지 회사에 근무하는 독신으로 게다가 혼자 사는 여성은 몇 명 정도일까. 그 여성들이 언제, 어떤 상품을, 얼마에 샀는가. 또한 그 상품은 어떠한 색과 디자인이었나.

또한 구입 시 어떤 특징이 있었는가? 보너스의 시기에 구입하는 경우가 많은가? 월급 다음날 구입하는 경우가 많은가? 한 번에 어느 정도의 쇼핑을 어떠한 패턴의 구입 행동을 나타내는가 등등…

'사람', '물건', '돈', '시간'에 관한 데이터를 수입·분석하고 이 4가지의 축을 기초로 제안 접근해 가는 것이다. 제안을 위해서는 '돈'만, '물건'만의 데이터 활용이 아니라, '사람'과 '물건'이라든지 '사람'과 '돈', '시간'이라는 편성도

때로는 필요한 것이다.

물론 그 과정에서 데이터 수집·관리를 위한 기계화를 진행할 필요도 생긴다. 예를 들어 PCS의 도입에 의해 언제, 어떤 상품이, 얼마나 팔렸는가를 먼저 파악하는 것이 필요하다. 그것에 의해 고객이 만족을 얻기 위한 물건 수집과 재고 정책을 검토하는 것도 가능하게 된다.

어쨌던 고객에 관한 정보를 철저하게 활용하고 한번 자사에서 구입해준 고객에 대해서는 질 높은 서비스를 계속해서 전개하여 수준 높은 만족을 제공하는데에 진정한 고객정보관리의 목표가 있다. 이것이 실현된다면 고객의 정착율은 상당히 높아질 것이다.

지금까지는 고객정보를 어떻게 수집할까에 관심이 집중되어 왔다. 그러나 지금부터는 한발 앞서 수집한 정보를 어떻게 분석하고, 유효하게 활용해 나갈까에 대하여 생각하지 않으면 안 되는 시대가 오고 있다.

단순히 고객정보를 많이 들고 있는 것이 중요한 것이 아니라 들고 있는 정보를 어떻게 활용하는가가 문제되는 시대에 접어들고 있다.

(고객만족(CS), 이것이 핵심 포인트, 한국생산성본부, pp. 67~73)

## 7.5 의료서비스의 관리

의료서비스는 제2의 상품이며, 병원간의 경쟁수단인 동시에 적극적, 전향적, 지속적으로 제공되어야 한다. 또 순간적 감정이나 감명, 접객요원의 접객태도가 그 결과를 좌우하는 것이 또한 의료서비스의 특징이다.

서비스는 보이지 않는 형태의 제품이고 자신이 있고 상대방이 있으며, 그 자리에 한한 것이며, 시험 삼아 사용해 볼 수가 없으며, 보존할 수도 없고, 재고가 없으며, 표준화가 어렵고 질적으로 차이가 생기기 쉬운 특성이 있다. 서비스 품질은 서비스 상품 품질, 현장 품질, 고객접점품질로 구성되며 서비스상품 개발과 고객접점 관리를 통하여 향상될 수 있다.

한편, 고객만족경영을 위한 혁신기법의 문제점으로 다음과 같은 사항을 지적하고 있다.

① 의식개혁운동으로 종료
② 구조적 개혁으로 연결 부족
③ 종업원만족도 향상에 결부되지 못함

## 보고가세요

**원자의 경영마인드 = 고객만족**

고객만족도 높여 충성고객 확보해야 한다.

무한경쟁에서 살아남기 위해서는 차별화를 통해 경쟁력을 갖춰야 한다. 경쟁력을 갖추기 위한 방법의 하나로는 고객만족도를 높이는 것을 들 수 있다.

고객만족도를 높임으로써 충성고객을 확보하고 이 충성고객이 병원의 홍보에 발 벗고 앞장설 수 있도록 해야 하는 것이다.

충성고객을 확보하기 위해서는 만족도를 그대화해야 한다.

만족도를 최대한 끌어올리기 위해서 가장 중요한 것은 먼저 치료결과가 좋아야 할 것이다. 좋은 치료결과를 위해서는 우선 환자와 의사 사이의 신뢰가 형성될 수 있도록 해야 한다.

환자가 의사를 믿고 치료에 동의했을 때 좋은 치료결과를 얻을 수 있기 때문이다.

그러면 고객만족도를 높이기 위해 할 수 있는 것 중 가장 중요한 것은 무엇일까? 그것은 바로 원자의 경영마인드라고 할 수 있다.

원장이 어떠한 경영마인드를 가지고 있느냐에 따라서 고객만족의 서비스가 이루어질 수도 있고 그렇지 않을 수도 있기 때문이다.

원장은 직원 개개인이 자기 자신의 능력을 충분히 발휘할 수 있도록 하고 특히 환자만족을 위한 서비스 개발 및 제공에 지원을 아끼지 않아야 한다. 또 직원의 능력을 극대화하기 위한 친절교육 및 직무교육을 실시하고 보상시스템을 도입해서 우수 직원에 대한 보상을 해줘야 한다.

투자 없이 이익만을 기대할 수는 없다.

특히 노동집약적인 성격이 강한 병원경영에 있어서는 더욱 그러하다. 직원 한 사람의 행동하나 하나가 환자에게 미치는 영향은 매우 크기 때문이다. 어딘가가 불편해서 병원을 찾은 환자를 대할 경우 더욱 그렇다.

환자는 조그마한 친절에도 감동하며 고마워할 수 있다. 하지만 반대로 훌륭한 치료결과에도 불구하고 사소한 것에서 불만족을 토로할 수 있는 것이 환자라는 사실을 기억해야 한다.

> 최고책임자인 원장의 경영마인드에 따라서 병원 경영의 성패가 좌우될 수 있다는 사실을 모르는 사람은 없을 것이다. 실천을 하느냐 하지 못하느냐의 차이일 뿐이다.
>
> – 병원I신문 박현 컬럼에서

## 7.6 고객만족 개선방향

고객(환자) 감소의 원인을 불경기 탓으로 돌리는 의사들이 많다. 물론 불경기가 계속되면 전체 의료 소비는 줄어든다. 그렇다면 경기가 회복되면 생각처럼 환자 수가 늘어날까. 대답은 그렇지 않다는 것이다. 우리나라 상황에서 환자가 떨어지는 가장 큰 원인은 불경기가가 아니라 의료 환경의 변화다. 경기가 좋아지더라도 환자들의 대학병원 선호, 낮은 의료보험 수가, 늘어나는 의료기관 등 경영환경이 더욱 악화되고 있기 때문이다.

병원에 환자가 오지 않으면 병원의 수입이 줄어들고 급기야 문을 닫아야 하는 사태까지 발생한다. 그런데도 대부분의 병원이 불경기기나 의료수가에만 신경을 쓴 뿐 병원의 체질을 개선해 경쟁력을 키우는 데에는 그다지 관심을 쏟지 않는다. 환자가 줄어도 걱정만 할 뿐 어떻게 왜 환자가 감소하는지, 어떻게 하면 환자를 늘릴 수 있을지에 대해서는 별다른 전략이 없다.

하지만 불경기에도 환자가 몰리는 병원이 있다. 환자들이 이런 병원을 선택하는 이유는 무엇일까. 잘 나가는 병원은 의료수준 이외에도 환자를 끌어당기는 인자가 있다.

바로 그 인자를 찾는 것이 바로 자기 평가, 즉 환자의 눈을 통해 본 병원의 성적표다. 성적표에는 병원이 개선해야 할 과제가 담겨 있다(고종관, 2000).

한편 이 같은 조사결과를 토대로 향후 우리나라에 있어 고객만족도 향상을 위한 개선방향을 한국능률협회에서 조사한 내용을 토대로 설명하면 다음과 같다.

첫째, 고객만족도 향상을 위해서는 기업의 모든 인력과 자원을 고객 지향적으로 바뀌어야 한다. 즉, 전 사적인 고객만족경영 시스템을 갖추고 고객만족 활동을 펼쳐야 한다. 부분적인 또는 특정 부서의 노력만 가지고는 고객만족의 향상을 기대하기 어렵다.

둘째, 고객만족경영은 스마일 운동이 아니라 경영시스템에 의해 운용되어야 한다. 즉, 현장에서의 친절서비스만으로는 고객을 만족시킬 수 있다는 생각을 버리고 조직문화, 업무프로세스, 조직구조 등이 총체적으로 고객의 가치를 증진시킬 수 있는 구조로 혁신되어야 한다.

셋째, 고객만족은 기업이 고객에게 제공하는 최종 결과물의 가치가 증진될 때 가능하다. 따라서 고객만족경영의 출발점은 고객에게 두어야 하고, 가치를 증대시키는 고객의 욕구를 충족시킬 수 있는 경영활동을 펼쳐야 한다.

넷째, 앞으로 고객만족경영은 정보기술의 발달과 더불어 더욱 새로운 방향으로 변화될 것이다. 이에 따라 고객정보를 데이터베이스화하여 고객별 욕구에 맞는 고객만족경영에 대한 준비가 필요하다.

다섯째, 경영의 궁극적 목표가 고객만족이라는 사실은 일과성의 경영흐름이 아니고, 앞으로 영속적으로 변하지 않을 명제와 같은 것이다. 따라서 기업이 생존하고 발전하기 위해서는 고객만족경영을 시대적 흐름에 따른 순간의 경영이라는 생각에서 벗어나야 한다.

여섯째, 고객만족경영은 기존의 경영에 부가된 의 개념이 아님을 명심해야 한다. 고객지향의 경영혁신이며 우리기업이 살아갈 길이다. 따라서 기존의 경영목표를 주기적으로 리뷰(Review)하듯이 최고경영자가 적극적 관심을 가지고 고객만족 목표도 경영목표와 똑같은 반열에서 리뷰 하여야 한다.

일곱째, 기업과 고객의 관계에 있어서 기업의 종업원들이 고객이라는 왕을 도와주는 직업의식을 가져야 한다. 고객의 소리를 귀찮게 생각하지 말고 우리에게 영양분을 주는 비료라는 프로의식이 전체 구성원에게 있을 때 진정 고객 만족이 이루어지는 것이다.

### ❑ 불평하는 고객이 귀한 고객이다.

① 불평하는 고객이야말로 귀한 고객이다. 서비스란 바로 그런 고객을 위하여 필요한 것이다. 어떻게 해주든지 아무런 불평이 없는 고객만 있다면

고객서비스란 필요 없을지 모른다. 따지고 드는 고객, 꾸짖을 줄 아는 고객이야말로 도움이 되는 사람이다.

② '꾸짖는 말을 하는 사람을, 보석이 있는 곳을 가르쳐 주는 사람으로 생각하라'고 했다. 아무리 사소한 것일지라도 소중히 받아들이고 앞으로는 똑같은 불평이 절대로 일어나지 않도록 한다.

③ 고객의 불만을 불평으로 간주해서는 안 된다. 이것이야말로 고객이 우리 회사를 위해 시간과 돈을 들여가며 제공해주는 귀중한 산 정보이다.

④ 고객의 불평은 서비스의 품질을 높여주는 활력소이다. 또한 서비스 개선과 회사 발전의 힌트를 제공한다. 고객의 불평은 정말 소중한 것이다.

– 자료 : 장수용, 고객만족을 위한 친절 서비스(현대미디어).

### ■ 학습문제

1. 의료상품에 대한 만족감과 서비스 만족감이 결합하여 고객만족이 향상 됨을 설명 하시오.
2. 고객은 의료상품을 소비하고 있는 것이 아니라 "만족감을 소비" 하고 있음을 알고 있는가?
3. 의료서비스의 특성을 서로 이해하고 공통 대화를 나누고 있는가?
4. 개개인의 고객이 원하고 있는 만족의 내용을 파악하고 있는가?

### ■ 관련 웹 사이트 찾아보기

1. http://www. ktri.re.kr 한국관광연구원.
2. http://www.knto.or.kr 한국관광공사.
3. http://www.yessm.com 한국고객만족경영 연구회.
4. http://www.kcsma.or.kr 한국고객만족 경영학회.

## ■ 참고문헌

1. 이 철, 고객지향 경영과 고객지향 마케팅, 명진출판, 1995.
2. 이우용, 고객만족－기업성공비결, 럭키금성경제연구소, 1993.
3. CS 경영혁신센타(역), 고객만족경영의 추진방법, KMAC. 21세기북스, 1992.
4. 서영호, 고객만족경영을 위한 고객만족도에 관한 연구, 한남대학교 석사학위논문, 1997.
5. 최계봉, 경기대학교 논문집 41호(1－2호), 1997.
6. Petsrs T.J and waterman. R.H Tr. 1983.
7. Terence A Oliver 외 2인, 1992
8. 남기범 외 1인, 고객만족경영 이론의 경찰에의도입방안, 치안연구소, 1997.
9. 김성혁, 고객만족경영, AMI, 1992
10. 김영한, 고객만족혁명, 도서출판 성림, p. 171.
11. karl abrecht, 오의균 역, 역피라밋, 서울, 21세기북스, 1992, pp. 137~138. 재구성.
12. Emest Dichter, 1996
13. George Katona and Eva Mueller, 1995.
14. John R Kerr and Bruce Weale, 1970.
15. 박인출, 병원을 경영하라, 몸과마음, p. 87.
16. Heskettand Janes(조재운 역), 1994
17. 한치규, 1993
18. 전현배, 1998.2
19. 칼 알브레트(1995)
20. 고객만족(CS), 이것이 핵심 포인트, 한국생산성본부, pp. 67~73
21. 장수용, 고객만족을 위한 친절 서비스, 현대미디어, 2000, p. 136.

# 부 록

- 의료법
- 의료법 시행규칙

# 의료법

[시행 2021. 12. 30.] [법률 제17787호, 2020. 12. 29., 일부개정]

보건복지부(보건의료정책과 – 진료거부, 진료기록부)
보건복지부(보건의료정책과 – 진단서, 처방전, 의료행위 설명의무)
보건복지부(보건의료정책과 – 유인·알선, 의료광고)
보건복지부(보건의료정책과 – 전문병원, 안마사)
보건복지부(의료인력정책과 – 의료인 업무범위 등)
보건복지부(의료자원정책과 – 의료인 행정처분 등)
보건복지부(의료기관정책과 – 의료기관 개설, 의료법인, 기록열람 등)
보건복지부(의료기관정책과 – 의료기관 시설·인력기준 등)

## 제1장 총 칙

**제1조(목적)** 이 법은 모든 국민이 수준 높은 의료 혜택을 받을 수 있도록 국민의료에 필요한 사항을 규정함으로써 국민의 건강을 보호하고 증진하는 데에 목적이 있다.

**제2조(의료인)** ① 이 법에서 "의료인"이란 보건복지부장관의 면허를 받은 의사·치과의사·한의사·조산사 및 간호사를 말한다.<개정 2008. 2. 29., 2010. 1. 18.>

② 의료인은 종별에 따라 다음 각 호의 임무를 수행하여 국민보건 향상을 이루고 국민의 건강한 생활 확보에 이바지할 사명을 가진다.<개정 2015. 12. 29., 2019. 4. 23.>

1. 의사는 의료와 보건지도를 임무로 한다.
2. 치과의사는 치과 의료와 구강 보건지도를 임무로 한다.
3. 한의사는 한방 의료와 한방 보건지도를 임무로 한다.
4. 조산사는 조산(助産)과 임산부 및 신생아에 대한 보건과 양호지도를 임무로 한다.
5. 간호사는 다음 각 목의 업무를 임무로 한다.
   가. 환자의 간호요구에 대한 관찰, 자료수집, 간호판단 및 요양을 위한 간호
   나. 의사, 치과의사, 한의사의 지도하에 시행하는 진료의 보조
   다. 간호 요구자에 대한 교육·상담 및 건강증진을 위한 활동의 기획과 수행, 그 밖의 대통령령으로 정하는 보건활동
   라. 제80조에 따른 간호조무사가 수행하는 가목부터 다목까지의 업무보조에 대한 지도

**제3조(의료기관)** ① 이 법에서 "의료기관"이란 의료인이 공중(公衆) 또는 특정 다수인을 위하여 의료·조산의 업(이하 "의료업"이라 한다)을 하는 곳을 말한다.

② 의료기관은 다음 각 호와 같이 구분한다.<개정 2009. 1. 30., 2011. 6. 7., 2016. 5. 29., 2019. 4. 23., 2020. 3. 4.>

1. 의원급 의료기관: 의사, 치과의사 또는 한의사가 주로 외래환자를 대상으로 각각 그 의료행위를 하는 의료기관으로서 그 종류는 다음 각 목과 같다.
   가. 의원
   나. 치과의원
   다. 한의원
2. 조산원: 조산사가 조산과 임산부 및 신생아를 대상으로 보건활동과 교육·상담을 하는 의료기관을 말한다.

3. 병원급 의료기관: 의사, 치과의사 또는 한의사가 주로 입원환자를 대상으로 의료행위를 하는 의료기관으로서 그 종류는 다음 각 목과 같다.
가. 병원
나. 치과병원
다. 한방병원
라. 요양병원(「장애인복지법」 제58조제1항 제4호에 따른 의료재활시설로서 제3조의2의 요건을 갖춘 의료기관을 포함한다. 이하 같다)
마. 정신병원
바. 종합병원

③ 보건복지부장관은 보건의료정책에 필요하다고 인정하는 경우에는 제2항제1호부터 제3호까지의 규정에 따른 의료기관의 종류별 표준 업무를 정하여 고시할 수 있다. <개정 2009. 1. 30., 2010. 1. 18.>

④ 삭제 <2009. 1. 30.>

⑤ 삭제 <2009. 1. 30.>

⑥ 삭제 <2009. 1. 30.>

⑦ 삭제 <2009. 1. 30.>

⑧ 삭제 <2009. 1. 30.>

**제3조의2(병원등)** 병원·치과병원·한방병원 및 요양병원(이하 "병원등"이라 한다)은 30개 이상의 병상(병원·한방병원만 해당한다) 또는 요양병상(요양병원만 해당하며, 장기입원이 필요한 환자를 대상으로 의료행위를 하기 위하여 설치한 병상을 말한다)을 갖추어야 한다.[본조신설 2009. 1. 30.]

**제3조의3(종합병원)** ① 종합병원은 다음 각 호의 요건을 갖추어야 한다. <개정 2011. 8. 4.>
1. 100개 이상의 병상을 갖출 것
2. 100병상 이상 300병상 이하인 경우에는 내과·외과·소아청소년과·산부인과 중 3개 진료과목, 영상의학과, 마취통증의학과와 진단검사의학과 또는 병리과를 포함한 7개 이상의 진료과목을 갖추고 각 진료과목마다 전속하는 전문의를 둘 것
3. 300병상을 초과하는 경우에는 내과, 외과, 소아청소년과, 산부인과, 영상의학과, 마취통증의학과, 진단검사의학과 또는 병리과, 정신건강의학과 및 치과를 포함한 9개 이상의 진료과목을 갖추고 각 진료과목마다 전속하는 전문의를 둘 것

② 종합병원은 제1항제2호 또는 제3호에 따른 진료과목(이하 이 항에서 "필수진료과목"이라 한다) 외에 필요하면 추가로 진료과목을 설치·운영할 수 있다. 이 경우 필수진료과목 외의 진료과목에 대하여는 해당 의료기관에 전속하지 아니한 전문의를 둘 수 있다. [본조신설 2009. 1. 30.]

**제3조의4(상급종합병원 지정)** ① 보건복지부장관은 다음 각 호의 요건을 갖춘 종합병원 중에서 중증질환에 대하여 난이도가 높은 의료행위를 전문적으로 하는 종합병원을 상급종합병원으로 지정할 수 있다. <개정 2010. 1. 18.>
1. 보건복지부령으로 정하는 20개 이상의 진료과목을 갖추고 각 진료과목마다 전속하는 전문의를 둘 것
2. 제77조제1항에 따라 전문의가 되려는 자를 수련시키는 기관일 것
3. 보건복지부령으로 정하는 인력·시설·장비 등을 갖출 것
4. 질병군별(疾病群別) 환자구성 비율이 보건복지부령으로 정하는 기준에 해당할 것

② 보건복지부장관은 제1항에 따른 지정을 하는 경우 제1항 각 호의 사항 및 전문성 등에 대하여 평가를 실시하여야 한다. <개정 2010. 1. 18.>

③ 보건복지부장관은 제1항에 따라 상급종합병원으로 지정받은 종합병원에 대하여 3년마다 제2항에 따른 평가를 실시하여 재지정하거나 지정을 취소할 수 있다.<개정 2010. 1. 18.>

④ 보건복지부장관은 제2항 및 제3항에 따른 평가업무를 관계 전문기관 또는 단체에 위탁할 수 있다.<개정 2010. 1. 18.>

⑤ 상급종합병원 지정·재지정의 기준·절차 및 평가업무의 위탁 절차 등에 관하여 필요한 사항은 보건복지부령으로 정한다.<개정 2010. 1. 18.>, [본조신설 2009. 1. 30.]

제3조의5(전문병원 지정) ① 보건복지부장관은 병원급 의료기관 중에서 특정 진료과목이나 특정 질환 등에 대하여 난이도가 높은 의료행위를 하는 병원을 전문병원으로 지정할 수 있다.<개정 2010. 1. 18.>

② 제1항에 따른 전문병원은 다음 각 호의 요건을 갖추어야 한다.<개정 2010. 1. 18.>

1. 특정 질환별·진료과목별 환자의 구성비율 등이 보건복지부령으로 정하는 기준에 해당할 것
2. 보건복지부령으로 정하는 수 이상의 진료과목을 갖추고 각 진료과목마다 전속하는 전문의를 둘 것

③ 보건복지부장관은 제1항에 따라 전문병원으로 지정하는 경우 제2항 각 호의 사항 및 진료의 난이도 등에 대하여 평가를 실시하여야 한다.<개정 2010. 1. 18.>

④ 보건복지부장관은 제1항에 따라 전문병원으로 지정받은 의료기관에 대하여 3년마다 제3항에 따른 평가를 실시하여 전문병원으로 재지정할 수 있다.<개정 2010. 1. 18., 2015. 1. 28.>

⑤ 보건복지부장관은 제1항 또는 제4항에 따라 지정받거나 재지정받은 전문병원이 다음 각 호의 어느 하나에 해당하는 경우에는 그 지정 또는 재지정을 취소할 수 있다. 다만, 제1호에 해당하는 경우에는 그 지정 또는 재지정을 취소하여야 한다.<신설 2015. 1. 28.>

1. 거짓이나 그 밖의 부정한 방법으로 지정 또는 재지정을 받은 경우
2. 지정 또는 재지정의 취소를 원하는 경우
3. 제4항에 따른 평가 결과 제2항 각 호의 요건을 갖추지 못한 것으로 확인된 경우

⑥ 보건복지부장관은 제3항 및 제4항에 따른 평가업무를 관계 전문기관 또는 단체에 위탁할 수 있다.<개정 2010. 1. 18., 2015. 1. 28.>

⑦ 전문병원 지정·재지정의 기준·절차 및 평가업무의 위탁 절차 등에 관하여 필요한 사항은 보건복지부령으로 정한다.<개정 2010. 1. 18., 2015. 1. 28.>, [본조신설 2009. 1. 30.]

## 제2장 의료인

### 제1절 자격과 면허

제4조(의료인과 의료기관의 장의 의무) ①의료인과 의료기관의 장은 의료의 질을 높이고 의료관련감염(의료기관 내에서 환자, 환자의 보호자, 의료인 또는 의료기관 종사자 등에게 발생하는 감염을 말한다. 이하 같다)을 예방하며 의료기술을 발전시키는 등 환자에게 최선의 의료서비스를 제공하기 위하여 노력하여야 한다.<개정 2012. 2. 1., 2020. 3. 4.>

② 의료인은 다른 의료인 또는 의료법인 등의 명의로 의료기관을 개설하거나 운영할 수 없다.<신설 2012. 2. 1., 2019. 8. 27.>

③ 의료기관의 장은 「보건의료기본법」 제6조·제12조 및 제13조에 따른 환자의 권리 등 보건복지부령으로 정하는 사항을 환자가 쉽게 볼 수 있도록 의료기관 내에 게시하여야 한다. 이 경우 게시 방법, 게시 장소 등 게시에 필요한 사항은 보건복지부령으로 정한다.<신설 2012. 2. 1.>

④ 삭제<2020. 3. 4.>

⑤ 의료기관의 장은 환자와 보호자가 의료행위를 하는 사람의 신분을 알 수 있도록 의료인, 제27조제1항 각 호 외의 부분 단서에 따라 의료행위를 하는 같은 항 제3호에 따른 학생, 제80조에 따른 간호조무사 및 「의료기사 등에 관한 법률」 제2조에 따른 의료기사에게 의료기관 내에서 대통령령으로 정하는 바에 따라 명찰을 달도록 지시·감독하여야 한다. 다만, 응급의료상황, 수술실 내인 경우, 의료행위를 하지 아니할 때, 그 밖에 대통령령으로 정하는 경우에는 명찰을 달지 아니하도록 할 수 있다.<신설 2016. 5. 29.>

⑥ 의료인은 일회용 의료기기(한 번 사용할 목적으로 제작되거나 한 번의 의료행위에서 한 환자에게 사용하여야 하는 의료기기로서 보건복지부령으로 정하는 의료기기를 말한다. 이하 같다)를 한 번 사용한 후 다시 사용하여서는 아니 된다.<신설 2016. 5. 29., 2020. 3. 4.>

**제4조의2(간호 · 간병통합서비스 제공 등)** ① 간호·간병통합서비스란 보건복지부령으로 정하는 입원 환자를 대상으로 보호자 등이 상주하지 아니하고 간호사, 제80조에 따른 간호조무사 및 그 밖에 간병지원인력(이하 이 조에서 "간호·간병통합서비스 제공인력"이라 한다)에 의하여 포괄적으로 제공되는 입원서비스를 말한다.

② 보건복지부령으로 정하는 병원급 의료기관은 간호·간병통합서비스를 제공할 수 있도록 노력하여야 한다.

③ 제2항에 따라 간호·간병통합서비스를 제공하는 병원급 의료기관(이하 이 조에서 "간호·간병통합서비스 제공기관"이라 한다)은 보건복지부령으로 정하는 인력, 시설, 운영 등의 기준을 준수하여야 한다.

④ 「공공보건의료에 관한 법률」 제2조제3호에 따른 공공보건의료기관 중 보건복지부령으로 정하는 병원급 의료기관은 간호·간병통합서비스를 제공하여야 한다. 이 경우 국가 및 지방자치단체는 필요한 비용의 전부 또는 일부를 지원할 수 있다.

⑤ 간호·간병통합서비스 제공기관은 보호자 등의 입원실 내 상주를 제한하고 환자 병문안에 관한 기준을 마련하는 등 안전관리를 위하여 노력하여야 한다.

⑥ 간호·간병통합서비스 제공기관은 간호·간병통합서비스 제공인력의 근무환경 및 처우 개선을 위하여 필요한 지원을 하여야 한다.

⑦ 국가 및 지방자치단체는 간호·간병통합서비스의 제공·확대, 간호·간병통합서비스 제공인력의 원활한 수급 및 근무환경 개선을 위하여 필요한 시책을 수립하고 그에 따른 지원을 하여야 한다.[본조신설 2015. 12. 29.]

**제4조의3(의료인의 면허 대여 금지 등)** ① 의료인은 제5조(의사·치과의사 및 한의사를 말한다), **제6조(조산사를 말한다)** 및 **제7조(간호사를 말한다)**에 따라 받은 면허를 다른 사람에게 대여하여서는 아니 된다.

② 누구든지 제5조부터 제7조까지에 따라 받은 면허를 대여받아서는 아니 되며, 면허 대여를 알선하여서도 아니 된다.[본조신설 2020. 3. 4.]

**제5조(의사 · 치과의사 및 한의사 면허)** ① 의사·치과의사 또는 한의사가 되려는 자는 다음 각 호의 어느 하나에 해당하는 자격을 가진 자로서 제9조에 따른 의사·치과의사 또는 한의사 국가시험에 합격한 후 보건복지부장관의 면허를 받아야 한다.<개정 2010. 1. 18., 2012. 2. 1., 2019. 8. 27.>

1. 「고등교육법」 제11조의2에 따른 인정기관(이하 "평가인증기구"라 한다)의 인증(이하 "평가인증기구의 인증"이라 한다)을 받은 의학·치의학 또는 한의학을 전공하는 대학을 졸업하고 의학사·치의학사 또는 한의학사 학위를 받은 자
2. 평가인증기구의 인증을 받은 의학·치의학 또는 한의학을 전공하는 전문대학원을 졸업하고 석사학위 또는 박사학위를 받은 자
3. 외국의 제1호나 제2호에 해당하는 학교(보건복지부장관이 정하여 고시하는 인정기준에 해당하는 학교를 말한다)를 졸업하고 외국의 의사·치과의사 또는 한의사 면허를 받은 자로서 제9조에 따른 예비시험에 합격한 자

② 평가인증기구의 인증을 받은 의학·치의학 또는 한의학을 전공하는 대학 또는 전문대학원을 6개월 이내에 졸업하고 해당 학위를 받을 것으로 예정된 자는 제1항제1호 및 제2호의 자격을 가진 자로 본다. 다만, 그 졸업예정시기에 졸업하고 해당 학위를 받아야 면허를 받을 수 있다.<개정 2012. 2. 1.>

③ 제1항에도 불구하고 입학 당시 평가인증기구의 인증을 받은 의학·치의학 또는 한의학을 전공하는 대학 또는 전문대학원에 입학한 사람으로서 그 대학 또는 전문대학원을 졸업하고 해당 학위를 받은 사람은 같은 항 제1호 및 제2호의 자격을 가진 사람으로 본다.<신설 2012. 2. 1.>, [전문개정 2008. 10. 14.]

**제6조(조산사 면허)** 조산사가 되려는 자는 다음 각 호의 어느 하나에 해당하는 자로서 제9조에 따른 조산사 국가시험에 합격한 후 보건복지부장관의 면허를 받아야 한다.<개정 2008. 2. 29., 2010. 1. 18., 2019. 8. 27.>

1. 간호사 면허를 가지고 보건복지부장관이 인정하는 의료기관에서 1년간 조산 수습과정을 마친 자
2. 외국의 조산사 면허(보건복지부장관이 정하여 고시하는 인정기준에 해당하는 면허를 말한다)를 받은 자

**제7조(간호사 면허)** ① 간호사가 되려는 자는 다음 각 호의 어느 하나에 해당하는 자로서 제9조에 따른 간호사 국가시험에 합격한 후 보건복지부장관의 면허를 받아야 한다.<개정 2008. 2. 29., 2010. 1. 18., 2012. 2. 1., 2019. 8. 27.>

1. 평가인증기구의 인증을 받은 간호학을 전공하는 대학이나 전문대학[구제(舊制) 전문학교와 간호학교를 포함한다]을 졸업한 자
2. 외국의 제1호에 해당하는 학교(보건복지부장관이 정하여 고시하는 인정기준에 해당하는 학교를 말한다)를 졸업하고 외국의 간호사 면허를 받은 자

② 제1항에도 불구하고 입학 당시 평가인증기구의 인증을 받은 간호학을 전공하는 대학 또는 전문대학에 입학한 사람으로서 그 대학 또는 전문대학을 졸업하고 해당 학위를 받은 사람은 같은 항 제1호에 해당하는 사람으로 본다.<신설 2012. 2. 1.>

**제8조(결격사유 등)** 다음 각 호의 어느 하나에 해당하는 자는 의료인이 될 수 없다.<개정 2007. 10. 17., 2018. 3. 27., 2018. 8. 14., 2020. 4. 7.>

1. 「정신건강증진 및 정신질환자 복지서비스 지원에 관한 법률」 제3조제1호에 따른 정신질환자. 다만, 전문의가 의료인으로서 적합하다고 인정하는 사람은 그러하지 아니하다.
2. 마약·대마·향정신성의약품 중독자
3. 피성년후견인·피한정후견인
4. 이 법 또는 「형법」 제233조, 제234조, 제269조, 제270조, 제317조제1항 및 제347조(허위로 진료비를 청구하여 환자나 진료비를 지급하는 기관이나 단체를 속인 경우만을 말한다), 「보건범죄단속에 관한 특별조치법」, 「지역보건법」, 「후천성면역결핍증 예방법」, 「응급의료에 관한 법률」, 「농어촌 등 보건의료를 위한 특별 조치법」, 「시체 해부 및 보

존 등에 관한 법률」, 「혈액관리법」, 「마약류관리에 관한 법률」,「약사법」, 「모자보건법」, 그 밖에 대통령령으로 정하는 의료 관련 법령을 위반하여 금고 이상의 형을 선고받고 그 형의 집행이 종료되지 아니하였거나 집행을 받지 아니하기로 확정되지 아니한 자

**제9조(국가시험 등)** ① 의사·치과의사·한의사·조산사 또는 간호사 국가시험과 의사·치과의사·한의사 예비시험(이하 "국가시험등"이라 한다)은 매년 보건복지부장관이 시행한다.<개정 2008. 2. 29., 2010. 1. 18.>

② 보건복지부장관은 국가시험등의 관리를 대통령령으로 정하는 바에 따라 「한국보건의료인국가시험원법」에 따른 한국보건의료인국가시험원에 맡길 수 있다.<개정 2008. 2. 29., 2010. 1. 18., 2015. 6. 22.>

③ 보건복지부장관은 제2항에 따라 국가시험등의 관리를 맡긴 때에는 그 관리에 필요한 예산을 보조할 수 있다.<개정 2008. 2. 29., 2010. 1. 18.>

④ 국가시험등에 필요한 사항은 대통령령으로 정한다.

**제10조(응시자격 제한 등)** ① 제8조 각 호의 어느 하나에 해당하는 자는 국가시험등에 응시할 수 없다.<개정 2009. 1. 30.>

② 부정한 방법으로 국가시험등에 응시한 자나 국가시험등에 관하여 부정행위를 한 자는 그 수험을 정지시키거나 합격을 무효로 한다.

③ 보건복지부장관은 제2항에 따라 수험이 정지되거나 합격이 무효가 된 사람에 대하여 처분의 사유와 위반 정도 등을 고려하여 대통령령으로 정하는 바에 따라 그 다음에 치러지는 이 법에 따른 국가시험등의 응시를 3회의 범위에서 제한할 수 있다.<개정 2016. 12. 20.>

**제11조(면허 조건과 등록)** ① 보건복지부장관은 보건의료 시책에 필요하다고 인정하면 제5조에서 제7조까지의 규정에 따른 면허를 내줄 때 3년 이내의 기간을 정하여 특정 지역이나 특정 업무에 종사할 것을 면허의 조건으로 붙일 수 있다.<개정 2008. 2. 29., 2010. 1. 18.>

② 보건복지부장관은 제5조부터 제7조까지의 규정에 따른 면허를 내줄 때에는 그 면허에 관한 사항을 등록대장에 등록하고 면허증을 내주어야 한다.<개정 2008. 2. 29., 2010. 1. 18.>

③ 제2항의 등록대장은 의료인의 종별로 따로 작성·비치하여야 한다.

④ 면허등록과 면허증에 필요한 사항은 보건복지부령으로 정한다.<개정 2008. 2. 29., 2010. 1. 18.>

**제12조(의료기술 등에 대한 보호)** ① 의료인이 하는 의료·조산·간호 등 의료기술의 시행(이하 "의료행위"라 한다)에 대하여는 이 법이나 다른 법령에 따로 규정된 경우 외에는 누구든지 간섭하지 못한다.

② 누구든지 의료기관의 의료용 시설·기재·약품, 그 밖의 기물 등을 파괴·손상하거나 의료기관을 점거하여 진료를 방해하여서는 아니 되며, 이를 교사하거나 방조하여서는 아니 된다.

③ 누구든지 의료행위가 이루어지는 장소에서 의료행위를 행하는 의료인, 제80조에 따른 간호조무사 및 「의료기사 등에 관한 법률」 제2조에 따른 의료기사 또는 의료행위를 받는 사람을 폭행·협박하여서는 아니 된다.<신설 2016. 5. 29.>

**제13조(의료기재 압류 금지)** 의료인의 의료 업무에 필요한 기구·약품, 그 밖의 재료는 압류하지 못한다.

**제14조(기구 등 우선공급)** ① 의료인은 의료행위에 필요한 기구·약품, 그 밖의 시설 및 재료를 우선적으로 공급받을 권리가 있다.

② 의료인은 제1항의 권리에 부수(附隨)되는 물품, 노력, 교통수단에 대하여서도 제1항과 같은 권리가 있다.

제15조(진료거부 금지 등) ① 의료인 또는 의료기관 개설자는 진료나 조산 요청을 받으면 정당한 사유 없이 거부하지 못한다.<개정 2016. 12. 20.>

② 의료인은 응급환자에게 「응급의료에 관한 법률」에서 정하는 바에 따라 최선의 처치를 하여야 한다.

제16조(세탁물 처리) ① 의료기관에서 나오는 세탁물은 의료인·의료기관 또는 특별자치시장·특별자치도지사·시장·군수·구청장(자치구의 구청장을 말한다. 이하 같다)에게 신고한 자가 아니면 처리할 수 없다.<개정 2015. 1. 28.>

② 제1항에 따라 세탁물을 처리하는 자는 보건복지부령으로 정하는 바에 따라 위생적으로 보관·운반·처리하여야 한다.<개정 2008. 2. 29., 2010. 1. 18.>

③ 의료기관의 개설자와 제1항에 따라 의료기관세탁물처리업 신고를 한 자(이하 이 조에서 "세탁물처리업자"라 한다)는 제1항에 따른 세탁물의 처리업무에 종사하는 사람에게 보건복지부령으로 정하는 바에 따라 감염 예방에 관한 교육을 실시하고 그 결과를 기록하고 유지하여야 한다.<신설 2015. 1. 28.>

④ 세탁물처리업자가 보건복지부령으로 정하는 신고사항을 변경하거나 그 영업의 휴업(1개월 이상의 휴업을 말한다)·폐업 또는 재개업을 하려는 경우에는 보건복지부령으로 정하는 바에 따라 특별자치시장·특별자치도지사·시장·군수·구청장에게 신고하여야 한다.<신설 2015. 1. 28.>

⑤ 제1항에 따른 세탁물을 처리하는 자의 시설·장비 기준, 신고 절차 및 지도·감독, 그 밖에 관리에 필요한 사항은 보건복지부령으로 정한다.<개정 2008. 2. 29., 2010. 1. 18., 2015. 1. 28.>

제17조(진단서 등) ① 의료업에 종사하고 직접 진찰하거나 검안(檢案)한 의사[이하 이 항에서는 검안서에 한하여 검시(檢屍)업무를 담당하는 국가기관에 종사하는 의사를 포함한다], 치과의사, 한의사가 아니면 진단서·검안서·증명서를 작성하여 환자(환자가 사망하거나 의식이 없는 경우에는 직계존속·비속, 배우자 또는 배우자의 직계존속을 말하며, 환자가 사망하거나 의식이 없는 경우로서 환자의 직계존속·비속, 배우자 및 배우자의 직계존속이 모두 없는 경우에는 형제자매를 말한다) 또는 「형사소송법」 제222조제1항에 따라 검시(檢屍)를 하는 지방검찰청검사(검안서에 한한다)에게 교부하지 못한다. 다만, 진료 중이던 환자가 최종 진료 시부터 48시간 이내에 사망한 경우에는 다시 진료하지 아니하더라도 진단서나 증명서를 내줄 수 있으며, 환자 또는 사망자를 직접 진찰하거나 검안한 의사·치과의사 또는 한의사가 부득이한 사유로 진단서·검안서 또는 증명서를 내줄 수 없으면 같은 의료기관에 종사하는 다른 의사·치과의사 또는 한의사가 환자의 진료기록부 등에 따라 내줄 수 있다.<개정 2009. 1. 30., 2016. 5. 29., 2019. 8. 27.>

② 의료업에 종사하고 직접 조산한 의사·한의사 또는 조산사가 아니면 출생·사망 또는 사산 증명서를 내주지 못한다. 다만, 직접 조산한 의사·한의사 또는 조산사가 부득이한 사유로 증명서를 내줄 수 없으면 같은 의료기관에 종사하는 다른 의사·한의사 또는 조산사가 진료기록부 등에 따라 증명서를 내줄 수 있다.

③ 의사·치과의사 또는 한의사는 자신이 진찰하거나 검안한 자에 대한 진단서·검안서 또는 증명서 교부를 요구받은 때에는 정당한 사유 없이 거부하지 못한다.

④ 의사·한의사 또는 조산사는 자신이 조산(助産)한 것에 대한 출생·사망 또는 사산 증명서 교부를 요구받은 때에는 정당한 사유 없이 거부하지 못한다.

⑤ 제1항부터 제4항까지의 규정에 따른 진단서, 증명서의 서식·기재사항, 그 밖에 필요

한 사항은 보건복지부령으로 정한다.<신설 2007. 7. 27., 2008. 2. 29., 2010. 1. 18.>

**제17조의2(처방전)** ① 의료업에 종사하고 직접 진찰한 의사, 치과의사 또는 한의사가 아니면 처방전[의사나 치과의사가 「전자서명법」에 따른 전자서명이 기재된 전자문서 형태로 작성한 처방전(이하 "전자처방전"이라 한다)을 포함한다. 이하 같다]을 작성하여 환자에게 교부하거나 발송(전자처방전에 한정한다. 이하 이 조에서 같다)하지 못하며, 의사, 치과의사 또는 한의사에게 직접 진찰을 받은 환자가 아니면 누구든지 그 의사, 치과의사 또는 한의사가 작성한 처방전을 수령하지 못한다.

② 제1항에도 불구하고 의사, 치과의사 또는 한의사는 다음 각 호의 어느 하나에 해당하는 경우로서 해당 환자 및 의약품에 대한 안전성을 인정하는 경우에는 환자의 직계존속·비속, 배우자 및 배우자의 직계존속, 형제자매 또는 「노인복지법」 제34조에 따른 노인의료복지시설에서 근무하는 사람 등 대통령령으로 정하는 사람(이하 이 조에서 "대리수령자"라 한다)에게 처방전을 교부하거나 발송할 수 있으며 대리수령자는 환자를 대리하여 그 처방전을 수령할 수 있다.

1. 환자의 의식이 없는 경우
2. 환자의 거동이 현저히 곤란하고 동일한 상병(傷病)에 대하여 장기간 동일한 처방이 이루어지는 경우

③ 처방전의 발급 방법·절차 등에 필요한 사항은 보건복지부령으로 정한다.[본조신설 2019. 8. 27.]

**제18조(처방전 작성과 교부)** ① 의사나 치과의사는 환자에게 의약품을 투여할 필요가 있다고 인정하면 「약사법」에 따라 자신이 직접 의약품을 조제할 수 있는 경우가 아니면 보건복지부령으로 정하는 바에 따라 처방전을 작성하여 환자에게 내주거나 발송(전자처방전만 해당된다)하여야 한다.<개정 2008. 2. 29., 2010. 1. 18.>

② 제1항에 따른 처방전의 서식, 기재사항, 보존, 그 밖에 필요한 사항은 보건복지부령으로 정한다.<개정 2008. 2. 29., 2010. 1. 18.>

③ 누구든지 정당한 사유 없이 전자처방전에 저장된 개인정보를 탐지하거나 누출·변조 또는 훼손하여서는 아니 된다.

④ 제1항에 따라 처방전을 발행한 의사 또는 치과의사(처방전을 발행한 한의사를 포함한다)는 처방전에 따라 의약품을 조제하는 약사 또는 한약사가 「약사법」 제26조제2항에 따라 문의한 때 즉시 이에 응하여야 한다. 다만, 다음 각 호의 어느 하나에 해당하는 사유로 약사 또는 한약사의 문의에 응할 수 없는 경우 사유가 종료된 때 즉시 이에 응하여야 한다.<신설 2007. 7. 27.>

1. 「응급의료에 관한 법률」 제2조제1호에 따른 응급환자를 진료 중인 경우
2. 환자를 수술 또는 처치 중인 경우
3. 그 밖에 약사의 문의에 응할 수 없는 정당한 사유가 있는 경우

⑤ 의사, 치과의사 또는 한의사가 「약사법」에 따라 자신이 직접 의약품을 조제하여 환자에게 그 의약품을 내어주는 경우에는 그 약제의 용기 또는 포장에 환자의 이름, 용법 및 용량, 그 밖에 보건복지부령으로 정하는 사항을 적어야 한다. 다만, 급박한 응급의료 상황 등 환자의 진료 상황이나 의약품의 성질상 그 약제의 용기 또는 포장에 적는 것이 어려운 경우로서 보건복지부령으로 정하는 경우에는 그러하지 아니하다.<신설 2016. 5. 29.>

**제18조의2(의약품정보의 확인)** ① 의사 및 치과의사는 제18조에 따른 처방전을 작성하거나 「약사법」 제23조제4항에 따라 의약품을 자신이 직접 조제하는 경우에는 다음 각 호의 정보(이하 "의약품정보"라 한다)를 미리 확인하여야 한다.

1. 환자에게 처방 또는 투여되고 있는 의약품과 동일한 성분의 의약품인지 여부
2. 식품의약품안전처장이 병용금기, 특정연령대 금기 또는 임부금기 등으로 고시한 성분이 포함되는지 여부
3. 그 밖에 보건복지부령으로 정하는 정보

② 제1항에도 불구하고 의사 및 치과의사는 급박한 응급의료상황 등 의약품정보를 확인할 수 없는 정당한 사유가 있을 때에는 이를 확인하지 아니할 수 있다.

③ 제1항에 따른 의약품정보의 확인방법·절차, 제2항에 따른 의약품정보를 확인할 수 없는 정당한 사유 등은 보건복지부령으로 정한다.[본조신설 2015. 12. 29.]

제19조(정보 누설 금지) ① 의료인이나 의료기관 종사자는 이 법이나 다른 법령에 특별히 규정된 경우 외에는 의료·조산 또는 간호업무나 제17조에 따른 진단서·검안서·증명서 작성·교부 업무, 제18조에 따른 처방전 작성·교부 업무, 제21조에 따른 진료기록 열람·사본 교부 업무, 제22조제2항에 따른 진료기록부등 보존 업무 및 제23조에 따른 전자의무기록 작성·보관·관리 업무를 하면서 알게 된 다른 사람의 정보를 누설하거나 발표하지 못한다.<개정 2016. 5. 29.>

② 제58조제2항에 따라 의료기관 인증에 관한 업무에 종사하는 자 또는 종사하였던 자는 그 업무를 하면서 알게 된 정보를 다른 사람에게 누설하거나 부당한 목적으로 사용하여서는 아니 된다.<신설 2016. 5. 29.>, [제목개정 2016. 5. 29.]

제20조(태아 성 감별 행위 등 금지) ① 의료인은 태아 성 감별을 목적으로 임부를 진찰하거나 검사하여서는 아니 되며, 같은 목적을 위한 다른 사람의 행위를 도와서도 아니 된다.

② 의료인은 임신 32주 이전에 태아나 임부를 진찰하거나 검사하면서 알게 된 태아의 성(性)을 임부, 임부의 가족, 그 밖의 다른 사람이 알게 하여서는 아니 된다.<개정 2009. 12. 31.>, [2009. 12. 31. 법률 제9906호에 의하여 2008. 7. 31. 헌법재판소에서 헌법불합치 결정된 이 조 제2항을 개정함.]

제21조(기록 열람 등) ① 환자는 의료인, 의료기관의 장 및 의료기관 종사자에게 본인에 관한 기록(추가기재·수정된 경우 추가기재·수정된 기록 및 추가기재·수정 전의 원본을 모두 포함한다. 이하 같다)의 전부 또는 일부에 대하여 열람 또는 그 사본의 발급 등 내용의 확인을 요청할 수 있다. 이 경우 의료인, 의료기관의 장 및 의료기관 종사자는 정당한 사유가 없으면 이를 거부하여서는 아니 된다.<신설 2016. 12. 20., 2018. 3. 27.>

② 의료인, 의료기관의 장 및 의료기관 종사자는 환자가 아닌 다른 사람에게 환자에 관한 기록을 열람하게 하거나 그 사본을 내주는 등 내용을 확인할 수 있게 하여서는 아니 된다.<개정 2009. 1. 30., 2016. 12. 20.>

③ 제2항에도 불구하고 의료인, 의료기관의 장 및 의료기관 종사자는 다음 각 호의 어느 하나에 해당하면 그 기록을 열람하게 하거나 그 사본을 교부하는 등 그 내용을 확인할 수 있게 하여야 한다. 다만, 의사·치과의사 또는 한의사가 환자의 진료를 위하여 불가피하다고 인정한 경우에는 그러하지 아니하다.<개정 2009. 1. 30., 2010. 1. 18., 2011. 4. 7., 2011. 12. 31., 2012. 2. 1., 2015. 12. 22., 2015. 12. 29., 2016. 5. 29., 2016. 12. 20., 2018. 3. 20., 2018. 8. 14., 2020. 3. 4., 2020. 8. 11., 2020. 12. 29.>

1. 환자의 배우자, 직계 존속·비속, 형제·자매(환자의 배우자 및 직계 존속·비속, 배우자의 직계존속이 모두 없는 경우에 한정한다) 또는 배우자의 직계 존속이 환자 본인의 동의서와 친족관계임을 나타내는 증명서 등을 첨부하는 등 보건복지부령으로 정하는 요건을 갖추어 요청한 경우
2. 환자가 지정하는 대리인이 환자 본인의 동의서와 대리권이 있음을 증명하는 서류를 첨부하는 등 보건복지부령으로 정하는 요건을 갖추어 요청한 경우

3. 환자가 사망하거나 의식이 없는 등 환자의 동의를 받을 수 없어 환자의 배우자, 직계 존속·비속, 형제·자매(환자의 배우자 및 직계 존속·비속, 배우자의 직계존속이 모두 없는 경우에 한정한다) 또는 배우자의 직계 존속이 친족관계임을 나타내는 증명서 등을 첨부하는 등 보건복지부령으로 정하는 요건을 갖추어 요청한 경우
4. 「국민건강보험법」 제14조, 제47조, 제48조 및 제63조에 따라 급여비용 심사·지급·대상여부 확인·사후관리 및 요양급여의 적정성 평가·가감지급 등을 위하여 국민건강보험공단 또는 건강보험심사평가원에 제공하는 경우
5. 「의료급여법」 제5조, 제11조, 제11조의3 및 제33조에 따라 의료급여 수급권자 확인, 급여비용의 심사·지급, 사후관리 등 의료급여 업무를 위하여 보장기관(시·군·구), 국민건강보험공단, 건강보험심사평가원에 제공하는 경우
6. 「형사소송법」 제106조, 제215조 또는 제218조에 따른 경우
6의2. 「군사법원법」 제146조, 제254조 또는 제257조에 따른 경우
7. 「민사소송법」 제347조에 따라 문서제출을 명한 경우
8. 「산업재해보상보험법」 제118조에 따라 근로복지공단이 보험급여를 받는 근로자를 진료한 산재보험 의료기관(의사를 포함한다)에 대하여 그 근로자의 진료에 관한보고 또는 서류 등 제출을 요구하거나 조사하는 경우
9. 「자동차손해배상 보장법」 제12조제2항 및 제14조에 따라 의료기관으로부터 자동차보험진료수가를 청구 받은 보험회사 등이 그 의료기관에 대하여 관계 진료기록의 열람을 청구한 경우
10. 「병역법」 제11조의2에 따라 지방병무청장이 병역판정검사와 관련하여 질병 또는 심신장애의 확인을 위하여 필요하다고 인정하여 의료기관의 장에게 병역판정검사대상자의 진료기록·치료 관련 기록의 제출을 요구한 경우
11. 「학교안전사고 예방 및 보상에 관한 법률」 제42조에 따라 공제회가 공제급여의 지급 여부를 결정하기 위하여 필요하다고 인정하여 「국민건강보험법」 제42조에 따른 요양기관에 대하여 관계 진료기록의 열람 또는 필요한 자료의 제출을 요청하는 경우
12. 「고엽제후유의증 등 환자지원 및 단체설립에 관한 법률」 제7조제3항에 따라 의료기관의 장이 진료기록 및 임상소견서를 보훈병원장에게 보내는 경우
13. 「의료사고 피해구제 및 의료분쟁 조정 등에 관한 법률」 제28조제1항 또는 제3항에 따른 경우
14. 「국민연금법」 제123조에 따라 국민연금공단이 부양가족연금, 장애연금 및 유족연금 급여의 지급심사와 관련하여 가입자 또는 가입자였던 사람을 진료한 의료기관에 해당 진료에 관한 사항의 열람 또는 사본 교부를 요청하는 경우
14의2. 다음 각 목의 어느 하나에 따라 공무원 또는 공무원이었던 사람을 진료한 의료기관에 해당 진료에 관한 사항의 열람 또는 사본 교부를 요청하는 경우
가. 「공무원연금법」 제92조에 따라 인사혁신처장이 퇴직유족급여 및 비공무상장해급여와 관련하여 요청하는 경우
나. 「공무원연금법」 제93조에 따라 공무원연금공단이 퇴직유족급여 및 비공무상장해급여와 관련하여 요청하는 경우
다. 「공무원 재해보상법」 제57조 및 제58조에 따라 인사혁신처장(같은 법 제61조에 따라 업무를 위탁받은 자를 포함한다)이 요양급여, 재활급여, 장해급여, 간병급여 및 재해유족급여와 관련하여 요청하는 경우
14의3. 「사립학교교직원 연금법」 제19조제4항 제4호의2에 따라 사립학교교직원연금공단이 요양급여, 장해급여 및 재해유족급여의 지급심사와 관련하여 교직원 또는 교직원

이었던 자를 진료한 의료기관에 해당 진료에 관한 사항의 열람 또는 사본 교부를 요청하는 경우

15. 「장애인복지법」 제32조제7항에 따라 대통령령으로 정하는 공공기관의 장이 장애 정도에 관한 심사와 관련하여 장애인 등록을 신청한 사람 및 장애인으로 등록한 사람을 진료한 의료기관에 해당 진료에 관한 사항의 열람 또는 사본 교부를 요청하는 경우

16. 「감염병의 예방 및 관리에 관한 법률」 제18조의4 및 제29조에 따라 질병관리청장, 시·도지사 또는 시장·군수·구청장이 감염병의 역학조사 및 예방접종에 관한 역학조사를 위하여 필요하다고 인정하여 의료기관의 장에게 감염병환자등의 진료기록 및 예방접종을 받은 사람의 예방접종 후 이상반응에 관한 진료기록의 제출을 요청하는 경우

17. 「국가유공자 등 예우 및 지원에 관한 법률」 제74조의8제1항제7호에 따라 보훈심사위원회가 보훈심사와 관련하여 보훈심사대상자를 진료한 의료기관에 해당 진료에 관한 사항의 열람 또는 사본 교부를 요청하는 경우

18. 「한국보훈복지의료공단법」 제24조의2에 따라 한국보훈복지의료공단이 같은 법 제6조제1호에 따른 국가유공자등에 대한 진료기록등의 제공을 요청하는 경우

④ 진료기록을 보관하고 있는 의료기관이나 진료기록이 이관된 보건소에 근무하는 의사·치과의사 또는 한의사는 자신이 직접 진료하지 아니한 환자의 과거 진료 내용의 확인 요청을 받은 경우에는 진료기록을 근거로 하여 사실을 확인하여 줄 수 있다.<신설 2009. 1. 30.>

⑤ 제1항, 제3항 또는 제4항의 경우 의료인, 의료기관의 장 및 의료기관 종사자는 「전자서명법」에 따른 전자서명이 기재된 전자문서를 제공하는 방법으로 환자 또는 환자가 아닌 다른 사람에게 기록의 내용을 확인하게 할 수 있다.<신설 2020. 3. 4.>

**제21조의2(진료기록의 송부 등)** ① 의료인 또는 의료기관의 장은 다른 의료인 또는 의료기관의 장으로부터 제22조 또는 제23조에 따른 진료기록의 내용 확인이나 진료기록의 사본 및 환자의 진료경과에 대한 소견 등을 송부 또는 전송할 것을 요청받은 경우 해당 환자나 환자 보호자의 동의를 받아 그 요청에 응하여야 한다. 다만, 해당 환자의 의식이 없거나 응급환자인 경우 또는 환자의 보호자가 없어 동의를 받을 수 없는 경우에는 환자나 환자 보호자의 동의 없이 송부 또는 전송할 수 있다.

② 의료인 또는 의료기관의 장이 응급환자를 다른 의료기관에 이송하는 경우에는 지체 없이 내원 당시 작성된 진료기록의 사본 등을 이송하여야 한다.

③ 보건복지부장관은 제1항 및 제2항에 따른 진료기록의 사본 및 진료경과에 대한 소견 등의 전송 업무를 지원하기 위하여 전자정보시스템(이하 이 조에서 "진료기록전송지원시스템"이라 한다)을 구축·운영할 수 있다.

④ 보건복지부장관은 진료기록전송지원시스템의 구축·운영을 대통령령으로 정하는 바에 따라 관계 전문기관에 위탁할 수 있다. 이 경우 보건복지부장관은 그 소요 비용의 전부 또는 일부를 지원할 수 있다.

⑤ 제4항에 따라 업무를 위탁받은 전문기관은 다음 각 호의 사항을 준수하여야 한다.

1. 진료기록전송지원시스템이 보유한 정보의 누출, 변조, 훼손 등을 방지하기 위하여 접근 권한자의 지정, 방화벽의 설치, 암호화 소프트웨어의 활용, 접속기록 보관 등 대통령령으로 정하는 바에 따라 안전성 확보에 필요한 기술적·관리적 조치를 할 것
2. 진료기록전송지원시스템 운영 업무를 다른 기관에 재 위탁하지 아니할 것
3. 진료기록전송지원시스템이 보유한 정보를 제3자에게 임의로 제공하거나 유출하지 아니할 것

⑥ 보건복지부장관은 의료인 또는 의료기관의 장에게 보건복지부령으로 정하는 바에 따

라 제1항 본문에 따른 환자나 환자 보호자의 동의에 관한 자료 등 진료기록전송지원시스템의 구축·운영에 필요한 자료의 제출을 요구하고 제출받은 목적의 범위에서 보유·이용할 수 있다. 이 경우 자료 제출을 요구받은 자는 정당한 사유가 없으면 이에 따라야 한다.

⑦ 그 밖에 진료기록전송지원시스템의 구축·운영 등에 필요한 사항은 보건복지부령으로 정한다.

⑧ 누구든지 정당한 사유 없이 진료기록전송지원시스템에 저장된 정보를 누출·변조 또는 훼손하여서는 아니 된다.

⑨ 진료기록전송지원시스템의 구축·운영에 관하여 이 법에서 규정된 것을 제외하고는 「개인정보 보호법」에 따른다.[본조신설 2016. 12. 20.]

## 제2절 권리와 의무

**제22조(진료기록부 등)** ① 의료인은 각각 진료기록부, 조산기록부, 간호기록부, 그 밖의 진료에 관한 기록(이하 "진료기록부등"이라 한다)을 갖추어 두고 환자의 주된 증상, 진단 및 치료 내용 등 보건복지부령으로 정하는 의료행위에 관한 사항과 의견을 상세히 기록하고 서명하여야 한다.<개정 2013. 4. 5.>

② 의료인이나 의료기관 개설자는 진료기록부등[제23조제1항에 따른 전자의무기록(電子醫務記錄)을 포함하며, 추가기재·수정된 경우 추가기재·수정된 진료기록부등 및 추가기재·수정 전의 원본을 모두 포함한다. 이하 같다]을 보건복지부령으로 정하는 바에 따라 보존하여야 한다.<개정 2008. 2. 29., 2010. 1. 18., 2018. 3. 27.>

③ 의료인은 진료기록부등을 거짓으로 작성하거나 고의로 사실과 다르게 추가기재·수정하여서는 아니 된다.<신설 2011. 4. 7.>

④ 보건복지부장관은 의료인이 진료기록부등에 기록하는 질병명, 검사명, 약제명 등 의학용어와 진료기록부등의 서식 및 세부내용에 관한 표준을 마련하여 고시하고 의료인 또는 의료기관 개설자에게 그 준수를 권고할 수 있다.<신설 2019. 8. 27.>

**제23조(전자의무기록)** ① 의료인이나 의료기관 개설자는 제22조의 규정에도 불구하고 진료기록부등을 「전자서명법」에 따른 전자서명이 기재된 전자문서(이하 "전자의무기록"이라 한다)로 작성·보관할 수 있다.

② 의료인이나 의료기관 개설자는 보건복지부령으로 정하는 바에 따라 전자의무기록을 안전하게 관리·보존하는 데에 필요한 시설과 장비를 갖추어야 한다.<개정 2008. 2. 29., 2010. 1. 18.>

③ 누구든지 정당한 사유 없이 전자의무기록에 저장된 개인정보를 탐지하거나 누출·변조 또는 훼손하여서는 아니 된다.

④ 의료인이나 의료기관 개설자는 전자의무기록에 추가기재·수정을 한 경우 보건복지부령으로 정하는 바에 따라 접속기록을 별도로 보관하여야 한다.<신설 2018. 3. 27.>

**제23조의2(전자의무기록의 표준화 등)** ① 보건복지부장관은 전자의무기록이 효율적이고 통일적으로 관리·활용될 수 있도록 기록의 작성, 관리 및 보존에 필요한 전산정보처리시스템(이하 이 조에서 "전자의무기록시스템"이라 한다), 시설, 장비 및 기록 서식 등에 관한 표준을 정하여 고시하고 전자의무기록시스템을 제조·공급하는 자, 의료인 또는 의료기관 개설자에게 그 준수를 권고할 수 있다.

② 보건복지부장관은 전자의무기록시스템이 제1항에 따른 표준, 전자의무기록시스템 간 호환성, 정보 보안 등 대통령령으로 정하는 인증 기준에 적합한 경우에는 인증을 할 수 있다.

③ 제2항에 따라 인증을 받은 자는 대통령령으로 정하는 바에 따라 인증의 내용을 표시할 수 있다. 이 경우 인증을 받지 아니한 자는 인증의 표시 또는 이와 유사한 표시를 하여서는 아니 된다.

④ 보건복지부장관은 다음 각 호의 어느 하나에 해당하는 경우에는 제2항에 따른 인증을 취소할 수 있다. 다만, 제1호에 해당하는 경우에는 인증을 취소하여야 한다.

1. 거짓이나 그 밖의 부정한 방법으로 인증을 받은 경우
2. 제2항에 따른 인증 기준에 미달하게 된 경우

⑤ 보건복지부장관은 전자의무기록시스템의 기술 개발 및 활용을 촉진하기 위한 사업을 할 수 있다.

⑥ 제1항에 따른 표준의 대상, 제2항에 따른 인증의 방법·절차 등에 필요한 사항은 대통령령으로 정한다. [본조신설 2016. 12. 20.], [종전 제23조의2는 제23조의3으로 이동 <2016. 12. 20.>]

**제23조의3(진료정보 침해사고의 통지)** ① 의료인 또는 의료기관 개설자는 전자의무기록에 대한 전자적 침해행위로 진료정보가 유출되거나 의료기관의 업무가 교란·마비되는 등 대통령령으로 정하는 사고(이하 "진료정보 침해사고"라 한다)가 발생한 때에는 보건복지부장관에게 즉시 그 사실을 통지하여야 한다.

② 보건복지부장관은 제1항에 따라 진료정보 침해사고의 통지를 받거나 진료정보 침해사고가 발생한 사실을 알게 되면 이를 관계 행정기관에 통보하여야 한다.

[본조신설 2019. 8. 27.], [종전 제23조의3은 제23조의5로 이동 <2019. 8. 27.>]

**제23조의4(진료정보 침해사고의 예방 및 대응 등)** ① 보건복지부장관은 진료정보 침해사고의 예방 및 대응을 위하여 다음 각 호의 업무를 수행한다.

1. 진료정보 침해사고에 관한 정보의 수집·전파
2. 진료정보 침해사고의 예보·경보
3. 진료정보 침해사고에 대한 긴급조치
4. 전자의무기록에 대한 전자적 침해행위의 탐지·분석
5. 그 밖에 진료정보 침해사고 예방 및 대응을 위하여 대통령령으로 정하는 사항

② 보건복지부장관은 제1항에 따른 업무의 전부 또는 일부를 전문기관에 위탁할 수 있다.

③ 제1항에 따른 업무를 수행하는 데 필요한 절차 및 방법, 제2항에 따른 업무의 위탁 절차 등에 필요한 사항은 보건복지부령으로 정한다.[본조신설 2019. 8. 27.]

**제23조의5(부당한 경제적 이익 등의 취득 금지)** ① 의료인, 의료기관 개설자(법인의 대표자, 이사, 그 밖에 이에 종사하는 자를 포함한다. 이하 이 조에서 같다) 및 의료기관 종사자는 「약사법」 제47조제2항에 따른 의약품공급자로부터 의약품 채택·처방유도·거래유지 등 판매촉진을 목적으로 제공되는 금전, 물품, 편익, 노무, 향응, 그 밖의 경제적 이익(이하 "경제적 이익 등"이라 한다)을 받거나 의료기관으로 하여금 받게 하여서는 아니 된다. 다만, 견본품 제공, 학술대회 지원, 임상시험 지원, 제품설명회, 대금결제조건에 따른 비용할인, 시판 후 조사 등의 행위(이하 "견본품 제공 등의 행위"라 한다)로서 보건복지부령으로 정하는 범위 안의 경제적 이익등인 경우에는 그러하지 아니하다.<개정 2015. 12. 29.>

② 의료인, 의료기관 개설자 및 의료기관 종사자는 「의료기기법」 제6조에 따른 제조업자, 같은 법 제15조에 따른 의료기기 수입업자, 같은 법 제17조에 따른 의료기기 판매업자 또는 임대업자로부터 의료기기 채택·사용유도·거래유지 등 판매촉진을 목적으로 제공되는 경제적 이익 등을 받거나 의료기관으로 하여금 받게 하여서는 아니 된다. 다만, 견본품 제공 등의 행위로서 보건복지부령으로 정하는 범위 안의 경제적 이익등인

경우에는 그러하지 아니하다.<개정 2011. 4. 7., 2015. 12. 29.>, [본조신설 2010. 5. 27.], [제23조의3에서 이동 <2019. 8. 27.>]

**제24조(요양방법 지도)** 의료인은 환자나 환자의 보호자에게 요양방법이나 그 밖에 건강관리에 필요한 사항을 지도하여야 한다.

**제24조의2(의료행위에 관한 설명)** ① 의사·치과의사 또는 한의사는 사람의 생명 또는 신체에 중대한 위해를 발생하게 할 우려가 있는 수술, 수혈, 전신마취(이하 이 조에서 "수술 등"이라 한다)를 하는 경우 제2항에 따른 사항을 환자(환자가 의사결정능력이 없는 경우 환자의 법정대리인을 말한다. 이하 이 조에서 같다)에게 설명하고 서면(전자문서를 포함한다. 이하 이 조에서 같다)으로 그 동의를 받아야 한다. 다만, 설명 및 동의 절차로 인하여 수술 등이 지체되면 환자의 생명이 위험하여지거나 심신상의 중대한 장애를 가져오는 경우에는 그러하지 아니하다.

② 제1항에 따라 환자에게 설명하고 동의를 받아야 하는 사항은 다음 각 호와 같다.

1. 환자에게 발생하거나 발생 가능한 증상의 진단명
2. 수술 등의 필요성, 방법 및 내용
3. 환자에게 설명을 하는 의사, 치과의사 또는 한의사 및 수술 등에 참여하는 주된 의사, 치과의사 또는 한의사의 성명
4. 수술 등에 따라 전형적으로 발생이 예상되는 후유증 또는 부작용
5. 수술 등 전후 환자가 준수하여야 할 사항

③ 환자는 의사, 치과의사 또는 한의사에게 제1항에 따른 동의서 사본의 발급을 요청할 수 있다. 이 경우 요청을 받은 의사, 치과의사 또는 한의사는 정당한 사유가 없으면 이를 거부하여서는 아니 된다.

④ 제1항에 따라 동의를 받은 사항 중 수술 등의 방법 및 내용, 수술 등에 참여한 주된 의사, 치과의사 또는 한의사가 변경된 경우에는 변경 사유와 내용을 환자에게 서면으로 알려야 한다.

⑤ 제1항 및 제4항에 따른 설명, 동의 및 고지의 방법·절차 등 필요한 사항은 대통령령으로 정한다.[본조신설 2016. 12. 20.]

**제25조(신고)** ① 의료인은 대통령령으로 정하는 바에 따라 최초로 면허를 받은 후부터 3년마다 그 실태와 취업상황 등을 보건복지부장관에게 신고하여야 한다.<개정 2008. 2. 29., 2010. 1. 18., 2011. 4. 28.>

② 보건복지부장관은 제30조제3항의 보수교육을 이수하지 아니한 의료인에 대하여 제1항에 따른 신고를 반려할 수 있다.<신설 2011. 4. 28.>

③ 보건복지부장관은 제1항에 따른 신고 수리 업무를 대통령령으로 정하는 바에 따라 관련 단체 등에 위탁할 수 있다.<신설 2011. 4. 28.>

**제26조(변사체 신고)**의사·치과의사·한의사 및 조산사는 사체를 검안하여 변사(變死)한 것으로 의심되는 때에는 사체의 소재지를 관할하는 경찰서장에게 신고하여야 한다.

## 제3절 의료행위의 제한

**제27조(무면허 의료행위 등 금지)** ① 의료인이 아니면 누구든지 의료행위를 할 수 없으며 의료인도 면허된 것 이외의 의료행위를 할 수 없다. 다만, 다음 각 호의 어느 하나에 해당하는 자는 보건복지부령으로 정하는 범위에서 의료행위를 할 수 있다.<개정 2008. 2. 29., 2009. 1. 30., 2010. 1. 18.>

1. 외국의 의료인 면허를 가진 자로서 일정 기간 국내에 체류하는 자
2. 의과대학, 치과대학, 한의과대학, 의학전문대학원, 치의학전문대학원, 한의학전문대학

원, 종합병원 또는 외국 의료원조기관의 의료봉사 또는 연구 및 시범사업을 위하여 의료행위를 하는 자

3. 의학·치과의학·한방의학 또는 간호학을 전공하는 학교의 학생

② 의료인이 아니면 의사·치과의사·한의사·조산사 또는 간호사 명칭이나 이와 비슷한 명칭을 사용하지 못한다.

③ 누구든지 「국민건강보험법」이나 「의료급여법」에 따른 본인부담금을 면제하거나 할인하는 행위, 금품 등을 제공하거나 불특정 다수인에게 교통편의를 제공하는 행위 등 영리를 목적으로 환자를 의료기관이나 의료인에게 소개·알선·유인하는 행위 및 이를 사주하는 행위를 하여서는 아니 된다. 다만, 다음 각 호의 어느 하나에 해당하는 행위는 할 수 있다. <개정 2009. 1. 30., 2010. 1. 18., 2011. 12. 31.>

1. 환자의 경제적 사정 등을 이유로 개별적으로 관할 시장·군수·구청장의 사전승인을 받아 환자를 유치하는 행위

2.「국민건강보험법」 제109조에 따른 가입자나 피부양자가 아닌 외국인(보건복지부령으로 정하는 바에 따라 국내에 거주하는 외국인은 제외한다)환자를 유치하기 위한 행위

④ 제3항제2호에도 불구하고 「보험업법」 제2조에 따른 보험회사, 상호회사, 보험설계사, 보험대리점 또는 보험중개사는 외국인환자를 유치하기 위한 행위를 하여서는 아니 된다. <신설 2009. 1. 30.>

⑤ 누구든지 의료인이 아닌 자에게 의료행위를 하게 하거나 의료인에게 면허 사항 외의 의료행위를 하게 하여서는 아니 된다. <신설 2019. 4. 23., 2020. 12. 29.>, 제27조의2삭제<2015. 12. 22.>

## 제4절 의료인 단체

제28조(중앙회와 지부) ① 의사·치과의사·한의사·조산사 및 간호사는 대통령령으로 정하는 바에 따라 각각 전국적 조직을 두는 의사회·치과의사회·한의사회·조산사회 및 간호사회(이하 "중앙회"라 한다)를 각각 설립하여야 한다.

② 중앙회는 법인으로 한다.

③ 제1항에 따라 중앙회가 설립된 경우에는 의료인은 당연히 해당하는 중앙회의 회원이 되며, 중앙회의 정관을 지켜야 한다.

④ 중앙회에 관하여 이 법에 규정되지 아니한 사항에 대하여는 「민법」 중 사단법인에 관한 규정을 준용한다.

⑤ 중앙회는 대통령령으로 정하는 바에 따라 특별시·광역시·도와 특별자치도(이하 "시·도"라 한다)에 지부를 설치하여야 하며, 시·군·구(자치구만을 말한다. 이하 같다)에 분회를 설치할 수 있다. 다만, 그 외의 지부나 외국에 의사회 지부를 설치하려면 보건복지부장관의 승인을 받아야 한다. <개정 2008. 2. 29., 2010. 1. 18.>

⑥ 중앙회가 지부나 분회를 설치한 때에는 그 지부나 분회의 책임자는 지체 없이 특별시장·광역시장·도지사·특별자치도지사(이하 "시·도지사"라 한다) 또는 시장·군수·구청장에게 신고하여야 한다.

⑦ 각 중앙회는 제66조의2에 따른 자격정지 처분 요구에 관한 사항 등을 심의·의결하기 위하여 윤리위원회를 둔다. <신설 2011. 4. 28.>

⑧ 윤리위원회의 구성, 운영 등에 관한 사항은 대통령령으로 정한다. <신설 2011. 4. 28.>

제29조(설립 허가 등) ① 중앙회를 설립하려면 대표자는 대통령령으로 정하는 바에 따라 정관과 그 밖에 필요한 서류를 보건복지부장관에게 제출하여 설립 허가를 받아야 한다.

<개정 2008. 2. 29., 2010. 1. 18.>

② 중앙회의 정관에 적을 사항은 대통령령으로 정한다.

③ 중앙회가 정관을 변경하려면 보건복지부장관의 허가를 받아야 한다.<개정 2008. 2. 29., 2010. 1. 18.>

제30조(협조 의무) ① 중앙회는 보건복지부장관으로부터 의료와 국민보건 향상에 관한 협조 요청을 받으면 협조하여야 한다.<개정 2008. 2. 29., 2010. 1. 18.>

② 중앙회는 보건복지부령으로 정하는 바에 따라 회원의 자질 향상을 위하여 필요한 보수(補修)교육을 실시하여야 한다.<개정 2008. 2. 29., 2010. 1. 18.>

③ 의료인은 제2항에 따른 보수교육을 받아야 한다.

제31조삭제<2011. 4. 7.>

제32조(감독) 보건복지부장관은 중앙회나 그 지부가 정관으로 정한 사업 외의 사업을 하거나 국민보건 향상에 장애가 되는 행위를 한 때 또는 제30조제1항에 따른 요청을 받고 협조하지 아니한 경우에는 정관을 변경하거나 임원을 새로 뽑을 것을 명할 수 있다. <개정 2008. 2. 29., 2010. 1. 18.>

## 제3장 의료기관

### 제1절 의료기관의 개설

제33조(개설 등) ① 의료인은 이 법에 따른 의료기관을 개설하지 아니하고는 의료업을 할 수 없으며, 다음 각 호의 어느 하나에 해당하는 경우 외에는 그 의료기관 내에서 의료업을 하여야 한다.<개정 2008. 2. 29., 2010. 1. 18.>

1. 「응급의료에 관한 법률」 제2조제1호에 따른 응급환자를 진료하는 경우
2. 환자나 환자 보호자의 요청에 따라 진료하는 경우
3. 국가나 지방자치단체의 장이 공익상 필요하다고 인정하여 요청하는 경우
4. 보건복지부령으로 정하는 바에 따라 가정간호를 하는 경우
5. 그 밖에 이 법 또는 다른 법령으로 특별히 정한 경우나 환자가 있는 현장에서 진료를 하여야 하는 부득이한 사유가 있는 경우

② 다음 각 호의 어느 하나에 해당하는 자가 아니면 의료기관을 개설할 수 없다. 이 경우 의사는 종합병원·병원·요양병원·정신병원 또는 의원을, 치과의사는 치과병원 또는 치과의원을, 한의사는 한방병원·요양병원 또는 한의원을, 조산사는 조산원만을 개설할 수 있다.<개정 2009. 1. 30., 2020. 3. 4.>

1. 의사, 치과의사, 한의사 또는 조산사
2. 국가나 지방자치단체
3. 의료업을 목적으로 설립된 법인(이하 "의료법인"이라 한다)
4. 「민법」이나 특별법에 따라 설립된 비영리법인
5. 「공공기관의 운영에 관한 법률」에 따른 준정부기관, 「지방의료원의 설립 및 운영에 관한 법률」에 따른 지방의료원, 「한국보훈복지의료공단법」에 따른 한국보훈복지의료공단

③ 제2항에 따라 의원·치과의원·한의원 또는 조산원을 개설하려는 자는 보건복지부령으로 정하는 바에 따라 시장·군수·구청장에게 신고하여야 한다.<개정 2008. 2. 29., 2010. 1. 18.>

④ 제2항에 따라 종합병원·병원·치과병원·한방병원·요양병원 또는 정신병원을 개설

하려면 제33조의2에 따른 시·도 의료기관개설위원회의 심의를 거쳐 보건복지부령으로 정하는 바에 따라 시·도지사의 허가를 받아야 한다. 이 경우 시·도지사는 개설하려는 의료기관이 다음 각 호의 어느 하나에 해당하는 경우에는 개설허가를 할 수 없다.<개정 2008. 2. 29., 2010. 1. 18., 2019. 8. 27., 2020. 3. 4.>

1. 제36조에 따른 시설기준에 맞지 아니하는 경우
2. 제60조제1항에 따른 기본시책과 같은 조 제2항에 따른 수급 및 관리계획에 적합하지 아니한 경우

⑤ 제3항과 제4항에 따라 개설된 의료기관이 개설 장소를 이전하거나 개설에 관한 신고 또는 허가사항 중 보건복지부령으로 정하는 중요사항을 변경하려는 때에도 제3항 또는 제4항과 같다.<개정 2008. 2. 29., 2010. 1. 18.>

⑥ 조산원을 개설하는 자는 반드시 지도의사(指導醫師)를 정하여야 한다.

⑦ 다음 각 호의 어느 하나에 해당하는 경우에는 의료기관을 개설할 수 없다.<개정 2019. 8. 27.>

1. 약국 시설 안이나 구내인 경우
2. 약국의 시설이나 부지 일부를 분할·변경 또는 개수하여 의료기관을 개설하는 경우
3. 약국과 전용 복도·계단·승강기 또는 구름다리 등의 통로가 설치되어 있거나 이런 것 들을 설치하여 의료기관을 개설하는 경우
4. 「건축법」 등 관계 법령에 따라 허가를 받지 아니하거나 신고를 하지 아니하고 건축 또는 증축·개축한 건축물에 의료기관을 개설하는 경우

⑧ 제2항제1호의 의료인은 어떠한 명목으로도 둘 이상의 의료기관을 개설·운영할 수 없다. 다만, 2 이상의 의료인 면허를 소지한 자가 의원급 의료기관을 개설하려는 경우에는 하나의 장소에 한하여 면허 종별에 따른 의료기관을 함께 개설할 수 있다.<신설 2009.1. 30., 2012. 2. 1.>

⑨ 의료법인 및 제2항제4호에 따른 비영리법인(이하 이 조에서 "의료법인등"이라 한다)이 의료기관을 개설하려면 그 법인의 정관에 개설하고자 하는 의료기관의 소재지를 기재하여 대통령령으로 정하는 바에 따라 정관의 변경허가를 얻어야 한다의료법인등을 설립할 때에는 설립 허가를 말한다. 이하 이 항에서 같다). 이 경우 그 법인의 주무관청은 정관의 변경허가를 하기 전에 그 법인이 개설하고자 하는 의료기관이 소재하는 시·도지사 또는 시장·군수·구청장과 협의하여야 한다.<신설 2015. 12. 29.>

⑩ 의료기관을 개설·운영하는 의료법인등은 다른 자에게 그 법인의 명의를 빌려주어서는 아니 된다.<신설 2015. 12. 29.>, [제목개정 2012. 2. 1.], [2007. 12. 27. 법률 제9386호에 의하여 2007. 12. 27. 헌법재판소에서 헌법불합치된 이 조 제2항을 개정함]

제33조의2(의료기관개설위원회 설치 등) ① 제33조제4항에 따른 의료기관 개설 허가에 관한 사항을 심의하기 위하여 시·도지사 소속으로 의료기관개설위원회를 둔다.

② 제1항의 의료기관개설위원회의 위원은 제28조에 따른 의사회·치과의사회·한의사회·조산사회 및 간호사회의 의료인으로서 경험이 풍부한 사람과 제52조에 따른 의료기관단체의 회원으로서 해당 지역 내 의료기관의 개설·운영 등에 관한 경험이 풍부한 사람으로 한다.

③ 의료기관개설위원회의 구성과 운영에 필요한 사항과 그 밖에 필요한 사항은 보건복지부령으로 정한다.[본조신설 2020. 3. 4.]

제33조의3(실태조사) ① 보건복지부장관은 제33조제2항을 위반하여 의료기관을 개설할 수 없는 자가 개설·운영하는 의료기관의 실태를 파악하기 위하여 보건복지부령으로 정하는 바에 따라 조사(이하 이 조에서 "실태조사"라 한다)를 실시하고, 위법이 확정된 경우

그 결과를 공표하여야 한다. 이 경우 수사기관의 수사로 제33조제2항을 위반한 의료기관의 위법이 확정된 경우도 공표 대상에 포함한다.

② 보건복지부장관은 실태조사를 위하여 관계 중앙행정기관의 장, 지방자치단체의 장, 관련 기관·법인 또는 단체 등에 협조를 요청할 수 있다. 이 경우 요청을 받은 자는 특별한 사정이 없으면 이에 협조하여야 한다.

③ 실태조사의 시기·방법 및 결과 공표의 방법 등에 관하여 필요한 사항은 보건복지부령으로 정한다.[본조신설 2020. 12. 29.]

**第34조(원격의료)** ①의료인(의료업에 종사하는 의사·치과의사·한의사만 해당한다)은 제33조제1항에도 불구하고 컴퓨터·화상통신 등 정보통신기술을 활용하여 먼 곳에 있는 의료인에게 의료지식이나 기술을 지원하는 원격의료(이하 "원격의료"라 한다)를 할 수 있다.

② 원격의료를 행하거나 받으려는 자는 보건복지부령으로 정하는 시설과 장비를 갖추어야 한다.<개정 2008. 2. 29., 2010. 1. 18.>

③ 원격의료를 하는 자(이하 "원격지의사"라 한다)는 환자를 직접 대면하여 진료하는 경우와 같은 책임을 진다.

④ 원격지의사의 원격의료에 따라 의료행위를 한 의료인이 의사·치과의사 또는 한의사(이하 "현지의사"라 한다)인 경우에는 그 의료행위에 대하여 원격지의사의 과실을 인정할 만한 명백한 근거가 없으면 환자에 대한 책임은 제3항에도 불구하고 현지의사에게 있는 것으로 본다.

**第35조(의료기관 개설 특례)** ①제33조제1항·제2항 및 제8항에 따른 자 외의 자가 그 소속 직원, 종업원, 그 밖의 구성원(수용자를 포함한다) 이나 그 가족의 건강관리를 위하여 부속 의료기관을 개설하려면 그 개설 장소를 관할하는 시장·군수·구청장에게 신고하여야 한다. 다만, 부속 의료기관으로 병원급 의료기관을 개설하려면 그 개설 장소를 관할하는 시·도지사의 허가를 받아야 한다.<개정 2009. 1. 30.>

② 제1항에 따른 개설 신고 및 허가에 관한 절차·조건, 그 밖에 필요한 사항과 그 의료기관의 운영에 필요한 사항은 보건복지부령으로 정한다.<개정 2008. 2. 29., 2010. 1. 18.>

**第36조(준수사항)** 제33조제2항 및 제8항에 따라 의료기관을 개설하는 자는 보건복지부령으로 정하는 바에 따라 다음 각 호의 사항을 지켜야 한다.<개정 2008. 2. 29., 2009. 1. 30., 2010. 1. 18., 2016. 5. 29., 2019. 4. 23., 2019. 8. 27., 2020. 3. 4.>

1. 의료기관의 종류에 따른 시설기준 및 규격에 관한 사항
2. 의료기관의 안전관리시설 기준에 관한 사항
3. 의료기관 및 요양병원의 운영 기준에 관한 사항
4. 고가의료장비의 설치·운영 기준에 관한 사항
5. 의료기관의 종류에 따른 의료인 등의 정원 기준에 관한 사항
6. 급식관리 기준에 관한 사항
7. 의료기관의 위생 관리에 관한 사항
8. 의료기관의 의약품 및 일회용 의료기기의 사용에 관한 사항
9. 의료기관의 「감염병의 예방 및 관리에 관한 법률」 제41조제4항에 따른 감염병환자등의 진료 기준에 관한 사항
10. 의료기관 내 수술실, 분만실, 중환자실 등 감염관리가 필요한 시설의 출입 기준에 관한 사항
11. 의료인 및 환자 안전을 위한 보안장비 설치 및 보안인력 배치 등에 관한 사항
12. 의료기관의 신체보호대 사용에 관한 사항

13. 의료기관의 의료관련감염 예방에 관한 사항

**제36조의2(공중보건의사 등의 고용금지)** ① 의료기관 개설자는 「농어촌 등 보건의료를 위한 특별조치법」 제5조의2에 따른 배치기관 및 배치시설이나 같은 법 제6조의2에 따른 파견근무기관 및 시설이 아니면 같은 법 제2조제1호의 공중보건의사에게 의료행위를 하게 하거나, 제41조제1항에 따른 당직의료인으로 두어서는 아니 된다. <개정 2016. 12. 20., 2018. 3. 27.>

② 의료기관 개설자는 「병역법」 제34조의2제2항에 따라 군병원 또는 병무청장이 지정하는 병원에서 직무와 관련된 수련을 실시하는 경우가 아니면 같은 법 제2조제14호의 병역판정검사전담의사에게 의료행위를 하게 하거나 제41조제1항에 따른 당직의료인으로 두어서는 아니 된다. <신설 2018. 3. 27.>, [본조신설 2015. 12. 29.], [제목개정 2018. 3. 27.]

**제37조(진단용 방사선 발생장치)** ① 진단용 방사선 발생장치를 설치·운영하려는 의료기관은 보건복지부령으로 정하는 바에 따라 시장·군수·구청장에게 신고하여야 하며, 보건복지부령으로 정하는 안전관리기준에 맞도록 설치·운영하여야 한다. <개정 2008. 2. 29., 2010. 1. 18.>

② 의료기관 개설자나 관리자는 진단용 방사선 발생장치를 설치한 경우에는 보건복지부령으로 정하는 바에 따라 안전관리책임자를 선임하고, 정기적으로 검사와 측정을 받아야 하며, 방사선 관계 종사자에 대한 피폭관리(被曝管理)를 하여야 한다. <개정 2008. 2. 29., 2010. 1. 18.>

③ 제2항에 따라 안전관리책임자로 선임된 사람은 선임된 날부터 1년 이내에 질병관리청장이 지정하는 방사선 분야 관련 단체(이하 이 조에서 "안전관리책임자 교육기관"이라 한다)가 실시하는 안전관리책임자 교육을 받아야 하며, 주기적으로 보수교육을 받아야 한다. <신설 2020. 12. 29.>

④ 제1항과 제2항에 따른 진단용 방사선 발생장치의 범위·신고·검사·설치 및 측정기준 등에 필요한 사항은 보건복지부령으로 정하고, 제3항에 따른 안전관리책임자 교육 및 안전관리책임자 교육기관의 지정에 필요한 사항은 질병관리청장이 정하여 고시한다. <개정 2008. 2. 29., 2010. 1. 18., 2020. 12. 29.>

**제38조(특수의료장비의 설치 · 운영)** ① 의료기관은 보건의료 시책상 적정한 설치와 활용이 필요하여 보건복지부장관이 정하여 고시하는 의료장비(이하 "특수의료장비"라 한다)를 설치·운영하려면 보건복지부령으로 정하는 바에 따라 시장·군수·구청장에게 등록하여야 하며, 보건복지부령으로 정하는 설치인정기준에 맞게 설치·운영하여야 한다. <개정 2008. 2. 29., 2010. 1. 18., 2012. 2. 1.>

② 의료기관의 개설자나 관리자는 제1항에 따라 특수의료장비를 설치하면 보건복지부령으로 정하는 바에 따라 보건복지부장관에게 정기적인 품질관리검사를 받아야 한다. <개정 2008. 2. 29., 2010. 1. 18.>

③ 의료기관의 개설자나 관리자는 제2항에 따른 품질관리검사에서 부적합하다고 판정받은 특수의료장비를 사용하여서는 아니 된다.

④ 보건복지부장관은 제2항에 따른 품질관리검사업무의 전부 또는 일부를 보건복지부령으로 정하는 바에 따라 관계 전문기관에 위탁할 수 있다. <개정 2008. 2. 29., 2010. 1. 18.>

**제39조(시설 등의 공동이용)** ① 의료인은 다른 의료기관의 장의 동의를 받아 그 의료기관의 시설·장비 및 인력 등을 이용하여 진료할 수 있다.

② 의료기관의 장은 그 의료기관의 환자를 진료하는 데에 필요하면 해당 의료기관에 소

속되지 아니한 의료인에게 진료하도록 할 수 있다.

③ 의료인이 다른 의료기관의 시설·장비 및 인력 등을 이용하여 진료하는 과정에서 발생한 의료사고에 대하여는 진료를 한 의료인의 과실 때문이면 그 의료인에게, 의료기관의 시설·장비 및 인력 등의 결함 때문이면 그것을 제공한 의료기관 개설자에게 각각 책임이 있는 것으로 본다.

제40조(폐업 · 휴업의 신고) ① 의료기관 개설자는 의료업을 폐업하거나 1개월 이상 휴업(입원환자가 있는 경우에는 1개월 미만의 휴업도 포함한다. 이하 이 조에서 이와 같다)하려면 보건복지부령으로 정하는 바에 따라 관할 시장·군수·구청장에게 신고하여야 한다.<개정 2008. 2. 29., 2010. 1. 18., 2016. 12. 20.>

② 삭제<2020. 3. 4.>

③ 시장·군수·구청장은 제1항에 따른 신고에도 불구하고 「감염병의 예방 및 관리에 관한 법률」 제18조 및 제29조에 따라 질병관리청장, 시·도지사 또는 시장·군수·구청장이 감염병의 역학조사 및 예방접종에 관한 역학조사를 실시하거나 같은 법 제18조의2에 따라 의료인 또는 의료기관의 장이 질병관리청장 또는 시·도지사에게 역학조사 실시를 요청한 경우로서 그 역학조사를 위하여 필요하다고 판단하는 때에는 의료기관 폐업 신고를 수리하지 아니할 수 있다.<신설 2016. 5. 29., 2020. 8. 11.>

④ 의료기관 개설자는 의료업을 폐업 또는 휴업하는 경우 보건복지부령으로 정하는 바에 따라 해당 의료기관에 입원 중인 환자를 다른 의료기관으로 옮길 수 있도록 하는 등 환자의 권익을 보호하기 위한 조치를 하여야 한다.<신설 2016. 12. 20.>

⑤ 시장·군수·구청장은 제1항에 따른 폐업 또는 휴업 신고를 받은 경우 의료기관 개설자가 제4항에 따른 환자의 권익을 보호하기 위한 조치를 취하였는지 여부를 확인하는 등 대통령령으로 정하는 조치를 하여야 한다.<신설 2016. 12. 20.>, [제목개정 2020. 3. 4.]

제40조의2(진료기록부등의 이관) ① 의료기관 개설자는 제40조제1항에 따라 폐업 또는 휴업 신고를 할 때 제22조나 제23조에 따라 기록·보존하고 있는 진료기록부등의 수량 및 목록을 확인하고 진료기록부등을 관할 보건소장에게 넘겨야 한다. 다만, 의료기관 개설자가 보건복지부령으로 정하는 바에 따라 진료기록부등의 보관계획서를 제출하여 관할 보건소장의 허가를 받은 경우에는 직접 보관할 수 있다.

② 제1항에 따라 관할 보건소장의 허가를 받아 진료기록부등을 직접 보관하는 의료기관 개설자는 보관계획서에 기재된 사항 중 보건복지부령으로 정하는 사항이 변경된 경우 관할 보건소장에게 이를 신고하여야 하며, 직접 보관 중 질병, 국외 이주 등 보건복지부령으로 정하는 사유로 보존 및 관리가 어려운 경우 이를 대행할 책임자를 지정하여 보관하게 하거나 진료기록부등을 관할 보건소장에게 넘겨야 한다.

③ 제1항에 따라 관할 보건소장의 허가를 받아 진료기록부등을 직접 보관하는 의료기관 개설자는 보관 기간, 방법 등 보건복지부령으로 정하는 사항을 준수하여야 한다.

④ 제1항에 따라 관할 보건소장의 허가를 받아 진료기록부등을 직접 보관하는 의료기관 개설자(제2항에 따라 지정된 책임자를 포함한다)의 기록 열람 및 보존에 관하여는 제21조 및 제22조제2항을 준용한다.

⑤ 그 밖에 진료기록부등의 이관 방법, 절차 등에 필요한 사항은 보건복지부령으로 정한다.[본조신설 2020. 3. 4.]

제40조의3(진료기록보관시스템의 구축 · 운영) ① 보건복지부장관은 제40조의2에 따라 폐업 또는 휴업한 의료기관의 진료기록부등을 보관하는 관할 보건소장 및 의료기관 개설자가 안전하고 효과적으로 진료기록부등을 보존·관리할 수 있도록 지원하기 위한 시스템(이하 "진료기록보관시스템"이라 한다)을 구축·운영할 수 있다.

② 제40조의2에 따라 폐업 또는 휴업한 의료기관의 진료기록부등을 보관하는 관할 보건소장 및 의료기관 개설자는 진료기록보관시스템에 진료기록부등을 보관할 수 있다.
③ 제2항에 따라 진료기록부등을 진료기록보관시스템에 보관한 관할 보건소장 및 의료기관 개설자(해당 보건소 및 의료기관 소속 의료인 및 그 종사자를 포함한다)는 직접 보관한 진료기록부등 외에는 진료기록보관시스템에 보관된 정보를 열람하는 등 그 내용을 확인하여서는 아니 된다.
④ 보건복지부장관은 제1항에 따른 진료기록보관시스템의 구축·운영 업무를 관계 전문기관 또는 단체에 위탁할 수 있다. 이 경우 보건복지부장관은 진료기록보관시스템의 구축·운영 업무에 소요되는 비용의 전부 또는 일부를 지원할 수 있다.
⑤ 제4항 전단에 따라 진료기록보관시스템의 구축·운영 업무를 위탁받은 전문기관 또는 단체는 보건복지부령으로 정하는 바에 따라 진료기록부등을 안전하게 관리·보존하는 데에 필요한 시설과 장비를 갖추어야 한다.
⑥ 보건복지부장관은 진료기록보관시스템의 효율적 운영을 위하여 원본에 기재된 정보가 변경되지 않는 범위에서 진료기록부등의 형태를 변경하여 보존·관리할 수 있으며, 변경된 형태로 진료기록부등의 사본을 발급할 수 있다.
⑦ 누구든지 정당한 접근 권한 없이 또는 허용된 접근 권한을 넘어 진료기록보관시스템에 보관된 정보를 훼손·멸실·변경·위조·유출하거나 검색·복제하여서는 아니 된다.
⑧ 진료기록보관시스템의 구축 범위 및 운영 절차 등에 필요한 사항은 보건복지부령으로 정한다.[본조신설 2020. 3. 4.]

**제41조(당직의료인)** ① 각종 병원에는 응급환자와 입원환자의 진료 등에 필요한 당직의료인을 두어야 한다.<개정 2016. 12. 20.>
② 제1항에 따른 당직의료인의 수와 배치 기준은 병원의 종류, 입원환자의 수 등을 고려하여 보건복지부령으로 정한다.<신설 2016. 12. 20.>

**제42조(의료기관의 명칭)** ① 의료기관은 제3조제2항에 따른 의료기관의 종류에 따르는 명칭 외의 명칭을 사용하지 못한다. 다만, 다음 각 호의 어느 하나에 해당하는 경우에는 그러하지 아니하다.<개정 2008. 2. 29., 2009. 1. 30., 2010. 1. 18., 2020. 3. 4.>
1. 종합병원 또는 정신병원이 그 명칭을 병원으로 표시하는 경우
2. 제3조의4제1항에 따라 상급종합병원으로 지정받거나 제3조의5제1항에 따라 전문병원으로 지정받은 의료기관이 지정받은 기간 동안 그 명칭을 사용하는 경우
3. 제33조제8항 단서에 따라 개설한 의원급 의료기관이 면허 종별에 따른 종별명칭을 함께 사용하는 경우
4. 국가나 지방자치단체에서 개설하는 의료기관이 보건복지부장관이나 시·도지사와 협의하여 정한 명칭을 사용하는 경우
5. 다른 법령으로 따로 정한 명칭을 사용하는 경우

② 의료기관의 명칭 표시에 관한 사항은 보건복지부령으로 정한다.<개정 2008. 2. 29., 2010. 1. 18.>
③ 의료기관이 아니면 의료기관의 명칭이나 이와 비슷한 명칭을 사용하지 못한다.

**제43조(진료과목 등)** ① 병원·치과병원 또는 종합병원은 한의사를 두어 한의과 진료과목을 추가로 설치·운영할 수 있다.
② 한방병원 또는 치과병원은 의사를 두어 의과 진료과목을 추가로 설치·운영할 수 있다.
③ 병원·한방병원·요양병원 또는 정신병원은 치과의사를 두어 치과 진료과목을 추가로 설치·운영할 수 있다.<개정 2020. 3. 4.>
④ 제1항부터 제3항까지의 규정에 따라 추가로 진료과목을 설치·운영하는 경우에는 보

건복지부령으로 정하는 바에 따라 진료에 필요한 시설·장비를 갖추어야 한다.<개정 2010. 1. 18.>

⑤ 제1항부터 제3항까지의 규정에 따라 추가로 설치한 진료과목을 포함한 의료기관의 진료과목은 보건복지부령으로 정하는 바에 따라 표시하여야 한다. 다만, 치과의 진료과목은 종합병원과 제77조제2항에 따라 보건복지부령으로 정하는 치과병원에 한하여 표시할 수 있다.<개정 2010. 1. 18.>, [전문개정 2009. 1. 30.], [법률 제9386호(2009. 1. 30.) 부칙 제2조의 규정에 의하여 이 조 제5항 단서의 개정규정 중 치과의사에 대한 부분은 2013년 12월 31일까지 유효함]

**제44조삭제**<2009. 1. 30.>

**제45조(비급여 진료비용 등의 고지)** ① 의료기관 개설자는 「국민건강보험법」 제41조제4항에 따라 요양급여의 대상에서 제외되는 사항 또는 「의료급여법」 제7조제3항에 따라 의료급여의 대상에서 제외되는 사항의 비용(이하 "비급여 진료비용"이라 한다)을 환자 또는 환자의 보호자가 쉽게 알 수 있도록 보건복지부령으로 정하는 바에 따라 고지하여야 한다.<개정 2010. 1. 18., 2011. 12. 31., 2016. 3. 22.>

② 의료기관 개설자는 보건복지부령으로 정하는 바에 따라 의료기관이 환자로부터 징수하는 제증명수수료의 비용을 게시하여야 한다.<개정 2010. 1. 18.>

③ 의료기관 개설자는 제1항 및 제2항에서 고지·게시한 금액을 초과하여 징수할 수 없다. [전문개정 2009. 1. 30.]

**제45조의2(비급여 진료비용 등의 보고 및 현황조사 등)** ① 의료기관의 장은 보건복지부령으로 정하는 바에 따라 비급여 진료비용 및 제45조제2항에 따른 제증명수수료(이하 이 조에서 "비급여진료비용등"이라 한다)의 항목, 기준, 금액 및 진료내역 등에 관한 사항을 보건복지부장관에게 보고하여야 한다.<신설 2020. 12. 29.>

② 보건복지부장관은 제1항에 따라 보고받은 내용을 바탕으로 모든 의료기관에 대한 비급여진료비용등의 항목, 기준, 금액 및 진료내역 등에 관한 현황을 조사·분석하여 그 결과를 공개할 수 있다. 다만, 병원급 의료기관에 대하여는 그 결과를 공개하여야 한다.<개정 2016. 12. 20., 2020. 12. 29.>

③ 보건복지부장관은 제2항에 따른 비급여진료비용등의 현황에 대한 조사·분석을 위하여 필요하다고 인정하는 경우에는 의료기관의 장에게 관련 자료의 제출을 명할 수 있다. 이 경우 해당 의료기관의 장은 특별한 사유가 없으면 그 명령에 따라야 한다.<신설 2016. 12. 20., 2020. 12. 29.>

④ 제2항에 따른 현황조사·분석 및 결과 공개의 범위·방법·절차 등에 필요한 사항은 보건복지부령으로 정한다.<개정 2016. 12. 20., 2020. 12. 29.>, [본조신설 2015. 12. 29.] [제목개정 2020. 12. 29.]

**제45조의3(제증명수수료의 기준 고시)** 보건복지부장관은 제45조의2제2항에 따른 현황조사·분석의 결과를 고려하여 제증명수수료의 항목 및 금액에 관한 기준을 정하여 고시하여야 한다.<개정 2020. 12. 29.>, [본조신설 2016. 12. 20.]

**제46조(환자의 진료의사 선택 등)** ① 환자나 환자의 보호자는 종합병원·병원·치과병원·한방병원·요양병원 또는 정신병원의 특정한 의사·치과의사 또는 한의사를 선택하여 진료를 요청할 수 있다. 이 경우 의료기관의 장은 특별한 사유가 없으면 환자나 환자의 보호자가 요청한 의사·치과의사 또는 한의사가 진료하도록 하여야 한다.<개정 2008. 2. 29., 2010. 1. 18., 2018. 3. 27., 2020. 3. 4.>

② 제1항에 따라 진료의사를 선택하여 진료를 받는 환자나 환자의 보호자는 진료의사의 변경을 요청할 수 있다. 이 경우 의료기관의 장은 정당한 사유가 없으면 이에 응하여야

한다.<개정 2018. 3. 27.>

③ 의료기관의 장은 환자 또는 환자의 보호자에게 진료의사 선택을 위한 정보를 제공하여야 한다.<개정 2008. 2. 29., 2010. 1. 18., 2018. 3. 27.>

④ 의료기관의 장은 제1항에 따라 진료하게 한 경우에도 환자나 환자의 보호자로부터 추가비용을 받을 수 없다.<개정 2018. 3. 27.>

⑤ 삭제<2018. 3. 27.>

⑥ 삭제<2018. 3. 27.>

**제47조(의료관련감염 예방)** ① 보건복지부령으로 정하는 일정 규모 이상의 병원급 의료기관의 장은 의료관련감염 예방을 위하여 감염관리위원회와 감염관리실을 설치·운영하고 보건복지부령으로 정하는 바에 따라 감염관리 업무를 수행하는 전담 인력을 두는 등 필요한 조치를 하여야 한다.<개정 2008. 2. 29., 2010. 1. 18., 2011. 8. 4., 2020. 3. 4.>

② 의료기관의 장은 「감염병의 예방 및 관리에 관한 법률」 제2조제1호에 따른 감염병의 예방을 위하여 해당 의료기관에 소속된 의료인, 의료기관 종사자 및 「보건의료인력지원법」 제2조제3호의 보건의료인력을 양성하는 학교 및 기관의 학생으로서 해당 의료기관에서 실습하는 자에게 보건복지부령으로 정하는 바에 따라 정기적으로 교육을 실시하여야 한다.<신설 2019. 4. 23., 2020. 12. 29.>

③ 의료기관의 장은 「감염병의 예방 및 관리에 관한 법률」 제2조제1호에 따른 감염병이 유행하는 경우 환자, 환자의 보호자, 의료인, 의료기관 종사자 및 「경비업법」 제2조제3호에 따른 경비원 등 해당 의료기관 내에서 업무를 수행하는 사람에게 감염병의 확산 방지를 위하여 필요한 정보를 제공하여야 한다.<신설 2015. 12. 29., 2019. 4. 23.>

④ 질병관리청장은 의료관련감염의 발생·원인 등에 대한 의과학적인 감시를 위하여 의료관련감염 감시 시스템을 구축·운영할 수 있다.<신설 2020. 3. 4., 2020. 8. 11.>

⑤ 의료기관은 제4항에 따른 시스템을 통하여 매월 의료관련감염 발생 사실을 등록할 수 있다.<신설 2020. 3. 4.>

⑥ 질병관리청장은 제4항에 따른 시스템의 구축·운영 업무를 대통령령으로 정하는 바에 따라 관계 전문기관에 위탁할 수 있다.<신설 2020. 3. 4., 2020. 8. 11.>

⑦ 질병관리청장은 제6항에 따라 업무를 위탁한 전문기관에 대하여 그 업무에 관한 보고 또는 자료의 제출을 명할 수 있다.<신설 2020. 3. 4., 2020. 8. 11.>

⑧ 의료관련감염이 발생한 사실을 알게 된 의료기관의 장, 의료인, 의료기관 종사자 또는 환자 등은 보건복지부령으로 정하는 바에 따라 질병관리청장에게 그 사실을 보고(이하 이 조에서 "자율보고"라 한다)할 수 있다. 이 경우 질병관리청장은 자율보고한 사람의 의사에 반하여 그 신분을 공개하여서는 아니 된다.<신설 2020. 3. 4., 2020. 8. 11.>

⑨ 자율보고한 사람이 해당 의료관련감염과 관련하여 관계 법령을 위반한 사실이 있는 경우에는 그에 따른 행정처분을 감경하거나 면제할 수 있다.<신설 2020. 3. 4.>

⑩ 자율보고가 된 의료관련감염에 관한 정보는 보건복지부령으로 정하는 검증을 한 후에는 개인식별이 가능한 부분을 삭제하여야 한다.<신설 2020. 3. 4.>

⑪ 자율보고의 접수 및 분석 등의 업무에 종사하거나 종사하였던 사람은 직무상 알게 된 비밀을 다른 사람에게 누설하거나 직무 외의 목적으로 사용하여서는 아니 된다.<신설 2020. 3. 4.>

⑫ 의료기관의 장은 해당 의료기관에 속한 자율보고를 한 보고자에게 그 보고를 이유로 해고 또는 전보나 그 밖에 신분 또는 처우와 관련하여 불리한 조치를 할 수 없다.<신설 2020. 3. 4.>

⑬ 질병관리청장은 제4항 또는 제8항에 따라 수집한 의료관련감염 관련 정보를 감염 예

방·관리에 필요한 조치, 계획 수립, 조사·연구, 교육 등에 활용할 수 있다.<신설 2020. 3. 4., 2020. 8. 11.>

⑭ 제1항에 따른 감염관리위원회의 구성과 운영, 감염관리실 운영, 제2항에 따른 교육, 제3항에 따른 정보 제공, 제5항에 따라 등록하는 의료관련감염의 종류와 그 등록의 절차·방법 등에 필요한 사항은 보건복지부령으로 정한다.<개정 2020. 3. 4.>, [제목개정 2020. 3. 4.]

제47조의2(입원환자의 전원) 의료기관의 장은 천재지변, 감염병 의심 상황, 집단 사망사고의 발생 등 입원환자를 긴급히 전원(轉院)시키지 않으면 입원환자의 생명·건강에 중대한 위험이 발생할 수 있음에도 환자나 보호자의 동의를 받을 수 없는 등 보건복지부령으로 정하는 불가피한 사유가 있는 경우에는 보건복지부령으로 정하는 바에 따라 시장·군수·구청장의 승인을 받아 입원환자를 다른 의료기관으로 전원 시킬 수 있다.

[본조신설 2019. 1. 15.]

## 제2절 의료법인

제48조(설립 허가 등) ① 제33조제2항에 따른 의료법인을 설립하려는 자는 대통령령으로 정하는 바에 따라 정관과 그 밖의 서류를 갖추어 그 법인의 주된 사무소의 소재지를 관할하는 시·도지사의 허가를 받아야 한다.

② 의료법인은 그 법인이 개설하는 의료기관에 필요한 시설이나 시설을 갖추는 데에 필요한 자금을 보유하여야 한다.

③ 의료법인이 재산을 처분하거나 정관을 변경하려면 시·도지사의 허가를 받아야 한다.

④ 이 법에 따른 의료법인이 아니면 의료법인이나 이와 비슷한 명칭을 사용할 수 없다.

제48조의2(임원) ① 의료법인에는 5명 이상 15명 이하의 이사와 2명의 감사를 두되, 보건복지부장관의 승인을 받아 그 수를 증감할 수 있다.

② 이사와 감사의 임기는 정관으로 정하되, 이사는 4년, 감사는 2년을 초과할 수 없다. 다만, 이사와 감사는 각각 연임할 수 있다.

③ 이사회의 구성에 있어서 각 이사 상호 간에 「민법」 제777조에 규정된 친족관계에 있는 사람이 그 정수의 4분의 1을 초과해서는 아니 된다.

④ 다음 각 호의 어느 하나에 해당하는 사람은 의료법인의 임원이 될 수 없다.

1. 미성년자
2. 피성년후견인 또는 피한정후견인
3. 파산선고를 받은 사람으로서 복권되지 아니한 사람
4. 금고 이상의 형을 받고 집행이 종료되거나 집행을 받지 아니하기로 확정된 후 3년이 지나지 아니한 사람

⑤ 감사는 이사와 제3항에 따른 특별한 관계에 있는 사람이 아니어야 한다.[본조신설 2019. 8. 27.]

제49조(부대사업) ① 의료법인은 그 법인이 개설하는 의료기관에서 의료업무 외에 다음의 부대사업을 할 수 있다. 이 경우 부대사업으로 얻은 수익에 관한 회계는 의료법인의 다른 회계와 구분하여 계산하여야 한다.<개정 2008. 2. 29., 2010. 1. 18., 2015. 1. 28.>

1. 의료인과 의료관계자 양성이나 보수교육
2. 의료나 의학에 관한 조사 연구
3. 「노인복지법」 제31조제2호에 따른 노인의료복지시설의 설치·운영
4. 「장사 등에 관한 법률」 제29조제1항에 따른 장례식장의 설치·운영
5. 「주차장법」 제19조제1항에 따른 부설주차장의 설치·운영

6. 의료업 수행에 수반되는 의료정보시스템 개발·운영사업 중 대통령령으로 정하는 사업
7. 그 밖에 휴게음식점영업, 일반음식점영업, 이용업, 미용업 등 환자 또는 의료법인이 개설한 의료기관 종사자 등의 편의를 위하여 보건복지부령으로 정하는 사업

② 제1항제4호·제5호 및 제7호의 부대사업을 하려는 의료법인은 타인에게 임대 또는 위탁하여 운영할 수 있다.

③ 제1항 및 제2항에 따라 부대사업을 하려는 의료법인은 보건복지부령으로 정하는 바에 따라 미리 의료기관의 소재지를 관할하는 시·도지사에게 신고하여야 한다. 신고사항을 변경하려는 경우에도 또한 같다. <개정 2008. 2. 29., 2010. 1. 18.>

**제50조(「민법」의 준용)** 의료법인에 대하여 이 법에 규정된 것 외에는 「민법」 중 재단법인에 관한 규정을 준용한다.

**제51조(설립 허가 취소)** 보건복지부장관 또는 시·도지사는 의료법인이 다음 각 호의 어느 하나에 해당하면 그 설립 허가를 취소할 수 있다. <개정 2008. 2. 29., 2010. 1. 18.>

1. 정관으로 정하지 아니한 사업을 한 때
2. 설립된 날부터 2년 안에 의료기관을 개설하지 아니한 때
3. 의료법인이 개설한 의료기관이 제64조에 따라 개설허가를 취소당한 때
4. 보건복지부장관 또는 시·도지사가 감독을 위하여 내린 명령을 위반한 때
5. 제49조 제1항에 따른 부대사업 외의 사업을 한 때

**제51조의2(임원 선임 관련 금품 등 수수의 금지)** 누구든지 의료법인의 임원 선임과 관련하여 금품, 향응 또는 그 밖의 재산상 이익을 주고받거나 주고받을 것을 약속해서는 아니 된다.[본조신설 2019. 8. 27.]

### 제3절 의료기관 단체

**제52조(의료기관단체 설립)** ① 병원급 의료기관의 장은 의료기관의 건전한 발전과 국민보건 향상에 기여하기 위하여 전국 조직을 두는 단체를 설립할 수 있다. <개정 2009. 1. 30.>

② 제1항에 따른 단체는 법인으로 한다.

**제52조의2(대한민국의학한림원)** ① 의료인에 관련되는 의학 및 관계 전문분야(이하 이 조에서 "의학등"이라 한다)의 연구·진흥기반을 조성하고 우수한 보건의료인을 발굴·활용하기 위하여 대한민국의학한림원(이하 이 조에서 "한림원"이라 한다)을 둔다.

② 한림원은 법인으로 한다.

③ 한림원은 다음 각 호의 사업을 한다.

1. 의학등의 연구진흥에 필요한 조사·연구 및 정책자문
2. 의학등의 분야별 중장기 연구 기획 및 건의
3. 의학등의 국내외 교류협력사업
4. 의학등 및 국민건강과 관련된 사회문제에 관한 정책자문 및 홍보
5. 보건의료인의 명예를 기리고 보전(保全)하는 사업
6. 보건복지부장관이 의학등의 발전을 위하여 지정 또는 위탁하는 사업

④ 보건복지부장관은 한림원의 사업수행에 필요한 경비의 전부 또는 일부를 예산의 범위에서 지원할 수 있다.

⑤ 한림원에 대하여 이 법에서 정하지 아니한 사항에 관하여는 「민법」 중 사단법인에 관한 규정을 준용한다.

⑥ 한림원이 아닌 자는 대한민국의학한림원 또는 이와 유사한 명칭을 사용하지 못한다.

⑦ 한림원의 운영 및 업무수행에 필요한 사항은 대통령령으로 정한다.[본조신설 2015. 12. 29.]

## 제4장 신의료기술평가

**제53조(신의료기술의 평가)** ① 보건복지부장관은 국민건강을 보호하고 의료기술의 발전을 촉진하기 위하여 대통령령으로 정하는 바에 따라 제54조에 따른 신의료기술평가위원회의 심의를 거쳐 신의료기술의 안전성·유효성 등에 관한 평가(이하 "신의료기술평가"라 한다)를 하여야 한다.<개정 2008. 2. 29., 2010. 1. 18.>

② 제1항에 따른 신의료기술은 새로 개발된 의료기술로서 보건복지부장관이 안전성·유효성을 평가할 필요성이 있다고 인정하는 것을 말한다.<개정 2008. 2. 29., 2010. 1. 18.>

③ 보건복지부장관은 신의료기술평가의 결과를 「국민건강보험법」 제64조에 따른 건강보험심사평가원의 장에게 알려야 한다. 이 경우 신의료기술평가의 결과를 보건복지부령으로 정하는 바에 따라 공표할 수 있다.<개정 2008. 2. 29., 2010. 1. 18., 2011. 12. 31.>

④ 그 밖에 신의료기술평가의 대상 및 절차 등에 필요한 사항은 보건복지부령으로 정한다.<개정 2008. 2. 29., 2010. 1. 18.>

**제54조(신의료기술평가위원회의 설치 등)** ① 보건복지부장관은 신의료기술평가에 관한 사항을 심의하기 위하여 보건복지부에 신의료기술평가위원회(이하 "위원회"라 한다)를 둔다.<개정 2008. 2. 29., 2010. 1. 18.>

② 위원회는 위원장 1명을 포함하여 20명 이내의 위원으로 구성한다.

③ 위원은 다음 각 호의 자 중에서 보건복지부장관이 위촉하거나 임명한다. 다만, 위원장은 제1호 또는 제2호의 자 중에서 임명한다.<개정 2008. 2. 29., 2010. 1. 18.>

1. 제28조제1항에 따른 의사회·치과의사회·한의사회에서 각각 추천하는 자
2. 보건의료에 관한 학식이 풍부한 자
3. 소비자단체에서 추천하는 자
4. 변호사의 자격을 가진 자로서 보건의료와 관련된 업무에 5년 이상 종사한 경력이 있는 자
5. 보건의료정책 관련 업무를 담당하고 있는 보건복지부 소속 5급 이상의 공무원

④ 위원장과 위원의 임기는 3년으로 하되, 연임할 수 있다. 다만, 제3항제5호에 따른 공무원의 경우에는 재임기간으로 한다.

⑤ 위원의 자리가 빈 때에는 새로 위원을 임명하고, 새로 임명된 위원의 임기는 임명된 날부터 기산한다.

⑥ 위원회의 심의사항을 전문적으로 검토하기 위하여 위원회에 분야별 전문평가위원회를 둔다.

⑦ 그 밖에 위원회·전문평가위원회의 구성 및 운영 등에 필요한 사항은 보건복지부령으로 정한다.<개정 2008. 2. 29., 2010. 1. 18.>

**제55조(자료의 수집 업무 등의 위탁)** 보건복지부장관은 신의료기술평가에 관한 업무를 수행하기 위하여 필요한 경우 보건복지부령으로 정하는 바에 따라 자료 수집·조사 등 평가에 수반되는 업무를 관계 전문기관 또는 단체에 위탁할 수 있다.<개정 2008. 2. 29., 2010. 1. 18.>

## 제5장 의료광고

제56조(의료광고의 금지 등) ① 의료기관 개설자, 의료기관의 장 또는 의료인(이하 "의료인등"이라 한다)이 아닌 자는 의료에 관한 광고(의료인등이 신문·잡지·음성·음향·영상·인터넷·인쇄물·간판, 그 밖의 방법에 의하여 의료행위, 의료기관 및 의료인등에 대한 정보를 소비자에게 나타내거나 알리는 행위를 말한다. 이하 "의료광고"라 한다)를 하지 못한다. <개정 2018. 3. 27.>

② 의료인등은 다음 각 호의 어느 하나에 해당하는 의료광고를 하지 못한다. <개정 2009. 1. 30., 2016. 5. 29., 2018. 3. 27.>

1. 제53조에 따른 평가를 받지 아니한 신의료기술에 관한 광고
2. 환자에 관한 치료경험담 등 소비자로 하여금 치료 효과를 오인하게 할 우려가 있는 내용의 광고
3. 거짓된 내용을 표시하는 광고
4. 다른 의료인등의 기능 또는 진료 방법과 비교하는 내용의 광고
5. 다른 의료인등을 비방하는 내용의 광고
6. 수술 장면 등 직접적인 시술행위를 노출하는 내용의 광고
7. 의료인등의 기능, 진료 방법과 관련하여 심각한 부작용 등 중요한 정보를 누락하는 광고
8. 객관적인 사실을 과장하는 내용의 광고
9. 법적 근거가 없는 자격이나 명칭을 표방하는 내용의 광고
10. 신문, 방송, 잡지 등을 이용하여 기사(記事) 또는 전문가의 의견 형태로 표현되는 광고
11. 제57조에 따른 심의를 받지 아니하거나 심의받은 내용과 다른 내용의 광고
12. 제27조제3항에 따라 외국인환자를 유치하기 위한 국내광고
13. 소비자를 속이거나 소비자로 하여금 잘못 알게 할 우려가 있는 방법으로 제45조에 따른 비급여 진료비용을 할인하거나 면제하는 내용의 광고
14. 각종 상장·감사장 등을 이용하는 광고 또는 인증·보증·추천을 받았다는 내용을 사용하거나 이와 유사한 내용을 표현하는 광고. 다만, 다음 각 목의 어느 하나에 해당하는 경우는 제외한다.
가. 제58조에 따른 의료기관 인증을 표시한 광고
나. 「정부조직법」 제2조부터 제4조까지의 규정에 따른 중앙행정기관·특별지방행정기관 및 그 부속기관, 「지방자치법」 제2조에 따른 지방자치단체 또는 「공공기관의 운영에 관한 법률」 제4조에 따른 공공기관으로부터 받은 인증·보증을 표시한 광고
다. 다른 법령에 따라 받은 인증·보증을 표시한 광고
라. 세계보건기구와 협력을 맺은 국제평가기구로부터 받은 인증을 표시한 광고 등 대통령령으로 정하는 광고
15. 그 밖에 의료광고의 방법 또는 내용이 국민의 보건과 건전한 의료경쟁의 질서를 해치거나 소비자에게 피해를 줄 우려가 있는 것으로서 대통령령으로 정하는 내용의 광고

③ 의료광고는 다음 각 호의 방법으로는 하지 못한다. <개정 2018. 3. 27.>

1. 「방송법」 제2조제1호의 방송
2. 그 밖에 국민의 보건과 건전한 의료경쟁의 질서를 유지하기 위하여 제한할 필요가 있는 경우로서 대통령령으로 정하는 방법

④ 제2항에 따라 금지되는 의료광고의 구체적인 내용 등 의료광고에 관하여 필요한 사항은 대통령령으로 정한다. <개정 2018. 3. 27.>

⑤ 보건복지부장관, 시장·군수·구청장은 제2항제2호부터 제5호까지 및 제7호부터 제9호까지를 위반한 의료인등에 대하여 제63조, 제64조 및 제67조에 따른 처분을 하려는

경우에는 지체 없이 그 내용을 공정거래위원회에 통보하여야 한다.<신설 2016. 5. 29., 2018. 3. 27.>, [2018. 3. 27. 법률 제15540호에 의하여 2015. 12. 23. 헌법재판소에서 위헌 결정된 이 조를 개정함.]

제57조(의료광고의 심의) ① 의료인등이 다음 각 호의 어느 하나에 해당하는 매체를 이용하여 의료광고를 하려는 경우 미리 의료광고가 제56조제1항부터 제3항까지의 규정에 위반되는지 여부에 관하여 제2항에 따른 기관 또는 단체의 심의를 받아야 한다.<개정 2008. 2. 29., 2010. 1. 18., 2011. 8. 4., 2016. 1. 6., 2018. 3. 27.>

1. 「신문 등의 진흥에 관한 법률」 제2조에 따른 신문·인터넷신문 또는 「잡지 등 정기간행물의 진흥에 관한 법률」 제2조에 따른 정기간행물
2. 「옥외광고물 등의 관리와 옥외광고산업 진흥에 관한 법률」 제2조제1호에 따른 옥외광고물 중 현수막(懸垂幕), 벽보, 전단(傳單) 및 교통시설·교통수단에 표시(교통수단 내부에 표시되거나 영상·음성·음향 및 이들의 조합으로 이루어지는 광고를 포함한다)되는 것
3. 전광판
4. 대통령령으로 정하는 인터넷 매체[이동통신단말장치에서 사용되는 애플리케이션(Application)을 포함한다]
5. 그 밖에 매체의 성질, 영향력 등을 고려하여 대통령령으로 정하는 광고매체

② 다음 각 호의 기관 또는 단체는 대통령령으로 정하는 바에 따라 자율심의를 위한 조직 등을 갖추어 보건복지부장관에게 신고한 후 의료광고 심의 업무를 수행할 수 있다.<개정 2018. 3. 27.>

1. 제28조제1항에 따른 의사회·치과의사회·한의사회
2. 「소비자기본법」 제29조에 따라 등록한 소비자단체로서 대통령령으로 정하는 기준을 충족하는 단체

③ 의료인등은 제1항에도 불구하고 다음 각 호의 사항으로만 구성된 의료광고에 대해서는 제2항에 따라 보건복지부장관에게 신고한 기관 또는 단체(이하 "자율심의기구"라 한다)의 심의를 받지 아니할 수 있다.<개정 2018. 3. 27.>

1. 의료기관의 명칭·소재지·전화번호
2. 의료기관이 설치·운영하는 진료과목(제43조제5항에 따른 진료과목을 말한다)
3. 의료기관에 소속된 의료인의 성명·성별 및 면허의 종류
4. 그 밖에 대통령령으로 정하는 사항

④ 자율심의기구는 제1항에 따른 심의를 할 때 적용하는 심의 기준을 상호 협의하여 마련하여야 한다.<개정 2018. 3. 27.>

⑤ 의료광고 심의를 받으려는 자는 자율심의기구가 정하는 수수료를 내야 한다.<신설 2018. 3. 27.>

⑥ 제2항제1호에 따른 자율심의기구가 수행하는 의료광고 심의 업무 및 이와 관련된 업무의 수행에 관하여는 제29조제3항, 제30조제1항, 제32조, 제83조제1항 및 「민법」 제37조를 적용하지 아니하며, 제2항제2호에 따른 자율심의기구가 수행하는 의료광고 심의 업무 및 이와 관련된 업무의 수행에 관하여는 「민법」 제37조를 적용하지 아니한다.<신설 2018. 3. 27.>

⑦ 자율심의기구는 의료광고 제도 및 법령의 개선에 관하여 보건복지부장관에게 의견을 제시할 수 있다.<신설 2018. 3. 27.>

⑧ 제1항에 따른 심의의 유효기간은 심의를 신청하여 승인을 받은 날부터 3년으로 한다.<신설 2018. 3. 27.>

⑨ 의료인등이 제8항에 따른 유효기간의 만료 후 계속하여 의료광고를 하려는 경우에는 유효기간 만료 6개월 전에 자율심의기구에 의료광고 심의를 신청하여야 한다.<신설 2018. 3. 27.>

⑩ 제1항부터 제9항까지의 규정에서 정한 것 외에 자율심의기구의 구성·운영 및 심의에 필요한 사항은 자율심의기구가 정한다.<신설 2018. 3. 27.>

⑪ 자율심의기구는 제1항 및 제4항에 따른 심의 관련 업무를 수행할 때에는 제56조제1항부터 제3항까지의 규정에 따라 공정하고 투명하게 하여야 한다.<신설 2018. 3. 27.>
[제목개정 2018. 3. 27.], [2018. 3. 27. 법률 제15540호에 의하여 2005. 12. 23. 헌법재판소에서 위헌 결정된 이 조를 개정함.]

**제57조의2(의료광고에 관한 심의위원회)** ① 자율심의기구는 의료광고를 심의하기 위하여 제2항 각 호의 구분에 따른 심의위원회(이하 이 조에서 "심의위원회"라 한다)를 설치·운영하여야 한다.

② 심의위원회의 종류와 심의 대상은 다음 각 호와 같다.<개정 2020. 3. 4.>

1. 의료광고심의위원회: 의사, 의원, 의원의 개설자, 병원, 병원의 개설자, 요양병원(한의사가 개설한 경우는 제외한다), 요양병원의 개설자, 정신병원, 정신병원의 개설자, 종합병원(치과는 제외한다. 이하 이 호에서 같다), 종합병원의 개설자, 조산사, 조산원, 조산원의 개설자가 하는 의료광고의 심의
2. 치과의료광고심의위원회: 치과의사, 치과의원, 치과의원의 개설자, 치과병원, 치과병원의 개설자, 종합병원(치과만 해당한다. 이하 이 호에서 같다), 종합병원의 개설자가 하는 의료광고의 심의
3. 한방의료광고심의위원회: 한의사, 한의원, 한의원의 개설자, 한방병원, 한방병원의 개설자, 요양병원(한의사가 개설한 경우만 해당한다. 이하 이 호에서 같다), 요양병원의 개설자가 하는 의료광고의 심의

③ 제57조제2항제1호에 따른 자율심의기구 중 의사회는 제2항제1호에 따른 심의위원회만, 치과의사회는 같은 항 제2호에 따른 심의위원회만, 한의사회는 같은 항 제3호에 따른 심의위원회만 설치·운영하고, 제57조제2항제2호에 따른 자율심의기구는 제2항 각 호의 어느 하나에 해당하는 심의위원회만 설치·운영할 수 있다.

④ 심의위원회는 위원장 1명과 부위원장 1명을 포함하여 15명 이상 25명 이하의 위원으로 구성한다. 이 경우 제2항 각 호의 심의위원회 종류별로 다음 각 호의 구분에 따라 구성하여야 한다.

1. 의료광고심의위원회: 제5항제2호부터 제9호까지의 사람을 각각 1명 이상 포함하되, 같은 항 제4호부터 제9호까지의 사람이 전체 위원의 3분의 1 이상이 되도록 구성하여야 한다.
2. 치과의료광고심의위원회: 제5항제1호 및 제3호부터 제9호까지의 사람을 각각 1명 이상 포함하되, 같은 항 제4호부터 제9호까지의 사람이 전체 위원의 3분의 1 이상이 되도록 구성하여야 한다.
3. 한방의료광고심의위원회: 제5항제1호·제2호 및 제4호부터 제9호까지의 사람을 각각 1명 이상 포함하되, 같은 항 제4호부터 제9호까지의 사람이 전체 위원의 3분의 1 이상이 되도록 구성하여야 한다.

⑤ 심의위원회 위원은 다음 각 호의 어느 하나에 해당하는 사람 중에서 자율심의기구의 장이 위촉한다.

1. 의사
2. 치과의사

3. 한의사
4. 「약사법」 제2조제2호에 따른 약사
5. 「소비자기본법」 제2조제3호에 따른 소비자단체의 장이 추천하는 사람
6. 「변호사법」 제7조제1항에 따라 같은 법 제78조에 따른 대한변호사협회에 등록한 변호사로서 대한변호사협회의 장이 추천하는 사람
7. 「민법」 제32조에 따라 설립된 법인 중 여성의 사회참여 확대 및 복지 증진을 주된 목적으로 설립된 법인의 장이 추천하는 사람
8. 「비영리민간단체 지원법」 제4조에 따라 등록된 단체로서 환자의 권익 보호를 주된 목적으로 하는 단체의 장이 추천하는 사람
9. 그 밖에 보건의료 또는 의료광고에 관한 학식과 경험이 풍부한 사람

⑥ 제1항부터 제5항까지의 규정에서 정한 것 외에 심의위원회의 구성 및 운영에 필요한 사항은 자율심의기구가 정한다.[본조신설 2018. 3. 27.]

제57조의3(의료광고 모니터링) 자율심의기구는 의료광고가 제56조제1항부터 제3항까지의 규정을 준수하는지 여부에 관하여 모니터링하고, 보건복지부령으로 정하는 바에 따라 모니터링 결과를 보건복지부장관에게 제출하여야 한다.[본조신설 2018. 3. 27.]

## 6장 감독

제58조(의료기관 인증) ① 보건복지부장관은 의료의 질과 환자 안전의 수준을 높이기 위하여 병원급 의료기관 및 대통령령으로 정하는 의료기관에 대한 인증(이하 "의료기관 인증"이라 한다)을 할 수 있다.<개정 2020. 3. 4.>

② 보건복지부장관은 대통령령으로 정하는 바에 따라 의료기관 인증에 관한 업무를 제58조의11에 따른 의료기관평가인증원에 위탁할 수 있다.<개정 2020. 3. 4.>

③ 보건복지부장관은 다른 법률에 따라 의료기관을 대상으로 실시하는 평가를 통합하여 제58조의11에 따른 의료기관평가인증원으로 하여금 시행하도록 할 수 있다.<개정 2020. 3. 4.>, [전문개정 2010. 7. 23.]

제58조의2(의료기관인증위원회) ① 보건복지부장관은 의료기관 인증에 관한 주요 정책을 심의하기 위하여 보건복지부장관 소속으로 의료기관인증위원회(이하 이 조에서 "위원회"라 한다)를 둔다.

② 위원회는 위원장 1명을 포함한 15인 이내의 위원으로 구성한다.

③ 위원회의 위원장은 보건복지부차관으로 하고, 위원회의 위원은 다음 각 호의 사람 중에서 보건복지부장관이 임명 또는 위촉한다.<개정 2016. 5. 29.>
1. 제28조에 따른 의료인 단체 및 제52조에 따른 의료기관단체에서 추천하는 자
2. 노동계, 시민단체(「비영리민간단체지원법」 제2조에 따른 비영리민간단체를 말한다), 소비자단체(「소비자기본법」 제29조에 따른 소비자단체를 말한다)에서 추천하는 자
3. 보건의료에 관한 학식과 경험이 풍부한 자
4. 시설물 안전진단에 관한 학식과 경험이 풍부한 자
5. 보건복지부 소속 3급 이상 공무원 또는 고위공무원단에 속하는 공무원

④ 위원회는 다음 각 호의 사항을 심의한다.
1. 인증기준 및 인증의 공표를 포함한 의료기관 인증과 관련된 주요 정책에 관한 사항
2. 제58조제3항에 따른 의료기관 대상 평가제도 통합에 관한 사항
3. 제58조의7제2항에 따른 의료기관 인증 활용에 관한 사항

4. 그 밖에 위원장이 심의에 부치는 사항

⑤ 위원회의 구성 및 운영, 그 밖에 필요한 사항은 대통령령으로 정한다.[본조신설 2010. 7. 23.]

**제58조의3(의료기관 인증기준 및 방법 등)** ① 의료기관 인증기준은 다음 각 호의 사항을 포함하여야 한다.

1. 환자의 권리와 안전
2. 의료기관의 의료서비스 질 향상 활동
3. 의료서비스의 제공과정 및 성과
4. 의료기관의 조직·인력관리 및 운영
5. 환자 만족도

② 인증등급은 인증, 조건부인증 및 불인증으로 구분한다.<개정 2020. 3. 4.>

③ 인증의 유효기간은 4년으로 한다. 다만, 조건부인증의 경우에는 유효기간을 1년으로 한다.<개정 2020. 3. 4.>

④ 조건부인증을 받은 의료기관의 장은 유효기간 내에 보건복지부령으로 정하는 바에 따라 재인증을 받아야 한다.<개정 2020. 3. 4.>

⑤ 제1항에 따른 인증기준의 세부 내용은 보건복지부장관이 정한다.<개정 2020. 3. 4.> [본조신설 2010. 7. 23.]

**제58조의4(의료기관 인증의 신청 및 평가)** ① 의료기관 인증을 받고자 하는 의료기관의 장은 보건복지부령으로 정하는 바에 따라 보건복지부장관에게 신청할 수 있다.

② 제1항에도 불구하고 제3조제2항제3호에 따른 요양병원(「장애인복지법」 제58조제1항제4호에 따른 의료재활시설로서 제3조의2에 따른 요건을 갖춘 의료기관은 제외한다)의 장은 보건복지부령으로 정하는 바에 따라 보건복지부장관에게 인증을 신청하여야 한다.<개정 2020. 3. 4.>

③ 제2항에 따라 인증을 신청하여야 하는 요양병원이 조건부인증 또는 불인증을 받거나 제58조의10제1항제4호 및 제5호에 따라 인증 또는 조건부인증이 취소된 경우 해당 요양병원의 장은 보건복지부령으로 정하는 기간 내에 다시 인증을 신청하여야 한다.<개정 2020. 3. 4.>

④ 보건복지부장관은 인증을 신청한 의료기관에 대하여 제58조의3제1항에 따른 인증기준 적합 여부를 평가하여야 한다. 이 경우 보건복지부장관은 보건복지부령으로 정하는 바에 따라 필요한 조사를 할 수 있고, 인증을 신청한 의료기관은 정당한 사유가 없으면 조사에 협조하여야 한다.<신설 2020. 3. 4.>

⑤ 보건복지부장관은 제4항에 따른 평가 결과와 인증등급을 지체 없이 해당 의료기관의 장에게 통보하여야 한다.<신설 2020. 3. 4.>, [본조신설 2010. 7. 23.], [제목개정 2020. 3. 4.]

**제58조의5(이의신청)** ① 의료기관 인증을 신청한 의료기관의 장은 평가결과 또는 인증등급에 관하여 보건복지부장관에게 이의신청을 할 수 있다.

② 제1항에 따른 이의신청은 평가결과 또는 인증등급을 통보받은 날부터 30일 이내에 하여야 한다. 다만, 책임질 수 없는 사유로 그 기간을 지킬 수 없었던 경우에는 그 사유가 없어진 날부터 기산한다.

③ 제1항에 따른 이의신청의 방법 및 처리 결과의 통보 등에 필요한 사항은 보건복지부령으로 정한다.[본조신설 2010. 7. 23.]

제 58조의6(인증서와 인증마크) ① 보건복지부장관은 인증을 받은 의료기관에 인증서를 교부하고 인증을 나타내는 표시(이하 "인증마크"라 한다)를 제작하여 인증을 받은 의료기

관이 사용하도록 할 수 있다.

② 누구든지 제58조제1항에 따른 인증을 받지 아니하고 인증서나 인증마크를 제작·사용하거나 그 밖의 방법으로 인증을 사칭하여서는 아니 된다.

③ 인증마크의 도안 및 표시방법 등에 필요한 사항은 보건복지부령으로 정한다.

[본조신설 2010. 7. 23.]

**제58조의7(인증의 공표 및 활용)** ① 보건복지부장관은 인증을 받은 의료기관에 관하여 인증기준, 인증 유효기간 및 제58조의4제4항에 따라 평가한 결과 등 보건복지부령으로 정하는 사항을 인터넷 홈페이지 등에 공표하여야 한다.<개정 2020. 3. 4.>

② 보건복지부장관은 제58조의4제4항에 따른 평가 결과와 인증등급을 활용하여 의료기관에 대하여 다음 각 호에 해당하는 행정적·재정적 지원 등 필요한 조치를 할 수 있다.<개정 2020. 3. 4.>

1. 제3조의4에 따른 상급종합병원 지정
2. 제3조의5에 따른 전문병원 지정
3. 의료의 질 및 환자 안전 수준 향상을 위한 교육, 컨설팅 지원
4. 그 밖에 다른 법률에서 정하거나 보건복지부장관이 필요하다고 인정한 사항

③ 제1항에 따른 공표 등에 필요한 사항은 보건복지부령으로 정한다.[본조신설 2010. 7. 23.]

**제58조의8(자료의 제공요청)** ① 보건복지부장관은 인증과 관련하여 필요한 경우에는 관계 행정기관, 의료기관, 그 밖의 공공단체 등에 대하여 자료의 제공 및 협조를 요청할 수 있다.

② 제1항에 따른 자료의 제공과 협조를 요청받은 자는 정당한 사유가 없는 한 요청에 따라야 한다.[본조신설 2010. 7. 23.]

**제58조의9(의료기관 인증의 사후관리)** 보건복지부장관은 인증의 실효성을 유지하기 위하여 보건복지부령으로 정하는 바에 따라 인증을 받은 의료기관에 대하여 제58조의3제1항에 따른 인증기준의 충족 여부를 조사할 수 있다.[본조신설 2020. 3. 4.], [종전 제58조의9는 제58조의10으로 이동 <2020. 3. 4.>]

**제58조의10(의료기관 인증의 취소 등)** ① 보건복지부장관은 인증을 받은 의료기관이 인증 유효기간 중 다음 각 호의 어느 하나에 해당하는 경우에는 의료기관 인증 또는 조건부인증을 취소하거나 인증마크의 사용정지 또는 시정을 명할 수 있다. 다만, 제1호 및 제2호에 해당하는 경우에는 인증 또는 조건부인증을 취소하여야 한다.<개정 2020. 3. 4.>

1. 거짓이나 그 밖의 부정한 방법으로 인증 또는 조건부인증을 받은 경우
2. 제64조제1항에 따라 의료기관 개설 허가가 취소되거나 폐쇄명령을 받은 경우
3. 의료기관의 종별 변경 등 인증 또는 조건부인증의 전제나 근거가 되는 중대한 사실이 변경된 경우
4. 제58조의3제1항에 따른 인증기준을 충족하지 못하게 된 경우
5. 인증마크의 사용정지 또는 시정명령을 위반한 경우

② 제1항제1호에 따라 인증이 취소된 의료기관은 인증 또는 조건부인증이 취소된 날부터 1년 이내에 인증 신청을 할 수 없다.

③ 제1항에 따른 의료기관 인증 또는 조건부인증의 취소 및 인증마크의 사용정지 등에 필요한 절차와 처분의 기준 등은 보건복지부령으로 정한다.<신설 2020. 3. 4.>, [본조신설 2010. 7. 23.], [제목개정 2020. 3. 4.], [제58조의9에서 이동 <2020. 3. 4.>]

**제58조의11(의료기관평가인증원의 설립 등)** ① 의료기관 인증에 관한 업무와 의료기관을 대상으로 실시하는 각종 평가 업무를 효율적으로 수행하기 위하여 의료기관평가인증원(이

하 "인증원"이라 한다)을 설립한다.

② 인증원은 다음 각 호의 업무를 수행한다.

1. 의료기관 인증에 관한 업무로서 제58조제2항에 따라 위탁받은 업무
2. 다른 법률에 따라 의료기관을 대상으로 실시하는 평가 업무로서 보건복지부장관으로부터 위탁받은 업무
3. 그 밖에 이 법 또는 다른 법률에 따라 보건복지부장관으로부터 위탁받은 업무

③ 인증원은 법인으로 하고, 주된 사무소의 소재지에 설립등기를 함으로써 성립한다.

④ 인증원에는 정관으로 정하는 바에 따라 임원과 필요한 직원을 둔다.

⑤ 보건복지부장관은 인증원의 운영 및 사업에 필요한 경비를 예산의 범위에서 지원할 수 있다.

⑥ 인증원은 보건복지부장관의 승인을 받아 의료기관 인증을 신청한 의료기관의 장으로부터 인증에 소요되는 비용을 징수할 수 있다.

⑦ 인증원은 제2항에 따른 업무 수행에 지장이 없는 범위에서 보건복지부령으로 정하는 바에 따라 교육, 컨설팅 등 수익사업을 할 수 있다.

⑧ 인증원에 관하여 이 법 및 「공공기관의 운영에 관한 법률」에서 정하는 사항 외에는 「민법」 중 재단법인에 관한 규정을 준용한다.[본조신설 2020. 3. 4.]

**제59조(지도와 명령)** ① 보건복지부장관 또는 시·도지사는 보건의료정책을 위하여 필요하거나 국민보건에 중대한 위해(危害)가 발생하거나 발생할 우려가 있으면 의료기관이나 의료인에게 필요한 지도와 명령을 할 수 있다. <개정 2008. 2. 29., 2010. 1. 18.>

② 보건복지부장관, 시·도지사 또는 시장·군수·구청장은 의료인이 정당한 사유 없이 진료를 중단하거나 의료기관 개설자가 집단으로 휴업하거나 폐업하여 환자 진료에 막대한 지장을 초래하거나 초래할 우려가 있다고 인정할 만한 상당한 이유가 있으면 그 의료인이나 의료기관 개설자에게 업무개시 명령을 할 수 있다. <개정 2008. 2. 29., 2010. 1. 18.>

③ 의료인과 의료기관 개설자는 정당한 사유 없이 제2항의 명령을 거부할 수 없다.

**제60조(병상 수급계획의 수립 등)** ① 보건복지부장관은 병상의 합리적인 공급과 배치에 관한 기본시책을 5년마다 수립하여야 한다. <개정 2008. 2. 29., 2010. 1. 18., 2019. 8. 27.>

② 시·도지사는 제1항에 따른 기본시책에 따라 지역 실정을 고려하여 특별시·광역시 또는 도 단위의 지역별·기능별·종별 의료기관 병상 수급 및 관리계획을 수립한 후 보건복지부장관에게 제출하여야 한다. <개정 2008. 2. 29., 2010. 1. 18., 2019. 8. 27.>

③ 보건복지부장관은 제2항에 따라 제출된 병상 수급 및 관리계획이 제1항에 따른 기본시책에 맞지 아니하는 등 보건복지부령으로 정하는 사유가 있으면 시·도지사와 협의하여 보건복지부령으로 정하는 바에 따라 이를 조정하여야 한다. <개정 2008. 2. 29., 2010. 1. 18., 2019. 8. 27.>

**제60조의2(의료인 수급계획 등)** ① 보건복지부장관은 우수한 의료인의 확보와 적절한 공급을 위한 기본시책을 수립하여야 한다.

② 제1항에 따른 기본시책은 「보건의료기본법」 제15조에 따른 보건의료발전계획과 연계하여 수립한다.[본조신설 2015. 12. 29.]

**제60조의3(간호인력 취업교육센터 설치 및 운영)** ① 보건복지부장관은 간호·간병통합서비스 제공·확대 및 간호인력의 원활한 수급을 위하여 다음 각 호의 업무를 수행하는 간호인력 취업교육센터를 지역별로 설치·운영할 수 있다.

1. 지역별, 의료기관별 간호인력 확보에 관한 현황 조사
2. 제7조제1항제1호에 따른 간호학을 전공하는 대학이나 전문대학[구제(舊制) 전문학교

와 간호학교를 포함한다] 졸업예정자와 신규 간호인력에 대한 취업교육 지원

3. 간호인력의 지속적인 근무를 위한 경력개발 지원

4. 유휴 및 이직 간호인력의 취업교육 지원

5. 그 밖에 간호인력의 취업교육 지원을 위하여 보건복지부령으로 정하는 사항

② 보건복지부장관은 간호인력 취업교육센터를 효율적으로 운영하기 위하여 그 운영에 관한 업무를 대통령령으로 정하는 절차·방식에 따라 관계 전문기관 또는 단체에 위탁할 수 있다.

③ 국가 및 지방자치단체는 제2항에 따라 간호인력 취업교육센터의 운영에 관한 업무를 위탁한 경우에는 그 운영에 드는 비용을 지원할 수 있다.

④ 그 밖에 간호인력 취업교육센터의 운영 등에 필요한 사항은 보건복지부령으로 정한다. [본조신설 2015. 12. 29.]

**제61조(보고와 업무 검사 등)** ① 보건복지부장관, 시·도지사 또는 시장·군수·구청장은 의료기관 개설자 또는 의료인에게 필요한 사항을 보고하도록 명할 수 있고, 관계 공무원을 시켜 그 업무 상황, 시설 또는 진료기록부·조산기록부·간호기록부 등 관계 서류를 검사하게 하거나 관계인에게서 진술을 들어 사실을 확인받게 할 수 있다. 이 경우 의료기관 개설자 또는 의료인은 정당한 사유 없이 이를 거부하지 못한다. <개정 2008. 2. 29., 2010. 1. 18., 2011. 8. 4., 2016. 12. 20., 2018. 3. 27., 2019. 8. 27.>

② 제1항의 경우에 관계 공무원은 권한을 증명하는 증표 및 조사기간, 조사범위, 조사담당자, 관계 법령 등이 기재된 조사명령서를 지니고 이를 관계인에게 내보여야 한다. <개정 2011. 8. 4.>

③ 제1항의 보고 및 제2항의 조사명령서에 관한 사항은 보건복지부령으로 정한다. <개정 2008. 2. 29., 2010. 1. 18., 2011. 8. 4.>

**제61조의2(자료제공의 요청)** ① 보건복지부장관은 이 법의 위반 사실을 확인하기 위한 경우 등 소관 업무를 수행하기 위하여 필요한 경우에는 의료인, 의료기관의 장, 「국민건강보험법」에 따른 국민건강보험공단 및 건강보험심사평가원, 그 밖의 관계 행정기관 및 단체 등에 대하여 필요한 자료의 제출이나 의견의 진술 등을 요청할 수 있다.

② 제1항에 따른 자료의 제공 또는 협조를 요청받은 자는 특별한 사유가 없으면 이에 따라야 한다. [본조신설 2019. 8. 27.]

**제62조(의료기관 회계기준)** ① 의료기관 개설자는 의료기관 회계를 투명하게 하도록 노력하여야 한다.

② 100병상 이상의 병원급 의료기관으로서 보건복지부령으로 정하는 일정 규모 이상의 병원급 의료기관 개설자는 회계를 투명하게 하기 위하여 의료기관 회계기준을 지켜야 한다. <개정 2008. 2. 29., 2010. 1. 18., 2020. 3. 4.>

③ 제2항에 따른 의료기관 회계기준은 보건복지부령으로 정한다. <개정 2008. 2. 29., 2010. 1. 18.>

**제63조(시정 명령 등)** ① 보건복지부장관 또는 시장·군수·구청장은 의료기관이 제15조제1항, 제16조제2항, 제21조제1항 후단 및 같은 조 제2항·제3항, 제23조제2항, 제34조제2항, 제35조제2항, 제36조, 제36조의2, 제37조제1항·제2항, 제38조제1항·제2항, 제41조부터 제43조까지, 제45조, 제46조, 제47조제1항, 제58조의4제2항 및 제3항, 제62조제2항을 위반한 때, 종합병원·상급종합병원·전문병원이 각각 제3조의3제1항·제3조의4제1항·제3조의5제2항에 따른 요건에 해당하지 아니하게 된 때, 의료기관의 장이 제4조제5항을 위반한 때 또는 자율심의기구가 제57조제11항을 위반한 때에는 일정한 기간을 정하여 그 시설·장비 등의 전부 또는 일부의 사용을 제한 또는 금지하거나 위반한 사항을 시정

하도록 명할 수 있다.<개정 2008. 2. 29., 2009. 1. 30., 2010. 1. 18., 2010. 7. 23., 2011. 4. 28., 2015. 12. 22., 2015. 12. 29., 2016. 5. 29., 2016. 12. 20., 2018. 3. 27., 2020. 3. 4.>

② 보건복지부장관 또는 시장·군수·구청장은 의료인등이 제56조제2항·제3항을 위반한 때에는 다음 각 호의 조치를 명할 수 있다.<신설 2018. 3. 27.>

1. 위반행위의 중지
2. 위반사실의 공표
3. 정정광고

③ 제2항제2호·제3호에 따른 조치에 필요한 사항은 대통령령으로 정한다.<신설 2018. 3. 27.>

**제64조(개설 허가 취소 등)** ①보건복지부장관 또는 시장·군수·구청장은 의료기관이 다음 각 호의 어느 하나에 해당하면 그 의료업을 1년의 범위에서 정지시키거나 개설 허가의 취소 또는 의료기관 폐쇄를 명할 수 있다. 다만, 제8호에 해당하는 경우에는 의료기관 개설 허가의 취소 또는 의료기관 폐쇄를 명하여야 하며, 의료기관 폐쇄는 제33조제3항과 제35조제1항 본문에 따라 신고한 의료기관에만 명할 수 있다.<개정 2007. 7. 27., 2008. 2. 29., 2009. 1. 30., 2010. 1. 18., 2011. 8. 4., 2013. 8. 13., 2015. 12. 22., 2015. 12. 29., 2016. 5. 29., 2016. 12. 20., 2018. 8. 14., 2019. 4. 23., 2019. 8. 27., 2020. 3. 4., 2020. 12. 29.>

1. 개설 신고나 개설 허가를 한 날부터 3개월 이내에 정당한 사유 없이 업무를 시작하지 아니한 때

1의2. 제4조제2항을 위반하여 의료인이 다른 의료인 또는 의료법인 등의 명의로 의료기관을 개설하거나 운영한 때

2. 제27조제5항을 위반하여 무자격자에게 의료행위를 하게 하거나 의료인에게 면허 사항 외의 의료행위를 하게 한 때

3. 제61조에 따른 관계 공무원의 직무 수행을 기피 또는 방해하거나 제59조 또는 제63조에 따른 명령을 위반한 때

4. 제33조제2항제3호부터 제5호까지의 규정에 따른 의료법인·비영리법인, 준정부기관·지방의료원 또는 한국보훈복지의료공단의 설립허가가 취소되거나 해산된 때

4의2. 제33조제2항을 위반하여 의료기관을 개설한 때

4의3. 제33조제8항을 위반하여 둘 이상의 의료기관을 개설·운영한 때

5. 제33조제5항·제7항·제9항·제10항, 제40조, 제40조의2 또는 제56조를 위반한 때. 다만, 의료기관 개설자 본인에게 책임이 없는 사유로 제33조제7항제4호를 위반한 때에는 그러하지 아니하다.

5의2. 정당한 사유 없이 제40조제1항에 따른 폐업·휴업 신고를 하지 아니하고 6개월 이상 의료업을 하지 아니한 때

6. 제63조에 따른 시정명령(제4조제5항 위반에 따른 시정명령을 제외한다)을 이행하지 아니한 때

7. 「약사법」 제24조제2항을 위반하여 담합행위를 한 때

8. 의료기관 개설자가 거짓으로 진료비를 청구하여 금고 이상의 형을 선고받고 그 형이 확정된 때

9. 제36조에 따른 준수사항을 위반하여 사람의 생명 또는 신체에 중대한 위해를 발생하게 한 때

② 제1항에 따라 개설 허가를 취소당하거나 폐쇄 명령을 받은 자는 그 취소된 날이나 폐쇄 명령을 받은 날부터 6개월 이내에, 의료업 정지처분을 받은 자는 그 업무 정지기간

중에 각각 의료기관을 개설·운영하지 못한다. 다만, 제1항제8호에 따라 의료기관 개설 허가를 취소당하거나 폐쇄 명령을 받은 자는 취소당한 날이나 폐쇄 명령을 받은 날부터 3년 안에는 의료기관을 개설·운영하지 못한다.

③ 보건복지부장관 또는 시장·군수·구청장은 의료기관이 제1항에 따라 그 의료업이 정지되거나 개설 허가의 취소 또는 폐쇄 명령을 받은 경우 해당 의료기관에 입원 중인 환자를 다른 의료기관으로 옮기도록 하는 등 환자의 권익을 보호하기 위하여 필요한 조치를 하여야 한다.<신설 2016. 12. 20.>

**제65조(면허 취소와 재교부)** ①보건복지부장관은 의료인이 다음 각 호의 어느 하나에 해당할 경우에는 그 면허를 취소할 수 있다. 다만, 제1호의 경우에는 면허를 취소하여야 한다.<개정 2008. 2. 29., 2009. 1. 30., 2009. 12. 31., 2010. 1. 18., 2015. 12. 29., 2016. 5. 29., 2020. 3. 4., 2020. 12. 29.>

1. 제8조 각 호의 어느 하나에 해당하게 된 경우
2. 제66조에 따른 자격 정지 처분 기간 중에 의료행위를 하거나 3회 이상 자격 정지 처분을 받은 경우
3. 제11조제1항에 따른 면허 조건을 이행하지 아니한 경우
4. 제4조의3제1항을 위반하여 면허를 대여한 경우
5. 삭제<2016. 12. 20.>
6. 제4조제6항을 위반하여 사람의 생명 또는 신체에 중대한 위해를 발생하게 한 경우
7. 제27조제5항을 위반하여 사람의 생명 또는 신체에 중대한 위해를 발생하게 할 우려가 있는 수술, 수혈, 전신마취를 의료인 아닌 자에게 하게 하거나 의료인에게 면허 사항 외로 하게 한 경우

② 보건복지부장관은 제1항에 따라 면허가 취소된 자라도 취소의 원인이 된 사유가 없어지거나 개전(改悛)의 정이 뚜렷하다고 인정되면 면허를 재교부할 수 있다. 다만, 제1항제3호에 따라 면허가 취소된 경우에는 취소된 날부터 1년 이내, 제1항제2호에 따라 면허가 취소된 경우에는 취소된 날부터 2년 이내, 제1항제4호·제6호·제7호 또는 제8조제4호에 따른 사유로 면허가 취소된 경우에는 취소된 날부터 3년 이내에는 재교부하지 못한다.<개정 2007. 7. 27., 2008. 2. 29., 2010. 1. 18., 2016. 5. 29., 2016. 12. 20., 2019. 8. 27., 2020. 12. 29.>

**제66조(자격정지 등)** ①보건복지부장관은 의료인이 다음 각 호의 어느 하나에 해당하면 1년의 범위에서 면허자격을 정지시킬 수 있다. 이 경우 의료기술과 관련한 판단이 필요한 사항에 관하여는 관계 전문가의 의견을 들어 결정할 수 있다.<개정 2008. 2. 29., 2009. 12. 31., 2010. 1. 18., 2010. 5. 27., 2011. 4. 7., 2011. 8. 4., 2016. 5. 29., 2016. 12. 20., 2019. 4. 23., 2019. 8. 27.>

1. 의료인의 품위를 심하게 손상시키는 행위를 한 때
2. 의료기관 개설자가 될 수 없는 자에게 고용되어 의료행위를 한 때

2의2. 제4조제6항을 위반한 때

3. 제17조제1항 및 제2항에 따른 진단서·검안서 또는 증명서를 거짓으로 작성하여 내주거나 제22조제1항에 따른 진료기록부등을 거짓으로 작성하거나 고의로 사실과 다르게 추가기재·수정한 때
4. 제20조를 위반한 경우
5. 삭제<2020. 12. 29.>
6. 의료기사가 아닌 자에게 의료기사의 업무를 하게 하거나 의료기사에게 그 업무 범위를 벗어나게 한 때

7. 관련 서류를 위조·변조하거나 속임수 등 부정한 방법으로 진료비를 거짓 청구한 때
8. 삭제<2011. 8. 4.>
9. 제23조의5를 위반하여 경제적 이익등을 제공받은 때
10. 그 밖에 이 법 또는 이 법에 따른 명령을 위반한 때

② 제1항제1호에 따른 행위의 범위는 대통령령으로 정한다.

③ 의료기관은 그 의료기관 개설자가 제1항제7호에 따라 자격정지 처분을 받은 경우에는 그 자격정지 기간 중 의료업을 할 수 없다.<개정 2010. 7. 23.>

④ 보건복지부장관은 의료인이 제25조에 따른 신고를 하지 아니한 때에는 신고할 때까지 면허의 효력을 정지할 수 있다.<신설 2011. 4. 28.>

⑤ 제1항제2호를 위반한 의료인이 자진하여 그 사실을 신고한 경우에는 제1항에도 불구하고 보건복지부령으로 정하는 바에 따라 그 처분을 감경하거나 면제할 수 있다.<신설 2012. 2. 1.>

⑥ 제1항에 따른 자격정지처분은 그 사유가 발생한 날부터 5년(제1항제5호·제7호에 따른 자격정지처분의 경우에는 7년으로 한다)이 지나면 하지 못한다. 다만, 그 사유에 대하여 「형사소송법」 제246조에 따른 공소가 제기된 경우에는 공소가 제기된 날부터 해당 사건의 재판이 확정된 날까지의 기간은 시효 기간에 산입하지 아니 한다.<신설 2016. 5. 29.>

**제66조의2(중앙회의 자격정지 처분 요구 등)** 각 중앙회의 장은 의료인이 제66조제1항제1호에 해당하는 경우에는 각 중앙회의 윤리위원회의 심의·의결을 거쳐 보건복지부장관에게 자격정지 처분을 요구할 수 있다.[본조신설 2011. 4. 28.]

**제67조(과징금 처분)** ① 보건복지부장관이나 시장·군수·구청장은 의료기관이 제64조제1항 각 호의 어느 하나에 해당할 때에는 대통령령으로 정하는 바에 따라 의료업 정지 처분을 갈음하여 10억원 이하의 과징금을 부과할 수 있으며, 이 경우 과징금은 3회까지만 부과할 수 있다. 다만, 동일한 위반행위에 대하여 「표시·광고의 공정화에 관한 법률」 제9조에 따른 과징금 부과처분이 이루어진 경우에는 과징금(의료업 정지 처분을 포함한다)을 감경하여 부과하거나 부과하지 아니할 수 있다.<개정 2008. 2. 29., 2010. 1. 18., 2016. 5. 29., 2019. 8. 27.>

② 제1항에 따른 과징금을 부과하는 위반 행위의 종류와 정도 등에 따른 과징금의 액수와 그 밖에 필요한 사항은 대통령령으로 정한다.

③ 보건복지부장관이나 시장·군수·구청장은 제1항에 따른 과징금을 기한 안에 내지 아니한 때에는 지방세 체납처분의 예에 따라 징수한다.<개정 2008. 2. 29., 2010. 1. 18.>

**제68조(행정처분의 기준)** 제63조, 제64조제1항, 제65조제1항, 제66조제1항에 따른 행정처분의 세부적인 기준은 보건복지부령으로 정한다.<개정 2008. 2. 29., 2010. 1. 18.>

**제69조(의료지도원)** ① 제61조에 따른 관계 공무원의 직무를 행하게 하기 위하여 보건복지부, 시·도 및 시·군·구에 의료지도원을 둔다.<개정 2008. 2. 29., 2010. 1. 18.>

② 의료지도원은 보건복지부장관, 시·도지사 또는 시장·군수·구청장이 그 소속 공무원 중에서 임명하되, 자격과 임명 등에 필요한 사항은 보건복지부령으로 정한다.<개정 2008. 2. 29., 2010. 1. 18.>

③ 의료지도원 및 그 밖의 공무원은 직무를 통하여 알게 된 의료기관, 의료인, 환자의 비밀을 누설하지 못한다.

## 제7장 삭제〈2011. 4. 7.〉

제70조삭제<2011. 4. 7.>
제71조삭제<2011. 4. 7.>
제72조삭제<2011. 4. 7.>
제73조삭제<2011. 4. 7.>
제74조삭제<2011. 4. 7.>
제75조삭제<2011. 4. 7.>
제76조삭제<2011. 4. 7.>

## 제8장 보칙

제77조(전문의) ① 의사·치과의사 또는 한의사로서 전문의가 되려는 자는 대통령령으로 정하는 수련을 거쳐 보건복지부장관에게 자격 인정을 받아야 한다.<개정 2008. 2. 29., 2010. 1. 18.>

② 제1항에 따라 전문의 자격을 인정받은 자가 아니면 전문과목을 표시하지 못한다. 다만, 보건복지부장관은 의료체계를 효율적으로 운영하기 위하여 전문의 자격을 인정받은 치과의사와 한의사에 대하여 종합병원·치과병원·한방병원 중 보건복지부령으로 정하는 의료기관에 한하여 전문과목을 표시하도록 할 수 있다.<개정 2008. 2. 29., 2009. 1. 30., 2010. 1. 18.>

③ 삭제<2016. 12. 20.>

④ 전문의 자격 인정과 전문과목에 관한 사항은 대통령령으로 정한다.<개정 2011. 4. 28.>

[법률 제9386호(2009. 1. 30.) 부칙 제2조의 규정에 의하여 이 조 제2항 단서의 개성규성 중 치과의사에 대한 부분은 2013년 12월 31일까지, 한의사에 대한 부분은 2009년 12월 31일까지 유효함], [2016. 12. 20. 법률 제14438호에 의하여 2015. 5. 28. 헌법재판소에서 위헌 결정된 이 조 제3항을 삭제함.]

제78조(전문간호사) ① 보건복지부장관은 간호사에게 간호사 면허 외에 전문간호사 자격을 인정할 수 있다.<개정 2008. 2. 29., 2010. 1. 18.>

② 전문간호사가 되려는 사람은 다음 각 호의 어느 하나에 해당하는 사람으로서 보건복지부장관이 실시하는 전문간호사 자격시험에 합격한 후 보건복지부장관의 자격인정을 받아야 한다.<개정 2018. 3. 27.>

1. 보건복지부령으로 정하는 전문간호사 교육과정을 이수한 자
2. 보건복지부장관이 인정하는 외국의 해당 분야 전문간호사 자격이 있는 자

③ 전문간호사는 제2항에 따라 자격을 인정받은 해당 분야에서 간호 업무를 수행하여야 한다.<신설 2018. 3. 27.>

④ 전문간호사의 자격 구분, 자격 기준, 자격 시험, 자격증, 업무 범위, 그 밖에 필요한 사항은 보건복지부령으로 정한다.<신설 2018. 3. 27.>

제79조(한지 의료인) ① 이 법이 시행되기 전의 규정에 따라 면허를 받은 한지 의사(限地 醫師), 한지 치과의사 및 한지 한의사는 허가받은 지역에서 의료업무에 종사하는 경우 의료인으로 본다.

② 보건복지부장관은 제1항에 따른 의료인이 허가받은 지역 밖에서 의료행위를 하는 경우에는 그 면허를 취소할 수 있다.<개정 2008. 2. 29., 2010. 1. 18.>

③ 제1항에 따른 의료인의 허가지역 변경, 그 밖에 필요한 사항은 보건복지부령으로 정한다.<개정 2008. 2. 29., 2010. 1. 18.>

④ 한지 의사, 한지 치과의사, 한지 한의사로서 허가받은 지역에서 10년 이상 의료업무에 종사한 경력이 있는 자 또는 이 법 시행 당시 의료업무에 종사하고 있는 자 중 경력이 5년 이상인 자에게는 제5조에도 불구하고 보건복지부령으로 정하는 바에 따라 의사, 치과의사 또는 한의사의 면허를 줄 수 있다.<개정 2008. 2. 29., 2010. 1. 18.>

제80조(간호조무사 자격) ① 간호조무사가 되려는 사람은 다음 각 호의 어느 하나에 해당하는 사람으로서 보건복지부령으로 정하는 교육과정을 이수하고 간호조무사 국가시험에 합격한 후 보건복지부장관의 자격인정을 받아야 한다. 이 경우 자격시험의 제한에 관하여는 제10조를 준용한다.<개정 2019. 8. 27.>

1. 초·중등교육법령에 따른 특성화고등학교의 간호 관련 학과를 졸업한 사람(간호조무사 국가시험 응시일로부터 6개월 이내에 졸업이 예정된 사람을 포함한다)
2. 「초·중등교육법」 제2조에 따른 고등학교 졸업자(간호조무사 국가시험 응시일로부터 6개월 이내에 졸업이 예정된 사람을 포함한다) 또는 초·중등교육법령에 따라 같은 수준의 학력이 있다고 인정되는 사람(이하 이 조에서 "고등학교 졸업학력 인정자"라 한다)으로서 보건복지부령으로 정하는 국·공립 간호조무사양성소의 교육을 이수한 사람
3. 고등학교 졸업학력 인정자로서 평생교육법령에 따른 평생교육시설에서 고등학교 교과 과정에 상응하는 교육과정 중 간호 관련 학과를 졸업한 사람(간호조무사 국가시험 응시일로부터 6개월 이내에 졸업이 예정된 사람을 포함한다)
4. 고등학교 졸업학력 인정자로서 「학원의 설립·운영 및 과외교습에 관한 법률」 제2조의2제2항에 따른 학원의 간호조무사 교습과정을 이수한 사람
5. 고등학교 졸업학력 인정자로서 외국의 간호조무사 교육과정(보건복지부장관이 정하여 고시하는 인정기준에 해당하는 교육과정을 말한다)을 이수하고 해당 국가의 간호조무사 자격을 취득한 사람
6. 제7조 제1항 제1호 또는 제2호에 해당하는 사람

② 제1항제1호부터 제4호까지에 따른 간호조무사 교육훈련기관은 보건복지부장관의 지정·평가를 받아야 한다. 이 경우 보건복지부장관은 간호조무사 교육훈련기관의 지정을 위한 평가업무를 대통령령으로 정하는 절차·방식에 따라 관계 전문기관에 위탁할 수 있다.

③ 보건복지부장관은 제2항에 따른 간호조무사 교육훈련기관이 거짓이나 그 밖의 부정한 방법으로 지정받는 등 대통령령으로 정하는 사유에 해당하는 경우에는 그 지정을 취소할 수 있다.

④ 간호조무사는 최초로 자격을 받은 후부터 3년마다 그 실태와 취업상황 등을 보건복지부장관에게 신고하여야 한다.

⑤ 제1항에 따른 간호조무사의 국가시험·자격인정, 제2항에 따른 간호조무사 교육훈련기관의 지정·평가, 제4항에 따른 자격신고 및 간호조무사의 보수교육 등에 관하여 필요한 사항은 보건복지부령으로 정한다.[전문개정 2015. 12. 29.]

제80조의2(간호조무사 업무) ① 간호조무사는 제27조에도 불구하고 간호사를 보조하여 제2조제2항제5호가목부터 다목까지의 업무를 수행할 수 있다.

② 제1항에도 불구하고 간호조무사는 제3조제2항에 따른 의원급 의료기관에 한하여 의사, 치과의사, 한의사의 지도하에 환자의 요양을 위한 간호 및 진료의 보조를 수행할 수 있다.

③ 제1항 및 제2항에 따른 구체적인 업무의 범위와 한계에 대하여 필요한 사항은 보건

복지부령으로 정한다.[본조신설 2015. 12. 29.]

**제80조의3(준용규정)** 간호조무사에 대하여는 제8조, 제9조, 제12조, 제16조, 제19조, 제20조, 제22조, 제23조, 제59조제1항, 제61조, 제65조, 제66조, 제68조, 제83조제1항, 제84조, 제85조, 제87조, 제87조의2, 제88조, 제88조의2 및 제91조를 준용하며, 이 경우 "면허"는 "자격"으로, "면허증"은 "자격증"으로 본다.<개정 2016. 12. 20., 2019. 8. 27.>[본조신설 2015. 12. 29.]

**제81조(의료유사업자)** ① 이 법이 시행되기 전의 규정에 따라 자격을 받은 접골사(接骨士), 침사(鍼士), 구사(灸士)(이하 "의료유사업자"라 한다)는 제27조에도 불구하고 각 해당 시술소에서 시술(施術)을 업(業)으로 할 수 있다.

② 의료유사업자에 대하여는 이 법 중 의료인과 의료기관에 관한 규정을 준용한다. 이 경우 "의료인"은 "의료유사업자"로, "면허"는 "자격"으로, "면허증"은 "자격증"으로, "의료기관"은 "시술소"로 한다.

③ 의료유사업자의 시술행위, 시술업무의 한계 및 시술소의 기준 등에 관한 사항은 보건복지부령으로 정한다.<개정 2008. 2. 29., 2010. 1. 18.>

**제82조(안마사)** ① 안마사는 「장애인복지법」에 따른 시각장애인 중 다음 각 호의 어느 하나에 해당하는 자로서 시·도지사에게 자격인정을 받아야 한다.<개정 2008. 2. 29., 2010. 1. 18.>

1. 「초·중등교육법」 제2조제5호에 따른 특수학교 중 고등학교에 준한 교육을 하는 학교에서 제4항에 따른 안마사의 업무한계에 따라 물리적 시술에 관한 교육과정을 마친 자
2. 중학교 과정 이상의 교육을 받고 보건복지부장관이 지정하는 안마수련기관에서 2년 이상의 안마수련과정을 마친 자

② 제1항의 안마사는 제27조에도 불구하고 안마업무를 할 수 있다.

③ 안마사에 대하여는 이 법 중 제8조, 제25조, 제28조부터 제32조까지, 제33조제2항제1호·제3항·제5항·제8항 본문, 제36조, 제40조, 제59조제1항, 제61조, 제63조(제36조를 위반한 경우만을 말한다), 제64조부터 제66조까지, 제68조, 제83조, 제84조를 준용한다. 이 경우 "의료인"은 "안마사"로, "면허"는 "자격"으로, "면허증"은 "자격증"으로, "의료기관"은 "안마시술소 또는 안마원"으로, "해당 의료관계단체의 장"은 "안마사회장"으로 한다.<개정 2009. 1. 30.>

④ 안마사의 업무한계, 안마시술소나 안마원의 시설 기준 등에 관한 사항은 보건복지부령으로 정한다.<개정 2008. 2. 29., 2010. 1. 18.>

**제83조(경비 보조 등)** ① 보건복지부장관 또는 시·도지사는 국민보건 향상을 위하여 필요하다고 인정될 때에는 의료인·의료기관·중앙회 또는 의료 관련 단체에 대하여 시설, 운영 경비, 조사·연구 비용의 전부 또는 일부를 보조할 수 있다.<개정 2008. 2. 29., 2010. 1. 18., 2010. 7. 23.>

② 보건복지부장관은 다음 각 호의 의료기관이 인증을 신청할 때 예산의 범위에서 인증에 소요되는 비용의 전부 또는 일부를 보조할 수 있다.<신설 2010. 7. 23., 2020. 3. 4.>

1. 제58조의4제2항 및 제3항에 따라 인증을 신청하여야 하는 의료기관
2. 300병상 미만인 의료기관(종합병원은 제외한다) 중 보건복지부장관이 정하는 기준에 해당하는 의료기관

**제84조(청문)** 보건복지부장관, 시·도지사 또는 시장·군수·구청장은 다음 각 호의 어느 하나에 해당하는 처분을 하려면 청문을 실시하여야 한다.<개정 2008. 2. 29., 2010. 1. 18., 2010. 7. 23., 2016. 12. 20., 2020. 3. 4.>

1. 제23조의2제4항에 따른 인증의 취소

2. 제51조에 따른 설립 허가의 취소
3. 제58조의10에 따른 의료기관 인증 또는 조건부인증의 취소
4. 제63조에 따른 시설·장비 등의 사용금지 명령
5. 제64조제1항에 따른 개설허가 취소나 의료기관 폐쇄 명령
6. 제65조제1항에 따른 면허의 취소

제85조(수수료) ① 이 법에 따른 의료인의 면허나 면허증을 재교부 받으려는 자, 국가시험 등에 응시하려는 자, 진단용 방사선 발생 장치의 검사를 받으려는 자, 진단용 방사선 발생장치 안전관리책임자 교육을 받으려는 자는 보건복지부령으로 정하는 바에 따라 수수료를 내야 한다.<개정 2008. 2. 29., 2010. 1. 18., 2020. 12. 29.>
② 제9조제2항에 따른 한국보건의료인국가시험원은 제1항에 따라 납부받은 국가시험등의 응시수수료를 보건복지부장관의 승인을 받아 시험 관리에 필요한 경비에 직접 충당할 수 있다.<개정 2008. 2. 29., 2010. 1. 18., 2015. 6. 22.>

제86조(권한의 위임 및 위탁) ① 이 법에 따른 보건복지부장관 또는 시·도지사의 권한은 그 일부를 대통령령으로 정하는 바에 따라 질병관리청장, 시·도지사 또는 시장·군수·구청장이나 보건소장에게 위임할 수 있다.<개정 2008. 2. 29., 2010. 1. 18., 2020. 8. 11.>
② 보건복지부장관은 이 법에 따른 업무의 일부를 대통령령으로 정하는 바에 따라 관계 전문기관에 위탁할 수 있다.<개정 2008. 2. 29., 2010. 1. 18.>

제86조의2(벌칙 적용에서 공무원 의제) 제57조의2제4항에 따른 심의위원회 위원은 「형법」 제129조부터 제132조까지의 규정을 적용할 때에는 공무원으로 본다.[본조신설 2018. 3. 27.]

제86조의3(기록의 보존 · 보관 의무에 대한 면책) 제22조제2항, 제23조제1항 또는 제40조의2제1항에 따라 보존·보관하여야 하는 기록이 천재지변이나 그 밖의 불가항력으로 멸실된 경우에는 해당 기록의 보존·보관의무자는 제64조, 제66조 또는 제90조에 따른 책임을 면한다.<개정 2020. 3. 4.>, [본조신설 2019. 4. 23.]

## 제9장 벌칙

제87조(벌칙) 제33조제2항을 위반하여 의료기관을 개설하거나 운영하는 자는 10년 이하의 징역이나 1억원 이하의 벌금에 처한다.[본조신설 2019. 8. 27.], [종전 제87조는 제87조의2로 이동 <2019. 8. 27.>]

제87조의2(벌칙) ① 제12조제3항을 위반한 죄를 범하여 사람을 상해에 이르게 한 경우에는 7년 이하의 징역 또는 1천만원 이상 7천만원 이하의 벌금에 처하고, 중상해에 이르게 한 경우에는 3년 이상 10년 이하의 징역에 처하며, 사망에 이르게 한 경우에는 무기 또는 5년 이상의 징역에 처한다.<신설 2019. 4. 23.>
② 다음 각 호의 어느 하나에 해당하는 자는 5년 이하의 징역이나 5천만원 이하의 벌금에 처한다.<개정 2009. 1. 30., 2015. 12. 29., 2016. 5. 29., 2016. 12. 20., 2019. 4. 23., 2019. 8. 27., 2020. 3. 4., 2020. 12. 29.>
1. 제4조의3제1항을 위반하여 면허를 대여한 사람
1의2. 제4조의3제2항을 위반하여 면허를 대여 받거나 면허 대여를 알선한 사람
2. 제12조제2항 및 제3항, 제18조제3항, 제21조의2제5항·제8항, 제23조제3항, 제27조제1항, 제33조제2항(제82조제3항에서 준용하는 경우만을 말한다)·제8항(제82조제3항에서 준용하는 경우를 포함한다)·제10항을 위반한 자. 다만, 제12조제3항의 죄는 피해자의 명시한 의사에 반하여 공소를 제기할 수 없다.

3. 제27조제5항을 위반하여 의료인이 아닌 자에게 의료행위를 하게 하거나 의료인에게 면허 사항 외의 의료행위를 하게 한 자
4. 제40조의3제3항을 위반하여 직접 보관한 진료기록부등 외 진료기록보관시스템에 보관된 정보를 열람하는 등 그 내용을 확인한 사람
5. 제40조의3제7항을 위반하여 정당한 접근 권한 없이 또는 허용된 접근 권한을 넘어 진료기록보관시스템에 보관된 정보를 훼손·멸실·변경·위조·유출하거나 검색·복제한 사람[제87조에서 이동 <2019. 8. 27.>]

제88조(벌칙) 다음 각 호의 어느 하나에 해당하는 자는 3년 이하의 징역이나 3천만원 이하의 벌금에 처한다.<개정 2019. 8. 27., 2020. 3. 4.>
1. 제19조, 제21조제2항(제40조의2제4항에서 준용하는 경우를 포함한다), 제22조제3항, 제27조제3항·제4항, 제33조제4항, 제35조제1항 단서, 제38조제3항, 제47조제11항, 제59조제3항, 제64조제2항(제82조제3항에서 준용하는 경우를 포함한다), 제69조제3항을 위반한 자. 다만, 제19조, 제21조제2항(제40조의2제4항에서 준용하는 경우를 포함한다) 또는 제69조제3항을 위반한 자에 대한 공소는 고소가 있어야 한다.
2. 제23조의5를 위반한 자. 이 경우 취득한 경제적 이익등은 몰수하고, 몰수할 수 없을 때에는 그 가액을 추징한다.
3. 제82조제1항에 따른 안마사의 자격인정을 받지 아니하고 영리를 목적으로 안마를 한 자[전문개정 2016. 12. 20.]

제88조의2(벌칙) 다음 각 호의 어느 하나에 해당하는 자는 2년 이하의 징역이나 2천만원 이하의 벌금에 처한다.<개정 2016. 12. 20., 2020. 3. 4.>
1. 제20조를 위반한 자
2. 제47조제12항을 위반하여 자율보고를 한 사람에게 불리한 조치를 한 자
[본조신설 2009. 12. 31.], [제88조의3에서 이동, 종전 제88조의2는 삭제 <2016. 12. 20.>]

제88조의3 [제88조의2로 이동 <2016. 12. 20.>]

제89조(벌칙) 다음 각 호의 어느 하나에 해당하는 자는 1년 이하의 징역이나 1천만원 이하의 벌금에 처한다.<개정 2018. 3. 27., 2019. 8. 27.>
1. 제15조제1항, 제17조제1항·제2항(제1항 단서 후단과 제2항 단서는 제외한다), 제17조의2제1항·제2항(처방전을 교부하거나 발송한 경우만을 말한다), 제23조의2제3항 후단, 제33조제9항, 제56조제1항부터 제3항까지 또는 제58조의6제2항을 위반한 자
2. 정당한 사유 없이 제40조제4항에 따른 권익보호조치를 하지 아니한 자
3. 제51조의2를 위반하여 의료법인의 임원 선임과 관련하여 금품 등을 주고받거나 주고받을 것을 약속한 자
4. 제61조제1항에 따른 검사를 거부·방해 또는 기피한 자(제33조제2항·제10항 위반 여부에 관한 조사임을 명시한 경우에 한정한다)[전문개정 2016. 12. 20.]

제90조(벌칙) 제16조제1항·제2항, 제17조제3항·제4항, 제17조의2제1항·제2항(처방전을 수령한 경우만을 말한다), 제18조제4항, 제21조제1항 후단(제40조의2제4항에서 준용하는 경우를 포함한다), 제21조의2제1항·제2항, 제22조제1항·제2항(제40조의2제4항에서 준용하는 경우를 포함한다), 제23조제4항, 제26조, 제27조제2항, 제33조제1항·제3항(제82조제3항에서 준용하는 경우를 포함한다)·제5항(허가의 경우만을 말한다), 제35조제1항 본문, 제41조, 제42조제1항, 제48조제3항·제4항, 제77조제2항을 위반한 자나 제63조에 따른 시정명령을 위반한 자와 의료기관 개설자가 될 수 없는 자에게 고용되어 의료행위를 한 자는 500만원 이하의 벌금에 처한다.<개정 2007. 7. 27., 2009. 1. 30., 2011. 4. 7.,

2016. 12. 20., 2018. 3. 27., 2019. 8. 27., 2020. 3. 4.>

**제90조의2(「형법」상 감경규정에 관한 특례)** 음주로 인한 심신장애 상태에서 제12조제3항을 위반하는 죄를 범한 때에는 「형법」 제10조제1항을 적용하지 아니할 수 있다.

[본조신설 2019. 4. 23.]

**제91조(양벌규정)** 법인의 대표자나 법인 또는 개인의 대리인, 사용인, 그 밖의 종업원이 그 법인 또는 개인의 업무에 관하여 제87조, 제87조의2, 제88조, 제88조의2, 제89조 또는 제90조의 위반행위를 하면 그 행위자를 벌하는 외에 그 법인 또는 개인에게도 해당 조문의 벌금형을 과(科)한다. 다만, 법인 또는 개인이 그 위반행위를 방지하기 위하여 해당 업무에 관하여 상당한 주의와 감독을 게을리하지 아니한 경우에는 그러하지 아니하다.<개정 2010. 5. 27., 2016. 12. 20., 2019. 8. 27.>, [전문개정 2009. 12. 31.]

**제92조(과태료)** ① 다음 각 호의 어느 하나에 해당하는 자에게는 300만원 이하의 과태료를 부과한다.<개정 2015. 1. 28., 2016. 12. 20., 2019. 8. 27.>

1. 제16조제3항에 따른 교육을 실시하지 아니한 자

1의2. 제23조의3제1항을 위반하여 진료정보 침해사고를 통지하지 아니한 자

1의3. 제24조의2제1항을 위반하여 환자에게 설명을 하지 아니하거나 서면 동의를 받지 아니한 자

1의4. 제24조의2제4항을 위반하여 환자에게 변경 사유와 내용을 서면으로 알리지 아니한 자

2. 제37조제1항에 따른 신고를 하지 아니하고 진단용 방사선 발생장치를 설치·운영한 자

3. 제37조제2항에 따른 안전관리책임자를 선임하지 아니하거나 정기검사와 측정 또는 방사선 관계 종사자에 대한 피폭관리를 실시하지 아니한 자

4. 삭제<2018. 3. 27.>

5. 제49조제3항을 위반하여 신고하지 아니한 자

② 다음 각 호의 어느 하나에 해당하는 자에게는 200만원 이하의 과태료를 부과한다.<개정 2016. 12. 20., 2019. 8. 27., 2020. 12. 29.>

1. 제21조의2제6항 후단을 위반하여 자료를 제출하지 아니하거나 거짓 자료를 제출한 자

2. 제45조의2제1항을 위반하여 보고를 하지 아니하거나 거짓으로 보고한 자

3. 제45조의2제3항을 위반하여 자료를 제출하지 아니하거나 거짓으로 제출한 자

4. 제61조제1항에 따른 보고를 하지 아니하거나 검사를 거부·방해 또는 기피한 자(제89조제4호에 해당하는 경우는 제외한다)

③ 다음 각 호의 어느 하나에 해당하는 자에게는 100만원 이하의 과태료를 부과한다.<개정 2009. 1. 30., 2012. 2. 1., 2015. 1. 28., 2015. 12. 29., 2016. 5. 29., 2020. 3. 4., 2020. 12. 29.>

1. 제16조제3항에 따른 기록 및 유지를 하지 아니한 자

1의2. 제16조제4항에 따른 변경이나 휴업·폐업 또는 재개업을 신고하지 아니한 자

2. 제33조제5항(제82조제3항에서 준용하는 경우를 포함한다)에 따른 변경신고를 하지 아니한 자

2의2. 제37조제3항에 따른 안전관리책임자 교육을 받지 아니한 사람

3. 제40조제1항(제82조제3항에서 준용하는 경우를 포함한다)에 따른 휴업 또는 폐업 신고를 하지 아니한 자

3의2. 제40조의2제1항을 위반하여 진료기록부등을 관할 보건소장에게 넘기지 아니하거나 수량 및 목록 등을 거짓으로 보고한 자

3의3. 제40조의2제2항을 위반하여 변경신고를 하지 아니하거나 거짓으로 변경신고를 한 자

3의4. 제40조의2제2항을 위반하여 진료기록부등의 보존 및 열람을 대행할 책임자를 지정하지 아니하거나 진료기록부등을 관할 보건소장에게 넘기지 아니한 자
3의5. 제40조의2제3항에 따른 준수사항을 위반한 자
4. 제42조제3항을 위반하여 의료기관의 명칭 또는 이와 비슷한 명칭을 사용한 자
5. 제43조제5항에 따른 진료과목 표시를 위반한 자
6. 제4조제3항에 따라 환자의 권리 등을 게시하지 아니한 자
7. 제52조의2제6항을 위반하여 대한민국의학한림원 또는 이와 유사한 명칭을 사용한 자
8. 제4조제5항을 위반하여 그 위반행위에 대하여 내려진 제63조에 따른 시정명령을 따르지 아니한 사람

④ 제1항부터 제3항까지의 과태료는 대통령령으로 정하는 바에 따라 보건복지부장관 또는 시장·군수·구청장이 부과·징수한다.<신설 2009. 1. 30., 2010. 1. 18.>

제93조삭제<2009. 1. 30.>

## 부칙〈법률 제8366호, 2007. 4. 11.〉

제1조 (시행일) 이 법은 공포한 날부터 시행한다. 다만, 제4조, 제17조제1항, 제36조, 제46조제3항부터 제6항까지, 제49조, 제51조 각 호 외의 부분, 같은 조 제5호, 제4장(제53조부터 제55조까지), 제56조제2항제1호 및 제92조제1항제3호·제4호의 개정규정은 2007년 4월 28일부터 시행하고, 제3조제3항제2호의 개정규정은 2007년 6월 27일부터 시행하며, 부칙 제20조제17항의 개정규정은 2007년 9월 1일부터 시행한다.

제2조 (시행일에 관한 경과조치) 부칙 제1조 단서에 따라 제3조제3항제2호, 제4조, 제17조제1항, 제36조, 제46조제4항부터 제6항까지, 제49조, 제51조 각 호 외의 부분 및 제56조제2항제1호의 개정규정이 시행되기 전까지는 그에 해당하는 종전의 제3조제3항제2호, 제4조, 제18조제1항, 제32조, 제37조의2제3항부터 제5항까지, 제42조, 제45조 각 호 외의 부분 및 제46조제2항제1호를 각각 적용한다.

제3조 (유효기간) 제43조 단서 및 제77조제2항 단서의 개정규정은 2008년 12월 31일까지 효력을 가진다.

제4조 (의료광고의 규제 및 의료광고 심의에 관한 적용례) 제56조 및 제57조의 개정규정은 법률 제8203호 의료법 일부개정법률의 시행일인 2007년 4월 4일 이후 최초로 행하는 의료광고부터 적용한다.

제5조 (의사 등의 면허 등에 관한 경과조치) 이 법 시행 당시 종전의 규정에 따라 의사·치과의사·한의사·조산사(조산원)·간호사(간호원) 또는 간호조무사(간호보조원)의 면허를 받은 자, 전문의·전문간호사(업무분야별 간호사의 자격을 포함한다) 또는 안마사의 자격인정을 받은 자는 이 법에 따라 받은 것으로 본다.

제6조 (의료기관 등에 관한 경과조치) 이 법 시행 당시 종전의 규정에 따라 개설된 의료기관과 안마시술소는 이 법에 따라 개설된 것으로 본다.

제7조 (의사회 등의 설립에 관한 경과조치) 법률 제2533호 의료법개정법률 시행일인 1973년 8월 17일 당시 종전의 규정에 따라 설립된 의사회·치과의사회·한의사회·조산사회·간호사회는 이 법에 따라 설립된 것으로 본다.

제8조 (조산사국가시험 실시에 따른 경과조치) 법률 제3948호 의료법중개정법률 시행일인 1988년 3월 29일 당시 제6조제1호에 따른 의료기관에서 수습 중인 자에 대한 조산사면허에 관하여는 종전의 규정에 따른다.

제9조 (의사 · 치과의사 · 한의사 및 간호사의 국가시험 응시자격에 관한 경과조치) 법률 제4732호 의료법중개정법률 시행일인 1994년 7월 8일 당시 종전의 규정에 따라 보건사회부장관으

로부터 응시자격을 인정받은 자와 보건사회부장관이 인정하는 외국의 대학에 재학 중인 자는 종전의 규정에 따른다.

제10조 (공제사업의 허가에 관한 경과조치) 법률 제4732호 의료법중개정법률 시행일인 1994년 7월 8일 당시 종전의 규정에 따라 중앙회가 보건사회부장관으로부터 허가받은 공제사업은 이 법에 따라 신고한 것으로 본다.

제11조 (의료지도원의 임명에 관한 경과조치) 법률 제4732호 의료법중개정법률 시행일인 1994년 7월 8일 당시 종전의 규정에 따라 임명된 의료감시원은 이 법에 따라 임명된 의료지도원으로 본다.

제12조 (국 · 공립의료기관등의 특례에 관한 경과조치) 법률 제6157호 의료법중개정법률 시행일인 2000년 7월 13일 당시 개설허가를 받았거나 개설신고를 한 의료기관 중 종전의 제38조에 따라 국·공립의료기관등의 특례에 관한 규정을 적용받던 의료기관에 대하여는 제36조의 개정규정을 적용하지 아니한다.

제13조 (의료보수에 관한 경과조치) 법률 제6157호 의료법중개정법률 시행일인 2000년 7월 13일 당시 종전의 규정에 따라 시·도지사의 인가를 받은 의료보수에 대하여는 제45조의 개정규정에 따라 시·도지사 또는 시장·군수·구청장에게 각각 신고한 것으로 본다.

제14조 (요양급여비용 내역에 포함된 의료행위 등에 관한 경과조치) 법률 제8067호 의료법 일부개정법률 시행일인 2007년 4월 28일 당시 「국민건강보험법」 제42조제4항에 따라 보건복지부장관이 고시한 요양급여비용으로 정한 내역에 포함된 의료행위(비급여 의료행위를 포함한다)에 대하여는 제53조의 개정규정에 따라 신의료기술평가를 받은 것으로 본다.

제15조 (의료인의 면허재교부에 관한 경과조치) 법률 제6157호 의료법중개정법률 시행일인 2000년 7월 13일 당시 제65조제1항의 개정규정에 따른 면허취소사유 외의 사유로 면허가 취소된 의료인에 대하여는 제65조제2항의 개정규정에도 불구하고 법률 제6157호 의료법중개정법률 시행일인 2000년 7월 13일부터 취소된 면허를 재교부할 수 있다.

제16조 (병상수급계획의 수립에 관한 경과조치) 법률 제8154호 의료법 일부개정법률의 시행일인 2007년 1월 1일 전에 종전의 「국민건강보험 재정건전화 특별법」 제13조에 따라 수립된 기본시책과 병상수급계획은 제60조의 개정규정에 따른 기본시책과 병상수급계획으로 본다.

제17조 (시정명령 등에 관한 경과조치) 법률 제8154호 의료법 일부개정법률의 시행일인 2007년 1월 1일 전에 종전의 「국민건강보험 재정건전화 특별법」 제14조제1항 또는 제2항을 위반한 행위와 이에 대하여 이미 행한 제한·금지 또는 시정명령은 제38조제1항 또는 제2항의 개정규정에 따른 위반행위와 제63조의 개정규정에 따른 시정명령 등으로 본다.

제18조 (처분 등에 관한 일반적 경과조치) 이 법 시행 당시 종전의 규정에 따른 행정기관의 행위나 행정기관에 대한 행위는 그에 해당하는 이 법에 따른 행정기관의 행위나 행정기관에 대한 행위로 본다.

제19조 (벌칙이나 과태료에 관한 경과조치) ① 이 법 시행 전의 행위에 대하여 벌칙이나 과태료 규정을 적용할 때에는 종전의 규정에 따른다.

② 법률 제8154호 의료법 일부개정법률의 시행일인 2007년 1월 1일 전에 종전의 「국민건강보험 재정건전화 특별법」 제14조제3항의 위반행위에 대한 벌칙을 적용할 때에는 종전의 규정에 따른다.

제20조 (다른 법률의 개정) ① 경제자유구역의지정 및 운영에 관한 법률 일부를 다음과 같이 개정한다. 제23조제1항 중 "의료법 제30조제2항"을 "「의료법」 제33조제2항"으로 한다.

② 공중보건장학을위한특례법 일부를 다음과 같이 개정한다.

제7조제2항제5호 중 "의료법 제8조제1항"을 "「의료법」 제8조"로 한다.

③ 국가유공자 등 예우 및 지원에 관한 법률 일부를 다음과 같이 개정한다.
제82조의2제2항제3호 중 "「의료법」 제55조"를 "「의료법」 제77조"로 한다.
④ 기업도시개발특별법 일부를 다음과 같이 개정한다.
제37조제4항 중 "의료법 제30조제4항"을 "「의료법」 제33조제4항"으로 한다.
제37조제5항 중 "의료법 제42조"를 "「의료법」 제49조"로 한다.
⑤ 노인복지법 일부를 다음과 같이 개정한다.
제35조제3항 단서 중 "의료법 제32조"를 "「의료법」 제36조"로 한다.
⑥ 농어촌등보건의료를위한특별조치법 일부를 다음과 같이 개정한다.
제19조 중 "의료법 제25조"를 "「의료법」 제27조"로 한다.
⑦ 모자보건법 일부를 다음과 같이 개정한다.
제29조 중 "의료법 제25조제1항"을 "「의료법」 제27조제1항"으로, "동법 제66조제3호"를 "같은 법 제87조제2호"로 한다.
⑧ 보건범죄단속에관한특별조치법 일부를 다음과 같이 개정한다.
제5조 중 "의료법 제25조"를 "「의료법」 제27조"로 한다.
⑨ 생명윤리및안전에관한법률 일부를 다음과 같이 개정한다.
제35조제2항 본문 중 "의료법 제20조제1항 단서"를 "「의료법」제21조제1항 단서"로 한다.
⑩ 응급의료에 관한 법률 일부를 다음과 같이 개정한다.
제41조 중 "의료법 제25조"를 "「의료법」 제27조"로 한다.
⑪ 의료기기법 일부를 다음과 같이 개정한다.
제4조 중 "의료법 제32조의2"를 "「의료법」 제37조"로 한다.
⑫ 제주특별자치도 설치 및 국제자유도시 조성을 위한 특별법 일부를 다음과 같이 개정한다.
제192조제1항 중 "「의료법」 제30조제2항"을 "「의료법」 제33조제2항"으로 한다.
제195조제1항 중 "「의료법」 제25조제1항"을 "「의료법」 제27조제1항"으로 한다.
제197조 중 "「의료법」 제30조의2제1항"을 "「의료법」 제34조제1항"으로 한다.
제198조제1항 본문 중 "「의료법」 제30조제1항"을 "「의료법」 제33조제1항"으로 한다.
제199조제1항 중 "「의료법」 제25조제3항"을 "「의료법」 제27조제3항"으로 한다.
⑬ 지방세법 일부를 다음과 같이 개정한다.
제287조제2항 본문 중 "「의료법」 제41조"를 "「의료법」 제48조"로 한다.
⑭ 지방의료원의 설립 및 운영에 관한 법률 일부를 다음과 같이 개정한다.
제15조 중 "제49조의2"를 "제62조"로 한다.
⑮ 지역특화발전특구에 대한 규제특례법 일부를 다음과 같이 개정한다.
제30조 중 "제42조"를 "제49조"로 한다.
⑯ 학교보건법 일부를 다음과 같이 개정한다.
제14조의2 후단 중 "의료법 제25조제1항"을 "「의료법」 제27조제1항"으로 한다.
⑰ 법률 제8267호 학교안전사고 예방 및 보상에 관한 법률 일부를 다음과 같이 개정한다.
제20조제2항제3호 중 "제55조"를 "제77조"로 한다.

**제21조 (다른 법령과의 관계)** 이 법 시행 당시 다른 법령에서 종전의 「의료법」 또는 그 규정을 인용한 경우에 이 법 가운데 그에 해당하는 규정이 있으면 종전의 규정을 갈음하여 이 법 또는 이 법의 해당 규정을 인용한 것으로 본다.부칙<법률 제8559호, 2007. 7. 27.>
① (시행일) 이 법은 공포 후 6개월이 경과한 날부터 시행한다. 다만, 제64조제1항제5호 및 제65조제2항 단서의 개정규정은 공포한 날부터 시행한다.
② (벌칙에 관한 적용례) 제90조의 개정규정은 이 법 시행 후 최초로 발행하는 처방전부

터 적용한다.

### 부칙〈법률 제8651호, 2007. 10. 17.〉

이 법은 공포 후 6개월이 경과한 날부터 시행한다.

### 부칙〈법률 제8852호, 2008. 2. 29.〉 정부조직법)

제1조 (시행일) 이 법은 공포한 날부터 시행한다. 다만, · · · <생략> · · · 부칙 제6조에 따라 개정되는 법률 중 이 법의 시행 전에 공포되었으나 시행일이 도래하지 아니한 법률을 개정한 부분은 각각 해당 법률의 시행일부터 시행한다.

제2조부터 제5조까지 생략

제6조 (다른 법률의 개정) ① 부터 <482> 까지 생략

<483> 의료법 일부를 다음과 같이 개정한다.

제2조제1항, 제3조제8항, 제5조 각 호 외의 부분·제3호, 제6조 각 호 외의 부분·제1호·제2호, 제7조 각 호 외의 부분·제2호, 제9조제1항부터 제3항까지, 제11조제1항·제2항, 제25조, 제28조제5항 단서, 제29조제1항·제3항, 제30조제1항, 제31조제1항, 제32조, 제38조제1항·제2항·제4항, 제42조제1항제2호, 제51조 각 호 외의 부분·제4호, 제53조제1항·제2항·제3항 전단, 제54조제1항·제3항 각 호 외의 부분 본문, 제55조, 제57조제1항·제3항, 제58조제1항·제2항 전단·제3항·제4항, 제59조제1항·제2항, 제60조제1항·제2항·제3항, 제61조제1항 전단, 제63조, 제64조제1항 각 호 외의 부분 본문, 제65조제1항 각 호 외의 부분 본문·제2항 본문, 제66조제1항 각 호 외의 부분 전단, 제67조제1항 전단·제3항, 제69조제2항, 제70조제1항·제3항 각 호 외의 부분, 제72조제1항 단서·제2항, 제77조제1항·제2항 단서, 제78조제1항, 제79조제2항, 제82조제1항제2호, 제83조, 제84조 각 호 외의 부분, 제85조제2항, 제86조제1항·제2항, 제93조제1항 중 "보건복지부장관"을 각각 "보건복지가족부장관"으로 한다.

제11조제4항, 제16조제2항·제3항, 제17조제5항, 제18조제1항·제2항, 제22조제2항, 제23조제2항, 제27조제1항 각 호 외의 부분 단서, 제30조제2항, 제33조제1항제4호·제3항·제4항 전단·제5항, 제34조제2항, 제35조제2항, 제36조 각 호 외의 부분, 제37조제1항부터 제3항까지, 제38조제1항·제2항·제4항, 제40조제1항·제2항 단서, 제42조제2항, 제43조 본문, 제46조제1항 전단·제3항 및 제6항, 제47조제1항·제2항, 제49조제1항제7호·제3항 전단, 제53조제3항 후단·제4항, 제54조제7항, 제55조, 제57조제2항, 제58조제6항, 제60조제3항, 제61조제3항, 제62조제2항·제3항, 제68조, 제69조제2항, 제77조제2항 단서, 제78조제2항, 제79조제3항·제4항, 제80조제3항, 제81조제3항, 제82조제4항, 제85조제1항 중 "보건복지부령"을 각각 "보건복지가족부령"으로 한다.

제54조제1항·제3항제5호, 제69조제1항 중 "보건복지부"를 각각 "보건복지가족부"로 한다.

<484> 부터 <760> 까지 생략

제7조 생략

### 부칙〈법률 제9135호, 2008. 10. 14.〉

이 법은 공포한 날부터 시행한다.

### 부칙〈법률 제9386호, 2009. 1. 30.〉

제1조(시행일) 이 법은 공포 후 1년이 경과한 날부터 시행한다. 다만, 제27조제1항, 제33조, 제43조제5항 단서, 제77조제2항 단서, 제87조제1항제2호의 개정규정 및 부칙 제4조는 공포한 날부터 시행하고, 제27조제3항·제4항, 제27조의2, 제56조, 제63조(제27조의2제1

항·제2항·제3항·제5항의 개정규정을 위반한 경우에 대한 시정명령에 한한다) 및 제88조의 개정규정은 공포 후 3개월이 경과한 날부터 시행하며, 제3조의5의 개정규정은 공포 후 2년이 경과한 날부터 시행한다.

**제2조(유효기간)** 제43조제5항 단서의 개정규정과 제77조제2항 단서의 개정규정 중 치과의사에 대한 부분은 2013년 12월 31일까지, 제77조제2항 단서의 개정규정 중 한의사에 대한 부분은 2009년 12월 31일까지 효력을 가진다.

**제3조(의료기관 종류 및 개설에 관한 경과조치)** ① 이 법 시행 당시 종전의 규정에 따른 의원, 치과의원, 한의원 또는 조산원은 제3조제2항제1호 또는 같은 항 제2호의 개정규정에 따른 의원, 치과의원, 한의원 또는 조산원으로 본다.

② 이 법 시행 당시 종전의 규정에 따른 병원, 치과병원, 한방병원, 요양병원 및 종합병원은 제3조제2항제3호의 개정규정에 따른 병원, 치과병원, 한방병원, 요양병원 및 종합병원으로 본다.

③ 이 법 시행 당시 「국민건강보험법」 제40조제2항에 따라 종합전문요양기관으로 인정된 의료기관은 제3조의4제1항의 개정규정에 따라 상급종합병원으로 지정된 것으로 본다.

④ 이 법 시행 당시 종전의 규정에 따라 정부투자기관이 개설한 의료기관은 제33조제2항제5호의 개정규정에 따라 개설한 것으로 본다.

**제4조(복수면허 소지 의료인의 의료기관 개설에 관한 경과조치)** 2009년 1월 1일부터 2009년 6월 30일까지 제33조제8항 단서의 개정규정에 따라 2 이상의 의료인 면허를 소지한 자가 하나의 장소에서 면허 종별에 따른 의원급 의료기관을 함께 개설하려는 경우에는 보건복지가족부장관이 정하는 바에 따라 시장·군수·구청장에게 신고하면 제33조제3항에 따라 신고한 것으로 본다.

**제5조(벌칙 및 과태료에 관한 경과조치)** 이 법 시행 전의 행위에 대한 벌칙 및 과태료의 적용에 있어서는 종전의 규정에 따른다.

**제6조(다른 법률의 개정)** ① 경제자유구역의 지정 및 운영에 관한 법률 일부를 다음과 같이 개정한다.

제23조제1항 각 호 외의 부분 후단 중 "「의료법」 제3조"를 "「의료법」 제3조제2항제3호"로 한다.

② 국민건강보험법 일부를 다음과 같이 개정한다.

제40조제2항 중 "종합전문요양기관 또는 전문요양기관"을 "전문요양기관"으로 하고, 같은 조 제3항 중 "종합전문요양기관 또는 전문요양기관으로 인정된 요양기관"을 "전문요양기관으로 인정된 요양기관 또는 「의료법」 제3조의4에 따른 상급종합병원"으로 하며, 같은 조 제4항 중 "제1항 및 제2항"을 "제1항부터 제3항까지"로 한다.

제43조제6항제1호 중 "「의료법」 제26조제1항의 규정"을 "「의료법」 제28조제1항"으로, "동조제6항의 규정"을 "같은 조 제6항"으로 하고, 같은 항 제2호 중 "「의료법」 제45조의2의 규정"을 "「의료법」 제52조"로 한다.

③ 노인복지법 일부를 다음과 같이 개정한다.

제35조제4항을 다음과 같이 한다.

④ 노인전문병원에 관하여 이 법에서 규정된 사항을 제외하고는 「의료법」의 규정을 준용한다.

⑤ 노인장기요양보험법 일부를 다음과 같이 개정한다.

제26조제1항 중 "「의료법」 제3조제5항"을 "「의료법」 제3조제2항제3호라목"으로 한다.

⑥ 도시재정비 촉진을 위한 특별법 일부를 다음과 같이 개정한다.

제22조제2호 중 "「의료법」 제3조제2항의 규정에 의한"을 "「의료법」 제3조제2항제3호에

따른"으로 한다.

⑦ 생명윤리 및 안전에 관한 법률 일부를 다음과 같이 개정한다.

제35조제2항 본문 중 "「의료법」 제21조제1항 단서"를 "「의료법」 제21조제2항"으로 한다.

⑧ 시체해부 및 보존에 관한 법률 일부를 다음과 같이 개정한다.

제16조제1항 본문 중 "의료법 제3조제3항의 규정에 의한"을 "「의료법」 제3조의3에 따른"으로 한다.

⑨ 암관리법 일부를 다음과 같이 개정한다.

제6조의2제1항 중 "「의료법」 제3조제3항의 규정"을 "「의료법」 제3조의3"으로 한다.

⑩ 응급의료에 관한 법률 일부를 다음과 같이 개정한다.

제25조제1항 각 호 외의 부분 중 "의료법 제3조의 규정에 의한"을 "「의료법」 제3조의3에 따른"으로 한다.

제31조제1항 중 "의료법 제3조의 규정에 의한 병원 및 의원중"을 "「의료법」 제3조제2항 제1호가목 및 같은 항 제3호가목에 따른 의원 및 병원 중"으로 한다.

⑪ 제주특별자치도 설치 및 국제자유도시 조성을 위한 특별법 일부를 다음과 같이 개정한다.

제192조제1항 후단 중 "「의료법」 제3조의 규정에 의한"을 "「의료법」 제3조제2항제3호에 따른"으로 한다.

⑫ 지역보건법 일부를 다음과 같이 개정한다.

제8조제1항 중 "의료법 제3조제4항의 규정에 의한"을 "「의료법」 제3조제2항제3호에 따른"으로 한다.

제22조를 다음과 같이 한다.

제22조(「의료법」에 대한 특례) 제8조에 따른 보건의료원은 「의료법」 제3조제2항제3호에 따른 병원 또는 같은 항 제1호에 따른 치과의원 또는 한의원으로 보고, 보건소 및 보건지소는 같은 호에 따른 의원, 치과의원 또는 한의원으로 본다.

⑬ 차관지원의료기관 지원 특별법 일부를 다음과 같이 개정한다.

제2조제2호 중 "「의료법」 제3조제3항 내지 제5항의 규정"을 "「의료법」 제3조제2항제3호"로 한다.

제7조(다른 법령과의 관계) 이 법 시행 당시 다른 법령에서 종전의 「의료법」의 규정을 인용한 경우에 이 법 가운데 그에 해당하는 규정이 있으면 종전의 규정을 갈음하여 이 법의 해당 규정을 인용한 것으로 본다.

### 부칙〈법률 제9906호, 2009. 12. 31.〉

이 법은 공포한 날부터 시행한다.

### 부칙〈법률 제9932호, 2010. 1. 18.〉 (정부조직법)

제1조(시행일) 이 법은 공포 후 2개월이 경과한 날부터 시행한다. <단서 생략>

제2조 및 제3조 생략

제4조(다른 법률의 개정) ① 부터 <94> 까지 생략

<95> 의료법 일부를 다음과 같이 개정한다.

제2조제1항, 제3조제3항, 제3조의4제1항 각 호 외의 부분·제2항·제3항·제4항, 제3조의5제1항·제3항부터 제5항까지, 제5조제1항 각 호 외의 부분·제3호, 제6조 각 호 외의 부분·제1호·제2호, 제7조 각 호 외의 부분·제2호, 제9조제1항부터 제3항까지, 제11조제1항·제2항, 제25조, 제27조의2제1항·제2항 각 호 외의 부분·제3항·제4항 각 호 외의 부

분, 제28조제5항 단서, 제29조제1항 · 제3항, 제30조제1항, 제31조제1항, 제32조, 제38조제1항 · 제2항 · 제4항, 제42조제1항제4호, 제51조 각 호 외의 부분 · 제4호, 제53조제1항 · 제2항 · 제3항 전단, 제54조제1항 · 제3항 각 호 외의 부분 본문, 제55조, 제57조제1항 · 제3항, 제58조제1항 · 제2항 전단 · 제3항 · 제4항, 제59조제1항 · 제2항, 제60조제1항 · 제2항 · 제3항, 제61조제1항 전단, 제63조, 제64조제1항 각 호 외의 부분 본문, 제65조제1항 각 호 외의 부분 본문 · 제2항 본문, 제66조제1항 각 호 외의 부분 전단, 제67조제1항 전단 · 제3항, 제69조제2항, 제70조제1항 · 제3항 각 호 외의 부분, 제72조제1항 단서 · 제2항, 제77조제1항 · 제2항 단서, 제78조제1항, 제79조제2항, 제82조제1항제2호, 제83조, 제84조 각 호 외의 부분, 제85조제2항, 제86조제1항 · 제2항, 제92조제4항 중 "보건복지가족부장관"을 각각 "보건복지부장관"으로 한다.

제3조의4제1항제1호 · 제3호 · 제4호 및 제5항, 제3의5제2항제1호 · 제2호 및 제6항, 제11조제4항, 제16조제2항 · 제3항, 제17조제5항, 제18조제1항 · 제2항, 제21조제2항제1호부터 제3호까지, 제22조제2항, 제23조제2항, 제27조제1항 각 호 외의 부분 단서 · 제3항제2호, 제27조의2제1항 · 제2항제1호부터 제3호까지 · 제3항 · 제5항 · 제6항, 제30조제2항, 제33조제1항제4호 · 제3항 · 제4항 전단 · 제5항, 제34조제2항, 제35조제2항, 제36조 각 호 외의 부분, 제37조제1항부터 제3항까지, 제38조제1항 · 제2항 · 제4항, 제40조제1항 · 제2항 단서, 제42조제2항, 제43조제4항 · 제5항 본문 및 단서, 제45조제1항 · 제2항, 제46조제1항 전단 · 제3항 및 제6항, 제47조제1항 · 제2항, 제49조제1항제7호 · 제3항 전단, 제53조제3항 후단 · 제4항, 제54조제7항, 제55조, 제57조제2항, 제58조제6항, 제60조제3항, 제61조제3항, 제62조제2항 · 제3항, 제68조, 제69조제2항, 제77조제2항 단서, 제78조제2항, 제79조제3항 · 제4항, 제80조제3항, 제81조제3항, 제82조제4항, 제85조제1항 중 "보건복지가족부령"을 각각 "보건복지부령"으로 한다.

제54조제1항 · 제3항제5호, 제69조제1항 중 "보건복지가족부"를 각각 "보건복지부"로 한다.

<96> 부터 <137> 까지 생략

제5조생략

### 부칙〈법률 제10325호, 2010. 5. 27.〉

이 법은 공포 후 6개월이 경과한 날부터 시행한다.

### 부칙〈법률 제10387호, 2010. 7. 23.〉

① (시행일) 이 법은 공포 후 6개월이 경과한 날부터 시행한다. 다만, 제66조제3항의 개정규정은 공포한 날부터 시행하고, 제58조의4제2항, 제63조 및 제83조제2항제1호의 개정규정은 2013년 1월 1일부터 시행한다.

② (의료기관 평가에 관한 경과조치) 이 법 시행 당시 종전의 제58조에 따라 2010년도 평가 기준을 적용하여 실시한 평가를 받은 의료기관은 제58조의4제1항의 개정규정에 따라 인증신청을 한 것으로 본다. 이 경우 인증전담기관은 의료기관이 인증을 받을 때 같은 조 제3항의 개정규정에 따른 인증에 소요된 비용을 징수할 수 있다.

③ (다른 법률의 개정) 정신보건법 일부를 다음과 같이 개정한다.

제18조의3 제1항 단서 중 "「의료법」 제58조에 따른 의료기관 평가"를 "「의료법」 제58조의4에 따른 의료기관 인증의 신청"으로 한다.

### 부칙〈법률 제10564호, 2011. 4. 7.〉 (의료기기법)

제1조(시행일) 이 법은 공포 후 6개월이 경과한 날부터 시행한다. <단서 생략>

제2조부터 제7조까지 생략

제8조(다른 법률의 개정) ①부터 ③까지 생략

④ 의료법 일부를 다음과 같이 개정한다.

제23조의2제2항 본문 중 "제14조"를 "제15조"로, "제16조"를 "제17조"로 한다.

⑤ 및 ⑥ 생략

제9조 생략

### 부칙〈법률 제10565호, 2011. 4. 7.〉

이 법은 공포 후 1년이 경과한 날부터 시행한다.

### 부칙〈법률 제10609호, 2011. 4. 28.〉

제1조(시행일) 이 법은 공포 후 1년이 경과한 날부터 시행한다. 다만, 제63조 및 제77조제3항의 개정규정은 2014년 1월 1일부터 시행한다.

제2조(의료인 신고에 관한 경과조치) ① 이 법 시행 당시 종전의 규정에 따라 의사·치과의사·한의사·조산사·간호사 면허를 취득한 자는 이 법 시행 후 1년 이내에 보건복지부령으로 정하는 바에 따라 실태와 취업상황 등을 신고하여야 한다.

② 보건복지부장관은 의사·치과의사·한의사·조산 사·간호사 면허를 취득한 자가 제1항에 따른 신고를 하지 아니한 경우 신고기간이 종료하는 시점부터 신고할 때까지 면허의 효력을 정지할 수 있다.

### 부칙〈법률 제10785호, 2011. 6. 7.〉 (노인복지법)

제1조(시행일) 이 법은 공포 후 6개월이 경과한 날부터 시행한다.

제2조 및 제3조 생략

제4조(다른 법률의 개정) ① 생략

② 의료법 일부를 다음과 같이 개정한다.

제3조제2항제3호라목 중 "「노인복지법」 제34조제1항제3호에 따른 노인전문병원, 「정신보건법」 제3조제3호에 따른 정신의료기관 중 정신병원"을 "「정신보건법」 제3조제3호에 따른 정신의료기관 중 정신병원"으로 한다.

③ 생략

### 부칙〈법률 제11005호, 2011. 8. 4.〉

제1조(시행일) 이 법은 공포 후 1년이 경과한 날부터 시행한다. 다만, 제3조의3제1항제3호의 개정규정 및 부칙 제4조는 공포한 날부터 시행하고, 제61조, 제64조 및 제66조의 개정규정은 공포 후 6개월이 경과한 날부터 시행한다.

제2조(광고심의에 대한 적용례) 제57조의 개정규정은 이 법 시행 후 최초로 같은 개정규정의 광고매체를 이용하여 광고를 하는 자부터 적용한다.

제3조(자격정지에 관한 경과조치) 제66조의 개정규정 시행 전에 발생한 위반행위에 대하여는 같은 개정규정에도 불구하고 종전의 규정에 따른다.

제4조(다른 법률의 개정) ① 가정폭력범죄의 처벌 등에 관한 특례법 일부를 다음과 같이 개정한다.

제22조제1항 중 "정신과의사"를 "정신건강의학과의사"로 한다.

② 군에서의 형의 집행 및 군수용자의 처우에 관한 법률 일부를 다음과 같이 개정한다.

제40조제2항 중 "정신과"를 "정신건강의학과"로 한다.

③ 기르는 어업육성법 일부를 다음과 같이 개정한다.
제15조제1호 단서 중 "정신과전문의"를 "정신건강의학과전문의"로 한다.
④ 성폭력범죄의 처벌 등에 관한 특례법 일부를 다음과 같이 개정한다.
제28조제1항 중 "정신과의사"를 "정신건강의학과의사"로 한다.
⑤ 성폭력범죄자의 성충동 약물치료에 관한 법률 일부를 다음과 같이 개정한다.
제2조제1호, 제4조제2항·제6항, 제9조, 제22조제2항제5호, 같은 조 제4항, 제25조제2항 중 "정신과"를 각각 "정신건강의학과"로 한다.
⑥ 소년법 일부를 다음과 같이 개정한다.
제12조 중 "정신과의사"를 "정신건강의학과의사"로 한다.
⑦ 수의사법 일부를 다음과 같이 개정한다.
제5조제1호·제3호 중 "정신과전문의"를 각각 "정신건강의학과전문의"로 한다.
⑧ 인신보호법 일부를 다음과 같이 개정한다.
제8조제2항 중 "정신과의사"를 "정신건강의학과의사"로 한다.
⑨ 장기등 이식에 관한 법률 일부를 다음과 같이 개정한다.
제11조제3항제3호 단서 중 "정신과전문의"를 "정신건강의학과전문의"로 한다.
⑩ 정신보건법 일부를 다음과 같이 개정한다.
제3조제3호, 제10조제7항, 제23조제2항 중 "정신과" 또는 "정신과"를 각각 "정신건강의학과"로 한다.
제11조제1항제6호, 제12조제3항제4호, 제12조의2제3호, 제22조제1항·제2항, 제24조제1항·제2항, 같은 조 제3항 단서 및 제6항 단서, 제25조제1항·제2항·제3항, 같은 조 제6항 본문, 제26조제4항·제5항, 제26조의3 단서, 제28조제5항제1호, 같은 조 제6항 후단, 제36조제2항, 제37조제1항, 같은 조 제3항 전단, 제40조제1항, 제41조제3항, 제44조제2항, 제46조제2항, 제46조의2제2항 본문 및 단서, 제55조제5호, 제57조제9호·제10호 중 "정신과전문의" 또는 "정신과전문의"를 각각 "정신건강의학과전문의"로 한다.
⑪ 축산법 일부를 다음과 같이 개정한다.
제12조제2항제2호 단서 및 제3호 단서 중 "정신과전문의"를 각각 "정신건강의학과전문의"로 한다.
⑫ 치료감호법 일부를 다음과 같이 개정한다.
제4조제2항 본문 및 단서, 제13조, 제37조제2항 중 "정신과"를 각각 "정신건강의학과"로 한다.
⑬ 형의 집행 및 수용자의 처우에 관한 법률 일부를 다음과 같이 개정한다.
제39조제2항 중 "정신과"를 "정신건강의학과"로 한다.
⑭ 말산업 육성법 일부를 다음과 같이 개정한다.
제13조제1항제2호 단서 중 "정신과전문의"를 "정신건강의학과전문의"로 한다.

## 부칙〈법률 제11141호, 2011. 12. 31.〉(국민건강보험법)

**제1조(시행일)** 이 법은 2012년 9월 1일부터 시행한다. <단서 생략>

**제2조**부터 제20조까지 생략

**제21조(다른 법률의 개정)** ①부터 ⑲까지 생략

⑳ 의료법 일부를 다음과 같이 개정한다.
제21조제2항제4호 중 "「국민건강보험법」 제13조, 제43조, 제43조의2 및 제56조"를 "「국민건강보험법」 제14조, 제47조, 제48조 및 제63조"로 하고, 같은 항 제11호 중 "「국민건강보험법」 제40조"를 "「국민건강보험법」 제42조"로 한다.

제27조제3항제2호 중 "「국민건강보험법」 제93조"를 "「국민건강보험법」 제109조"로 한다. 제45조제1항 중 "「국민건강보험법」 제39조제3항"을 "「국민건강보험법」 제41조제3항"으로 한다. 제53조제3항 전단 중 "「국민건강보험법」 제57조"를 "「국민건강보험법」 제64조"로 한다.

㉑부터 ㉘까지 생략

제22조생략

부칙〈법률 제11252호, 2012. 2. 1.〉

제1조(시행일) 이 법은 공포 후 6개월이 경과한 날부터 시행한다. 다만, 제5조 및 제7조의 개정규정은 공포 후 5년이 경과한 날부터 시행한다.

제2조(국가시험 응시 자격에 관한 적용례 및 경과조치) ① 제5조 및 제7조의 개정규정은 의학·치의학·한의학 또는 간호학에 해당하는 평가인증기구가 해당 과목을 전공하는 모든 대학, 전문대학 또는 전문대학원에 대하여 「고등교육법」 제11조의2제2항에 따른 인증 심사를 실시하여 해당 과목의 학교별 인증 결과가 1회 이상 공개된 이후에 해당 과목의 대학, 전문대학 또는 전문대학원에 입학하는 사람부터 적용한다.

② 제1항에 따라 의학·치의학·한의학 또는 간호학을 전공하는 학교별 인증 결과가 1회 이상 공개되기 전에 입학한 사람에 대하여는 제5조 및 제7조의 개정규정에도 불구하고 종전의 규정에 따른다.

제3조(행정처분의 감경 등에 관한 경과조치) 이 법 시행 전에 발생한 위반행위에 대하여는 제66조제5항의 개정규정에도 불구하고 종전의 규정에 따른다.

부칙〈법률 제11748호, 2013. 4. 5.〉

이 법은 공포 후 6개월이 경과한 날부터 시행한다.

부칙〈법률 제12069호, 2013. 8. 13.〉

제1조(시행일) 이 법은 공포한 날부터 시행한다.

제2조(의료업의 정지에 관한 적용례) 제64조제1항의 개정규정은 이 법 시행 전의 위반행위에 대하여 행정처분을 하는 경우에도 적용한다.

부칙〈법률 제13107호, 2015. 1. 28.〉

이 법은 공포한 날부터 시행한다.

부칙〈법률 제13108호, 2015. 1. 28.〉 (장사 등에 관한 법률)

제1조(시행일) 이 법은 공포한 날부터 시행한다. <단서 생략>

제2조부터 제7조까지 생략

제8조(다른 법률의 개정) ① 생략

② 의료법 일부를 다음과 같이 개정한다.

제49조제1항제4호 중 "「장사 등에 관한 법률」 제25조제1항"을 "「장사 등에 관한 법률」 제29조제1항"으로 한다.

부칙〈법률 제13367호, 2015. 6. 22.〉 (한국보건의료인국가시험원법)

제1조(시행일) 이 법은 공포 후 6개월이 경과한 날부터 시행한다.

제2조부터 제4조까지 생략

제5조(다른 법률의 개정)①부터 ⑥까지 생략
⑦ 의료법 일부를 다음과 같이 개정한다.
제9조제2항 중 "시험관리 능력이 있다고 인정되는 관계 전문기관"을 "「한국보건의료인국가시험원법」에 따른 한국보건의료인국가시험원"으로 한다.
제85조제2항 중 "제9조제2항에 따른 관계 전문기관"을 "제9조제2항에 따른 한국보건의료인국가시험원"으로 한다.
⑧ 생략

### 부칙〈법률 제13599호, 2015. 12. 22.〉
### (의료 해외진출 및 외국인환자 유치 지원에 관한 법률)

**제1조(시행일)** 이 법은 공포 후 6개월이 경과한 날부터 시행한다.
**제2조**및 제3조 생략
**제4조(다른 법률의 개정)** 의료법 일부를 다음과 같이 개정한다.
제27조의2를 삭제한다.
제63조 중 "제23조제2항, 제27조의2제1항 · 제2항(외국인환자 유치업자를 말한다) · 제3항(외국인환자 유치업자를 포함한다) · 제5항"을 "제23조제2항"으로 한다.
제64조제1항제6호 중 "시정명령(제27조의2제1항 · 제3항 · 제5항 위반에 따른 시정명령을 제외한다)을"을 "시정명령을"로 한다.
제88조 본문 중 "제27조제3항 · 제4항, 제27조의2제1항 · 제2항"을 "제27조제3항 · 제4항"으로 한다.

### 부칙〈법률 제13605호, 2015. 12. 22.〉
### (고엽제후유의증 등 환자지원 및 단체설립에 관한 법률)

**제1조(시행일)** 이 법은 공포 후 6개월이 경과한 날부터 시행한다. <단서 생략>
**제2조**부터 제6조까지 생략
**제7조(다른 법률의 개정)** ① 및 ② 생략
③ 의료법 일부를 다음과 같이 개정한다.
제21조제2항제12호 중 "「고엽제후유의증 환자지원 등에 관한 법률」"을 "「고엽제후유의증 등 환자지원 및 단체설립에 관한 법률」"로 한다.
④부터 ⑦까지 생략

### 부칙〈법률 제13658호, 2015. 12. 29.〉

**제1조(시행일)** 이 법은 공포 후 9개월이 경과한 날부터 시행한다. 다만, 제4조제4항, 제21조제2항제13호, 제33조제10항, 제36조의2, 제63조, 제64조의 개정규정은 공포한 날부터 시행하고, 제18조의2의 개정규정은 공포 후 1년이 경과한 날부터 시행하며, 제21조제2항제15호의 개정규정은 공포 후 6개월이 경과한 날부터 시행하고, 제23조의2의 개정규정은 공포 후 3개월이 경과한 날부터 시행하며, 제2조제2항제5호, 제80조, 제80조의2, 제80조의3의 개정규정은 2017년 1월 1일부터 시행하고, 제80조제2항의 개정규정(이 법 시행 당시 설치 · 운영 중인 간호조무사 교육훈련기관에 한한다)은 2019년 1월 1일부터 시행한다.
**제2조(대한민국의학한림원에 관한 경과조치)** 이 법 시행 당시 보건복지부장관의 설립 허가를 받아 설립한 대한민국의학한림원은 제52조의2의 개정규정에 따른 대한민국의학한림원으로 본다.
**제3조(간호조무사 자격에 관한 경과조치)** 이 법 시행 당시 종전의 규정에 따라 간호조무사 자

격인정을 받은 사람은 이 법에 따라 간호조무사 자격인정을 받은 것으로 본다.

**제4조(간호조무사 신고에 관한 경과조치)** ① 이 법 시행 당시 종전의 규정에 따라 간호조무사 자격인정을 받은 사람은 이 법 시행 후 1년 이내에 보건복지부령으로 정하는 바에 따라 실태와 취업상황 등을 신고하여야 한다.

② 보건복지부장관은 간호조무사 자격인정을 받은 사람이 제1항에 따른 신고를 하지 아니한 경우 신고기간이 종료하는 시점부터 신고할 때까지 자격의 효력을 정지할 수 있다.

**제5조(법률 제11252호 의료법 일부개정법률 시행 예정에 따른 경과조치)** 제60조의3제1항제2호 및 제80조제1항제6호의 개정규정에 따른 "제7조제1항제1호" 및 "제7조제1항제1호 또는 제2호"는 2017년 2월 1일까지는 각각 "제7조제1호" 및 "제7조제1호 또는 제2호"로 본다.

### 부칙〈법률 제13726호, 2016. 1. 6.〉 (옥외광고물 등의 관리와 옥외광고산업 진흥에 관한 법률)

**제1조(시행일)** 이 법은 공포 후 6개월이 경과한 날부터 시행한다. <단서 생략>

**제2조**부터 제5조까지 생략

**제6조(다른 법률의 개정)** ①부터 ⑫까지 생략

⑬ 의료법 일부를 다음과 같이 개정한다.

제57조제1항제2호 중 "「옥외광고물 등 관리법」"을 "「옥외광고물 등의 관리와 옥외광고산업 진흥에 관한 법률」"로 한다.

⑭부터 ⑲까지 생략

**제7조**생략

### 부칙〈법률 제14084호, 2016. 3. 22.〉 (국민건강보험법)

**제1조(시행일)** 이 법은 공포 후 6개월이 경과한 날부터 시행한다. 다만, · · · <생략> · · · 부칙 제4조는 2016년 8월 4일부터 시행한다.

**제2조** 및 제3조 생략

**제4조(다른 법률의 개정)** ① 의료법 일부를 다음과 같이 개정한다.

제45조제1항 중 "「국민건강보험법」 제41조제3항"을 "「국민건강보험법」 제41조제4항"으로 한다.

② 생략

### 부칙〈법률 제14183호, 2016. 5. 29.〉 (병역법)

**제1조(시행일)** 이 법은 공포 후 6개월이 경과한 날부터 시행한다. <단서 생략>

**제2조**부터 제4조까지 생략

**제5조(다른 법률의 개정)** ①부터 ⑯까지 생략

⑰ 의료법 일부를 다음과 같이 개정한다.

제21조제2항제10호 중 "징병검사"를 각각 "병역판정검사"로 한다.

⑱부터 ㉒까지 생략

### 부칙〈법률 제14220호, 2016. 5. 29.〉

**제1조(시행일)** 이 법은 공포한 날부터 시행한다. 다만, 제4조제5항, 제18조제5항, 제21조제2항제1호·제3호, 제36조, 제56조제2항제11호, 제63조, 제64조제1항제6호 및 제92조제3항제8호의 개정규정은 공포 후 9개월이 경과한 날부터 시행한다.

**제2조(의료광고 금지규정 위반 행위 통보에 관한 적용례)** 제56조제6항의 개정규정은 이 법 시행

후 행하여진 위반행위부터 적용한다.

제3조(자격정지처분 시효의 적용에 관한 경과조치) 이 법 시행 전에 발생한 사유로 인하여 종전의 제66조제1항 각 호에 해당하게 된 경우의 자격정지처분은 이 법 시행일 이전 그 사유가 발생한 날부터 5년(제66조제1항제5호·제7호에 따른 자격정지처분의 경우에는 7년으로 한다)이 지나면 하지 못한다. 다만, 그 사유에 대하여 「형사소송법」 제246조에 따른 공소가 제기된 때에는 공소가 제기된 날부터 해당 사건의 재판이 확정된 날까지의 기간은 시효 기간에 산입하지 아니한다.

제4조(행정처분에 관한 경과조치) 이 법 시행 전의 위반행위에 대한 행정처분에 관하여는 종전의 규정에 따른다.

제5조(과징금 처분에 관한 경과조치) 이 법 시행 전의 행위에 대한 과징금 처분의 적용에 있어서는 종전의 규정에 따른다.

## 부칙〈법률 제14224호, 2016. 5. 29.〉
## (정신건강증진 및 정신질환자 복지서비스 지원에 관한 법률)

제1조(시행일) 이 법은 공포 후 1년이 경과한 날부터 시행한다.

제2조부터 제19조까지 생략

제20조(다른 법률의 개정) ①부터 ⑯까지 생략

⑰ 의료법 일부를 다음과 같이 개정한다.

제3조제2항제3호라목 중 "「정신보건법」 제3조제3호"를 "「정신건강증진 및 정신질환자 복지서비스 지원에 관한 법률」 제3조제5호"로 한다.

⑱부터 ㉒까지 생략

제21조생략

## 부칙〈법률 제14438호, 2016. 12. 20.〉

제1조(시행일) 이 법은 공포한 날부터 시행한다. 다만, 제10조제3항, 제21조의2제3항부터 제9항까지의 규정, 제23조의2, 제24조의2, 제40조, 제41조제2항, 제64조제3항, 제84조, 제87조제2호(제21조의2제5항·제8항을 위반한 자에 대한 벌칙에 한정한다), 제89조제1호(제23조의2제3항 후단을 위반한 자에 대한 벌칙에 한정한다)·제2호, 제92조제1항제1호의2·제1호의3, 같은 조 제2항제1호의 개정규정은 공포 후 6개월이 경과한 날부터 시행하고, 제45조의3의 개정규정은 공포 후 9개월이 경과한 날부터 시행한다.

제2조(국가시험등 응시에 관한 적용례) 제10조제3항의 개정규정은 같은 개정규정 시행 후 최초로 시행하는 국가시험등에서 수험이 정지되거나 합격이 무효가 된 사람부터 적용한다.

제3조(벌칙에 관한 경과조치) 이 법 시행 전의 행위에 대한 벌칙을 적용할 때에는 종전의 규정에 따른다.

제4조(과태료 처분에 관한 경과조치) 이 법 시행 전의 행위에 대한 과태료 처분의 적용에 있어서는 종전의 규정에 따른다.

제5조(다른 법률의 개정) ① 국민연금법 일부를 다음과 같이 개정한다.

제123조제3항 전단 중 "「의료법」 제21조제2항제3호"를 "「의료법」 제21조제3항제3호"로 한다.

② 생명윤리 및 안전에 관한 법률 일부를 다음과 같이 개정한다.

제46조제3항 본문 중 "「의료법」 제21조제2항"을 "「의료법」 제21조제3항"으로 한다.

## 부칙〈법률 제15522호, 2018. 3. 20.〉 (공무원 재해보상법)

제1조(시행일) 이 법은 공포 후 6개월이 경과한 날부터 시행한다. <단서 생략>

제2조부터 제28조까지 생략

제29조(다른 법률의 개정) ①부터 ⑫까지 생략

⑬ 의료법 일부를 다음과 같이 개정한다.

제21조제3항제14호의2를 다음과 같이 한다.

14의2. 다음 각 목의 어느 하나에 따라 공무원 또는 공무원이었던 사람을 진료한 의료기관에 해당 진료에 관한 사항의 열람 또는 사본 교부를 요청하는 경우

가. 「공무원연금법」 제92조에 따라 인사혁신처장이 퇴직유족급여 및 비공무상장해급여와 관련하여 요청하는 경우

나. 「공무원연금법」 제93조에 따라 공무원연금공단이 퇴직유족급여 및 비공무상장해급여와 관련하여 요청하는 경우

다. 「공무원 재해보상법」 제57조 및 제58조에 따라 인사혁신처장(같은 법 제61조에 따라 업무를 위탁받은 자를 포함한다)이 요양급여, 재활급여, 장해급여, 간병급여 및 재해유족급여와 관련하여 요청하는 경우

⑭부터 ⑰까지 생략

제30조생략

## 부칙〈법률 제15540호, 2018. 3. 27.〉

제1조(시행일) 이 법은 공포 후 6개월이 경과한 날부터 시행한다. 다만, 제8조제1호, 제46조 및 제92조제1항제4호의 개정규정은 공포한 날부터 시행하고, 제78조의 개정규정은 공포 후 2년이 경과한 날부터 시행한다.

제2조(의료광고 사전 심의에 관한 적용례) 제57조의 개정규정은 이 법 시행 후 최초로 의료광고 사전 심의를 신청한 자부터 적용된다.

제3조(행정처분에 관한 적용례) 제63조의 개정규정은 이 법 시행 후 최초로 행하여진 위반행위부터 적용된다.

제4조(벌칙에 관한 적용례) 제89조 및 제90조의 개정규정은 이 법 시행 후 최초로 행하여진 위반행위부터 적용된다.

제5조(다른 법률의 개정) ① 의료 해외진출 및 외국인환자 유치 지원에 관한 법률 일부를 다음과 같이 개정한다.

제15조제1항 각 호 외의 부분 본문 중 "「의료법」 제56조제2항제10호"를 "「의료법」 제56조제2항제12호"로 한다.

② 제주특별자치도 설치 및 국제자유도시 조성을 위한 특별법 일부를 다음과 같이 개정한다.

제317조제1항 중 "「의료법」 제57조제1항 · 제3항, 제63조 및 제64조제1항"을 "「의료법」 제63조 및 제64조제1항"으로 하고, 같은 조 제2항 본문 중 "제48조제1항, 제57조제4항"을 "제48조제1항"으로 하며, 같은 항 단서를 삭제한다.

## 부칙〈법률 제15716호, 2018. 8. 14.〉

제1조(시행일) 이 법은 공포한 날부터 시행한다. 다만, 제21조제3항제14호의3의 개정규정은 공포 후 3개월이 경과한 날부터 시행한다.

제2조(개설 허가 취소 등에 대한 적용례) 제64조제1항제9호의 개정규정은 이 법 시행 후 최초로 제36조에 따른 준수사항을 위반하는 경우부터 적용한다.

### 부칙〈법률 제16254호, 2019. 1. 15.〉

이 법은 공포 후 6개월이 경과한 날부터 시행한다.

### 부칙〈법률 제16375호, 2019. 4. 23.〉

제1조(시행일) 이 법은 공포 후 6개월이 경과한 날부터 시행한다. 다만, 제3조제2항제3호라목, 제86조의3, 제87조 및 제90조의2의 개정규정은 공포한 날부터 시행한다.

제2조(「형법」상 감경규정에 관한 특례에 관한 적용례) 제90조의2의 개정규정은 같은 개정규정 시행 후 최초로 제12조제3항을 위반하는 죄를 범한 때부터 적용한다.

### 부칙〈법률 제16555호, 2019. 8. 27.〉

제1조(시행일) 이 법은 공포 후 6개월이 경과한 날부터 시행한다. 다만, 제51조의2, 제89조제3호의 개정규정은 공포한 날부터 시행하고, 제4조제2항, 제65조제2항 단서, 제87조, 제87조의2제2항제2호 본문, 제89조제4호, 제92조제2항제3호의 개정규정은 공포 후 3개월이 경과한 날부터 시행한다.

제2조(무허가 · 무신고 건축물에 의료기관 개설 금지에 관한 적용례) 제33조제7항제4호의 개정규정은 이 법 시행 후 최초로 제33조제3항 또는 제4항에 따라 시장·군수·구청장에게 신고하거나 시·도지사의 허가를 받은 의료기관부터 적용한다.

제3조(의료법인의 임원 선임에 관한 적용례) 제48조의2의 개정규정은 이 법 시행 후 최초로 의료법인의 임원을 선임하는 경우부터 적용한다.

제4조(면허 재교부 제한에 관한 적용례) 제65조제2항 단서의 개정규정(제1항제4호에 관한 개정부분만 해당한다)은 같은 개정규정 시행 후 최초로 의료인이 제4조제4항을 위반하여 면허증을 빌려준 경우부터 적용한다.

제5조(국가시험등의 응시자격에 관한 경과조치) 이 법 시행 당시 종전의 제5조제1항제3호, 제6조제2호, 제7조제1항제2호 및 제80조제1항제5호에 따라 국가시험등의 응시자격을 인정받은 사람은 이 법에 따른 응시자격이 있는 것으로 본다.

제6조(과징금에 관한 경과조치) 이 법 시행 전의 위반행위에 대한 과징금 부과는 제67조제1항의 개정규정에도 불구하고 종전의 규정에 따른다.

제7조(과태료에 관한 경과조치) 제92조제2항제3호의 개정규정 시행 전의 행위에 대한 과태료의 부과는 같은 개정규정에도 불구하고 종전의 규정에 따른다.

### 부칙〈법률 제17069호, 2020. 3. 4.〉

제1조(시행일) 이 법은 공포 후 6개월이 경과한 날부터 시행한다. 다만, 제21조제3항의 개정규정은 공포한 날부터 시행하고, 제4조제4항, 제4조의3, 제65조제1항제4호 및 제87조의2제2항제1호·제1호의2의 개정규정은 공포 후 3개월이 경과한 날부터 시행하며, 제3조제2항제3호, 제33조제2항 각 호 외의 부분 후단 및 같은 조 제4항 각 호 외의 부분 전단(시·도 의료기관개설위원회의 심의에 관한 사항은 제외한다), 제42조제1항제1호, 제43조제3항, 제46조제1항, 제57조의2제2항제1호 및 제62조제2항의 개정규정은 공포 후 1년이 경과한 날부터 시행하고, 제40조, 제40조의2, 제40조의3, 제64조제1항제5호, 제86조의3, 제87조의2제2항제3호·제4호, 제90조 및 제92조제3항의 개정규정과 제88조의 개정규정 중 "제21조제2항"에 관한 부분은 공포 후 3년이 경과한 날부터 시행한다.

제2조(진료기록부등의 이관에 관한 적용례) 제40조의2의 개정규정은 의료기관 개설자가 같은 개정규정 시행 후 최초로 보건복지부장관에게 폐업·휴업 신고에 따라 진료기록부등을 이관하는 경우부터 적용한다.

제3조(요양병원의 인증에 관한 적용례) 제58조의4제3항의 개정규정은 같은 개정규정 시행 전에 조건부인증 또는 불인증을 받은 요양병원에 대하여도 적용한다.

제4조(의료기관 회계기준에 관한 적용례) 제62조제2항의 개정규정은 같은 개정규정 시행 후 최초 회계연도 시작시점부터 적용한다.

제5조(정신병원 개설 허가에 관한 경과조치) 이 법 시행 당시 종전의 규정에 따라 병원 또는 요양병원으로 개설 허가를 받은 의료기관 중 「정신건강증진 및 정신질환자 복지서비스 지원에 관한 법률」 제19조제1항 후단에 따른 기준에 적합하게 설치된 의료기관은 제3조제2항제3호마목의 개정규정에 따른 정신병원으로 개설 허가를 받은 것으로 본다.

제6조(재단법인 의료기관평가인증원에 관한 경과조치) ① 이 법 공포일부터 시행일 전까지 「민법」 제32조에 따라 설립된 재단법인 의료기관평가인증원(이하 "구법인"이라 한다)은 이사회의 의결을 거쳐 모든 재산과 권리·의무를 이 법에 따른 의료기관평가인증원(이하 "신법인"이라 한다)이 승계하도록 보건복지부장관에게 승인을 신청하여야 한다.

② 제1항에 따라 보건복지부장관의 승인을 받은 구법인은 신법인의 설립과 동시에 「민법」 중 법인의 해산 및 청산에 관한 규정에도 불구하고 해산된 것으로 보며, 구법인에 속하였던 모든 재산과 권리·의무는 신법인이 포괄 승계한다.

③ 제2항에 따라 신법인에 승계될 재산의 가액은 신법인 설립등기일 전일의 장부 가액으로 한다. ④ 신법인 설립 당시 등기부나 그 밖의 공부(公簿)에 표시된 구법인의 명의는 신법인의 명의로 본다.

⑤ 신법인 설립 당시 구법인의 임직원은 신법인의 임직원으로 보며, 임직원의 임기는 종전의 임명일부터 기산한다.

⑥ 신법인 설립 이전에 구법인이 행한 행위 또는 구법인에 대하여 행하여진 행위는 신법인이 행한 행위 또는 신법인에 대하여 행하여진 행위로 본다.

⑦ 신법인 설립 당시 다른 법령에서 인증전담기관을 인용하고 있는 경우에는 그에 갈음하여 신법인을 인용한 것으로 본다.

제7조(다른 법률의 개정) 「정신건강증진 및 정신질환자 복지서비스 지원에 관한 법률」 제3조제5호를 다음과 같이 개정한다.

제3조제5호를 다음과 같이 한다.

5. "정신의료기관"이란 다음 각 목의 어느 하나에 해당하는 기관을 말한다.

가. 「의료법」에 따른 정신병원

나. 「의료법」에 따른 의료기관 중 제19조제1항 후단에 따른 기준에 적합하게 설치된 의원

다. 「의료법」에 따른 병원급 의료기관에 설치된 정신건강의학과로서 제19조제1항 후단에 따른 기준에 적합한 기관

### 부칙〈법률 제17203호, 2020. 4. 7.〉 (시체 해부 및 보존 등에 관한 법률)

제1조(시행일) 이 법은 공포 후 1년이 경과한 날부터 시행한다.

제2조및 제3조 생략

제4조(다른 법률의 개정) ① 및 ② 생략

③ 의료법 일부를 다음과 같이 개정한다.

제8조제4호 중 "「시체해부 및 보존에 관한 법률」"을 "「시체 해부 및 보존 등에 관한 법률」"로 한다.

④ 및 ⑤ 생략

제5조생략

### 부칙〈법률 제17472호, 2020. 8. 11.〉 (정부조직법)

제1조(시행일) 이 법은 공포 후 1개월이 경과한 날부터 시행한다. 다만, · · · <생략> · · ·, 부칙 제4조에 따라 개정되는 법률 중 이 법 시행 전에 공포되었으나 시행일이 도래하지 아니한 법률을 개정한 부분은 각각 해당 법률의 시행일부터 시행한다.

제2조및 제3조 생략

제4조(다른 법률의 개정) ①부터 ㉒까지 생략

㉓ 의료법 일부를 다음과 같이 개정한다.

제21조제3항제16호 중 "보건복지부장관, 질병관리본부장"을 "질병관리청장"으로 한다.

제40조제3항 중 "질병관리본부장"을 "질병관리청장"으로, "보건복지부장관"을 "질병관리청장"으로 한다.

법률 제17069호 의료법 일부개정법률 제47조제4항 · 제6항 · 제7항, 같은 조 제8항 전단 · 후단 및 같은 조 제13항의 개정규정 중 "보건복지부장관"을 각각 "질병관리청장"으로 한다.

제86조제1항 중 "시 · 도지사, 질병관리본부장"을 "질병관리청장, 시 · 도지사"로 한다.

㉔부터 ㉝까지 생략

제5조생략

### 부칙〈법률 제17787호, 2020. 12. 29.〉

제1조(시행일) 이 법은 공포 후 6개월이 경과한 날부터 시행한다. 다만, 제27조제5항, 제65조제1항제7호, 제66조제1항제5호 및 제87조의2제2항제3호의 개정규정은 공포 후 3개월이 경과한 날부터 시행하고, 제47조제2항의 개정규정은 공포 후 1년이 경과한 날부터 시행하며, 법률 제17069호 의료법 일부개정법률 제87조의2제2항의 개정규정은 2023년 3월 5일부터 시행한다.

제2조(적용례) ① 제64조제1항제1호의2 · 제4호의3의 개정규정은 같은 개정규정 시행 이후 제4조제2항 또는 제33조제8항을 위반하여 의료기관을 개설하거나 운영 중인 경우부터 적용한다.

② 제65조제1항제7호, 제87조의2제2항제3호 및 법률 제17069호 의료법 일부개정법률 제87조의2제2항제3호의 개정규정은 같은 개정규정 시행 이후의 위반행위부터 적용한다.

# 의료법 시행규칙

[시행 2022. 11. 22.] [보건복지부령 제918호, 2022. 11. 22., 타법개정]

보건복지부(보건의료정책과 – 진료거부, 진료기록부), 044–202–2402, 2416
보건복지부(보건의료정책과 – 진단서, 처방전, 의료행위 설명의무), 044–202–2402, 2406
보건복지부(보건의료정책과 – 유인·알선, 의료광고), 044–202–2402, 2409
보건복지부(보건의료정책과 – 전문병원, 안마사), 044–202–2405
보건복지부(의료인력정책과 – 의료인 업무범위 등), 044–202–2437
보건복지부(의료자원정책과 – 의료인 행정처분 등), 044–202–2453
보건복지부(의료기관정책과 – 의료기관 개설, 의료법인, 기록열람 등), 044–202–2481
보건복지부(의료기관정책과 – 의료기관 시설·인력기준 등), 044–202–2474

**제1조(목적)** 이 규칙은 「의료법」 및 같은 법 시행령에서 위임된 사항과 그 시행에 필요한 사항을 규정함을 목적으로 한다. <개정 2015. 5. 29.>

**제1조의2(입원 환자의 방문 기준)** 의료기관의 장은 법 제4조 제1항에 따라 입원 환자를 보호하고 의료관련감염(의료기관 내에서 환자, 환자의 보호자, 의료인 또는 의료기관 종사자 등에게 발생하는 감염을 말한다. 이하 같다)을 예방하기 위하여 필요하다고 인정하는 경우에는 외부인의 입원 환자에 대한 방문 기준을 별도로 마련하여 운영할 수 있다. <개정 2022. 9. 14.>

[본조신설 2016. 10. 6.]

[종전 제1조의2는 제1조의3으로 이동 <2016. 10. 6.>]

**제1조의3(환자의 권리 등의 게시)** ① 「의료법」(이하 "법"이라 한다) 제4조 제3항 전단에서 "「보건의료기본법」 제6조·제12조 및 제13조에 따른 환자의 권리 등 보건복지부령으로 정하는 사항"이란 별표 1과 같다.

② 의료기관의 장은 법 제4조 제3항 후단에 따라 제1항에 따른 사항을 접수창구나 대기실 등 환자 또는 환자의 보호자가 쉽게 볼 수 있는 장소에 게시하여야 한다.

[본조신설 2012. 8. 2.]

[제1조의2에서 이동 <2016. 10. 6.>]

**제1조의4(간호 · 간병통합서비스의 제공 환자 및 제공 기관)** ① 법 제4조의2 제1항에서 "보건복지부령으로 정하는 입원 환자"란 다음 각 호의 어느 하나에 해당하는 입원 환자를 말한다.

1. 환자에 대한 진료 성격이나 질병 특성상 보호자 등의 간병을 제한할 필요가 있는 입원 환자
2. 환자의 생활 여건이나 경제 상황 등에 비추어 보호자 등의 간병이 현저히 곤란하다고 인정되는 입원 환자
3. 그 밖에 환자에 대한 의료관리상 의사·치과의사 또는 한의사가 간호·간병통합서비스가 필요하다고 인정하는 입원 환자

② 법 제4조의2 제2항에서 "보건복지부령으로 정하는 병원급 의료기관"이란 병원, 치과병원, 한방병원 및 종합병원을 말한다.

③ 법 제4조의2 제3항에서 "보건복지부령으로 정하는 인력, 시설, 운영 등의 기준"이란

별표 1의2에 따른 기준을 말한다.

④ 법 제4조의2 제4항 전단에서 "보건복지부령으로 정하는 병원급 의료기관"이란 병원, 치과병원, 한방병원 및 종합병원을 말한다. 다만, 다음 각 호의 어느 하나에 해당하는 의료기관은 제외한다.

1. 「군보건의료에 관한 법률」 제2조 제4호에 따른 군보건의료기관
2. 「치료감호법」 제16조의2 제1항 제2호에 따라 법무부장관이 지정하는 국립정신의료기관[본조신설 2016. 10. 6.]

**제1조의5(간호 · 간병통합서비스의 제공 절차)** ① 법 제4조의2에 따라 간호·간병통합서비스를 제공받으려는 경우에는 간호·간병통합서비스에 대한 의사·치과의사 또는 한의사의 의견서 및 환자의 동의서(환자가 동의할 수 없는 불가피한 사유가 있는 경우에는 보호자의 동의서를 말한다)를 첨부하여 의료기관의 장에게 신청하여야 한다.

② 제1항에도 불구하고 의료기관의 장은 입원 환자에 대한 진료 및 관리의 특성상 간호·간병통합서비스가 특히 필요하다고 인정하는 경우에는 입원 환자의 동의(환자가 동의할 수 없는 불가피한 사유가 있는 경우에는 보호자의 동의를 말한다)를 받아 간호·간병통합서비스를 제공할 수 있다.

③ 제1항 및 제2항에 따른 간호·간병통합서비스의 제공 절차 및 방법 등에 필요한 세부사항은 보건복지부장관이 정하여 고시한다.

[본조신설 2016. 10. 6.]

**제2조(시험과목 · 시험방법 등)** 「의료법 시행령」(이하 "영"이라 한다) 제5조에 따른 의사·치과의사·한의사·조산사(助産師) 또는 간호사 국가시험(이하 "국가시험"이라 한다)의 시험과목, 시험방법 및 합격자 결정방법은 별표 1의3과 같고, 의사·치과의사·한의사 예비시험(이하 "예비시험"이라 한다)의 시험과목, 시험방법 및 합격자 결정방법은 별표 2와 같다. <개정 2012. 8. 2., 2016. 10. 6.>

**제3조(조산 수습의료기관 및 수습생 정원)** ① 법 제6조 제1호에 따른 조산(助産) 수습의료기관으로 보건복지부장관의 인정을 받을 수 있는 의료기관은 「전문의의 수련 및 자격인정 등에 관한 규정」에 따른 산부인과 수련병원 및 소아청소년과 수련병원으로서 월평균 분만 건수가 100건 이상 되는 의료기관이어야 한다. <개정 2010. 3. 19., 2012. 8. 2.>

② 제1항에 따라 수습의료기관으로 인정받으려는 자는 별지 제1호서식의 조산 수습의료기관 인정신청서에 다음 각 호의 서류를 첨부하여 보건복지부장관에게 제출하여야 한다. <개정 2010. 3. 19.>

1. 수습생 모집계획서 및 수습계획서와 수습과정의 개요를 적은 서류
2. 신청일이 속하는 달의 전달부터 소급하여 1년간의 월별 분만 실적을 적은 서류

③ 수습생의 정원은 제2항제2호의 월별 분만 실적에 따라 산출된 월평균 분만 건수의 10분의 1 이내로 한다.

④ 수습의료기관은 매년 1월 15일까지 전년도 분만 실적을 보건복지부장관에게 보고하여야 한다. <개정 2010. 3. 19.>

⑤ 보건복지부장관은 제4항에 따라 보고된 연간 분만 실적이 제1항에 따른 기준에 미치지 못하는 경우에는 그 수습의료기관의 인정을 철회할 수 있고 제3항에 따른 기준에 미치지 못하는 경우에는 그 수습생의 정원을 조정할 수 있다. <개정 2010. 3. 19.>

**제3조의2(재사용이 금지되는 일회용 의료기기)** 법 제4조 제6항에서 "보건복지부령으로 정하는 의료기기"란 다음 각 호의 의료기기를 말한다.

1. 사람의 신체에 의약품, 혈액, 지방 등을 투여·채취하기 위하여 사용하는 주사침, 주사기, 수액용기와 연결줄 등을 포함하는 수액세트

2. 제1호에 준하는 의료기기로서 감염 또는 손상의 위험이 매우 높아 보건복지부장관이 재사용을 금지할 필요가 있다고 인정하는 의료기기[본조신설 2020. 9. 4.]

**제4조(면허증 발급)** ① 영 제8조 제1항에서 "보건복지부령으로 정하는 서류"란 다음 각 호의 서류를 말한다. <개정 2008. 9. 5., 2009. 4. 29., 2010. 3. 19., 2016. 12. 30.>

1. 다음 각 목의 구분에 따른 서류. 다만, 법률 제8366호 의료법 전부개정법률 부칙 제9조에 해당하는 자는 이를 증명할 수 있는 서류를 추가하여 제출하여야 한다.

가. 법 제5조 제1항 제1호 또는 제2호에 해당하는 자: 의학사 · 치과의학사 · 한의학사의 학위증 사본 또는 의학 · 치의학 · 한의학전문대학원의 석사학위증이나 박사학위증 사본

나. 법 제5조 제1항 제3호에 해당하는 자: 의학사 · 치과의학사 · 한의학사의 학위증 사본 또는 의학 · 치의학 · 한의학전문대학원의 석사학위증이나 박사학위증 사본과 그 면허증 사본

다. 법 제6조 제1호에 해당하는 자 : 조산수습과정 이수증명서

라. 법 제6조 제2호에 해당하는 자 : 면허증 사본

마. 법 제7조 제1호에 해당하는 자 : 졸업증명서

바. 법 제7조 제2호에 해당하는 자 : 졸업증명서와 그 면허증 사본

2. 법 제8조 제1호 본문에 해당하는 자가 아님을 증명하는 의사의 진단서 또는 법 제8조 제1호 단서에 해당하는 자임을 증명하는 전문의의 진단서

3. 법 제8조 제2호에 해당하는 자가 아님을 증명하는 의사의 진단서

4. 응시원서의 사진과 같은 사진(가로 3.5센티미터, 세로 4.5센티미터) 2장

② 보건복지부장관은 영 제8조 제2항에 따라 면허증 발급을 신청한 자에게 그 종류에 따라 별지 제2호서식의 면허증을 발급한다. <개정 2010. 3. 19.>

③ 제2항에 따른 면허증은 영 제8조 제1항에 따른 면허증 발급을 신청한 날부터 14일 이내에 발급하여야 한다. 다만, 법 제5조 제1항 제3호 및 법 제7조 제2호에 해당하는 자의 경우에는 외국에서 면허를 받은 사실 등에 대한 조회가 끝난 날부터 14일 이내에 면허증을 발급한다. <개정 2009. 4. 29.>

④ 영 제4조 제2항에 따라 보건복지부장관이 시험관리능력이 있다고 인정하여 지정 · 고시하는 관계 전문기관(이하 "국가시험등관리기관"이라 한다)의 장은 법 제9조에 따른 국가시험등(이하 "국가시험등"이라 한다)을 실시하면 합격자 발표를 한 후 그 합격자에 대한 다음 각 호의 사항을 보건복지부장관에게 보고하여야 한다. <개정 2010. 3. 19.>

1. 성명, 성별 및 주민등록번호
2. 출신 학교 및 졸업 연월일
3. 합격번호 및 합격 연월일
4. 국적(외국인만 해당한다)

**제5조(면허등록대장 등)** ① 법 제11조 제2항에 따른 등록대장은 별지 제3호서식의 면허등록대장에 따른다.

② 의료인은 제1항의 등록대장의 기재 사항이나 면허증의 기재 사항이 변경될 때에는 등록대장의 기재 사항 정정이나 면허증 갱신을 신청하여야 한다.

③ 제2항에 따라 등록대장의 기재 사항 정정 등을 신청하려는 자는 별지 제4호서식의 면허등록대장 정정(면허증 갱신) 신청서에 다음 각 호의 서류를 첨부하여 보건복지부장관에게 제출하여야 한다. <개정 2010. 3. 19., 2016. 12. 30.>

1. 면허증
2. 사진(신청 전 6개월 이내에 모자 등을 쓰지 않고 촬영한 천연색 상반신 정면사진으로 가로 3.5센티미터, 세로 4.5센티미터의 사진을 말한다) 2장(면허증 갱신을 신청하는 경

우에만 첨부한다)
3. 변경 사실을 증명할 수 있는 서류

제6조(면허증재발급) ① 의료인이 면허증을 잃어버렸거나 면허증이 헐어 못쓰게 되어 재발급받으려는 경우에는 별지 제5호서식의 신청서(전자문서로 된 신청서를 포함한다)에 다음 각 호의 서류를 첨부하여 보건복지부장관에게 제출하여야 한다. <개정 2010. 3. 19., 2016. 12. 30.>
1. 면허증이 헐어 못쓰게 된 경우에는 그 면허증
2. 사진(신청 전 6개월 이내에 모자 등을 쓰지 않고 촬영한 천연색 상반신 정면사진으로 가로 3.5센티미터, 세로 4.5센티미터의 사진을 말한다) 2장
② 법 제65조 제2항에 따라 취소된 면허를 재발급받으려는 자는 별지 제5호서식의 신청서에 면허취소의 원인이 된 사유가 소멸하거나 개전의 정이 현저하다고 인정될 수 있는 서류와 사진(신청 전 6개월 이내에 모자 등을 쓰지 않고 촬영한 천연색 상반신 정면사진으로 가로 3.5센티미터, 세로 4.5센티미터의 사진을 말한다) 2장을 첨부하여 특별시장·광역시장·특별자치시장·도지사 또는 특별자치도지사(이하 "시·도지사"라 한다)를 거쳐 보건복지부장관에게 제출해야 한다. <개정 2010. 3. 19., 2016. 12. 30., 2020. 9. 4.>

제7조(수수료 등) ① 의료인의 면허에 관한 수수료는 다음 각 호와 같다. <개정 2013. 4. 17.>
1. 면허증 발급 수수료 : 2천원
2. 면허증의 갱신 또는 재발급 수수료 : 2천원
3. 등록증명 수수료 : 500원(정보통신망을 이용하여 발급받는 경우 무료)
② 제4조에 따라 면허증을 발급하는 경우에는 제1항제1호의 수수료를 징수하지 아니한다.
③ 국가시험등에 응시하려는 자는 법 제85조 제1항에 따라 국가시험등관리기관의 장이 보건복지부장관의 승인을 받아 결정한 수수료를 현금으로 내야 한다. 이 경우 수수료의 금액 및 납부방법 등은 영 제4조 제3항에 따라 국가시험등관리기관의 장이 공고한다. <개정 2010. 3. 19.>
④ 제1항의 수수료는 면허관청이 보건복지부장관인 경우에는 수입인지로 내고, 시·도지사인 경우에는 해당 지방자치단체의 수입증지로 내야 한다. <개정 2010. 3. 19.>
⑤ 제3항 및 제4항에 따른 수수료는 정보통신망을 이용하여 전자화폐나 전자결제 등의 방법으로 낼 수 있다.

제8조 삭제 <2015. 1. 2.>

제9조(진단서의 기재 사항) ① 법 제17조 제1항에 따라 의사·치과의사 또는 한의사가 발급하는 진단서에는 별지 제5호의2서식에 따라 다음 각 호의 사항을 적고 서명날인하여야 한다. <개정 2012. 4. 27., 2015. 12. 23.>
1. 환자의 성명, 주민등록번호 및 주소
2. 병명 및 「통계법」 제22조 제1항 전단에 따른 한국표준질병·사인 분류에 따른 질병분류기호(이하 "질병분류기호"라 한다)
3. 발병 연월일 및 진단 연월일
4. 치료 내용 및 향후 치료에 대한 소견
5. 입원·퇴원 연월일
6. 의료기관의 명칭·주소, 진찰한 의사·치과의사 또는 한의사(부득이한 사유로 다른 의사 등이 발급하는 경우에는 발급한 의사 등을 말한다)의 성명·면허자격·면허번호
② 질병의 원인이 상해(傷害)로 인한 것인 경우에는 별지 제5호의3서식에 따라 제1항 각 호의 사항 외에 다음 각 호의 사항을 적어야 한다. <개정 2012. 4. 27., 2015. 12. 23.>
1. 상해의 원인 또는 추정되는 상해의 원인

2. 상해의 부위 및 정도
3. 입원의 필요 여부
4. 외과적 수술 여부
5. 합병증의 발생 가능 여부
6. 통상 활동의 가능 여부
7. 식사의 가능 여부
8. 상해에 대한 소견
9. 치료기간

③ 제1항의 병명 기재는 「통계법」 제22조 제1항 전단에 따라 고시된 한국표준질병·사인분류에 따른다.

④ 진단서에는 연도별로 그 종류에 따라 일련번호를 붙이고 진단서를 발급한 경우에는 그 부본(副本)을 갖추어 두어야 한다.

**제10조(사망진단서등)** 법 제17조 제1항에 따라 의사·치과의사 또는 한의사가 발급하는 사망진단서 또는 시체검안서는 별지 제6호서식에 따른다. <개정 2015. 12. 23.>

**제11조(출생증명서, 사산 또는 사태증명서)** 법 제17조 제2항에 따라 의사·한의사 또는 조산사가 발급하는 출생증명서는 별지 제7호서식에 따르고, 사산(死産) 또는 사태(死胎) 증명서는 별지 제8호서식에 따른다. <개정 2015. 12. 23.>

**제11조의2(처방전의 대리수령 방법)** ① 법 제17조의2 제2항에 따른 대리수령자(이하 "대리수령자"라 한다)가 처방전을 수령하려는 때에는 의사, 치과의사 또는 한의사에게 별지 제8호의2서식의 처방전 대리수령 신청서를 제출해야 한다. 이 경우 다음 각 호의 서류를 함께 제시해야 한다. <개정 2022. 9. 14.>

1. 대리수령자의 신분증(주민등록증, 여권, 운전면허증, 그 밖에 공공기관에서 발행한 본인임을 확인할 수 있는 신분증을 말한다. 이하 같다) 또는 그 사본
2. 환자와의 관계를 증명할 수 있는 다음 각 목의 구분에 따른 서류

가. 영 제10조의2 제1호부터 제3호까지의 규정에 해당하는 사람: 가족관계증명서, 주민등록표 등본 등 친족관계임을 확인할 수 있는 서류

나. 영 제10조의2 제4호에 해당하는 사람: 「노인복지법」 제34조에 따른 노인의료복지시설에서 발급한 재직증명서

다. 영 제10조의2 제4호의2에 해당하는 사람: 「장애인복지법」 제58조 제1항 제1호의 장애인 거주시설에서 발급한 재직증명서

3. 환자의 신분증 또는 그 사본. 다만, 「주민등록법」 제24조 제1항에 따른 주민등록증이 발급되지 않은 만 17세 미만의 환자는 제외한다.

② 의사, 치과의사 또는 한의사는 제1항에 따라 제출받은 처방전 대리수령 신청서를 제출받은 날부터 1년간 보관해야 한다.

[본조신설 2020. 2. 28.]

**제12조(처방전의 기재 사항 등)** ① 법 제18조에 따라 의사나 치과의사는 환자에게 처방전을 발급하는 경우에는 별지 제9호서식의 처방전에 다음 각 호의 사항을 적은 후 서명(「전자서명법」에 따른 전자서명을 포함한다)하거나 도장을 찍어야 한다. 다만, 제3호의 사항은 환자가 요구한 경우에는 적지 않는다. <개정 2015. 1. 2., 2015. 12. 23., 2016. 10. 6., 2017. 3. 7., 2021. 6. 30.>

1. 환자의 성명 및 주민등록번호
2. 의료기관의 명칭, 전화번호 및 팩스번호
3. 질병분류기호

4. 의료인의 성명·면허종류 및 번호
5. 처방 의약품의 명칭(일반명칭, 제품명이나 「약사법」 제51조에 따른 대한민국약전에서 정한 명칭을 말한다)·분량·용법 및 용량
6. 처방전 발급 연월일 및 사용기간
7. 의약품 조제시 참고 사항
8. 「국민건강보험법 시행령」 별표 2에 따라 건강보험 가입자 또는 피부양자가 요양급여 비용의 일부를 부담하는 행위·약제 및 치료재료에 대하여 보건복지부장관이 정하여 고시하는 본인부담 구분기호
9. 「의료급여법 시행령」 별표 1 및 「의료급여법 시행규칙」 별표 1의2에 따라 수급자가 의료급여 비용의 전부 또는 일부를 부담하는 행위·약제 및 치료재료에 대하여 보건복지부장관이 정하여 고시하는 본인부담 구분기호

② 의사나 치과의사는 환자에게 처방전 2부를 발급하여야 한다. 다만, 환자가 그 처방전을 추가로 발급하여 줄 것을 요구하는 경우에는 환자가 원하는 약국으로 팩스·컴퓨터 통신 등을 이용하여 송부할 수 있다.

③ 의사나 치과의사는 환자를 치료하기 위하여 필요하다고 인정되면 다음 내원일(內院日)에 사용할 의약품에 대하여 미리 처방전을 발급할 수 있다.

④ 제1항부터 제3항까지의 규정은 「약사법」 제23조 제4항에 따라 의사나 치과의사 자신이 직접 조제할 수 있음에도 불구하고 처방전을 발행하여 환자에게 발급하려는 경우에 준용한다.

**제13조(약제용기 등의 기재사항)** ① 법 제18조 제5항 본문에서 "보건복지부령으로 정하는 사항"이란 다음 각 호의 사항을 말한다.
1. 약제의 내용·외용의 구분에 관한 사항
2. 조제자의 면허 종류 및 성명
3. 조제 연월일
4. 조제자가 근무하는 의료기관의 명칭·소재지

② 법 제18조 제5항 단서에서 "보건복지부령으로 정하는 경우"란 다음 각 호의 경우를 말한다.
1. 급박한 응급의료상황으로서 환자에 대한 신속한 약제 사용이 필요한 경우
2. 주사제의 주사 등 해당 약제의 성질상 환자에 대한 즉각적 사용이 이루어지는 경우

[전문개정 2017. 3. 7.]

**제13조의2(의약품정보의 확인)** ① 법 제18조의2 제1항 제3호에서 "보건복지부령으로 정하는 정보"란 다음 각 호의 어느 하나에 해당하는 정보를 말한다.
1. 「약사법」 제39조 및 제71조에 따른 회수 또는 폐기 등의 대상이 되는 의약품인지 여부
2. 「의약품 등의 안전에 관한 규칙」 별표 제4의3 제14호에 따라 안전성 속보 또는 안전성 서한을 전파한 의약품인지 여부
3. 그 밖에 제1호 및 제2호에 준하는 의약품으로서 보건복지부장관 또는 식품의약품안전처장이 의약품의 안전한 사용을 위하여 그 확인이 필요하다고 공고한 의약품인지 여부

② 의사 및 치과의사는 법 제18조의2 제1항에 따라 같은 항 각 호의 정보(이하 이 조에서 "의약품정보"라 한다)를 미리 확인하려는 경우에는 보건복지부장관이 정하는 바에 따라 「약사법」 제23조의3 제1항에 따른 의약품안전사용정보시스템(이하 "정보시스템"이라 한다)을 통하여 확인할 수 있다. 다만, 정보시스템의 물리적 결함이나 손상, 그 밖의 불가피한 사유로 해당 정보시스템을 사용할 수 없는 경우에는 보건복지부장관이 정하는 방법으로 확인할 수 있다.

③ 의사 및 치과의사는 법 제18조의2 제2항에 따라 다음 각 호의 어느 하나에 해당하는 경우에는 의약품정보를 확인하지 아니할 수 있다.
1. 급박한 응급의료상황인 경우
2. 긴급한 재해구호상황인 경우
3. 그 밖에 제1호 및 제2호에 준하는 경우로서 보건복지부장관이 정하여 고시하는 경우
[본조신설 2016. 12. 29.]
[종전 제13조의2는 제13조의3으로 이동 <2016. 12. 29.>]

제13조의3(기록 열람 등의 요건) ① 법 제21조 제3항 제1호에 따라 환자의 배우자, 직계 존속·비속, 형제·자매(환자의 배우자 및 직계 존속·비속, 배우자의 직계존속이 모두 없는 경우에 한정한다. 이하 같다) 또는 배우자의 직계 존속(이하 이 조에서 "친족"이라 한다)이 환자에 관한 기록의 열람이나 그 사본의 발급을 요청할 경우에는 다음 각 호의 서류(전자문서를 포함한다. 이하 이 조에서 같다)를 갖추어 의료인, 의료기관의 장 및 의료기관 종사자에게 제출해야 한다. <개정 2017. 3. 7., 2017. 6. 21., 2018. 9. 27., 2020. 2. 28., 2021. 6. 30.>
1. 기록 열람이나 사본 발급을 요청하는 자의 신분증 사본
2. 가족관계증명서, 주민등록표 등본 등 친족관계임을 확인할 수 있는 서류. 다만, 환자의 형제·자매가 요청하는 경우에는 환자의 배우자 및 직계존속·비속, 배우자의 직계존속이 모두 없음을 증명하는 자료를 함께 제출하여야 한다.
3. 환자가 자필서명한 별지 제9호의2서식의 동의서. 다만, 환자가 만 14세 미만의 미성년자인 경우에는 제외한다.
4. 삭제 <2021. 6. 30.>
② 법 제21조 제3항 제2호에 따라 환자가 지정하는 대리인이 환자에 관한 기록의 열람이나 그 사본의 발급을 요청할 경우에는 다음 각 호의 서류를 갖추어 의료인, 의료기관의 장 및 의료기관 종사자에게 제출하여야 한다. <개정 2017. 6. 21., 2018. 9. 27., 2020. 2. 28.>
1. 기록열람이나 사본발급을 요청하는 자의 신분증 사본
2. 환자가 자필 서명한 별지 제9호의2서식의 동의서 및 별지 제9호의3서식의 위임장. 이 경우 환자가 만 14세 미만의 미성년자인 경우에는 환자의 법정대리인이 작성하여야 하며, 가족관계증명서 등 법정대리인임을 확인할 수 있는 서류를 첨부하여야 한다.
3. 환자의 신분증 사본. 다만, 「주민등록법」 제24조 제1항에 따른 주민등록증이 발급되지 않은 만 17세 미만의 환자는 제외한다.
③ 법 제21조 제3항 제3호에 따라 환자의 동의를 받을 수 없는 상황에서 환자의 친족이 환자에 관한 기록의 열람이나 그 사본 발급을 요청할 경우에는 별표 2의2에서 정하는 바에 따라 서류를 갖추어 의료인, 의료기관의 장 및 의료기관 종사자에게 제출하여야 한다. <개정 2017. 6. 21., 2018. 9. 27.>
④ 의료인, 의료기관의 장 및 의료기관 종사자는 환자가 본인에 관한 기록의 열람이나 그 사본의 발급을 요청하는 경우 요청인이 환자 본인임을 확인해야 한다. <개정 2020. 2. 28.>
⑤ 제1항 및 제3항에 따라 친족이 환자에 관한 기록의 열람이나 그 사본의 발급을 요청하는 경우 그 요청자는 신분증 사본의 제출을 갈음하여 다음 각 호의 어느 하나에 해당하는 방법으로 본인확인 절차를 거칠 수 있다. <신설 2018. 9. 27., 2020. 2. 28.>
1. 휴대전화를 통한 본인인증 등 「정보통신망 이용촉진 및 정보보호 등에 관한 법률」 제23조의3에 따른 본인확인기관에서 제공하는 본인확인의 방법

2. 「전자서명법」 제2조 제3호에 따른 공인전자서명 또는 같은 법 제2조 제8호에 따른 공인인증서를 통한 본인확인의 방법

3. 「정보통신망 이용촉진 및 정보보호 등에 관한 법률 시행령」 제9조의2 제1항 제1호에 따른 바이오정보를 통한 본인확인의 방법[본조신설 2010. 1. 29.], [제13조의2에서 이동 <2016. 12. 29.>]

**제13조의4(진료기록전송지원시스템의 구축 · 운영)** ① 보건복지부장관은 법 제21조의2 제3항에 따른 진료기록전송지원시스템(이하 "진료기록전송지원시스템"이라 한다)의 효율적 운영을 위하여 필요하다고 인정하는 경우에는 다음 각 호의 조치를 할 수 있다.

1. 진료기록전송지원시스템과 연결되어 있는 다른 정보시스템과의 호환성 및 보안성에 대한 점검 · 관리
2. 진료기록전송지원시스템의 평가 및 개선에 관한 기준의 수립 · 시행
3. 진료기록전송지원시스템에 관한 이용매뉴얼의 작성 · 배포
4. 그 밖에 제1호부터 제3호까지의 조치에 준하는 것으로서 진료기록전송지원시스템의 효율적 운영에 특히 필요하다고 보건복지부장관이 인정하는 조치

② 보건복지부장관은 법 제21조의2 제6항 전단에 따라 의료인 또는 의료기관의 장에게 자료제출을 요구하는 경우에는 제출자료의 범위, 이용목적, 이용범위 및 제출방법 등이 포함된 서면(전자문서를 포함한다)으로 하여야 한다.[본조신설 2017. 6. 21.]

**제14조(진료기록부 등의 기재 사항)** ①법 제22조 제1항에 따라 진료기록부 · 조산기록부와 간호기록부(이하 "진료기록부등"이라 한다)에 기록해야 할 의료행위에 관한 사항과 의견은 다음 각 호와 같다. <개정 2013. 10. 4.>

1. 진료기록부

가. 진료를 받은 사람의 주소 · 성명 · 연락처 · 주민등록번호 등 인적사항

나. 주된 증상. 이 경우 의사가 필요하다고 인정하면 주된 증상과 관련한 병력(病歷) · 가족력(家族歷)을 추가로 기록할 수 있다.

다. 진단결과 또는 진단명

라. 진료경과(외래환자는 재진환자로서 증상 · 상태, 치료내용이 변동되어 의사가 그 변동을 기록할 필요가 있다고 인정하는 환자만 해당한다)

마. 치료 내용(주사 · 투약 · 처치 등)

바. 진료 일시(日時)

2. 조산기록부

가. 조산을 받은 자의 주소 · 성명 · 연락처 · 주민등록번호 등 인적사항

나. 생 · 사산별(生 · 死産別) 분만 횟수

다. 임신 후의 경과와 그에 대한 소견

라. 임신 중 의사에 의한 건강진단의 유무(결핵 · 성병에 관한 검사를 포함한다)

마. 분만 장소 및 분만 연월일시분(年月日時分)

바. 분만의 경과 및 그 처치

사. 산아(産兒) 수와 그 성별 및 생 · 사의 구별

아. 산아와 태아부속물에 대한 소견

자.삭제 <2013. 10. 4.>

차. 산후의 의사의 건강진단 유무

3. 간호기록부

가. 간호를 받는 사람의 성명

나. 체온 · 맥박 · 호흡 · 혈압에 관한 사항

다. 투약에 관한 사항
라. 섭취 및 배설물에 관한 사항
마. 처치와 간호에 관한 사항
바. 간호 일시(日時)
② 의료인은 진료기록부등을 한글로 기록하도록 노력하여야 한다. <신설 2013. 10. 4.>
③ 삭제 <2019. 10. 24.>

**제15조(진료기록부 등의 보존)** ① 의료인이나 의료기관 개설자는 법 제22조 제2항에 따른 진료기록부등을 다음 각 호에 정하는 기간 동안 보존하여야 한다. 다만, 계속적인 진료를 위하여 필요한 경우에는 1회에 한정하여 다음 각 호에 정하는 기간의 범위에서 그 기간을 연장하여 보존할 수 있다. <개정 2015. 5. 29., 2016. 10. 6., 2016. 12. 29.>
1. 환자 명부 : 5년
2. 진료기록부 : 10년
3. 처방전 : 2년
4. 수술기록 : 10년
5. 검사내용 및 검사소견기록 : 5년
6. 방사선 사진(영상물을 포함한다) 및 그 소견서 : 5년
7. 간호기록부 : 5년
8. 조산기록부: 5년
9. 진단서 등의 부본(진단서·사망진단서 및 시체검안서 등을 따로 구분하여 보존할 것) : 3년
② 제1항의 진료에 관한 기록은 마이크로필름이나 광디스크 등(이하 이 조에서 "필름"이라 한다)에 원본대로 수록하여 보존할 수 있다.
③ 제2항에 따른 방법으로 진료에 관한 기록을 보존하는 경우에는 필름촬영책임자가 필름의 표지에 촬영 일시와 본인의 성명을 적고, 서명 또는 날인하여야 한다.[제목개정 2016. 10. 6.]

**제16조(전자의무기록의 관리 · 보존에 필요한 시설과 장비 등)** ① 의료인이나 의료기관의 개설자는 법 제23조 제2항에 따라 전자의무기록(電子醫務記錄)을 안전하게 관리·보존하기 위하여 다음 각 호의 시설과 장비를 갖추어야 한다. <개정 2020. 2. 28.>
1. 전자의무기록의 생성·저장과 전자서명을 검증할 수 있는 장비
2. 전자서명이 있은 후 전자의무기록의 변경 여부 확인 등 전자의무기록의 이력관리를 위하여 필요한 장비
3. 전자의무기록의 백업저장장비
4. 네트워크 보안에 관한 시설과 장비(제1호부터 제3호까지에 따른 장비가 유무선 인터넷과 연결된 경우에 한정한다)
5. 법 제23조의2 제1항에 따른 전자의무기록시스템(이하 "전자의무기록시스템"이라 한다) 보안에 관한 시설과 장비
6. 전자의무기록 보존장소에 대한 다음 각 목의 어느 하나에 해당하는 물리적 접근 방지 시설과 장비
가. 출입통제구역 등 통제 시설
나. 잠금장치
7. 의료기관(법 제49조에 따라 부대사업을 하는 장소를 포함한다) 외의 장소에 제1호에 따른 전자의무기록의 저장장비 또는 제3호에 따른 백업저장장비를 설치하는 경우에는 다음 각 목의 시설과 장비

가. 전자의무기록 시스템의 동작 여부와 상태를 실시간으로 점검할 수 있는 시설과 장비
나. 전자의무기록 시스템에 장애가 발생한 경우 제1호 및 제2호에 따른 장비를 대체할 수 있는 예비 장비
다. 폐쇄회로 텔레비전 등의 감시 장비
라. 재해예방시설
② 의료인이나 의료기관 개설자는 법 제23조 제4항에 따라 전자의무기록에 추가기재·수정을 한 경우 제1항제2호에 따른 장비에 접속 기록을 별도로 보관하여야 한다. <신설 2018. 9. 27.>
③ 제1항 각 호에 따라 갖추어야 하는 시설과 장비 및 제2항에 따른 접속 기록 보관에 관한 구체적인 사항은 보건복지부장관이 정하여 고시한다. <개정 2018. 9. 27.>
[전문개정 2016. 2. 5.], [제목개정 2018. 9. 27.]

**제16조의2(진료정보 침해사고의 통지 방법)** ① 의료인 또는 의료기관 개설자는 법 제23조의3 제1항에 따른 진료정보 침해사고(이하 "진료정보 침해사고"라 한다)가 발생한 경우 다음 각 호의 사항을 서면, 전화, 팩스, 전자우편 또는 이와 유사한 방법으로 보건복지부장관에게 통지해야 한다.
1. 의료기관의 명칭
2. 진료정보 침해사고의 발생일시
3. 진료정보의 유출 범위 등 피해내역
4. 진료정보 침해사고의 대응을 위한 기술지원 요청사항[본조신설 2020. 2. 28.], [종전 제16조의2는 제16조의5로 이동 <2020. 2. 28.>]

**제16조의3(진료정보 침해사고에 대한 긴급조치)** ① 보건복지부장관은 의료인, 의료기관 개설자 또는 관계 행정기관 등을 통해 진료정보 침해사고가 발생한 사실을 알게 된 경우 그 피해의 확산을 방지하기 위하여 법 제23조의4 제1항 제3호에 따라 다음 각 호의 조치를 할 수 있다. <개정 2021. 6. 30.>
1. 의료기관의 전자의무기록시스템에 대한 접속경로의 차단 요청
2. 진료정보 침해사고의 원인·경위 등에 관한 조사. 이 경우 현장조사에 관한 사항은 해당 의료기관의 장과 미리 협의해야 한다.
② 의료인 또는 의료기관의 개설자는 특별한 사유가 없으면 제1항에 따른 조치에 협조해야 한다.[본조신설 2020. 2. 28.]

**제16조의4(진료정보 침해사고의 예방 및 대응을 위한 업무의 위탁)** 보건복지부장관은 법 제23조의4 제2항에 따라 같은 조 제1항 각 호에 따른 진료정보 침해사고의 예방 및 대응을 위한 업무를 「사회보장급여의 이용·제공 및 수급권자 발굴에 관한 법률」 제29조에 따른 한국사회보장정보원에 위탁한다.[본조신설 2020. 2. 28.]

**제16조의5(경제적 이익 등의 범위)** 법 제23조의5 제1항 단서 및 제2항 단서에서 "보건복지부령으로 정하는 범위 안의 경제적 이익등"이란 별표 2의3과 같다. <개정 2017. 6. 21., 2020. 2. 28.>, [본조신설 2010. 12. 13.], [제16조의2에서 이동 <2020. 2. 28.>]

**제17조(의료인의 실태 등의 신고 및 보고)** ① 법 제25조 제1항 및 영 제11조 제1항에 따라 의료인의 실태와 취업상황 등을 신고하려는 사람은 별지 제10호서식의 의료인의 실태 등 신고서를 작성하여 법 제28조에 따른 중앙회(이하 "중앙회"라 한다)의 장(이하 "각 중앙회장"이라 한다)에게 제출하여야 한다.
② 제1항에 따른 신고를 받은 각 중앙회장은 신고인이 제20조에 따른 보수교육(補修教育)을 이수하였는지 여부를 확인하여야 한다.
③ 각 중앙회장은 제1항에 따른 신고 내용과 결과를 반기별로 보건복지부장관에게 보고

하여야 한다. 다만, 법 제66조 제4항에 따라 면허의 효력이 정지된 의료인이 제1항에 따른 신고를 한 경우에는 그 내용과 결과를 지체 없이 보건복지부장관에게 보고하여야 한다.
[전문개정 2012. 4. 27.]

**제18조(외국면허 소지자의 의료행위)** 법 제27조 제1항 제1호에 따라 외국의 의료인 면허를 가진 자로서 다음 각 호의 어느 하나에 해당하는 업무를 수행하기 위하여 국내에 체류하는 자는 그 업무를 수행하기 위하여 필요한 범위에서 보건복지부장관의 승인을 받아 의료행위를 할 수 있다. <개정 2010. 3. 19.>
1. 외국과의 교육 또는 기술협력에 따른 교환교수의 업무
2. 교육연구사업을 위한 업무
3. 국제의료봉사단의 의료봉사 업무

**제19조(의과대학생 등의 의료행위)** ① 법 제27조 제1항 제2호에 따른 의료행위의 범위는 다음 각 호와 같다.
1. 국민에 대한 의료봉사활동을 위한 의료행위
2. 전시·사변이나 그 밖에 이에 준하는 국가비상사태 시에 국가나 지방자치단체의 요청에 따라 행하는 의료행위
3. 일정한 기간의 연구 또는 시범 사업을 위한 의료행위

② 법 제27조 제1항 제3호에 따라 의학·치과의학·한방의학 또는 간호학을 전공하는 학교의 학생은 다음 각 호의 의료행위를 할 수 있다.
1. 전공 분야와 관련되는 실습을 하기 위하여 지도교수의 지도·감독을 받아 행하는 의료행위
2. 국민에 대한 의료봉사활동으로서 의료인의 지도·감독을 받아 행하는 의료행위
3. 전시·사변이나 그 밖에 이에 준하는 국가비상사태 시에 국가나 지방자치단체의 요청에 따라 의료인의 지도·감독을 받아 행하는 의료행위

**제19조의2(유치행위를 할 수 없는 국내 거주 외국인의 범위)** 법 제27조 제3항 제2호에 따라 외국인환자를 유치할 수 있는 대상에서 제외되는 국내에 거주하는 외국인은 「국민건강보험법」 제93조에 따른 가입자나 피부양자가 아닌 국내에 거주하는 외국인으로서 다음 각 호의 어느 하나에 해당하는 외국인을 말한다.
1. 「출입국관리법」 제31조에 따라 외국인등록을 한 사람[「출입국관리법 시행령」 제12조 및 별표 1에 따른 기타(G-1)의 체류자격을 가진 사람은 제외한다]
2. 「재외동포의 출입국과 법적지위에 관한 법률」 제6조에 따라 국내거소신고를 한 외국국적동포[본조신설 2009. 4. 29.]

**제19조의3** 삭제 <2016. 6. 23.>
**제19조의4** 삭제 <2016. 6. 23.>
**제19조의5** 삭제 <2016. 6. 23.>
**제19조의6** 삭제 <2016. 6. 23.>
**제19조의7** 삭제 <2016. 6. 23.>
**제19조의8** 삭제 <2016. 6. 23.>
**제19조의9** 삭제 <2016. 6. 23.>

**제20조(보수교육)** ① 중앙회는 법 제30조 제2항에 따라 다음 각 호의 사항이 포함된 보수교육을 매년 실시하여야 한다. <개정 2017. 3. 7.>
1. 직업윤리에 관한 사항
2. 업무 전문성 향상 및 업무 개선에 관한 사항

3. 의료 관계 법령의 준수에 관한 사항
4. 선진 의료기술 등의 동향 및 추세 등에 관한 사항
5. 그 밖에 보건복지부장관이 의료인의 자질 향상을 위하여 필요하다고 인정하는 사항
② 의료인은 제1항에 따른 보수교육을 연간 8시간 이상 이수하여야 한다.
③ 보건복지부장관은 제1항에 따른 보수교육의 내용을 평가할 수 있다.
④ 각 중앙회장은 제1항에 따른 보수교육을 다음 각 호의 기관으로 하여금 실시하게 할 수 있다.
1. 법 제28조 제5항에 따라 설치된 지부(이하 "지부"라 한다) 또는 중앙회의 정관에 따라 설치된 의학·치의학·한의학·간호학 분야별 전문학회 및 전문단체
2. 의과대학·치과대학·한의과대학·의학전문대학원·치의학전문대학원·한의학전문대학원·간호대학 및 그 부속병원
3. 수련병원
4. 「한국보건복지인력개발원법」에 따른 한국보건복지인력개발원
5. 다른 법률에 따른 보수교육 실시기관
⑤ 각 중앙회장은 의료인이 제4항제5호의 기관에서 보수교육을 받은 경우 그 교육이수시간의 전부 또는 일부를 보수교육 이수시간으로 인정할 수 있다.
⑥ 다음 각 호의 어느 하나에 해당하는 사람에 대하여는 해당 연도의 보수교육을 면제한다.
1. 전공의
2. 의과대학·치과대학·한의과대학·간호대학의 대학원 재학생
3. 영 제8조에 따라 면허증을 발급받은 신규 면허취득자
4. 보건복지부장관이 보수교육을 받을 필요가 없다고 인정하는 사람
⑦ 다음 각 호의 어느 하나에 해당하는 사람에 대하여는 해당 연노의 보수교육을 유예할 수 있다.
1. 해당 연도에 6개월 이상 환자진료 업무에 종사하지 아니한 사람
2. 보건복지부장관이 보수교육을 받기가 곤란하다고 인정하는 사람
⑧ 제6항 또는 제7항에 따라 보수교육이 면제 또는 유예되는 사람은 해당 연도의 보수교육 실시 전에 별지 제10호의2서식의 보수교육 면제·유예 신청서에 보수교육 면제 또는 유예 대상자임을 증명할 수 있는 서류를 첨부하여 각 중앙회장에게 제출하여야 한다.
⑨ 제8항에 따른 신청을 받은 각 중앙회장은 보수교육 면제 또는 유예 대상자 여부를 확인하고, 보수교육 면제 또는 유예 대상자에게 별지 제10호의3서식의 보수교육 면제·유예 확인서를 교부하여야 한다.[전문개정 2012. 4. 27.]

**제21조(보수교육계획 및 실적보고 등)** ① 각 중앙회장은 보건복지부장관에게 매년 12월 말일까지 다음 연도의 별지 제11호서식의 보수교육계획서를 제출하고, 매년 4월 말일까지 전년도의 별지 제12호서식의 보수교육실적보고서를 제출하여야 한다. <개정 2012. 4. 27.>
② 각 중앙회장은 보수교육을 받은 자에게 별지 제13호서식의 보수교육이수증을 발급하여야 한다. <개정 2012. 4. 27.>

**제22조(보수교육 실시 방법 등)** 보수교육의 교과과정, 실시 방법과 그 밖에 보수교육을 실시하는 데에 필요한 사항은 각 중앙회장이 정한다. <개정 2012. 4. 27.>

**제23조(보수교육 관계 서류의 보존)** 제20조에 따라 보수교육을 실시하는 중앙회 등은 다음 각 호의 서류를 3년간 보존하여야 한다.
1. 보수교육 대상자명단(대상자의 교육 이수 여부가 명시되어야 한다)

2. 보수교육 면제자명단
3. 그 밖에 이수자의 교육 이수를 확인할 수 있는 서류

제24조(가정간호) ① 법 제33조 제1항 제4호에 따라 의료기관이 실시하는 가정간호의 범위는 다음 각 호와 같다. <개정 2010. 3. 19.>
1. 간호
2. 검체의 채취(보건복지부장관이 정하는 현장검사를 포함한다. 이하 같다) 및 운반
3. 투약
4. 주사
5. 응급처치 등에 대한 교육 및 훈련
6. 상담
7. 다른 보건의료기관 등에 대한 건강관리에 관한 의뢰

② 가정간호를 실시하는 간호사는 「전문간호사 자격인정 등에 관한 규칙」에 따른 가정전문간호사이어야 한다.

③ 가정간호는 의사나 한의사가 의료기관 외의 장소에서 계속적인 치료와 관리가 필요하다고 판단하여 가정전문간호사에게 치료나 관리를 의뢰한 자에 대하여만 실시하여야 한다.

④ 가정전문간호사는 가정간호 중 검체의 채취 및 운반, 투약, 주사 또는 치료적 의료행위인 간호를 하는 경우에는 의사나 한의사의 진단과 처방에 따라야 한다. 이 경우 의사 및 한의사 처방의 유효기간은 처방일부터 90일까지로 한다.

⑤ 가정간호를 실시하는 의료기관의 장은 가정전문간호사를 2명 이상 두어야 한다.

⑥ 가정간호를 실시하는 의료기관의 장은 가정간호에 관한 기록을 5년간 보존하여야 한다.

⑦ 이 규칙에서 정한 것 외에 가정간호의 질 관리 등 가정간호의 실시에 필요한 사항은 보건복지부장관이 따로 정한다. <개정 2010. 3. 19.>

제25조(의료기관 개설신고) ① 법 제33조 제3항에 따라 의원·치과의원·한의원 또는 조산원을 개설하려는 자는 별지 제14호서식의 의료기관 개설신고서(전자문서로 된 신고서를 포함한다)에 다음 각 호의 서류(전자문서를 포함한다)를 첨부하여 시장·군수·구청장(자치구의 구청장을 말한다. 이하 같다)에게 신고해야 한다. 이 경우 시장·군수·구청장은 「전자정부법」 제36조 제1항에 따른 행정정보의 공동이용을 통하여 법인 등기사항증명서(개설하려는 자가 법인인 경우만 해당한다) 또는 의료인 면허증(개설하려는 자가 의료인인 경우만 해당한다)을 확인해야 하며, 신고인이 의료인 면허증의 확인에 동의하지 않는 경우에는 그 사본을 첨부하도록 해야 한다. <개정 2009. 4. 29., 2010. 1. 29., 2010. 9. 1., 2015. 7. 24., 2016. 10. 6., 2017. 6. 21., 2021. 6. 30.>
1. 개설하려는 자가 법인인 경우: 법인 설립 허가증 사본(「공공기관의 운영에 관한 법률」에 따른 준정부기관은 제외한다), 정관 사본 및 사업계획서 사본
2. 삭제 <2021. 6. 30.>
3. 건물평면도 사본 및 그 구조설명서 사본
4. 의료인 등 근무인원에 대한 확인이 필요한 경우: 면허(자격)증 사본 1부
5. 법 제36조 제1호·제2호·제4호 및 제5호의 준수사항에 적합함을 증명하는 서류

② 시장·군수·구청장은 제1항에 따른 의료기관 개설신고를 받은 경우에는 다음 각 호의 사항을 확인해야 한다. 이 경우 제3호에 대해서는 「화재예방, 소방시설 설치·유지 및 안전관리에 관한 법률」 제7조 제7항 전단에 따라 그 확인을 요청해야 한다. <개정 2017. 6. 21., 2021. 6. 30.>
1. 법 제4조 제2항, 제33조 제2항, 같은 조 제6항부터 제8항까지 및 제64조 제2항에 따른

의료기관의 개설기준에 위배되는지 여부
2. 법 제36조 제1호·제2호·제4호 및 제5호의 준수사항에 적합한지 여부
3. 「화재예방, 소방시설 설치·유지 및 안전관리에 관한 법률 시행령」 별표 5에 따라 의료기관이 갖추어야 하는 소방시설에 적합한지 여부
4. 그 밖에 다른 법령에 따라 의료기관의 개설이 제한되거나 금지되는지 여부
③ 시장·군수·구청장은 제1항에 따른 의료기관 개설신고가 적법하다고 인정하는 경우에는 해당 신고를 수리하고, 별지 제15호서식의 의료기관 개설신고증명서를 발급하여야 한다. <개정 2015. 5. 29., 2017. 6. 21.>
④ 시장·군수·구청장은 분기별 의료기관의 개설신고 수리 상황을 매 분기가 끝난 후 15일까지 시·도지사를 거쳐 보건복지부장관에게 보고하여야 한다. <개정 2010. 3. 19., 2015. 5. 29.>
⑤ 시장·군수·구청장은 제3항에 따라 의료기관 개설신고증명서를 발급한 경우에는 의료기관별로 관리카드를 작성·비치하여 신고 사항의 변경신고 및 행정처분 내용 등을 기록·관리하여야 한다. <개정 2015. 5. 29.>

**제25조(의료기관개설신고)** ① 법 제33조제3항에 따라 의원·치과의원·한의원 또는 조산원을 개설하려는 자는 별지 제14호서식의 의료기관 개설신고서(전자문서로 된 신고서를 포함한다)에 다음 각 호의 서류(전자문서를 포함한다)를 첨부하여 시장·군수·구청장(자치구의 구청장을 말한다. 이하 같다)에게 신고해야 한다. <개정 2009. 4. 29., 2010. 1. 29., 2010. 9. 1., 2015. 7. 24., 2016. 10. 6., 2017. 6. 21., 2021. 6. 30., 2022. 9. 14.>
1. 개설하려는 자가 법인인 경우: 법인 설립 허가증 사본(「공공기관의 운영에 관한 법률」에 따른 준정부기관은 제외한다), 정관 사본 및 사업계획서 사본
2. 삭제 <2021. 6. 30.>
3. 건물평면도 사본 및 그 구조설명서 사본
4. 의료인 등 근무인원에 대한 확인이 필요한 경우: 면허(자격)증 사본. 다만, 제2항에 따라 행정정보의 공동이용으로 확인할 수 있는 경우는 제외한다.
5. 법 제36조제1호·제2호·제4호 및 제5호의 준수사항에 적합함을 증명하는 서류
② 제1항에 따라 신고서를 제출받은 시장·군수·구청장은 「전자정부법」 제36조제1항에 따른 행정정보의 공동이용을 통하여 다음 각 호의 서류를 확인해야 하며, 신고인(해당 의료기관에서 근무하는 사람을 포함한다)이 제2호 및 제3호의 서류 확인에 동의하지 않는 경우에는 그 사본을 첨부하도록 해야 한다. <신설 2022. 9. 14.>
1. 개설하려는 자가 법인인 경우: 법인 등기사항증명서
2. 개설하려는 자가 의료인인 경우: 의료인 면허증
3. 의료인 등 근무인원에 대한 확인이 필요한 경우: 면허(자격)증
③ 시장·군수·구청장은 제1항에 따른 의료기관 개설신고를 받은 경우에는 다음 각 호의 사항을 확인해야 한다. 이 경우 제3호에 대해서는 「화재예방, 소방시설 설치·유지 및 안전관리에 관한 법률」 제7조제7항 전단에 따라 그 확인을 요청해야 한다. <개정 2017. 6. 21., 2021. 6. 30., 2022. 9. 14.>
1. 법 제4조제2항, 제33조제2항, 같은 조 제6항부터 제8항까지 및 제64조제2항에 따른 의료기관의 개설기준에 위배되는지 여부
2. 법 제36조제1호·제2호·제4호 및 제5호의 준수사항에 적합한지 여부
3. 「화재예방, 소방시설 설치·유지 및 안전관리에 관한 법률 시행령」 별표 5에 따라 의료기관이 갖추어야 하는 소방시설에 적합한지 여부
4. 그 밖에 다른 법령에 따라 의료기관의 개설이 제한되거나 금지되는지 여부

④ 시장·군수·구청장은 제1항에 따른 의료기관 개설신고가 적법하다고 인정하는 경우에는 해당 신고를 수리하고, 별지 제15호서식의 의료기관 개설신고증명서를 발급하여야 한다. <개정 2015. 5. 29., 2017. 6. 21., 2022. 9. 14.>

⑤ 시장·군수·구청장은 분기별 의료기관의 개설신고 수리 상황을 매 분기가 끝난 후 15일까지 시·도지사를 거쳐 보건복지부장관에게 보고하여야 한다. <개정 2010. 3. 19., 2015. 5. 29., 2022. 9. 14.>

⑥ 시장·군수·구청장은 제4항에 따라 의료기관 개설신고증명서를 발급한 경우에는 의료기관별로 관리카드를 작성·비치하여 신고 사항의 변경신고 및 행정처분 내용 등을 기록·관리하여야 한다. <개정 2015. 5. 29., 2022. 9. 14.>

[시행일: 2023. 3. 15.] 제25조

**제26조(의료기관 개설신고사항의 변경신고)** ① 법 제33조 제5항에 따라 의원·치과의원·한의원 또는 조산원 개설자가 그 개설 장소를 이전하거나 다음 각 호의 어느 하나에 해당하는 개설신고사항의 변경신고를 하려면 의료기관 개설신고증명서와 변경 사항을 확인할 수 있는 서류의 사본을 첨부하여 별지 제14호서식의 신고사항 변경신고서(전자문서로 된 신고서를 포함한다)를 시장·군수·구청장에게 제출하여야 한다. <개정 2008. 9. 5., 2010. 1. 29., 2015. 7. 24.>

1. 의료기관 개설자의 변경 사항
2. 의료기관 개설자가 입원, 해외 출장 등으로 다른 의사·치과의사·한의사 또는 조산사에게 진료하게 할 경우 그 기간 및 해당 의사 등의 인적 사항
3. 의료기관의 진료과목의 변동 사항
4. 진료과목 증감이나 입원실 등 주요 시설의 변경에 따른 시설 변동 내용
5. 의료기관의 명칭 변경 사항
6. 의료기관의 의료인 수

② 제1항에 따른 변경신고와 관련하여 그 변경사항에 대한 확인 방법 및 기준에 관하여는 제25조 제2항을 준용한다. 다만, 같은 항 제3호의 경우에는 의료기관 개설장소의 이전이나 제1항제4호에 따른 시설 변동만 해당한다. <개정 2017. 6. 21.>

③ 시장·군수·구청장은 제1항에 따른 변경신고를 수리한 경우에 의료기관개설신고증명서의 기재사항을 고쳐쓸 필요가 있으면 이를 개서(改書)하여 주거나 재발급하여야 한다. <개정 2008. 9. 5., 2015. 5. 29.>

**제26조(의료기관 개설신고사항의 변경신고)** ① 법 제33조제5항에 따라 의원·치과의원·한의원 또는 조산원 개설자가 그 개설 장소를 이전하거나 다음 각 호의 어느 하나에 해당하는 개설신고사항의 변경신고를 하려면 변경 사항을 확인할 수 있는 서류의 사본을 첨부하여 별지 제14호서식의 신고사항 변경신고서(전자문서로 된 신고서를 포함한다)를 시장·군수·구청장에게 제출하여야 한다. 이 경우 신고서를 제출받은 시장·군수·구청장은 「전자정부법」 제36조제1항에 따른 행정정보의 공동이용을 통해 의료기관 개설신고증명서를 확인해야 하며, 신고인이 의료기관 개설신고증명서 확인에 동의하지 않는 경우에는 그 사본을 첨부하도록 해야 한다. <개정 2008. 9. 5., 2010. 1. 29., 2015. 7. 24., 2022. 9. 14.>

1. 의료기관 개설자의 변경 사항
2. 의료기관 개설자가 입원, 해외 출장 등으로 다른 의사·치과의사·한의사 또는 조산사에게 진료하게 할 경우 그 기간 및 해당 의사 등의 인적 사항
3. 의료기관의 진료과목의 변동 사항
4. 진료과목 증감이나 입원실 등 주요 시설의 변경에 따른 시설 변동 내용

5. 의료기관의 명칭 변경 사항
6. 의료기관의 의료인 수

② 제1항에 따른 변경신고와 관련하여 그 변경사항에 대한 확인 방법 및 기준에 관하여는 제25조제3항을 준용한다. 다만, 같은 항 제3호의 경우에는 의료기관 개설장소의 이전이나 제1항제4호에 따른 시설 변동만 해당한다. <개정 2017. 6. 21., 2022. 9. 14.>

③ 시장·군수·구청장은 제1항에 따른 변경신고를 수리한 경우에 의료기관개설신고증명서의 기재사항을 고쳐쓸 필요가 있으면 이를 개서(改書)하여 주거나 재발급하여야 한다. <개정 2008. 9. 5., 2015. 5. 29.>

[시행일: 2023. 3. 15.] 제26조

**제27조(의료기관 개설허가)** ① 법 제33조 제4항에 따라 종합병원·병원·치과병원·한방병원·요양병원 또는 정신병원의 개설허가를 받으려는 자는 별지 제16호서식의 의료기관 개설허가신청서(전자문서로 된 신청서를 포함한다)에 다음 각 호의 서류(전자문서를 포함한다)를 첨부하여 시·도지사에게 제출해야 한다. <개정 2009. 4. 29., 2010. 1. 29., 2010. 9. 1., 2015. 7. 24., 2016. 10. 6., 2016. 12. 29., 2017. 6. 21., 2021. 6. 30.>

1. 개설하려는 자가 법인인 경우: 법인설립허가증 사본(「공공기관의 운영에 관한 법률」에 따른 준정부기관은 제외한다), 정관 사본 및 사업계획서 사본
2. 개설하려는 자가 의료인인 경우: 사업계획서 사본
3. 건물평면도 사본 및 그 구조설명서 사본
4. 의료인 등 근무인원에 대한 확인이 필요한 경우: 면허(자격)증 사본 1부
5. 삭제 <2021. 6. 30.>
6. 법 제36조 제1호·제2호·제4호 및 제5호의 준수사항에 적합함을 증명하는 서류

② 제1항에 따라 신청서를 제출받은 시·도지사는 「전자정부법」 제36조 제1항에 따른 행정정보의 공동이용을 통하여 다음 각 호의 서류를 확인해야 한다. 다만, 신청인이 제2호 및 제3호의 서류 확인에 동의하지 않는 경우에는 그 사본을 첨부하도록 해야 한다. <신설 2021. 6. 30.>

1. 개설하려는 자가 법인인 경우: 법인 등기사항증명서
2. 개설하려는 자가 의료인인 경우: 의료인 면허증
3. 「전기안전관리법 시행규칙」 제18조 제3항 본문에 따른 전기안전점검 확인서(종합병원만 해당한다)

③ 제1항에 따른 개설허가 신청과 관련하여 그 신청사항에 대한 확인 방법 및 기준에 관하여는 제25조 제2항을 준용한다. <개정 2017. 6. 21., 2021. 6. 30.>

④ 시·도지사는 제1항에 따라 의료기관의 개설허가를 한 때에는 지체 없이 별지 제17호서식의 의료기관 개설허가증을 발급하여야 한다. <개정 2015. 5. 29., 2021. 6. 30.>

⑤ 시·도지사는 분기별 의료기관의 개설허가 상황을 매 분기가 끝난 후 15일까지 보건복지부장관에게 보고하여야 한다. <개정 2010. 3. 19., 2015. 5. 29., 2021. 6. 30.>

⑥ 시·도지사는 제4항에 따라 의료기관의 개설허가증을 발급한 때에는 의료기관별로 관리카드를 작성·비치하여 허가 사항의 변경허가 및 행정처분 내용 등을 기록·관리해야 한다. <개정 2015. 5. 29., 2021. 6. 30.>

**제27조(의료기관개설허가)** ① 법 제33조제4항에 따라 종합병원·병원·치과병원·한방병원·요양병원 또는 정신병원의 개설허가를 받으려는 자는 별지 제16호서식의 의료기관 개설허가신청서(전자문서로 된 신청서를 포함한다)에 다음 각 호의 서류(전자문서를 포함한다)를 첨부하여 시·도지사에게 제출해야 한다. <개정 2009. 4. 29., 2010. 1. 29., 2010. 9. 1., 2015. 7. 24., 2016. 10. 6., 2016. 12. 29., 2017. 6. 21., 2021. 6. 30., 2022. 9. 14.>

1. 개설하려는 자가 법인인 경우: 법인설립허가증 사본(「공공기관의 운영에 관한 법률」에 따른 준정부기관은 제외한다), 정관 사본 및 사업계획서 사본
2. 개설하려는 자가 의료인인 경우: 사업계획서 사본
3. 건물평면도 사본 및 그 구조설명서 사본
4. 의료인 등 근무인원에 대한 확인이 필요한 경우: 면허(자격)증 사본. 다만, 제2항에 따라 행정정보의 공동이용으로 확인할 수 있는 경우는 제외한다.
5. 삭제 <2021. 6. 30.>
6. 법 제36조제1호 · 제2호 · 제4호 및 제5호의 준수사항에 적합함을 증명하는 서류

② 제1항에 따라 신청서를 제출받은 시 · 도지사는 「전자정부법」 제36조제1항에 따른 행정정보의 공동이용을 통하여 다음 각 호의 서류를 확인해야 한다. 다만, 신청인(해당 의료기관에서 근무하는 사람을 포함한다)이 제2호부터 제4호까지의 서류 확인에 동의하지 않는 경우에는 그 사본을 첨부하도록 해야 한다. <신설 2021. 6. 30., 2022. 9. 14.>
1. 개설하려는 자가 법인인 경우: 법인 등기사항증명서
2. 개설하려는 자가 의료인인 경우: 의료인 면허증
3. 「전기안전관리법 시행규칙」 제18조제3항 본문에 따른 전기안전점검 확인서(종합병원만 해당한다)
4. 의료인 등 근무인원에 대한 확인이 필요한 경우: 면허(자격)증

③ 제1항에 따른 개설허가 신청과 관련하여 그 신청사항에 대한 확인 방법 및 기준에 관하여는 제25조제3항을 준용한다. <개정 2017. 6. 21., 2021. 6. 30., 2022. 9. 14.>

④ 시 · 도지사는 제1항에 따라 의료기관의 개설허가를 한 때에는 지체 없이 별지 제17호서식의 의료기관 개설허가증을 발급하여야 한다. <개정 2015. 5. 29., 2021. 6. 30.>

⑤ 시 · 도지사는 분기별 의료기관의 개설허가 상황을 매 분기가 끝난 후 15일까지 보건복지부장관에게 보고하여야 한다. <개정 2010. 3. 19., 2015. 5. 29., 2021. 6. 30.>

⑥ 시 · 도지사는 제4항에 따라 의료기관의 개설허가증을 발급한 때에는 의료기관별로 관리카드를 작성 · 비치하여 허가 사항의 변경허가 및 행정처분 내용 등을 기록 · 관리해야 한다. <개정 2015. 5. 29., 2021. 6. 30.>

[시행일: 2023. 3. 15.] 제27조

**제27조의2(의료기관개설위원회의 구성 · 운영 등)** ① 법 제33조의2에 따른 의료기관개설위원회(이하 이 조에서 “위원회”라 한다)는 법 제33조 제4항에 따른 개설허가(이하 이 조에서 “개설허가”라 한다)를 신청한 의료기관에 대하여 다음 각 호의 사항을 심의한다.
1. 제25조 제2항 각 호의 사항
2. 법 제60조 제1항에 따른 기본시책 및 같은 조 제2항에 따른 수급 및 관리계획에 적합한지 여부
3. 그 밖에 시 · 도지사가 위원회의 심의가 필요하다고 인정하는 사항

② 시 · 도지사는 제1항에도 불구하고 다음 각 호의 어느 하나에 해당하여 개설허가를 할 수 없음이 명확한 경우에는 위원회의 심의를 생략할 수 있다.
1. 제27조 제1항에 따른 개설허가 신청서류의 전부 또는 일부를 제출하지 않은 경우
2. 국가나 지방자치단체가 의료기관을 개설하는 경우 등 시 · 도지사가 위원회의 심의가 필요하지 않다고 인정하는 경우

③ 위원회는 위원장 1명을 포함하여 15명 이내의 위원으로 성별을 고려하여 구성한다.

④ 위원장은 위원 중에서 호선(互選)한다.

⑤ 위원회의 위원의 임기는 2년으로 하되, 연임할 수 있다.

⑥ 제1항부터 제5항까지에서 규정한 사항 외에 위원회의 구성 · 운영 등에 필요한 사항

은 특별시·광역시·특별자치시·도·특별자치도(이하 "시·도"라 한다)의 규칙으로 정한다.

[본조신설 2020. 9. 4.]

**제27조의2(의료기관개설위원회의 구성 · 운영 등)** ① 법 제33조의2에 따른 의료기관개설위원회(이하 이 조에서 "위원회"라 한다)는 법 제33조제4항에 따른 개설허가(이하 이 조에서 "개설허가"라 한다)를 신청한 의료기관에 대하여 다음 각 호의 사항을 심의한다. <개정 2022. 9. 14.>

1. 제25조제3항 각 호의 사항
2. 법 제60조제1항에 따른 기본시책 및 같은 조 제2항에 따른 수급 및 관리계획에 적합한지 여부
3. 그 밖에 시·도지사가 위원회의 심의가 필요하다고 인정하는 사항

② 시·도지사는 제1항에도 불구하고 다음 각 호의 어느 하나에 해당하여 개설허가를 할 수 없음이 명확한 경우에는 위원회의 심의를 생략할 수 있다.

1. 제27조제1항에 따른 개설허가 신청서류의 전부 또는 일부를 제출하지 않은 경우
2. 국가나 지방자치단체가 의료기관을 개설하는 경우 등 시·도지사가 위원회의 심의가 필요하지 않다고 인정하는 경우

③ 위원회는 위원장 1명을 포함하여 15명 이내의 위원으로 성별을 고려하여 구성한다.

④ 위원장은 위원 중에서 호선(互選)한다.

⑤ 위원회의 위원의 임기는 2년으로 하되, 연임할 수 있다.

⑥ 제1항부터 제5항까지에서 규정한 사항 외에 위원회의 구성·운영 등에 필요한 사항은 특별시·광역시·특별자치시·도·특별자치도(이하 "시·도"라 한다)의 규칙으로 정한다.

[본조신설 2020. 9. 4.], [시행일: 2023. 3. 15.] 제27조의2

**제28조(의료기관 개설허가 사항의 변경허가)** ① 법 제33조 제5항에 따라 의료기관의 개설허가를 받은 자가 그 개설 장소를 이전하거나 다음 각 호의 어느 하나에 해당하는 개설허가 사항의 변경허가를 받으려면 의료기관 개설허가증과 변경 사항을 확인할 수 있는 서류의 사본을 첨부하여 별지 제16호서식의 허가사항 변경신청서(전자문서로 된 신청서를 포함한다)를 시·도지사에게 제출해야 한다. <개정 2008. 9. 5., 2010. 1. 29., 2015. 7. 24., 2016. 10. 6., 2016. 12. 29., 2021. 6. 30.>

1. 의료기관 개설자의 변경 사항
2. 법 제3조 제2항에 따른 의료기관의 종류 변경 또는 진료과목의 변동 사항
3. 진료과목 증감이나 입원실 등 주요시설 변경에 따른 시설 변동 내용
4. 의료기관의 명칭 변경 사항
5. 의료기관의 의료인 수

② 제1항에 따라 신청서를 제출받은 시·도지사는 종합병원의 개설 장소가 이전되는 경우, 같은 항 제2호에 따라 종합병원으로 변경되는 경우 또는 같은 항 제3호에 따라 종합병원의 주요시설 변경이 있는 경우 「전자정부법」 제36조 제1항에 따른 행정정보의 공동이용을 통하여 「전기안전관리법 시행규칙」 제18조 제3항 본문에 따른 전기안전점검 확인서를 확인해야 한다. 다만, 신청인이 확인에 동의하지 않는 경우에는 그 사본을 첨부하도록 해야 한다. <신설 2021. 6. 30.>

③ 제1항에 따른 개설허가 변경신청과 관련하여 그 변경사항에 대한 확인 방법 및 기준에 관하여는 제25조 제2항을 준용한다. 다만, 같은 항 제3호의 경우에는 의료기관 개설 장소의 이전, 제1항제2호 및 제3호에 따른 의료기관의 종류 변경 및 시설 변동만 해당한다. <개정 2017. 6. 21., 2021. 6. 30.>

④ 시 · 도지사는 제1항에 따라 변경허가를 한 때에 의료기관 개설허가증을 고쳐쓸 필요가 있으면 이를 개서하여 주거나 재발급하여야 한다. <개정 2008. 9. 5., 2015. 5. 29., 2021. 6. 30.>

**제28조(의료기관 개설허가 사항의 변경허가)** ① 법 제33조제5항에 따라 의료기관의 개설허가를 받은 자가 그 개설 장소를 이전하거나 다음 각 호의 어느 하나에 해당하는 개설허가 사항의 변경허가를 받으려면 변경 사항을 확인할 수 있는 서류의 사본을 첨부하여 별지 제16호서식의 허가사항 변경신청서(전자문서로 된 신청서를 포함한다)를 시 · 도지사에게 제출해야 한다. 이 경우 신청서를 제출받은 시 · 도지사는 「전자정부법」 제36조제1항에 따른 행정정보의 공동이용을 통해 의료기관 개설허가증을 확인해야 하며, 신청인이 의료기관 개설허가증 확인에 동의하지 않는 경우에는 그 사본을 첨부하도록 해야 한다. <개정 2008. 9. 5., 2010. 1. 29., 2015. 7. 24., 2016. 10. 6., 2016. 12. 29., 2021. 6. 30., 2022. 9. 14.>

1. 의료기관 개설자의 변경 사항
2. 법 제3조제2항에 따른 의료기관의 종류 변경 또는 진료과목의 변동 사항
3. 진료과목 증감이나 입원실 등 주요시설 변경에 따른 시설 변동 내용
4. 의료기관의 명칭 변경 사항
5. 의료기관의 의료인 수

② 제1항에 따라 신청서를 제출받은 시 · 도지사는 종합병원의 개설 장소가 이전되는 경우, 같은 항 제2호에 따라 종합병원으로 변경되는 경우 또는 같은 항 제3호에 따라 종합병원의 주요시설 변경이 있는 경우 「전자정부법」 제36조제1항에 따른 행정정보의 공동이용을 통하여 「전기안전관리법 시행규칙」 제18조제3항 본문에 따른 전기안전점검 확인서를 확인해야 한다. 다만, 신청인이 확인에 동의하지 않는 경우에는 그 사본을 첨부하도록 해야 한다. <신설 2021. 6. 30.>

③ 제1항에 따른 개설허가 변경신청과 관련하여 그 변경사항에 대한 확인 방법 및 기준에 관하여는 제25조제3항을 준용한다. 다만, 같은 항 제3호의 경우에는 의료기관 개설장소의 이전, 제1항제2호 및 제3호에 따른 의료기관의 종류 변경 및 시설 변동만 해당한다. <개정 2017. 6. 21., 2021. 6. 30., 2022. 9. 14.>

④ 시 · 도지사는 제1항에 따라 변경허가를 한 때에 의료기관 개설허가증을 고쳐쓸 필요가 있으면 이를 개서하여 주거나 재발급하여야 한다. <개정 2008. 9. 5., 2015. 5. 29., 2021. 6. 30.>

[시행일: 2023. 3. 15.] 제28조

**제28조의2(실태조사의 시기 · 방법)** ① 보건복지부장관은 법 제33조의3 제1항 전단에 따른 의료기관을 개설할 수 없는 자가 개설 · 운영하는 의료기관에 대한 실태조사(이하 이 조에서 “실태조사”라 한다)를 매년 실시해야 한다.

② 실태조사는 현장조사, 문서열람 등의 방법으로 실시하며, 필요한 경우에는 조사 대상자에게 법 제61조에 따라 보고를 명하거나 법 제61조의2에 따라 자료의 제출 또는 의견의 진술 등을 요청할 수 있다.

③ 보건복지부장관은 실태조사 실시 결과 위법이 확정되면 법 제33조의3 제1항 전단에 따라 다음 각 호의 사항을 관보 또는 보건복지부의 인터넷 홈페이지에 공표해야 한다.

1. 의료기관의 명칭 및 주소
2. 의료기관 개설자의 성명(개설자가 법인인 경우에는 법인명 및 대표자의 성명을 말한다)
3. 위반사항

④ 제1항부터 제3항까지에서 규정한 사항 외에 실태조사에 필요한 사항은 보건복지부장

관이 정한다.
[본조신설 2021. 6. 30.]

**제29조(원격의료의 시설 및 장비)** 법 제34조 제2항에 따라 원격의료를 행하거나 받으려는 자가 갖추어야 할 시설과 장비는 다음 각 호와 같다.
1. 원격진료실
2. 데이터 및 화상(畵像)을 전송·수신할 수 있는 단말기, 서버, 정보통신망 등의 장비

**제30조(폐업 · 휴업의 신고)** ① 법 제40조에 따라 의료기관의 개설자가 의료업을 폐업하거나 휴업하려면 별지 제18호서식의 의료기관 휴업(폐업) 신고서에 다음 각 호의 서류를 첨부하여 관할 시장·군수·구청장에게 제출하여야 한다. <개정 2017. 6. 21.>
1. 의료업의 폐업 또는 휴업에 대한 결의서(법인만 해당한다) 1부
2. 영 제17조의2 각 호의 조치에 관한 서류

② 시장·군수·구청장은 매월의 의료기관 폐업신고의 수리 상황을 그 다음달 15일까지 보건복지부장관에게 보고하여야 한다. <개정 2010. 3. 19.>

③ 법 제33조 제2항 및 제8항에 따라 의원·치과의원·한의원 또는 조산원을 개설한 의료인이 부득이한 사유로 6개월을 초과하여 그 의료기관을 관리할 수 없는 경우 그 개설자는 폐업 또는 휴업 신고를 하여야 한다. <개정 2009. 4. 29., 2015. 12. 23.>

④ 법 제40조 제2항 단서에 따라 폐업 또는 휴업의 신고를 하는 의료기관 개설자가 진료기록부등을 직접 보관하려면 별지 제19호서식의 진료기록 보관계획서에 다음 각 호의 서류를 첨부하여 폐업 또는 휴업 예정일 전까지 관할 보건소장의 허가를 받아야 한다. <개정 2008. 9. 5.>
1. 진료기록부등의 종류별 수량 및 목록
2. 진료기록부등에 대한 체계적이고 안전한 보관계획에 관한 서류

**제30조의2(보건의료자원 통합신고포털을 통한 신고 등)** ① 시·도지사 및 시장·군수·구청장은 「국민건강보험법 시행규칙」 제12조의2 제1항에 따른 전자민원창구(이하 "보건의료자원 통합신고포털"이라 한다)를 통하여 제25조부터 제28조까지의 규정, 제30조 및 제32조에 따른 의료기관 개설(변경)신고·개설(변경)허가 및 폐업·휴업의 신고 등에 관한 사무를 처리할 수 있다.

② 시·도지사 및 시장·군수·구청장은 제1항에 따라 처리한 사항(서면으로 신고 받거나 허가 신청 받아 처리한 사항을 포함한다)을 「국민건강보험법」 제62조에 따른 건강보험심사평가원(이하 "심사평가원"이라 한다)에 「국민건강보험법 시행규칙」 제12조의2 제3항에 따른 방법으로 통보해야 한다. 이 경우 시·도지사 또는 시장·군수·구청장은 제25조 제4항, 제27조 제5항, 제30조 제2항 및 제32조 제2항에 따라 보건복지부장관에게 보고한 것으로 본다. <개정 2017. 6. 21., 2021. 6. 30.>

③ 시·도지사 및 시장·군수·구청장은 심사평가원으로부터 「국민건강보험법 시행규칙」 제12조 제4항 제1호 또는 제2호에 따른 통보를 받은 경우에는 해당 의료기관의 개설자가 제26조 제1항에 따른 의료기관 개설신고사항의 변경신고한 것으로 본다.

④ 시·도지사 및 시장·군수·구청장은 심사평가원으로부터 「국민건강보험법 시행규칙」 제12조 제4항 제3호에 따른 통보를 받은 경우에는 해당 의료기관의 개설허가를 받은 자가 제28조 제1항에 따른 개설허가사항 변경신청서를 제출한 것으로 본다.

⑤ 의료기관의 개설자 또는 개설허가를 받은 자가 보건의료자원 통합신고포털을 통하여 변경신고를 하거나 변경허가를 신청하는 경우에는 제26조 제1항 및 제28조 제1항에도 불구하고 다음 각 호의 구분에 따라 서류의 제출을 생략할 수 있다.
1. 제26조 제1항에 따른 개설신고사항의 변경신고(제32조 제2항 전단에 따라 준용하는

경우를 포함한다)를 하는 경우: 의료기관 개설신고증명서

2. 제28조 제1항에 따른 허가사항 변경신청(제32조 제2항 전단에 따라 준용하는 경우를 포함한다)을 하는 경우: 의료기관 개설허가증

⑥ 시·도지사, 시장·군수·구청장 및 심사평가원은 제1항부터 제5항까지의 규정에 따른 업무를 위하여 불가피한 경우 「개인정보 보호법 시행령」 제19조 제1호 또는 제4호에 따른 주민등록번호 또는 외국인등록번호가 포함된 자료를 처리할 수 있다.

[본조신설 2015. 7. 24.]

제30조의2(보건의료자원 통합신고포털을 통한 신고 등) ① 시·도지사 및 시장·군수·구청장은 「국민건강보험법 시행규칙」 제12조의2제1항에 따른 전자민원창구(이하 "보건의료자원 통합신고포털"이라 한다)를 통하여 제25조부터 제28조까지의 규정, 제30조 및 제32조에 따른 의료기관 개설(변경)신고·개설(변경)허가 및 폐업·휴업의 신고 등에 관한 사무를 처리할 수 있다.

② 시·도지사 및 시장·군수·구청장은 제1항에 따라 처리한 사항(서면으로 신고 받거나 허가 신청 받아 처리한 사항을 포함한다)을 「국민건강보험법」 제62조에 따른 건강보험심사평가원(이하 "심사평가원"이라 한다)에 「국민건강보험법 시행규칙」 제12조의2제3항에 따른 방법으로 통보해야 한다. 이 경우 시·도지사 또는 시장·군수·구청장은 제25조제5항, 제27조제5항, 제30조제2항 및 제32조제2항에 따라 보건복지부장관에게 보고한 것으로 본다. <개정 2017. 6. 21., 2021. 6. 30., 2022. 9. 14.>

③ 시·도지사 및 시장·군수·구청장은 심사평가원으로부터 「국민건강보험법 시행규칙」 제12조제4항제1호 또는 제2호에 따른 통보를 받은 경우에는 해당 의료기관의 개설자가 제26조제1항에 따른 의료기관 개설신고사항의 변경신고한 것으로 본다.

④ 시·도지사 및 시장·군수·구청장은 심사평가원으로부터 「국민건강보험법 시행규칙」 제12조제4항제3호에 따른 통보를 받은 경우에는 해당 의료기관의 개설허가를 받은 자가 제28조제1항에 따른 개설허가사항 변경신청서를 제출한 것으로 본다.

⑤ 의료기관의 개설자 또는 개설허가를 받은 자가 보건의료자원 통합신고포털을 통하여 변경신고를 하거나 변경허가를 신청하는 경우에는 제26조제1항 및 제28조제1항에도 불구하고 다음 각 호의 구분에 따라 서류의 제출을 생략할 수 있다.

1. 제26조제1항에 따른 개설신고사항의 변경신고(제32조제2항 전단에 따라 준용하는 경우를 포함한다)를 하는 경우: 의료기관 개설신고증명서

2. 제28조제1항에 따른 허가사항 변경신청(제32조제2항 전단에 따라 준용하는 경우를 포함한다)을 하는 경우: 의료기관 개설허가증

⑥ 시·도지사, 시장·군수·구청장 및 심사평가원은 제1항부터 제5항까지의 규정에 따른 업무를 위하여 불가피한 경우 「개인정보 보호법 시행령」 제19조제1호 또는 제4호에 따른 주민등록번호 또는 외국인등록번호가 포함된 자료를 처리할 수 있다.

[본조신설 2015. 7. 24.]

[시행일: 2023. 3. 15.] 제30조의2

제30조의3(폐업 · 휴업 시 조치사항) 법 제40조 제4항에 따라 의료기관 개설자는 의료업을 폐업 또는 휴업하려는 때에는 폐업 또는 휴업 신고예정일 14일 전까지 환자 및 환자 보호자가 쉽게 볼 수 있는 장소 및 인터넷 홈페이지(인터넷 홈페이지를 운영하고 있는 자만 해당한다)에 다음 각 호의 사항을 기재한 안내문을 각각 게시하여야 한다. 다만, 입원환자에 대해서는 폐업 또는 휴업 신고예정일 30일 전까지 환자 또는 그 보호자에게 직접 안내문의 내용을 알려야 한다.

1. 폐업 또는 휴업 개시 예정일자

2. 법 제22조 제1항에 따른 진료기록부등(전자의무기록을 포함한다)의 이관·보관 또는 사본 발급 등에 관한 사항
3. 진료비 등의 정산 및 반환 등에 관한 사항
4. 입원 중인 환자의 다른 의료기관으로의 전원(轉院)에 관한 사항
5. 그 밖에 제1호부터 제4호까지에 준하는 사항으로서 환자의 권익 보호를 위하여 보건복지부장관이 특히 필요하다고 인정하여 고시하는 사항[본조신설 2017. 6. 21.]

**제31조(조산원의 지도의사)** 조산원의 개설자는 법 제33조 제6항에 따라 지도의사(指導醫師)를 정하거나 변경한 경우에는 지도의사신고서에 그 지도의사의 승낙서 및 면허증 사본을 첨부하여 관할 시장·군수·구청장에게 제출하여야 한다.

**제32조(부속 의료기관의 개설 특례)** ① 법 제35조 제1항에 따라 의료인·의료법인·국가·지방자치단체·비영리법인 또는 「공공기관의 운영에 관한 법률」에 따른 준정부기관 외의 자가 그 종업원 및 가족의 건강관리를 위하여 부속 의료기관을 개설하려면 별지 제20호서식의 부속 의료기관 개설신고서 또는 개설허가신청서에 다음 각 호의 서류를 첨부하여 시·도지사나 시장·군수·구청장에게 제출하여야 한다. <개정 2015. 7. 24., 2017. 6. 21.>
1. 건물평면도 사본 및 그 구조설명서 사본
2. 의료인 등 근무인원에 대한 확인이 필요한 경우: 면허(자격)증 사본 1부
3. 법 제36조 제1호·제2호·제4호 및 제5호의 준수사항에 적합함을 증명하는 서류

② 부속 의료기관의 개설신고 및 개설허가에 따른 신고 수리 등에 관하여는 제25조 제2항부터 제5항까지, 제26조, 제27조 제3항부터 제6항까지 및 제28조의 규정을 각각 준용한다. 이 경우 "별지 15호서식"은 "별지 제15호의2서식"으로, "별지 제17호서식"은 "별지 제17호의2서식"으로 본다. <개정 2015. 5. 29., 2021. 6. 30.>, [전문개정 2010. 1. 29.]

**제32조(부속 의료기관의 개설 특례)** ① 법 제35조제1항에 따라 의료인·의료법인·국가·지방자치단체·비영리법인 또는 「공공기관의 운영에 관한 법률」에 따른 준정부기관 외의 자가 그 종업원 및 가족의 건강관리를 위하여 부속 의료기관을 개설하려면 별지 제20호서식의 부속 의료기관 개설신고서 또는 개설허가신청서에 다음 각 호의 서류를 첨부하여 시·도지사나 시장·군수·구청장에게 제출하여야 한다. <개정 2015. 7. 24., 2017. 6. 21.>
1. 건물평면도 사본 및 그 구조설명서 사본
2. 의료인 등 근무인원에 대한 확인이 필요한 경우: 면허(자격)증 사본 1부
3. 법 제36조제1호·제2호·제4호 및 제5호의 준수사항에 적합함을 증명하는 서류

② 부속 의료기관의 개설신고 및 개설허가에 따른 신고 수리 등에 관하여는 제25조제3항부터 제6항까지, 제26조, 제27조제3항부터 제6항까지 및 제28조의 규정을 각각 준용한다. 이 경우 "별지 15호서식"은 "별지 제15호의2서식"으로, "별지 제17호서식"은 "별지 제17호의2서식"으로 본다. <개정 2015. 5. 29., 2021. 6. 30., 2022. 9. 14.>, [전문개정 2010. 1. 29.], [시행일: 2023. 3. 15.] 제32조

**제33조** 삭제 <2017. 3. 7.>

**제34조(의료기관의 시설기준 및 규격)** 법 제36조 제1호에 따른 의료기관의 종류별 시설기준은 별표 3과 같고, 그 시설규격은 별표 4와 같다.

**제35조(의료기관의안전관리시설)** 의료기관을 개설하는 자는 법 제36조 제2호에 따라 환자, 의료관계인, 그 밖의 의료기관 종사자의 안전을 위하여 다음 각 호의 시설을 갖추어야 한다. <개정 2017. 3. 7., 2019. 9. 27.>
1. 화재나 그 밖의 긴급한 상황에 대처하기 위하여 필요한 시설
2. 방충, 쥐막기, 세균오염 방지에 관한 시설
3. 채광·환기에 관한 시설

4. 전기·가스 등의 위해 방지에 관한 시설
5. 방사선 위해 방지에 관한 시설
6. 그 밖에 진료과목별로 안전관리를 위하여 필수적으로 갖추어야 할 시설

제35조의2(의료기관의 운영 기준) 의료기관을 개설하는 자는 법 제36조 제3호에 따라 다음 각 호의 운영 기준을 지켜야 한다.
1. 입원실의 정원을 초과하여 환자를 입원시키지 말 것
2. 입원실은 남·여별로 구별하여 운영할 것
3. 입원실이 아닌 장소에 환자를 입원시키지 말 것
4. 외래진료실에는 진료 중인 환자 외에 다른 환자를 대기시키지 말 것

[본조신설 2017. 3. 7.]

제36조(요양병원의 운영) ① 법 제36조 제3호에 따른 요양병원의 입원 대상은 다음 각 호의 어느 하나에 해당하는 자로서 주로 요양이 필요한 자로 한다. <개정 2010. 1. 29.>
1. 노인성 질환자
2. 만성질환자
3. 외과적 수술 후 또는 상해 후 회복기간에 있는 자

② 제1항에도 불구하고 「감염병의 예방 및 관리에 관한 법률」 제41조 제1항에 따라 질병관리청장이 고시한 감염병에 걸린 같은 법 제2조 제13호부터 제15호까지에 따른 감염병환자, 감염병의사환자 또는 병원체보유자(이하 "감염병환자등"이라 한다) 및 같은 법 제42조 제1항 각 호의 어느 하나에 해당하는 감염병환자등은 요양병원의 입원 대상으로 하지 아니한다. <개정 2015. 12. 23., 2020. 9. 11.>

③ 제1항에도 불구하고 「정신건강증진 및 정신질환자 복지서비스 지원에 관한 법률」 제3조 제1호에 따른 정신질환자(노인성 치매환자는 제외한다)는 같은 법 제3조 제5호에 따른 정신의료기관 외의 요양병원의 입원 대상으로 하지 아니한다. <신설 2015. 12. 23., 2017. 5. 30.>

④ 각급 의료기관은 제1항에 따른 환자를 요양병원으로 옮긴 경우에는 환자 이송과 동시에 진료기록 사본 등을 그 요양병원에 송부하여야 한다. <개정 2010. 1. 29., 2015. 12. 23.>

⑤ 요양병원 개설자는 요양환자의 상태가 악화되는 경우에 적절한 조치를 할 수 있도록 환자 후송 등에 관하여 다른 의료기관과 협약을 맺거나 자체 시설 및 인력 등을 확보하여야 한다. <개정 2010. 1. 29., 2015. 12. 23.>

⑥ 삭제 <2020. 2. 28.>

⑦ 요양병원 개설자는 휴일이나 야간에 입원환자의 안전 및 적절한 진료 등을 위하여 소속 의료인 및 직원에 대한 비상연락체계를 구축·유지하여야 한다. <신설 2017. 6. 21.>

제37조 삭제 <2015. 1. 2.>

제38조(의료인 등의 정원) ① 법 제36조 제5호에 따른 의료기관의 종류에 따른 의료인의 정원 기준에 관한 사항은 별표 5와 같다.

② 의료기관은 제1항의 의료인 외에 다음의 기준에 따라 필요한 인원을 두어야 한다. <개정 2008. 9. 5., 2010. 1. 29., 2010. 3. 19., 2015. 5. 29., 2018. 12. 20.>

1. 병원급 의료기관에는 별표 5의2에 따른 약사 또는 한약사(법률 제8365호 약사법 전부개정법률 부칙 제9조에 따라 한약을 조제할 수 있는 약사를 포함한다. 이하 같다)를 두어야 한다.
2. 입원시설을 갖춘 종합병원·병원·치과병원·한방병원 또는 요양병원에는 1명 이상의

영양사를 둔다.

3. 의료기관에는 보건복지부장관이 정하는 바에 따라 각 진료과목별로 필요한 수의 의료기사를 둔다.

4. 종합병원에는 보건복지부장관이 정하는 바에 따라 필요한 수의 보건의료정보관리사를 둔다.

5. 의료기관에는 보건복지부장관이 정하는 바에 따라 필요한 수의 간호조무사를 둔다.

6. 종합병원에는 「사회복지사업법」에 따른 사회복지사 자격을 가진 자 중에서 환자의 갱생·재활과 사회복귀를 위한 상담 및 지도 업무를 담당하는 요원을 1명 이상 둔다.

7. 요양병원에는 시설 안전관리를 담당하는 당직근무자를 1명 이상 둔다.

③ 보건복지부장관은 간호사나 치과위생사의 인력 수급상 필요하다고 인정할 때에는 제1항에 따른 간호사 또는 치과위생사 정원의 일부를 간호조무사로 충당하게 할 수 있다. <개정 2010. 3. 19.>

**제39조(급식관리)** 입원시설을 갖춘 종합병원·병원·치과병원·한방병원·요양병원 또는 정신병원을 개설하는 자는 법 제36조 제6호에 따라 별표 6에서 정하는 바에 따라 환자의 식사를 위생적으로 관리·제공해야 한다. <개정 2017. 3. 7., 2021. 6. 30.>

**제39조의2(의료기관의 위생관리 기준)** 의료기관을 개설하는 자는 법 제36조 제7호에 따라 다음 각 호의 위생관리 기준을 지켜야 한다.

1. 환자의 처치에 사용되는 기구 및 물품(1회용 기구 및 물품은 제외한다)은 보건복지부장관이 정하여 고시하는 방법에 따라 소독하여 사용할 것

2. 감염의 우려가 있는 환자가 입원하였던 입원실 및 그 옷·침구·식기 등은 완전히 소독하여 사용할 것

3. 의료기관에서 업무를 수행하는 보건의료인에 대하여 손 위생에 대한 교육을 실시할 것

[본조신설 2017. 3. 7.]

**제39조의3(의약품 및 일회용 의료기기의 사용 기준)** 의료기관을 개설하는 자는 법 제36조 제8호에 따라 의약품 및 일회용 의료기기의 사용에 관한 다음 각 호의 기준을 지켜야 한다. <개정 2020. 9. 4.>

1. 변질·오염·손상되었거나 유효기한·사용기한이 지난 의약품을 진열하거나 사용하지 말 것

2. 「의약품 등의 안전에 관한 규칙」 제62조 제5호에 따라 규격품으로 판매하도록 지정·고시된 한약을 조제하는 경우에는 같은 조 제8호에 따른 품질관리에 관한 사항을 준수할 것(한의원 또는 한방병원만 해당한다)

3. 포장이 개봉되거나 손상된 일회용 주사 의료용품은 사용하지 말고 폐기할 것

4. 일회용 주사기에 주입된 주사제는 지체 없이 환자에게 사용할 것

5. 제3조의2에 따른 일회용 의료기기는 한 번 사용한 경우 다시 사용하지 말고 폐기할 것

[본조신설 2017. 3. 7.]

[제목개정 2020. 9. 4.]

**제39조의4(감염병환자등의 진료 기준)** 의료기관을 개설하는 자는 법 제36조 제9호에 따라 「감염병의 예방 및 관리에 관한 법률 시행령」 별표 2 제1호에 따른 입원치료의 방법 및 절차를 지켜야 한다. <개정 2020. 9. 4.>, [본조신설 2017. 3. 7.]

**제39조의5(감염관리가 필요한 시설의 출입 기준)** ① 의료기관을 개설하는 자는 법 제36조 제10호에 따라 수술실, 분만실, 중환자실(이하 이 조에서 "수술실등"이라 한다)에서 의료행위가 이루어지는 동안 다음 각 호에 해당하는 사람 외에는 수술실등에 출입하는 사람이 없도록 관리해야 한다.

1. 환자
2. 의료행위를 하는 의료인 · 간호조무사 · 의료기사
3. 환자의 보호자 등 의료기관의 장이 출입이 필요하다고 인정하여 승인한 사람으로서 감염관리 등 출입에 필요한 안내를 받은 사람

② 의료기관을 개설하는 자는 수술실등에 출입하는 사람의 이름, 출입 목적, 입실 · 퇴실 일시, 연락처 및 출입 승인 사실(제1항제3호의 사람만 해당한다) 등을 기록(전자기록을 포함한다)하여 관리하고 1년 동안 보존해야 한다. 다만, 환자의 경우 진료기록부, 조산기록부 및 간호기록부 등으로 해당 사실을 확인할 수 있으면 기록, 관리 및 보존을 생략할 수 있다.

③ 의료기관을 개설하는 자는 수술실등의 입구 등 눈에 띄기 쉬운 곳에 출입에 관한 구체적인 사항을 게시해야 한다.[본조신설 2019. 10. 24.], [종전 제39조의5는 제39조의6으로 이동 <2019. 10. 24.>]

**제39조의6(보안장비 설치 및 보안인력 배치 기준 등)** 100개 이상의 병상을 갖춘 병원 · 정신병원 또는 종합병원을 개설하는 자는 법 제36조 제11호에 따라 보안장비 설치 및 보안인력 배치 등에 관한 다음 각 호의 기준을 지켜야 한다.

1. 의료인 및 환자에 대한 폭력행위를 관할 경찰관서에 신고할 수 있는 비상경보장치를 설치할 것
2. 보안 전담인력을 1명 이상 배치할 것
3. 의료인 및 환자에 대한 폭력행위 예방 · 대응 매뉴얼을 마련하여 의료인 및 의료기관 종사자 등을 대상으로 교육을 실시할 것
4. 의료인 및 환자에 대한 폭력행위 예방을 위한 게시물을 제작하여 의료기관의 입구 등 눈에 띄기 쉬운 곳에 게시할 것[본조신설 2020. 4. 24.], [종전 제39조의6은 제39조의7로 이동 <2020. 4. 24.>]

**제39조의7(의료기관의 신체보호대 사용 기준)** 의료기관을 개설하는 자는 법 제36조 제12호에 따라 의료기관에 입원한 환자의 안전을 위하여 별표 7에 따른 의료기관의 신체보호대 사용 기준을 지켜야 한다.[본조신설 2020. 2. 28.], [제39조의6에서 이동, 종전 제39조의7은 제39조의8로 이동 <2020. 4. 24.>]

**제39조의8(의료기관의 의료관련감염 예방을 위한 운영기준)** 의료기관을 개설하는 자는 법 제36조 제13호에 따라 의료관련감염 예방을 위하여 다음 각 호의 기준을 지켜야 한다.

1. 의료관련감염 예방을 위한 자체 규정을 마련하고, 해당 규정의 이행 여부를 관리할 것
2. 의료기관 내 의료관련감염의 전파를 차단하기 위하여 환자격리 등 적절한 조치를 취할 것
3. 의료기관 이용자에게 의료관련감염에 대한 예방방법 및 주의사항을 안내할 것
4. 약물투여, 혈액채취 등 침습적(侵襲的) 시술은 무균 상태에서 할 것

[본조신설 2020. 9. 4.], [종전 제39조의8은 제39조의9로 이동 <2020. 9. 4.>]

**제39조의9(당직의료인)** ① 법 제41조 제2항에 따라 각종 병원에 두어야 하는 당직의료인의 수는 입원환자 200명까지는 의사 · 치과의사 또는 한의사의 경우에는 1명, 간호사의 경우에는 2명을 두되, 입원환자 200명을 초과하는 200명마다 의사 · 치과의사 또는 한의사의 경우에는 1명, 간호사의 경우에는 2명을 추가한 인원 수로 한다.

② 제1항에도 불구하고 법 제3조 제2항 제3호 라목에 따른 요양병원에 두어야 하는 당직의료인의 수는 다음 각 호의 기준에 따른다.

1. 의사 · 치과의사 또는 한의사의 경우에는 입원환자 300명까지는 1명, 입원환자 300명을 초과하는 300명마다 1명을 추가한 인원 수

2. 간호사의 경우에는 입원환자 80명까지는 1명, 입원환자 80명을 초과하는 80명마다 1명을 추가한 인원 수

③ 제1항 및 제2항에도 불구하고 다음 각 호의 어느 하나에 해당하는 의료기관은 입원환자를 진료하는 데에 지장이 없도록 해당 병원의 자체 기준에 따라 당직의료인을 배치할 수 있다.

1. 「정신건강증진 및 정신질환자 복지서비스 지원에 관한 법률」 제3조 제5호 가목에 따른 정신병원

2. 「장애인복지법」 제58조 제1항 제4호에 따른 의료재활시설로서 법 제3조의2에 따른 요건을 갖춘 의료기관

3. 국립정신건강센터, 국립정신병원, 국립소록도병원, 국립결핵병원 및 국립재활원

4. 그 밖에 제1호부터 제3호까지에 준하는 의료기관으로서 보건복지부장관이 당직의료인의 배치 기준을 자체적으로 정할 필요가 있다고 인정하여 고시하는 의료기관

[본조신설 2017. 6. 21.], [제39조의8에서 이동 <2020. 9. 4.>]

**제40조(의료기관의 명칭 표시)** 법 제42조 제2항에 따라 의료기관의 명칭 표시는 다음 각 호에 정하는 바에 따른다. <개정 2010. 1. 29., 2011. 2. 10., 2012. 4. 27., 2017. 3. 7., 2017. 6. 21., 2019. 10. 24., 2021. 6. 30.>

1. 의료기관이 명칭을 표시하는 경우에는 법 제3조 제2항에 따른 의료기관의 종류에 따르는 명칭(종합병원·정신병원의 경우에는 병원을 포함한다) 앞에 고유명칭을 붙인다. 이 경우 그 고유명칭은 의료기관의 종류 명칭과 동일한 크기로 하되, 의료기관의 종류 명칭과 혼동할 우려가 있거나 특정 진료과목 또는 질환명과 비슷한 명칭을 사용하지 못한다.

2. 제1호에도 불구하고 법 제3조의4 제1항에 따라 상급종합병원으로 지정받은 종합병원은 의료기관의 종류에 따른 명칭 대신 상급종합병원의 명칭을 표시할 수 있다.

3. 제1호에도 불구하고 법 제3조의5 제1항에 따라 전문병원으로 지정받은 병원은 지정받은 특정 진료과목 또는 질환명을 표시할 수 있으며, 의료기관의 종류에 따른 명칭 대신 전문병원의 명칭을 표시할 수 있다.

4. 병원·한방병원·치과병원·의원·한의원 또는 치과의원의 개설자가 전문의인 경우에는 그 의료기관의 고유명칭과 의료기관의 종류 명칭 사이에 인정받은 전문과목을 삽입하여 표시할 수 있다. 이 경우 의료기관의 고유명칭 앞에 전문과목 및 전문의를 함께 표시할 수 있다.

5. 제32조에 따른 부속 의료기관이 명칭을 표시하는 경우에는 의료기관의 종류에 따르는 명칭 앞에 그 개설기관의 명칭과 "부속"이라는 문자를 붙여야 한다.

6. 의료기관의 명칭표시판에는 다음 각 목의 사항만을 표시할 수 있다. 다만, 장소가 좁거나 그 밖에 부득이한 사유가 있는 경우에는 제41조 제4항에도 불구하고 같은 조 제1항에 따른 진료과목을 명칭표시판에 함께 표시할 수 있다.

가. 의료기관의 명칭

나. 전화번호

다. 진료에 종사하는 의료인의 면허 종류 및 성명

라. 상급종합병원으로 지정받은 사실(법 제3조의4 제1항에 따라 상급종합병원으로 지정받은 종합병원만 해당한다)

마. 전문병원으로 지정받은 사실(법 제3조의5 제1항에 따라 전문병원으로 지정받은 병원만 해당한다)

바. 병원·한방병원·치과병원·의원·한의원 또는 치과의원의 개설자가 전문의인 경우

에는 해당 개설자의 전문의 자격 및 전문과목

사. 법 제58조 제1항에 따라 의료기관 인증을 받은 사실

7. 제6호가목에 따른 의료기관의 명칭은 한글로 표시하되, 외국어를 함께 표시할 수 있다.

**제41조(진료과목의 표시)** ① 법 제43조에 따라 의료기관이 표시할 수 있는 진료과목은 다음 각 호와 같다. <개정 2011. 12. 7., 2015. 5. 29., 2017. 6. 21., 2017. 11. 28., 2019. 10. 24., 2021. 6. 30., 2022. 11. 22.>

1. 종합병원 : 제2호 및 제3호의 진료과목
2. 병원·정신병원이나 의원 : 내과, 신경과, 정신건강의학과, 외과, 정형외과, 신경외과, 심장혈관흉부외과, 성형외과, 마취통증의학과, 산부인과, 소아청소년과, 안과, 이비인후과, 피부과, 비뇨의학과, 영상의학과, 방사선종양학과, 병리과, 진단검사의학과, 재활의학과, 결핵과, 예방의학과, 가정의학과, 핵의학과, 직업환경의학과 및 응급의학과
3. 치과병원이나 치과의원 : 구강악안면외과, 치과보철과, 치과교정과, 소아치과, 치주과, 치과보존과, 구강내과, 영상치의학과, 구강병리과, 예방치과 및 통합치의학과
4. 한방병원이나 한의원 : 한방내과, 한방부인과, 한방소아과, 한방안·이비인후·피부과, 한방신경정신과, 한방재활의학과, 사상체질과 및 침구과
5. 요양병원 : 제2호 및 제4호의 진료과목

② 법 제43조제1항부터 제3항까지의 규정에 따라 추가로 진료과목을 설치한 의료기관이 표시할 수 있는 진료과목과 법 제43조제4항에 따라 추가로 설치한 진료과목의 진료에 필요한 시설·장비는 별표 8과 같다. <신설 2010. 1. 29.>

③ 의료기관이 진료과목을 표시하는 경우에는 제1항 및 제2항의 진료과목 중 그 의료기관이 확보하고 있는 시설·장비 및 의료관계인에 해당하는 과목만을 표시할 수 있다. <개정 2010. 1. 29.>

④ 의료기관의 진료과목 표시판에는 "진료과목"이라는 글자와 진료과목의 명칭을 표시하여야 한다. <개정 2010. 1. 29.>

**제42조(의료기관의 명칭과 진료과목의 병행 표시 방법)** 제40조 제6호 각 목 외의 부분 단서에 따라 의료기관의 명칭 표시판에 진료과목을 함께 표시하는 경우에는 진료과목을 표시하는 글자의 크기를 의료기관의 명칭을 표시하는 글자 크기의 2분의 1 이내로 하여야 한다. <개정 2011. 2. 10.>

**제42조의2(비급여 진료비용 등의 고지)** ① 법 제45조 제1항에 따라 의료기관 개설자는 「국민건강보험법」 제41조 제4항에 따라 요양급여의 대상에서 제외되는 사항 또는 「의료급여법」 제7조 제3항에 따라 의료급여의 대상에서 제외되는 사항(이하 이 조에서 "비급여 대상"이라 한다)의 항목과 그 가격을 적은 책자 등을 접수창구 등 환자 또는 환자의 보호자가 쉽게 볼 수 있는 장소에 갖추어 두어야 한다. 이 경우 비급여 대상의 항목을 묶어 1회 비용으로 정하여 총액을 표기할 수 있다. <개정 2016. 10. 6., 2020. 9. 4.>

② 법 제45조 제1항에 따라 의료기관 개설자는 비급여 대상 중 보건복지부장관이 정하여 고시하는 비급여 대상을 제공하려는 경우 환자 또는 환자의 보호자에게 진료 전 해당 비급여 대상의 항목과 그 가격을 직접 설명해야 한다. 다만, 수술, 수혈, 전신마취 등이 지체되면 환자의 생명이 위험해지거나 심신상의 중대한 장애를 가져오는 경우에는 그렇지 않다. <신설 2020. 9. 4.>

③ 법 제45조 제2항에 따라 의료기관 개설자는 진료기록부 사본·진단서 등 제증명수수료의 비용을 접수창구 등 환자 및 환자의 보호자가 쉽게 볼 수 있는 장소에 게시하여야 한다. <개정 2020. 9. 4.>

④ 인터넷 홈페이지를 운영하는 의료기관은 제1항 및 제3항의 사항을 제1항 및 제3항의 방법 외에 이용자가 알아보기 쉽도록 인터넷 홈페이지에 따로 표시해야 한다. <개정 2015. 5. 29., 2020. 9. 4.>

⑤ 제1항부터 제4항까지에서 규정한 사항 외에 비급여 진료비용 등의 고지방법의 세부적인 사항은 보건복지부장관이 정하여 고시한다. <신설 2015. 5. 29., 2020. 9. 4.>

[본조신설 2010. 1. 29.]

**제42조의3(비급여 진료비용 등의 보고 및 현황 조사 등)** ① 의료기관의 장은 법 제45조의2 제1항에 따른 비급여진료비용등(이하 이 조에서 "비급여진료비용등"이라 한다)에 관한 나음 각 호의 구분에 따른 사항을 보건복지부장관에게 반기마다 보고해야 한다. 다만, 의료기관의 행정부담, 보고 내용의 활용 목적 등을 고려하여 보건복지부장관이 정하여 고시하는 바에 따라 의료기관별 또는 항목별로 보고 횟수를 달리 정할 수 있다. <개정 2021. 6. 30.>

1. 법 제45조 제1항에 따른 비급여 진료비용: 「국민건강보험 요양급여의 기준에 관한 규칙」 별표 2에 따라 비급여 대상이 되는 행위·약제 및 치료재료 중 다음 각 목의 사항을 고려하여 보건복지부장관이 정하여 고시하는 사항

가. 의료기관에서 실시·사용·조제하는 빈도

나. 의료기관의 징수비용

다. 환자의 수요

라. 환자가 「국민건강보험법 시행령」 별표 2 제3호라목에 따른 희귀난치성질환자등이거나 같은 영 제21조 제3항에 해당하는 경우, 법 제38조에 따른 특수의료장비를 사용하는 경우 등 구체적인 진료 상황

2. 법 제45조 제2항에 따른 제증명수수료: 의료기관에서 발급하는 진단서·증명서 또는 검안서 등의 제증명서류 중 발급 빈도, 발급 비용 및 환자의 수요 등을 고려하여 보건복지부장관이 정하여 고시하는 사항

② 법 제45조의2 제2항에 따라 보건복지부장관이 비급여진료비용등에 대한 현황을 조사·분석하고 그 결과를 공개하는 의료기관은 보건복지부장관이 정하여 고시하는 의료기관으로 한다. <개정 2021. 6. 30.>

③ 삭제 <2021. 6. 30.>

④ 보건복지부장관은 비급여진료비용등에 대한 심층적 조사·분석을 위하여 필요하다고 인정하는 경우에는 관계 전문기관이나 전문가 등에게 필요한 자료 또는 의견의 제출을 요청할 수 있다. <개정 2021. 6. 30.>

⑤ 보건복지부장관은 법 제45조의2 제2항에 따라 비급여진료비용등의 현황에 대한 조사·분석 결과를 공개하는 경우에는 보건복지부장관이 지정하는 정보시스템에 게시하는 방법으로 한다. <개정 2021. 6. 30.>

⑥ 제1항부터 제5항까지의 규정에 따른 비급여진료비용등의 보고와 비급여진료비용등의 현황에 대한 조사·분석 및 공개의 범위, 방법 및 절차 등에 관하여 필요한 세부 사항은 보건복지부장관이 정하여 고시한다. <개정 2021. 6. 30.>, [본조신설 2016. 10. 6.], [제목개정 2021. 6. 30.]

**제43조(감염관리위원회 및 감염관리실의 설치 등)** ① 법 제47조 제1항에서 "보건복지부령으로 정하는 일정 규모 이상의 병원급 의료기관"이란 100개 이상의 병상을 갖춘 병원급 의료기관을 말한다. <개정 2021. 6. 30.>

② 법 제47조 제1항에 따른 감염관리위원회(이하 "위원회"라 한다)는 다음 각 호의 업무를 심의한다. <개정 2009. 4. 29., 2010. 12. 30., 2015. 12. 23., 2016. 10. 6., 2022. 9. 14.>

1. 의료관련감염에 대한 대책, 연간 감염예방계획의 수립 및 시행에 관한 사항
2. 감염관리요원의 선정 및 배치에 관한 사항
3. 감염병환자등의 처리에 관한 사항
4. 병원의 전반적인 위생관리에 관한 사항
5. 의료관련감염 관리에 관한 자체 규정의 제정 및 개정에 관한 사항
6. 삭제 <2012. 8. 2.>
7. 삭제 <2012. 8. 2.>
8. 삭제 <2012. 8. 2.>
9. 그 밖에 의료관련감염 관리에 관한 중요한 사항

③ 법 제47조 제1항에 따른 감염관리실(이하 "감염관리실"이라 한다)은 다음 각 호의 업무를 수행한다. <신설 2012. 8. 2., 2016. 10. 6., 2022. 9. 14.>

1. 의료관련감염의 발생 감시
2. 의료관련감염 관리 실적의 분석 및 평가
3. 직원의 감염관리교육 및 감염과 관련된 직원의 건강관리에 관한 사항
4. 그 밖에 감염 관리에 필요한 사항[제목개정 2012. 8. 2.]

**제44조(위원회의 구성)** ① 위원회는 위원장 1명을 포함한 7명 이상 15명 이하의 위원으로 구성한다.

② 위원장은 해당 의료기관의 장으로 하고, 부위원장은 위원 중에서 위원장이 지명한다. <개정 2012. 8. 2.>

③ 위원은 다음 각 호의 어느 하나에 해당하는 사람과 해당 의료기관의 장이 위촉하는 외부 전문가로 한다. <개정 2012. 8. 2.>

1. 감염관리실장
2. 진료부서의 장
3. 간호부서의 장
4. 진단검사부서의 장
5. 감염 관련 의사 및 해당 의료기관의 장이 필요하다고 인정하는 사람

④ 제3항 각 호에 해당하는 자는 당연직 위원으로 하되 그 임기는 해당 부서의 재직기간으로 하고, 위촉하는 위원의 임기는 2년으로 한다.

**제45조(위원회의 운영)** ① 위원회는 정기회의와 임시회의로 운영한다.

② 정기회의는 연 2회 개최하고, 임시회의는 위원장이 필요하다고 인정하는 때 또는 위원 과반수가 소집을 요구할 때에 개최할 수 있다.

③ 회의는 재적위원 과반수의 출석과 출석위원 과반수의 찬성으로 의결한다.

④ 위원장은 위원회를 대표하며 업무를 총괄한다.

⑤ 위원회는 회의록을 작성하여 참석자의 확인을 받은 후 비치하여야 한다.

⑥ 그 밖에 위원회의 운영에 필요한 사항은 위원장이 정한다.

**제46조(감염관리실의 운영 등)** ① 법 제47조 제1항에 따라 감염관리실에서 감염관리 업무를 수행하는 사람의 인력기준 및 배치기준은 별표 8의2와 같다. <개정 2016. 10. 6.>

② 제1항에 따라 감염관리실(종합병원, 150개 이상의 병상을 갖춘 병원, 치과병원 또는 한방병원만 해당한다)에 두는 인력 중 1명 이상은 감염관리실에서 전담 근무해야 한다. <개정 2021. 6. 30., 2022. 9. 14.>

③ 제1항에 따라 감염관리실에서 근무하는 사람은 별표 8의3에서 정한 교육기준에 따라 교육을 받아야 한다. <개정 2016. 10. 6.>

[전문개정 2012. 8. 2.]

제46조의2(감염병 예방을 위한 정보 제공 등) ① 의료기관의 장은 법 제47조 제2항에 따라 「감염병의 예방 및 관리에 관한 법률」 제2조 제1호에 따른 감염병(이하 이 조에서 "감염병"이라 한다) 예방을 위하여 다음 각 호의 사항에 관한 교육을 실시해야 한다. <개정 2019. 10. 24., 2020. 9. 11.>

1. 감염병의 감염 원인, 감염 경로 및 감염 증상 등 감염병의 내용 및 성격에 관한 사항
2. 감염병에 대한 대응조치, 진료방법 및 예방방법 등 감염병의 예방 및 진료에 관한 사항
3. 감염병 환자의 관리, 감염 물건의 처리, 감염 장소의 소독 및 감염병 보호장비 사용 등 감염병의 관리에 관한 사항
4. 「감염병의 예방 및 관리에 관한 법률」에 따른 의료기관, 보건의료인 또는 의료기관 종사자의 보고·신고 및 협조 등에 관한 사항
5. 그 밖에 감염병 예방 및 관리 등을 위하여 질병관리청장이 특히 필요하다고 인정하는 사항

② 의료기관의 장은 법 제47조 제3항에 따라 감염병이 유행하는 경우 해당 의료기관 내에서 업무를 수행하는 사람에게 제1항의 교육을 2회 이상 실시해야 한다. <개정 2019. 10. 24.>

③ 의료기관의 장은 법 제47조 제3항에 따라 감염병의 확산 및 방지에 필요한 정보를 다음 각 호의 방법으로 제공해야 한다. <개정 2019. 10. 24., 2020. 9. 11.>

1. 의료기관의 인터넷 홈페이지 게시
2. 매뉴얼·게시물 또는 안내문 등의 작성·비치
3. 그 밖에 질병관리청장이 신속하고 정확한 정보 제공을 위하여 적합하다고 인정하여 고시하는 방법

④ 의료기관의 장은 법 제47조 제2항 및 제3항에 따라 교육 및 정보 제공을 위하여 필요하다고 인정하는 경우에는 질병관리청 또는 관할 보건소에 필요한 협조를 요청할 수 있다. <개정 2019. 10. 24., 2020. 9. 11.>

⑤ 제1항부터 제4항까지의 규정에 따른 감염병 예방 정보 교육 및 정보 제공의 내용·방법 및 절차 등에 필요한 세부 사항은 질병관리청장이 정하여 고시한다. <개정 2019. 10. 24., 2020. 9. 11.>, [본조신설 2016. 10. 6.]

제46조의3(의료관련감염 감시 시스템의 등록 절차 · 방법) ① 법 제47조 제5항에 따라 의료기관이 같은 조 제4항에 따른 의료관련감염 감시 시스템(이하 "의료관련감염 감시 시스템"이라 한다)을 통하여 등록할 수 있는 의료관련감염의 종류는 다음 각 호와 같다.

1. 중환자실에서 발생한 감염
2. 수술한 부위의 감염
3. 그 밖에 질병관리청장이 정하여 고시하는 감염

② 제1항에서 규정한 사항 외에 의료관련감염 감시 시스템의 등록 절차·방법 등에 관한 세부적인 사항은 질병관리청장이 정하여 고시한다.

[본조신설 2020. 9. 4.]

제46조의4(의료관련감염 자율보고의 절차 등) ① 법 제47조 제8항에 따른 자율보고(이하 "자율보고"라 한다)를 하려는 사람은 다음 각 호의 구분에 따른 보고서를 질병관리청장에게 제출해야 한다.

1. 의료기관의 장, 의료인 또는 의료기관 종사자: 별지 제21호서식의 의료관련감염 발생 보고서
2. 환자 또는 환자의 보호자: 별지 제21호의2서식의 의료관련감염 발생 보고서

② 법 제47조 제10항에서 "보건복지부령으로 정하는 검증"이란 의료관련감염의 사실관

계에 대한 확인을 말한다.

③ 제1항 및 제2항에서 규정한 사항 외에 자율보고의 접수·분석 등에 필요한 세부적인 사항은 질병관리청장이 정하여 고시한다.

[본조신설 2020. 9. 4.]

**제47조(입원환자의 전원)** ① 법 제47조의2에서 "환자나 보호자의 동의를 받을 수 없는 등 보건복지부령으로 정하는 불가피한 사유"란 환자가 의사표시를 할 수 없는 상태에 있거나 보호자와 연락이 되지 않아 환자나 보호자의 동의를 받을 수 없는 경우를 말한다.

② 의료기관의 장은 법 제47조의2에 따라 환자를 다른 의료기관으로 전원(轉院)시키려면 시장·군수·구청장에게 다음 각 호의 사항을 알리고 승인을 요청해야 한다.

1. 환자가 현재 입원 중인 의료기관과 전원시키려는 의료기관의 명칭·주소·전화번호
2. 환자 또는 보호자의 성명·주민등록번호·주소·전화번호
3. 전원일자
4. 전원사유

③ 제2항에 따라 승인을 요청받은 시장·군수·구청장은 지체 없이 승인 여부를 의료기관의 장에게 통보해야 한다.

④ 제3항에 따라 통보를 받은 의료기관의 장은 환자를 전원시키고 구두, 유선 또는 서면 등으로 제2항 각 호의 사항을 환자의 보호자에게 지체 없이 알려야 한다.

[본조신설 2019. 7. 16.]

**제48조(설립허가신청서의 첨부서류)** 영 제19조에서 "보건복지부령으로 정하는 의료법인설립허가신청서 및 관계 서류"란 별지 제29호서식의 의료법인 설립허가신청서 및 다음 각 호의 서류를 말한다. 이 경우 시·도지사는 「전자정부법」 제36조 제1항에 따른 행정정보의 공동이용을 통하여 건물 등기사항증명서와 토지 등기사항증명서를 확인하여야 한다. <개정 2009. 4. 29., 2010. 9. 1., 2018. 9. 27., 2019. 10. 24.>

1. 의료법인을 설립하려는 자(이하 "설립발기인"이라 한다)의 성명·주소·약력(설립발기인이 법인 또는 조합인 경우에는 그 명칭·소재지, 대표자의 성명·주소와 정관 또는 조합 규약 및 최근의 사업활동)을 적은 서류
2. 설립취지서
3. 정관
4. 재산의 종류·수량·금액 및 권리관계를 적은 재산목록(기본재산과 보통재산으로 구분하여 기재한다) 및 기부신청서(기부자의 재산을 확인할 수 있는 서류를 첨부하되, 시·도지사가 「전자정부법」 제36조제1항에 따른 행정정보의 공동이용을 통하여 첨부서류에 대한 정보를 확인할 수 있는 경우에는 그 확인으로 이를 갈음한다)
5. 부동산·예금·유가증권 등 주된 재산에 관한 등기소·금융기관 등의 증명서
6. 사업 시작 예정 연월일과 해당 사업연도 분(分)의 사업계획서 및 수지예산서
7. 임원 취임 예정자의 이력서(가로 3.5센티미터, 세로 4.5센티미터의 사진을 첨부한다)·취임승낙서 및 「가족관계의 등록 등에 관한 법률」 제15조 제1항 제2호에 따른 기본증명서
8. 설립 발기인이 둘 이상인 경우 그 대표자가 신청하는 경우에는 나머지 설립 발기인의 위임장

**제49조(신청 서류의 보정 등)** ① 시·도지사는 별지 제29호서식의 의료법인 설립허가신청서에 첨부된 서류를 심사하면서 필요하다고 인정될 때에는 신청인에게 기간을 정하여 필요한 자료를 제출하게 하거나 설명을 요구할 수 있다. <개정 2018. 9. 27.>

② 시·도지사는 법 제48조 제1항에 따른 의료법인 설립허가를 한 때에는 별지 제30호서

식의 의료법인 설립허가증을 발급하여야 한다. <신설 2018. 9. 27.>
[제목개정 2018. 9. 27.]

**第50조(설립등기 등의 보고)** 의료법인은 「민법」 제49조부터 제52조까지의 규정에 따라 법인 설립 등기 등의 등기를 한 때에는 각 등기를 한 날부터 7일 이내에 해당 등기보고서를 시·도지사에게 제출하여야 한다. 이 경우 시·도지사는 「전자정부법」 제36조 제1항에 따른 행정정보의 공동이용을 통하여 법인 등기사항증명서를 확인하여야 한다. <개정 2009. 4. 29., 2010. 9. 1.>

**第51조(정관변경허가신청)** 영 제21조에서 "보건복지부령으로 정하는 허가신청서 및 관계 서류"란 별지 제31호서식의 의료법인 정관변경 허가신청서 및 다음 각 호의 서류를 말한다. <개정 2018. 9. 27.>

1. 정관 변경 이유서
2. 정관개정안(신·구 정관의 조문대비표를 첨부하여야 한다.)
3. 정관 변경에 관한 이사회의 회의록
4. 정관 변경에 따라 사업계획 및 수지예산에 변동이 있는 경우에는 그 변동된 사업계획서 및 수지예산서(신·구 대비표를 첨부하여야 한다)

**第52조(임원 선임의 보고 등)** ① 의료법인은 임원을 선임(選任)한 경우에는 선임한 날부터 7일 이내에 임원선임보고서(전자문서로 된 보고서를 포함한다)에 선임된 자에 관한 다음 각 호의 서류(전자문서를 포함한다)를 첨부하여 시·도지사에게 제출하여야 한다. 다만, 재임(再任)된 경우에는 제1호와 제3호의 서류만을 첨부하여 제출할 수 있다. <개정 2008. 9. 5., 2009. 4. 29., 2018. 9. 27.>

1. 임원 선임을 의결한 이사회의 회의록
2. 이력서(가로 3.5센티미터, 세로 4.5센티미터의 사진을 첨부한다)
3. 취임승낙서

② 삭제 <2008. 9. 5.>

**第53조(재산의 증가 보고)** 의료법인은 매수(買受)·기부수령이나 그 밖의 방법으로 재산을 취득한 경우에는 재산을 취득한 날부터 7일 이내에 그 법인의 재산에 편입시키고 재산증가보고서에 다음 각 호의 서류를 첨부하여 시·도지사에게 제출하여야 한다. 이 경우 시·도지사는 「전자정부법」 제36조 제1항에 따른 행정정보의 공동이용을 통하여 건물 등기사항증명서와 토지 등기사항증명서를 확인(부동산 재산 증가의 경우에만 해당한다)하여야 한다. <개정 2009. 4. 29., 2010. 9. 1., 2018. 9. 27., 2019. 9. 27.>

1. 취득사유서
2. 취득한 재산의 종류·수량 및 금액을 적은 서류
3. 재산 취득을 확인할 수 있는 서류(건물 등기사항증명서와 토지 등기사항증명서로 확인할 수 있는 경우에는 그 확인으로 첨부서류를 갈음한다) 또는 금융기관의 증명서

**第54조(기본재산의 처분허가신청)** ① 영 제21조에 따라 의료법인이 기본재산을 매도·증여·임대 또는 교환하거나 담보로 제공(이하 "처분"이라 한다)하려는 경우에는 별지 제32호서식의 기본재산 처분허가신청서에 다음 각 호의 서류를 첨부하여 처분 1개월 전에 보건복지부장관 또는 시·도지사에게 제출하여야 한다. 이 경우 보건복지부장관 또는 시·도지사는 「전자정부법」 제36조 제1항에 따른 행정정보의 공동이용을 통하여 건물 등기사항증명서와 토지 등기사항증명서를 확인하여야 한다. <개정 2018. 9. 27.>

1. 이유서
2. 처분재산의 목록 및 감정평가서(교환인 경우에는 쌍방의 재산에 관한 것이어야 한다)
3. 이사회의 회의록

4. 처분의 목적, 용도, 예정금액, 방법과 처분으로 인하여 감소될 재산의 보충 방법 등을 적은 서류
5. 처분재산과 전체재산의 대비표

② 제1항에도 불구하고 의료법인이 기본재산을 담보로 제공하려는 경우에는 제1항 각 호의 서류 외에 다음 각 호의 서류를 추가로 첨부하여 보건복지부장관 또는 시·도지사에게 제출하여야 한다. <신설 2018. 9. 27.>

1. 상환방법 및 상환계획
2. 피담보채권액 및 담보권자
3. 법인 부채현황 및 부채잔액증명원

③ 보건복지부장관 또는 시·도지사는 제1항의 신청에 따라 허가를 할 때에는 필요한 조건을 붙일 수 있다. <개정 2018. 9. 27.>

**제55조(서류 및 장부의 비치)** ① 의료법인은 「민법」 제55조에 규정된 것 외에 다음 각 호의 서류와 장부를 갖추어 두어야 한다.

1. 정관
2. 임직원의 명부와 이력서
3. 이사회 회의록
4. 재산대장 및 부채대장
5. 보조금을 받은 경우에는 보조금관리대장
6. 수입·지출에 관한 장부 및 증명서류
7. 업무일지
8. 주무관청 및 관계 기관과 주고받은 서류

② 재산목록과 제1항제1호부터 제5호까지의 서류는 영구 보존하고, 제6호의 서류는 10년 보존하며, 그 밖의 서류는 3년 이상 보존하여야 한다.

**제56조(법인사무의 검사·감독)** ① 시·도지사는 의료법인을 감독하는 데에 필요하다고 인정될 때에는 의료법인에 관계되는 서류, 장부, 참고자료를 제출할 것을 명하거나, 소속 공무원에게 의료법인의 사무 및 재산 상황을 검사하게 할 수 있다.

② 제1항에 따라 의료법인의 사무 및 재산 상황을 검사하는 공무원은 그 권한을 증명하는 증표를 지니고 관계인에게 제시하여야 한다.

**제57조(해산신고)** ① 의료법인이 해산(파산의 경우는 제외한다)한 경우 그 청산인은 법 제50조 및 「민법」 제86조에 따라 다음 각 호의 사항을 적은 의료법인 해산신고서를 시·도지사에게 제출하여야 한다. <개정 2009. 4. 29., 2018. 9. 27.>

1. 해산 연월일
2. 해산 사유
3. 청산인의 성명 및 주소
4. 청산인의 대표권을 제한한 경우에는 그 제한 사항

② 청산인이 제1항의 신고를 할 때에는 그 신고서에 다음 각 호의 서류를 첨부하여야 한다. 이 경우 시·도지사는 「전자정부법」 제36조 제1항에 따른 행정정보의 공동이용을 통하여 법인 등기사항증명서를 확인하여야 한다. <개정 2009. 4. 29., 2010. 9. 1.>

1. 해산 당시의 재산목록
2. 잔여재산의 처분 방법의 개요를 적은 서류
3. 해산 당시의 정관
4. 삭제 <2009. 4. 29.>
5. 해산을 의결한 이사회의 회의록

③ 의료법인은 정관에서 정하는 바에 따라 그 해산에 관하여 시·도지사의 허가를 받아야 하는 경우에는 해산 예정 기일, 해산의 원인 및 청산인이 될 자의 성명 및 주소를 적은 의료법인 해산허가신청서에 다음 각 호의 서류를 첨부하여 시·도지사에게 제출하여야 한다. <개정 2018. 9. 27.>
1. 신청 당시의 재산목록 및 감정평가서
2. 잔여재산의 처분 방법의 개요를 적은 서류
3. 신청당시의 정관
4. 해산을 의결한 이사회의 회의록

제58조(잔여재산 처분의 허가) 의료법인의 대표자 또는 청산인이 「민법」 제80조 제2항에 따라 잔여재산의 처분에 대한 허가를 받으려면 다음 각 호의 사항을 적은 잔여재산 처분허가신청서에 해산 당시의 정관을 첨부하여 시·도지사에게 제출하여야 한다. <개정 2018. 9. 27.>
1. 처분 사유
2. 처분하려는 재산의 종류·수량 및 금액
3. 재산의 처분 방법 및 처분계획서

제59조 삭제 <2015. 1. 2.>

제60조(부대사업) 법 제49조 제1항 제7호에서 "휴게음식점영업, 일반음식점영업, 이용업, 미용업 등 환자 또는 의료법인이 개설한 의료기관 종사자 등의 편의를 위하여 보건복지부령으로 정하는 사업"이란 다음 각 호의 사업을 말한다. <개정 2009. 7. 1., 2010. 3. 19., 2014. 9. 19.>
1. 휴게음식점영업, 일반음식점영업, 제과점영업, 위탁급식영업
2. 소매업 중 편의점, 슈퍼마켓, 자동판매기영업 및 서점
2의2. 의류 등 생활용품 판매업 및 식품판매업(건강기능식품 판매업은 제외한다). 다만, 의료법인이 직접 영위하는 경우는 제외한다.
3. 산후조리업
4. 목욕장업
5. 의료기기 임대·판매업. 다만, 의료법인이 직접 영위하는 경우는 제외한다.
6. 숙박업, 여행업 및 외국인환자 유치업
7. 수영장업, 체력단련장업 및 종합체육시설업
8. 장애인보조기구의 제조·개조·수리업
9. 다음 각 목의 어느 하나에 해당하는 업무를 하려는 자에게 의료법인이 개설하는 의료기관의 건물을 임대하는 사업
가. 이용업 및 미용업
나. 안경 조제·판매업
다. 은행업
라. 의원급 의료기관 개설·운영(의료관광호텔에 부대시설로 설치하는 경우로서 진료과목이 의료법인이 개설하는 의료기관과 동일하지 아니한 경우로 한정한다)

제61조(부대사업의 신고 등) ① 법 제49조 제3항 전단에 따라 부대사업을 신고하려는 의료법인은 별지 제22호서식의 신고서에 다음 각 호의 서류를 첨부하여 관할 시·도지사에게 제출해야 한다. <개정 2021. 6. 30.>
1. 삭제 <2021. 6. 30.>
2. 부대사업의 내용을 적은 서류
3. 부대사업을 하려는 건물의 평면도 및 구조설명서

② 제1항에 따른 신고를 받은 시·도지사는 별지 제23호서식의 신고증명서를 발급하여야 한다.

③ 제1항에 따라 신고한 내용을 변경하려는 자는 별지 제22호서식의 변경신고서에 다음 각 호의 서류를 첨부하여 관할 시·도지사에게 제출하여야 한다.

1. 제2항에 따라 발급받은 신고증명서
2. 변경 사항을 증명하는 서류

④ 제3항에 따라 변경신고를 받은 시·도지사는 부대사업 신고증명서에 제3항에 따라 변경한 사항을 적은 후 해당 의료법인에 발급하여야 한다.

**제61조의2(자율심의기구 신고)** ① 법 제57조 제2항 제1호에 따른 의사회·치과의사회·한의사회가 법 제57조 제2항 및 영 제24조 제5항에 따라 신고하려는 경우에는 별지 제23호의2서식의 의료광고 자율심의기구 신고서에 다음 각 호의 서류를 첨부하여 보건복지부장관에게 제출하여야 한다.

1. 영 제24조 제3항 제1호에 따른 전담부서와 상근인력 현황
2. 영 제24조 제3항 제2호에 따른 전산장비와 사무실 현황

② 법 제57조 제2항 제2호의 단체가 법 제57조 제2항 및 영 제24조 제5항에 따라 신고하려는 경우에는 별지 제23호의2서식의 의료광고 자율심의기구 신고서에 다음 각 호의 서류를 첨부하여 보건복지부장관에게 제출하여야 한다.

1. 제1항 각 호의 서류
2. 「소비자기본법」 제29조에 따라 공정거래위원회에 등록한 소비자단체의 등록증 사본
3. 소비자단체의 정관 사본

[본조신설 2018. 9. 27.]

**제61조의3(의료광고 모니터링)** 자율심의기구(법 제57조 제2항에 따라 보건복지부장관에게 신고한 기관 또는 단체를 말한다)는 법 제57조의3에 따라 의료광고가 법 제56조 제1항부터 제3항까지의 규정을 준수하는지 여부에 관한 모니터링 결과를 매 분기별로 분기가 끝난 후 30일 이내에 보건복지부장관에게 제출하여야 한다.

[본조신설 2018. 9. 27.]

**제62조(수탁사업 실적 보고)** ① 법 제58조 제2항 및 영 제29조 제1항에 따라 업무를 위탁받은 법 제58조의11에 따른 의료기관평가인증원(이하 "인증원"이라 한다)의 장은 영 제29조 제2항에 따라 인증신청 접수·평가결과 등 인증업무의 처리 내용을 별지 제23호의3서식에 따라, 이의신청 처리결과에 관한 내용을 별지 제23호의4서식에 따라 매 분기마다 보건복지부장관에게 보고해야 한다. <개정 2018. 9. 27., 2020. 9. 4.>

② 영 제29조 제2항에 따라 인증원의 장은 법 제58조의4 제4항에 따른 의료기관별 인증기준의 적합 여부에 대한 평가 결과와 법 제58조의3 제2항에 따른 인증등급을 지체없이 보건복지부장관에게 보고해야 한다. <개정 2020. 9. 4.>

[전문개정 2011. 2. 10.]

**제63조(의료기관의 재인증)** ① 법 제58조의3 제4항에 따라 재인증을 받으려는 의료기관의 장은 별지 제23호의5서식의 인증신청서와 별지 제23호의6서식의 의료기관 운영현황을 인증원의 장에게 제출해야 한다. <개정 2018. 9. 27., 2020. 9. 4.>

② 의료기관의 재인증 절차는 다음 각 호와 같으며, 재인증 절차의 세부적인 사항은 보건복지부장관의 승인을 받아 인증원의 장이 정한다. <개정 2020. 9. 4.>

1. 인증신청
2. 조사계획 수립
3. 서면 및 현지조사 실시

4. 평가결과 분석 및 인증등급 결정
5. 이의신청 심의 및 처리결과 통보
6. 평가결과 및 인증등급 확정 및 공표
[전문개정 2011. 2. 10.]

**제64조(의료기관 인증의 신청 등)** ① 법 제58조의4 제1항에 따라 인증을 받으려는 의료기관의 장은 별지 제23호의5서식의 인증신청서와 별지 제23호의6서식의 의료기관 운영현황을 인증원의 장에게 제출해야 한다. <개정 2018. 9. 27., 2020. 9. 4.>
② 제1항에 따른 인증 절차는 제63조 제2항을 준용한다.
③ 보건복지부장관은 법 제58조의4 제2항에 따른 요양병원의 장에게 인증신청기간 1개월 전에 인증신청 대상 및 기간 등 조사계획을 수립·통보하여야 한다.
④ 제3항에 따라 조사계획을 통보받은 요양병원의 장은 신청기간 내에 별지 제23호의5서식의 인증신청서와 별지 제23호의6서식의 의료기관 운영현황을 인증원의 장에게 제출해야 한다. <개정 2018. 9. 27., 2020. 9. 4.>
⑤ 법 제58조의4 제3항에 따라 다시 인증을 신청하려는 요양병원의 장은 조건부인증·불인증을 받은 날 또는 인증·조건부인증이 취소된 날부터 90일 이내에 별지 제23호의5서식의 인증신청서와 별지 제23호의6서식의 의료기관 운영현황을 인증원의 장에게 제출해야 한다. <신설 2020. 9. 4.>
⑥ 보건복지부장관은 법 제58조의4 제4항 후단에 따라 인증을 신청한 의료기관에 대하여 인증등급을 결정하기 전에 현지조사를 실시할 수 있다. <신설 2020. 9. 4.>
⑦ 인증원의 장은 별지 제23호의7서식의 인증신청 접수대장과 별지 제23호의8서식의 인증서 발급대장을 작성하여 최종 기재일로부터 5년간 보관해야 한다. 이 경우 해당 기록은 전자문서로 작성·보관할 수 있다. <개정 2018. 9. 27., 2020. 9. 4.>
[전문개정 2011. 2. 10.]

**제64조의2(조사일정 통보)** 인증원의 장은 제64조 제1항에 따른 의료기관 인증 신청을 접수한 날부터 30일 내에 해당 의료기관의 장과 협의하여 조사일정을 정하고 이를 통보해야 한다. <개정 2020. 9. 4.>
[본조신설 2011. 2. 10.]

**제64조의3**
[종전 제64조의3은 제64조의10으로 이동 <2020. 9. 4.>]

**제64조의4(이의신청의 방법 및 처리 결과 통보)** ① 의료기관의 장은 법 제58조의4 제5항에 따라 통보받은 평가 결과 및 인증등급에 대하여 이의가 있는 경우에는 그 통보받은 날부터 30일 내에 이의신청의 내용 및 사유가 포함된 별지 제23호의9서식의 이의신청서에 주장하는 사실을 증명할 수 있는 서류를 첨부하여 인증원의 장에게 제출해야 한다. <개정 2018. 9. 27., 2020. 9. 4.>
② 인증원의 장은 제1항에 따른 이의신청을 받은 경우 그 이의신청 내용을 조사한 후 처리 결과를 이의신청을 받은 날부터 30일 내에 해당 의료기관의 장에게 통보해야 한다. <개정 2020. 9. 4.>
[본조신설 2011. 2. 10.]

**제64조의5(인증서 발급 및 재발급)** ① 인증원의 장은 법 제58조의6 제1항에 따라 의료기관 인증을 받은 의료기관에 별지 제23호의10서식의 의료기관 인증서를 발급해야 한다. <개정 2018. 9. 27., 2020. 9. 4.>
② 제1항에 따른 의료기관 인증서를 발급받은 자가 다음 각 호의 어느 하나에 해당하여 의료기관 인증서를 재발급받으려는 경우에는 별지 제23호의11서식의 의료기관 인증서

재발급 신청서에 의료기관 인증서(의료기관 인증서를 잃어버린 경우는 제외한다)와 증명서류(제2호의 경우만 해당한다)를 첨부하여 인증원의 장에게 제출해야 한다. <개정 2015. 5. 29., 2018. 9. 27., 2020. 9. 4.>

1. 인증서를 잃어버리거나 인증서가 헐어 사용하지 못하게 된 경우
2. 의료기관의 개설자가 변경된 경우

③ 제2항에 따른 의료기관 인증서 재발급 신청을 받은 인증원의 장이 의료기관 인증서를 재발급한 때에는 별지 제23호의8서식의 인증서 발급대장에 그 내용을 적어야 한다. <개정 2020. 9. 4.>

[본조신설 2011. 2. 10.]

[제목개정 2020. 9. 4.]

**제64조의6(인증마크의 도안 및 표시방법)** ① 제58조의6 제3항에 따른 인증을 나타내는 표시(이하 "인증마크"라 한다)의 도안 및 표시방법은 별표 9와 같다.

② 인증마크의 사용기간은 법 제58조의3 제3항에 따른 의료기관 인증의 유효기간으로 한다. <개정 2020. 9. 4.>

[본조신설 2011. 2. 10.]

**제64조의7(의료기관 인증의 공표)** 인증원의 장은 법 제58조의7 제1항에 따라 다음 각 호의 사항을 인터넷 홈페이지 등에 공표해야 한다. <개정 2020. 9. 4.>

1. 해당 의료기관의 명칭, 종별, 진료과목 등 일반현황
2. 인증등급 및 인증의 유효기간
3. 인증기준에 따른 평가 결과
4. 그 밖에 의료의 질과 환자 안전의 수준을 높이기 위하여 보건복지부장관이 정하는 사항

[본조신설 2011. 2. 10.]

**제64조의8(의료기관 인증의 사후관리 방법)** ① 보건복지부장관은 법 제58조의9에 따라 인증을 받은 의료기관에 대하여 법 제58조의3 제3항에 따른 의료기관 인증의 유효기간 내에 1회 이상 인증기준의 충족 여부를 조사할 수 있다.

② 제1항에 따른 조사는 서면조사 또는 현지조사의 방법으로 실시할 수 있다.

③ 제1항 및 제2항에서 규정한 사항 외에 의료기관 인증의 사후관리에 관한 세부적인 사항은 보건복지부장관의 승인을 받아 인증원의 장이 정한다.

[본조신설 2020. 9. 4.]

[종전 제64조의8은 제64조의9로 이동 <2020. 9. 4.>]

**제64조의9(의료기관 인증의 취소 등)** ① 법 제58조의10 제1항에 따라 의료기관 인증 또는 조건부인증이 취소된 의료기관의 장은 지체없이 인증서를 인증원의 장에게 반납하고, 인증마크의 사용을 정지해야 한다. <개정 2020. 9. 4.>

② 법 제58조의10 제1항에 따른 의료기관의 인증 또는 조건부인증의 취소 및 인증마크의 사용정지 등에 관한 세부기준은 별표 10과 같다. <신설 2020. 9. 4.>

[본조신설 2011. 2. 10.]

[제목개정 2020. 9. 4.]

[제64조의8에서 이동, 종전 제64조의9는 제64조의11로 이동 <2020. 9. 4.>]

**제64조의10(인증비용의 승인)** 법 제58조의11 제6항에 따라 인증원의 장은 의료기관의 종류 및 규모별로 인증에 소요되는 비용을 다음 각 호에 따라 산정하여 보건복지부장관의 승인을 받아야 한다. <개정 2020. 9. 4.>

1. 조사수당, 여비 등 현지조사에 드는 직접비용
2. 인건비, 기관운영비 등 인증원 운영에 드는 간접비용

3. 그 밖에 의료기관 인증기준을 충족하도록 지원하는 전문가의 진단 및 기술 지원 등에 드는 컨설팅 비용

[본조신설 2011. 2. 10.]

[제64조의3에서 이동 <2020. 9. 4.>]

**第64조의11(간호인력 취업교육센터 운영 등)** ① 법 제60조의3 제1항 제5호에서 "보건복지부령으로 정하는 사항"이란 다음 각 호의 사항을 말한다.

1. 간호인력에 대한 취업 상담 및 관련 정보 제공
2. 간호인력의 고용 및 처우에 관한 조사·분석 및 연구
3. 간호인력 취업교육 프로그램의 개발·운영 및 홍보
4. 의료기관 및 간호대학 등 관련 기관 간 협력체계 구축·운영
5. 그 밖에 간호인력의 취업교육 지원을 위하여 보건복지부장관이 특히 필요하다고 인정하는 사항

② 법 제60조의3 제4항에 따른 간호인력 취업교육센터의 사업연도는 정부의 회계연도에 따른다.

[본조신설 2016. 10. 6.]

[제64조의9에서 이동 <2020. 9. 4.>]

**第65조(의료지도원의 자격)** 법 제69조 제2항에 따라 보건복지부장관, 시·도지사 또는 시장·군수·구청장이 의료지도원을 임명하려는 경우에는 다음 각 호의 어느 하나에 해당하는 자 중에서 하여야 한다. <개정 2010. 3. 19.>

1. 의료인 면허를 가진 자
2. 의료 관계 업무에 관한 지식과 경험이 풍부한 자

**第66조(의료지도원의 담당 구역)** ① 보건복지부 소속 의료지도원의 담당 구역은 전국으로 한다. <개정 2010. 3. 19.>

② 시·도 또는 시·군·구(자치구를 말한다) 소속 의료지도원의 담당 구역은 해당 행정구역으로 한다. <개정 2020. 9. 4.>

**第67조(의료지도기록부 비치)** 의료지도원은 의료지도기록부를 갖추어 두고 그 직무집행 상황을 기록하여야 한다.

**第68조(의료지도에 관한 보고)** 의료지도원이 의료지도를 한 결과 법령에 위반된 사실을 발견한 경우에는 지체 없이 이를 그 소속 기관의 장에게 보고하여야 한다.

**第69조(의료지도원의 증표)** 의료지도원임을 증명하는 증표는 별지 제24호서식에 따른다.

**第70조** 삭제 <2012. 4. 27.>

**第71조** 삭제 <2012. 4. 27.>

**第72조** 삭제 <2012. 4. 27.>

**第73조** 삭제 <2015. 1. 2.>

**第74조(치과의사 및 한의사 전문과목 표시)** 법 제77조 제2항 단서에 따라 치과의사전문의 또는 한의사전문의 자격을 인정받은 자에 대하여 전문과목을 표시할 수 있는 의료기관은 다음 각 호와 같다.

1. 병상이 300개 이상인 종합병원
2. 「치과의사전문의의 수련 및 자격인정 등에 관한 규정」에 따른 수련치과병원
3. 「한의사전문의의 수련 및 자격인정 등에 관한 규정」에 따른 수련한방병원

**第75조(한지 의료인의 허가지역 변경)** ① 법 제79조 제3항에 따라 한지(限地) 의료인이 그 허가지역을 변경하려는 경우에는 그 소재지를 관할하는 시·도지사의 허가를 받아야 한다. 다만, 다른 시·도로 변경하거나 2개 시·도 이상에 걸쳐있는 지역으로 변경하려는 경우

에는 보건복지부장관의 허가를 받아야 한다. <개정 2010. 3. 19.>

② 제1항에 따른 한지 의료인의 허가지역 변경에 관한 허가를 할 때에는 다음 각 호에서 정하는 바에 따라야 한다. <개정 2010. 3. 19., 2019. 9. 27.>

1. 의료취약지인 읍·면으로 한정하여 허가하되, 인구·교통, 그 밖의 지리적 여건에 따라 그 진료구역을 제한할 수 있다.
2. 허가 대상은 변경 전의 허가지역에서 3년 이상 계속하여 의료기관을 개설하고 의료행위를 한 자로 한정한다. 다만, 허가지역에 같은 업종에 해당하는 다른 의료인이 있거나 벽지(僻地), 오지(奧地) 또는 섬 등 보건복지부장관이 정하는 지역으로 변경하려는 경우에는 그 기간의 제한을 받지 아니한다.

③ 제1항에 따라 허가지역 변경허가를 받으려는 자는 변경 희망지와 그 사유를 적은 신청서에 면허증을 첨부하여 허가관청에 제출하여야 한다.

**제76조(한지 의료인의 허가지역 변경 보고 등)** ① 시·도지사가 한지의료인에 대하여 그 허가지역의 변경허가를 한 경우에는 그 사실을 해당 면허증에 적어 신청인에게 발급하고, 허가한 날부터 5일 이내에 변경허가사항을 보건복지부장관에게 보고하여야 한다. <개정 2010. 3. 19.>

② 시·도지사는 한지 의료인별 허가지역 일람표를 작성하여 갖추어 두어야 한다.

**제77조(한지 의료인의 의사면허 등의 신청)** ① 법 제79조 제4항에 따라 한지 의료인이 의사, 치과의사 또는 한의사 면허를 받으려는 경우에는 별지 제28호서식의 신청서(전자문서로 된 신청서를 포함한다)에 다음 각 호의 서류(전자문서를 포함한다)를 첨부하여 현재의 근무지 또는 최종 근무지의 관할 시·도지사를 거쳐 보건복지부장관에게 제출하여야 한다. <개정 2008. 9. 5., 2010. 3. 19., 2016. 12. 30.>

1. 한지 의료인 면허증
2. 법 제79조 제4항에 따른 경력을 증명하는 서류 각 1부
3. 법 제8조 제1호 본문에 해당하는 자가 아님을 증명하는 의사의 진단서 또는 법 제8조 제1호 단서에 해당하는 자임을 증명하는 전문의의 진단서
4. 법 제8조 제2호에 해당하는 자가 아님을 증명하는 의사의 진단서
5. 사진(신청 전 6개월 이내에 모자 등을 쓰지 않고 촬영한 천연색 상반신 정면사진으로 가로 3.5센티미터, 세로 4.5센티미터의 사진을 말한다) 5장

② 삭제 <2008. 9. 5.>

③ 제1항의 신청서를 받은 시·도지사는 신청인에게 별지 제28호서식의 접수증을 발급하여야 한다.

④ 제1항에 따라 면허증 발급신청을 한 자는 그 신청일부터 면허증을 받는 날까지 제3항의 접수증을 한지 의료인 면허증을 갈음하여 사용할 수 있다.

**제78조(면허증 등의 갱신신청)** ① 법률 제2533호 의료법중개정법률 부칙 제2조 단서 및 같은 법률 부칙 제7조에 따른 갱신기간이 지난 후에 의사, 치과의사, 한의사, 조산사, 간호사, 전문의 또는 한지 의료인의 면허증 또는 자격증을 갱신하려는 자는 별지 제28호서식의 신청서(전자문서로 된 신청서를 포함한다)에 다음 각 호의 서류를 첨부하여 소속 중앙회의 확인을 받아 해당 면허증 또는 자격증을 발급한 기관(보건복지부장관 또는 시·도지사)에 제출하여야 한다. 이 경우, 보건복지부장관에게 제출하는 신청서는 관할 시·도지사를 거쳐야 한다. <개정 2010. 3. 19., 2016. 12. 30.>

1. 구 면허증 또는 자격증(분실 시 분실사유서)
2. 건강진단서
3. 사진(신청 전 6개월 이내에 모자 등을 쓰지 않고 촬영한 천연색 상반신 정면사진으로

가로 3.5센티미터, 세로 4.5센티미터의 사진을 말한다) 2장
4. 갱신 지연사유서
5. 시민확인서 및 여권사본(외국인만 첨부한다)
② 제1항의 신청서를 받은 시·도지사는 신청인에게 별지 제28호서식의 접수증을 발급하여야 한다.

**제79조(과징금의 징수 절차)** 영 제44조 제2항에 따른 과징금의 징수 절차에 관하여는 「국고금관리법 시행규칙」을 준용한다. 이 경우 납입고지서에는 이의 제기 방법 및 이의 제기 기간을 함께 적어 넣어야 한다. <개정 2008. 9. 5.>
[제목개정 2008. 9. 5.]

**제79조의2(규제의 재검토)** ①보건복지부장관은 다음 각 호의 사항에 대하여 다음 각 호의 기준일을 기준으로 3년마다(매 3년이 되는 해의 기준일과 같은 날 전까지를 말한다) 그 타당성을 검토하여 개선 등의 조치를 해야 한다. <개정 2015. 1. 5., 2015. 5. 29., 2017. 6. 21., 2021. 12. 31.>
1. 삭제 <2021. 12. 31.>
1의2. 제16조의3 및 별표 2의3에 따른 허용되는 경제적 이익등의 범위: 2014년 1월 1일
2. 삭제 <2017. 6. 21.>
3. 삭제 <2017. 6. 21.>
4. 제29조에 따른 원격의료의 시설 및 장비: 2014년 1월 1일
5. 제32조에 따른 부속 의료기관의 개설 특례: 2014년 1월 1일
6. 제39조의6에 따른 보안장비 설치 및 보안인력 배치 기준 등: 2022년 1월 1일
7. 제60조에 따른 부대사업: 2014년 1월 1일
8. 제75조에 따른 한지 의료인의 허가지역 변경: 2014년 1월 1일
② 보건복지부장관은 다음 각 호의 사항에 대하여 다음 각 호의 기준일을 기준으로 2년마다(매 2년이 되는 해의 기준일과 같은 날 전까지를 말한다) 그 타당성을 검토하여 개선 등의 조치를 하여야 한다. <신설 2015. 1. 5., 2016. 12. 29., 2018. 12. 28.>
1. 제13조의3에 따른 기록 열람 등의 요건: 2015년 1월 1일
2. 제17조에 따른 의료인의 실태 등의 신고 및 보고: 2015년 1월 1일
3. 제18조에 따라 외국면허 소지자에게 허용되는 의료행위: 2015년 1월 1일
4. 제34조, 별표 3 및 별표 4에 따른 의료기관의 시설기준 및 규격: 2015년 1월 1일
5. 제38조, 별표 5 및 별표 5의2에 따른 의료인 등의 정원: 2015년 1월 1일
6. 삭제 <2022. 9. 14.>
[본조신설 2013. 12. 31.]

**제80조(과태료의 부과기준)** 영 별표 2 제2호가목에서 "보건복지부령으로 정하는 사항"이란 제26조 제1항 제1호·제2호 또는 제4호에 해당하는 변경사항을 말한다. <개정 2010. 3. 19.>, [전문개정 2009. 4. 29.]

### 부 칙 〈보건복지가족부령 제11호, 2008. 4. 11.〉

**제1조(시행일)** 이 규칙은 공포한 날부터 시행한다. 다만, 제4조제1항제2호 및 제77조제1항제3호의 개정규정은 2008년 4월 18일부터 시행한다.

**제2조(전문과목에 관한 경과조치)** 보건사회부령 제426호 의료법시행규칙개정령 시행 당시 종전의 규정에 따른 전문의 중 내과전문의는 일반내과전문의로, 신경과전문의는 신경정신과전문의로, 외과전문의는 일반외과전문의로, 피부비뇨기과전문의는 피부과전문의 및 비뇨기과전문의로, 병리과 전문의는 임상병리과전문의 및 해부병리과전문의로 각각 본다.

제3조(의료법인 또는 비영리법인의 목적사업의 수행을 위하여 승인을 얻은 외국면허 소지자의 의료행위에 관한 경과조치) 보건복지부령 제261호 의료법시행규칙중개정령의 시행 당시 외국의 의료면허의 소지자로서 종전의 규정에 따라 보건복지부장관의 승인을 받은 자는 제18조의 개정규정에도 불구하고 그 승인기간동안 의료행위를 할 수 있다.

제4조(입원실의 시설규격에 관한 경과조치) 보건복지부령 제382호 의료법 시행규칙 일부개정령의 시행 당시 종전의 규정에 따라 지하층에 입원실을 설치·운영하고 있는 의료기관은 보건복지부령 제382호 의료법 시행규칙 일부개정령의 시행일부터 2년 이내에 별표 4 제1호가목의 개정규정에 적합하게 입원실을 이전·설치하여야 한다.

제5조(다른 법령의 개정) ① 국민건강보험 요양급여의 기준에 관한 규칙 일부를 다음과 같이 개정한다.

별표 2 제4호카목 중 "의료법 제37조의2의 규정에 의한"을 "「의료법」 제46조에 따른"으로 한다.

② 노인복지법 시행규칙 일부를 다음과 같이 개정한다.

제21조제1항제4호 중 "제30조제1항제2호 및 제4호의 규정에 의한"을 "제41조제1항제2호 및 제4호에 따른"으로 한다.

③ 선택진료에관한규칙 일부를 다음과 같이 개정한다.

제1조 중 "의료법 제37조의2의 규정에 의하여"를 "「의료법」 제46조에 따라"로 한다.

④ 위생분야종사자등의건강진단규칙 일부를 다음과 같이 개정한다.

제9조 중 "의료법 제21조의 규정에 의하여"를 "「의료법」 제22조에 따라"로 한다.

⑤ 응급의료에관한법률시행규칙 일부를 다음과 같이 개정한다.

제20조제1항 중 "의료법 제30조제4항의 규정에 따라"를 "「의료법」 제33조제4항에 따라"로 한다.

⑥ 장사등에관한법률시행규칙 일부를 다음과 같이 개정한다.

제2조제2항 중 "의료법시행규칙 별지 제7호서식"을 "「의료법 시행규칙」 별지 제6호서식"으로 한다.

별표 1 제3호다목 중 "의료법시행규칙 별지 제7호서식"을 "「의료법 시행규칙」 별지 제6호서식"으로 한다.

⑦ 치과의사전문의의수련및자격인정등에관한규정시행규칙 일부를 다음과 같이 개정한다.

제11조제1항 중 "의료법 제26조제1항의 규정에 의한"을 "「의료법」 제28조제1항에 따른"으로 한다.

⑧ 한의사전문의의수련및자격인정등에관한규정시행규칙 일부를 다음과 같이 개정한다.

제10조제1항 중 "의료법 제26조제1항의 규정에 의한"을 "「의료법」 제28조제1항에 따른"으로 한다.

제6조 (다른 법령과의 관계) 이 규칙 시행 당시 다른 법령에서 종전의 「의료법 시행규칙」의 규정을 인용한 경우에 이 규칙 가운데 그에 해당하는 규정이 있으면 종전의 규정을 갈음하여 이 규칙의 해당 규정을 인용한 것으로 본다.

### 부 칙 〈보건복지가족부령 제60호, 2008. 9. 5.〉

제1조(시행일) 이 규칙은 공포한 날부터 시행한다. 다만, 별표 1의 개정규정은 2009년 9월 1일부터 시행한다.

제2조(면허증 발급 신청시 제출하는 서류에 관한 적용례) 제4조제1항 및 제77조제1항의 개정규정은 이 규칙 시행 후 최초로 면허증 발급을 신청하는 자부터 적용한다.

제3조(의료기관 개설신고사항 등의 변경에 관한 적용례) 제26조제1항 및 제28조제1항의 개정규

정은 이 규칙 시행 후 최초로 변경 사항이 발생하는 경우부터 적용한다.

제4조(폐업 · 휴업의 신고에 관한 적용례) 제30조제4항의 개정규정은 이 규칙 시행 후 최초로 폐업 또는 휴업 신고를 하는 의료기관부터 적용한다.

제5조(탕전실에 관한 경과조치) 이 규칙 시행 이전에 탕전실을 설치한 의료기관은 별표 4 제11호의2에 따른 탕전실을 갖춘 것으로 본다. 다만, 이 이 규칙 시행일부터 1년 이내에 탕전실을 별표 4의 제11호의2의 개정 규정에 적합하게 하여야 한다.

부 칙 <보건복지가족부령 제105호, 2009. 4. 29.>

제1조(시행일) 이 규칙은 공포한 날부터 시행한다. 다만, 제19조의2부터 제19조의9까지, 제80조, 별표 7, 부칙 제4조 및 부칙 제5조의 개정규정은 2009년 5월 1일부터 시행한다.

제2조(면허증의 발급 등에 관한 적용례) 제4조제3항, 별지 제5호서식 및 별지 제28호서식의 개정규정은 이 규칙 시행 후 최초로 면허증의 발급·재발급 또는 면허증이나 자격증의 갱신 신청을 받은 경우부터 적용한다.

제3조(면허증 등의 반납에 관한 경과조치) 이 규칙 시행 당시 종전의 제8조제2항 및 제3항에 따라 면허증 또는 자격증을 회수·보관하고 있는 보건복지가족부장관 또는 시·도지사는 이 규칙 시행 후 2주일 이내에 그 면허증 또는 자격증을 해당 의료인에게 돌려주어야 한다.

제4조(규제에 대한 재검토) 보건복지가족부장관은 상급종합병원의 외국인환자 유치 제한을 정한 제19조의5의 개정규정에 대하여 2010년 4월 30일까지 그 타당성을 검토하여 그 제한의 완화 또는 유지 등의 여부를 결정하여야 한다.

제5조(다른 법령의 개정) 진단용 방사선 발생장치의 안전관리에 관한 규칙 일부를 다음과 같이 개정한다.

제18조를 삭제한다.

별표 8을 삭제한다.

부 칙 〈보건복지가족부령 제123호, 2009. 7. 1.〉

(한시적 행정규제 유예 등을 위한 건강기능식품에 관한 법률 시행규칙 등 일부개정령)

이 규칙은 2009년 7월 1일부터 시행한다.

부 칙 〈보건복지가족부령 제158호, 2010. 1. 29.〉

제1조(시행일) 이 규칙은 2010년 1월 31일부터 시행한다. 다만, 제33조제10호의 개정규정은 이 규칙 공포 후 6개월이 경과한 날부터 시행하며, 제38조제2항제1호 및 별표 5의2의 개정규정은 이 규칙 공포 후 1년이 경과한 날부터 시행한다.

제2조(의료인 등의 정원에 관한 특례) ① 제38조제2항제1호 및 별표 5의2의 개정규정 시행 당시 개설·운영되고 있는 종합병원(상급종합병원은 제외한다)·병원·치과병원·한방병원·요양병원은 제38조제2항제1호 및 별표 5의2의 개정규정의 시행에도 불구하고 2012년 4월 30일까지 제38조제2항제1호 및 별표 5의2의 개정규정에 따른 약사 또는 한약사를 둘 수 있다.
② 제1항에도 불구하고 제38조제2항제1호 및 별표 5의2의 개정규정 시행 당시 제38조제2항제1호 및 별표 5의2의 개정규정에 따라 추가로 두어야 하는 약사가 3명 이상인 경우에는 2012년 4월 30일까지 약사 2명을 추가로 두고, 2015년 12월 31일까지 나머지 약사를 둘 수 있다.

제3조(의료기관의 명칭 표시에 관한 적용례) 제40조의 개정규정은 이 규칙 시행 후 최초로 개설하는 의료기관 및 명칭을 변경하는 의료기관부터 적용한다.

제4조(종합병원 등에 설치된 장례식장에 관한 경과조치) ① 이 규칙 시행 당시 종합병원·병원·

한방병원 및 요양병원에 이미 설치되어 있는 장례식장은 별표 3 제20호라목의 개정규정에 따라 설치된 장례식장으로 본다.

② 제1항에 따른 장례식장은 이 규칙 시행일부터 3년 이내에 별표 4 제20호의 개정규정에 따른 면적기준을 갖추어야 한다.

제5조(요양병원의 기준에 관한 경과조치) 이 규칙 시행 당시 개설·운영되고 있는 요양병원은 이 규칙 시행일부터 1년 이내에 별표 5의 개정규정에 따른 요건을 갖추어야 한다.

### 부 칙 〈보건복지부령 제1호, 2010. 3. 19.〉
### (보건복지부와 그 소속기관 직제 시행규칙)

제1조(시행일) 이 규칙은 공포한 날부터 시행한다. <단서 생략>

제2조 생략

제3조(다른 법령의 개정) ① 부터 <58> 까지 생략

<59> 의료법 시행규칙 일부를 다음과 같이 개정한다.

제3조제1항·제2항 각 호 외의 부분·제4항 및 제5항, 제4조제2항 및 제4항 각 호 외의 부분, 제5조제3항 각 호 외의 부분, 제6조제1항 각 호 외의 부분 및 제2항, 제7조제3항 전단 및 제4항, 제8조, 제17조제2항, 제18조 각 호 외의 부분, 제19조의6제3항·제4항, 제19조의7제2항, 제19조의8, 제19조의9제2항, 제20조제3항제8호, 제21조제1항, 제24조제1항제2호 및 제7항, 제25조제3항, 제27조제3항, 제30조제2항, 제33조제10호, 제37조, 제38조제2항제3호부터 제5호까지 및 제3항, 제63조제1항 본문 및 제4항부터 제6항까지, 제64조제1항·제2항, 제65조 각 호 외의 부분, 제72조, 제75조제1항 단서 및 제2항제2호 단서, 제76조제1항, 제77조제1항 각 호 외의 부분, 제78조제1항 각 호 외의 부분 전단 및 후단, 별표 1의 제3호가목, 별표 4의 제19호, 별지 제1호서식, 별지 제2호서식, 별지 제4호서식, 별지 제5호서식 앞쪽, 별지 제9호의4서식 뒤쪽 유의사항란, 별지 제9호의5서식 뒤쪽 유의사항란, 별지 제9호의6서식, 별지 제9호의7서식, 별지 제24호서식 및 별지 제28호서식 중 "보건복지가족부장관"을 각각 "보건복지부장관"으로 한다.

제4조제1항 각 호 외의 부분, 제19조의4제1항 각 호 외의 부분 본문·제2항 및 제3항, 제19조의5, 제60조 각 호 외의 부분 및 제80조 중 "보건복지가족부령"을 각각 "보건복지부령"으로 한다.

제66조제1항, 별지 제5호서식 뒤쪽 처리기관란, 별지 제9호의4서식 뒤쪽 처리기관란, 별지 제9호의5서식 뒤쪽 처리기관란 및 별지 제9호의8서식 뒤쪽 처리기관란 중 "보건복지가족부"를 "보건복지부"로 한다.

<60> 부터 <84> 까지 생략

### 부 칙 〈보건복지부령 제18호, 2010. 9. 1.〉
### (행정정보의 공동이용 및 문서감축을 위한 건강검진기본법 시행규칙 등 일부개정령)

이 규칙은 공포한 날로부터 시행한다.

### 부 칙 〈보건복지부령 제26호, 2010. 12. 13.〉

제1조(시행일) 이 규칙은 공포한 날부터 시행한다.

제2조(규제에 대한 검토) 보건복지부장관은 별표 2의3에 따라 허용하는 경제적 이익등의 범위가 적절한 지를 2013년 12월 31일까지 검토하여 그 범위의 확대, 축소 또는 유지 여부를 결정하여야 한다.

## 부 칙 〈보건복지부령 제32호, 2010. 12. 30.〉
## (감염병의 예방 및 관리에 관한 법률 시행규칙)

제1조(시행일) 이 규칙은 2010년 12월 30일부터 시행한다.
제2조(다른 법령의 개정) ①부터 ⑫까지 생략
⑬ 의료법 시행규칙 일부를 다음과 같이 개정한다.
제43조제2항제3호 중 "「전염병예방법」에 따른 전염병환자, 전염병의사환자"를 "「감염병의 예방 및 관리에 관한 법률」에 따른 감염병환자, 감염병의사환자"로 한다.
⑭ 생략
제3조 생략

## 부 칙 〈보건복지부령 제42호, 2011. 2. 10.〉

제1조(시행일) 이 규칙은 공포한 날부터 시행한다. 다만 제40조의 개정규정은 2011년 1월 31일부터 시행하고, 제64조제3항 및 제4항의 개정규정은 2013년 1월 1일부터 시행한다.
제2조(다른 법령의 개정) ① 의료기관 회계기준 규칙 일부를 다음과 같이 개정한다.
제2조 중 "「의료법」 제69조제2항"을 "「의료법」 제62조제2항"으로 한다.
② 의사의조건부면허에관한규칙 일부를 다음과 같이 개정한다.
제1조 중 "의료법시행령(이하 "시행령"이라 한다) 제16조의 규정에 의하여"를 "「의료법 시행령」(이하 "시행령"이라 한다) 제10조에 따라"로 한다.
③ 인체조직 안전 및 관리 등에 관한 법률 시행규칙 일부를 다음과 같이 개정한다.
제16조 중 "의료보수"를 "비급여 진료비용"으로 한다.
④ 장기등 이식에 관한 법률 시행규칙 일부를 다음과 같이 개정한다.
제14조 중 "의료보수"를 "비급여 진료비용"으로 한다.

## 부 칙 〈보건복지부령 제50호, 2011. 4. 7.〉
## (경제활성화 및 친서민 국민불편해소 등을 위한 국민건강증진법 시행규칙 등 일부개정령)

제1조(시행일) 이 규칙은 공포한 날부터 시행한다. <단서 생략>
제2조 및 제3조 생략

## 부 칙 〈보건복지부령 제88호, 2011. 12. 7.〉
## (전문의의 수련 및 자격 인정 등에 관한 규정 시행규칙)

제1조(시행일) 이 규칙은 공포한 날부터 시행한다.
제2조(다른 법령의 개정) ① 의료법 시행규칙 일부를 다음과 같이 개정한다.
제41조제1항제2호 중 "정신과"를 "정신건강의학과"로, "산업의학과"를 "직업환경의학과"로 한다.
②부터 ④까지 생략

## 부 칙 〈보건복지부령 제121호, 2012. 4. 27.〉

이 규칙은 2012년 4월 29일부터 시행한다. 다만 제9조 및 제40조의 개정규정은 2012년 8월 5일부터 시행한다.

## 부 칙 〈보건복지부령 제145호, 2012. 8. 2.〉

제1조(시행일) 이 규칙은 2012년 8월 2일부터 시행한다. 다만, 제43조, 제44조, 제46조 및 별

표 8의2의 개정규정은 2012년 8월 5일부터 시행한다.

**제2조(감염관리실 전담 인력의 교육에 관한 특례)** 다음 각 호의 어느 하나에 해당하는 사람은 2013년 8월 5일까지 별표 8의2에서 정한 교육기준에 따라 교육을 받아야 한다.

1. 이 규칙 시행 당시 감염관리실에서 전담 근무하는 사람
2. 이 규칙 시행 당시의 의료기관이 제43조제1항의 개정규정에 따라 새로 설치하는 감염관리실에서 전담 근무하는 사람

### 부 칙 〈보건복지부령 제188호, 2013. 3. 23.〉 (약사법 시행규칙)

**제1조(시행일)** 이 규칙은 공포한 날부터 시행한다. <단서 생략>

**제2조** 부터 제11조까지 생략

**제12조(다른 법령의 개정)** ① 및 ② 생략

③ 의료법 시행규칙 일부를 다음과 같이 개정한다.

제33조제8호 중 "「약사법 시행규칙」 제62조제1항제10호"를 "「의약품 등의 안전에 관한 규칙」 제62조제5호"로 한다.

④ 생략

**제13조** 생략

### 부 칙 〈보건복지부령 제193호, 2013. 4. 17.〉 (행정수수료 합리화를 위한 국민영양관리법 시행규칙 등 일부개정령)

이 규칙은 공포한 날부터 시행한다.

### 부 칙 〈보건복지부령 제213호, 2013. 10. 4.〉

**제1조(시행일)** 이 규칙은 공포 후 6개월이 경과한 날부터 시행한다. 다만, 제14조의 개정규정은 2013년 10월 6일부터 시행한다.

**제2조(진료기록부등에 관한 적용례)** 제14조의 개정규정은 이 규칙 시행 후의 의료행위에 관한 사항과 의견을 진료기록부등에 기록하는 경우부터 적용한다.

**제3조(요양병원의 침대용 엘리베이터 설치에 관한 특례)** 부칙 제4조에도 불구하고 이 규칙 시행 당시 개설·운영되고 있는 2층 이상의 건물에 해당하는 요양병원에 「승강기시설 안전관리법 시행규칙」 별표 1에 따른 승객용 용도의 엘리베이터를 설치한 경우 별표 4의 개정규정에 따른 침대용 엘리베이터를 설치한 것으로 본다. 다만, 이 규칙 시행 후 그 요양병원이 다음 각 호의 어느 하나에 해당하게 되는 경우에는 별표 4의 개정규정에 따른 침대용 엘리베이터를 갖추어야 한다.

1. 요양병원 건물에 대하여 「건축법」 제11조에 따른 허가를 받아 건축 또는 대수선을 하는 경우(개설자가 해당 건물의 전부 또는 일부를 소유한 경우만 해당한다)
2. 요양병원의 개설 장소를 이전하거나 요양병원 건물을 새로 소유 또는 임차하는 경우
3. 요양병원 개설자가 변경되는 경우

**제4조(요양병원의 시설기준 및 시설규격에 관한 경과조치)** 이 규칙 시행 당시 개설·운영되고 있는 요양병원은 이 규칙 시행일부터 1년 이내에 별표 3의 개정규정에 따른 시설기준 및 별표 4의 개정규정에 따른 시설규격에 맞는 시설을 갖추어야 한다.

### 부 칙 〈보건복지부령 제228호, 2013. 12. 31.〉 (행정규제기본법 개정에 따른 규제 재검토기한 설정을 위한 감염병의 예방 및 관리에 관한 법률 시행규칙 등 일부개정령)

이 규칙은 2014년 1월 1일부터 시행한다.

부 칙 〈보건복지부령 제254호, 2014. 8. 6.〉
(개인정보 보호를 위한 국민연금법 시행규칙 등 일부개정령)

이 규칙은 공포한 날부터 시행한다.

부 칙 〈보건복지부령 제262호, 2014. 9. 19.〉

제1조(시행일) 이 규칙은 공포한 날부터 시행한다.

제2조(부대사업에 관한 경과조치) 이 규칙 시행 당시 종전의 제60조제4호·제6호 및 제7호에 따른 부대사업을 신고한 의료법인은 제60조제9호가목부터 다목까지의 개정규정에 따른 부대사업을 신고한 것으로 본다.

부 칙 〈보건복지부령 제282호, 2015. 1. 2.〉

제1조(시행일) 이 규칙은 공포한 날부터 시행한다.

제2조(외국인환자 유치업자의 보증보험 가입에 관한 적용례) 제19조의4제1항제3호의 개정규정은 이 규칙 시행 이후 등록하거나 보증보험을 갱신하는 외국인환자 유치업자부터 적용한다.

부 칙 〈보건복지부령 제283호, 2015. 1. 5.〉
(규제 재검토기한 설정 등 규제정비를 위한
감염병의 예방 및 관리에 관한 법률 시행규칙 등 일부개정령)

이 규칙은 공포일로부터 시행한다.

부 칙 〈보건복지부령 제317호, 2015. 5. 29.〉

제1조(시행일) 이 규칙은 공포한 날부터 시행한다. 다만, 별표 5의 개정규정은 공포 후 1년이 경과한 날부터 시행한다.

제2조(수술실 등에 관한 경과조치) ① 이 규칙 시행 당시 개설·운영 중인 의료기관은 이 규칙 시행일부터 3년 이내에 별표 3 제3호·제7호 및 별표 4 제3호가목의 개정규정에 따른 시설을 갖추어야 한다.

② 이 규칙 시행 당시 개설·운영 중인 의료기관은 이 규칙 시행일부터 6개월 이내에 별표 4 제3호나목 및 다목의 개정규정에 따른 장비 및 설비를 갖추어야 한다.

③ 제1항 및 제2항에도 불구하고 이 규칙 시행 당시 개설·운영 중인 의료기관이 이 규칙 시행 이후 외과계 진료과목을 추가로 설치하거나 개설 장소를 이전하려는 경우에는 제26조제1항(제32조제2항에 따라 준용하는 경우를 포함한다)에 따른 변경신고 또는 제28조제1항(제32조제2항에 따라 준용하는 경우를 포함한다)에 따른 변경허가 신청을 하기 전에 별표 3 제3호·제7호 및 별표 4 제3호의 개정규정에 따른 시설, 장비 및 설비를 갖추어야 한다.

제3조(요양병원 출입구 시설에 관한 경과조치) 이 규칙 시행 당시 개설·운영 중인 요양병원은 이 규칙 시행일부터 1년 이내에 별표 4 제20호사목의 개정규정에 따른 시설을 갖추어야 한다.

부 칙 〈보건복지부령 제336호, 2015. 7. 24.〉

이 규칙은 2016년 1월 1일부터 시행한다.

부　칙 〈보건복지부령 제345호, 2015. 8. 6.〉

이 규칙은 공포한 날부터 시행한다.

부　칙 〈보건복지부령 제375호, 2015. 12. 23.〉

이 규칙은 공포한 날부터 시행한다. 다만, 제30조제3항 및 별표 1의2의 개정규정은 공포 후 3개월이 경과한 날부터 시행하고, 제36조 및 별표 4의2의 개정규정은 공포 후 1년이 경과한 날부터 시행한다.

부　칙 〈보건복지부령 제388호, 2015. 12. 31.〉
(개인정보 보호를 위한 공중보건장학을위한특례법시행규칙 등 일부개정령)

이 규칙은 2016년 1월 1일부터 시행한다.

부　칙 〈보건복지부령 제395호, 2016. 2. 5.〉

제1조(시행일) 이 규칙은 공포 후 6개월이 경과한 날부터 시행한다.

제2조(전자의무기록의 관리 · 보존을 위하여 갖추어야 하는 시설과 장비에 관한 경과조치) 이 규칙 시행 당시 의료기관(법 제49조에 따라 부대사업을 하는 장소를 포함한다)에서 전자의무기록을 관리·보존하고 있는 의료인이나 의료기관 개설자는 이 규칙 시행일부터 6개월 이내에 제16조제1항제1호부터 제6호까지 및 같은 조 제2항의 개정규정에 따른 시설과 장비를 갖추어야 한다.

부　칙 〈보건복지부령 제407호, 2016. 6. 23.〉
(의료 해외진출 및 외국인환자 유치 지원에 관한 법률 시행규칙)

제1조(시행일) 이 규칙은 2016년 6월 23일부터 시행한다.

제2조(다른 법령의 개정) 의료법 시행규칙 일부를 다음과 같이 개정한다.

제19조의3부터 제19조의9까지를 각각 삭제한다.

별지 제9호의4서식부터 별지 제9호의8서식까지를 각각 삭제한다.

부　칙 〈보건복지부령 제442호, 2016. 10. 6.〉

제1조(시행일) 이 규칙은 공포한 날부터 시행한다. 다만, 제12조제1항제8호·제9호 및 제15조제1항제6호의 개정규정은 공포 후 1개월이 경과한 날부터 시행하고, 제46조제1항 및 별표 8의2의 개정규정은 2018년 10월 1일부터 시행한다.

제2조(감염관리실 근무 인력의 교육에 관한 적용례) 제46조제3항의 개정규정은 2017년 1월 1일 이후 교육을 받는 것부터 적용한다.

부　칙 〈보건복지부령 제458호, 2016. 12. 29.〉

제1조(시행일) 이 규칙은 공포 후 1개월이 경과한 날부터 시행한다. 다만, 제13조의2의 개정규정은 2016년 12월 30일부터 시행한다.

제2조(검사내용 기록의 보존에 관한 적용례) 제15조제1항제5호의 개정규정은 이 규칙 시행 후 최초로 검사하는 것부터 적용한다.

부　칙 〈보건복지부령 제462호, 2016. 12. 30.〉
(공공기관 사진제출 관련 국민불편 해소방안 마련을 위한
국민영양관리법 시행규칙 등 일부개정령)

이 규칙은 공포한 날부터 시행한다.

부 칙 〈보건복지부령 제477호, 2017. 2. 3.〉

제1조(시행일) 이 규칙은 공포한 날부터 시행한다.

제2조(의료기관의 시설규격에 관한 적용례) 별표 4 제1호 및 제2호의 개정규정은 부칙 제3조 및 제4조의 적용을 받는 의료기관이 다음 각 호의 어느 하나에 해당하는 경우로서 이 규칙 시행 이후에 의료기관의 개설허가를 신청하거나 개설신고를 하는 경우 또는 의료기관의 개설변경(의료기관의 주소지 이전 또는 입원실·중환자실의 시설변경만 해당한다)의 허가를 신청하거나 신고를 하는 경우에도 적용한다.

1. 이 규칙 시행 이후에 「건축법 시행령」 별표 1 제3호라목 및 제9호에 따른 진료·치료시설 또는 의료시설의 용도로 건축허가를 신청하거나 건축신고를 하는 경우
2. 이 규칙 시행 이후에 의료기관의 개설, 주소지 이전 또는 입원실·중환자실의 시설변경을 위한 매매계약 또는 임대차계약을 체결하여 건축물을 소유하거나 임차하는 경우
3. 이 규칙 시행 이후에 병동으로 사용하지 아니하는 의료기관의 건축물의 전부 또는 일부를 병동으로 사용하는 경우

제3조(입원실 및 중환실의 병상 간 이격거리에 관한 특례) 다음 각 호의 어느 하나에 해당하는 의료기관의 경우에는 별표 4 제1호라목 후단 및 제2호자목의 개정규정에 불구하고 입원실의 병상 간 이격거리는 최소 1미터 이상, 중환자실의 병상 간 이격거리는 최소 1.5미터 이상으로 한다. 이 경우 해당 의료기관은 2018년 12월 31일까지 해당 병상 간 이격거리 기준을 갖추어야 한다.

1. 부칙 제4조제1항 각 호외의 부분 본문에 따른 의료기관
2. 부칙 제4조제3항에 따라 개설되는 의료기관

제4조(의료기관의 시설규격에 관한 경과조치) ① 이 규칙 시행 당시 「의료법」 제33조제3항 및 제4항에 따라 개설허가를 받았거나 개설신고를 한 의료기관, 개설허가·개설신고 절차가 진행 중인 의료기관 또는 같은 법 제33조제5항에 따라 개설허가·개설신고의 변경절차(의료기관의 주소지 이전 또는 입원실·중환자실의 시설변경만 해당한다)가 진행 중인 의료기관의 시설규격에 대해서는 별표 4 제1호 및 제2호의 개정규정에 불구하고 종전의 규정에 따른다. 다만, 병상 수가 300개 이상인 종합병원 또는 요양병원의 경우에는 별표 4 제1호바목·사목 및 같은 표 제2호카목의 개정규정에 따르되, 다음 각 호의 구분에 따른 날까지 해당 개정규정에 따른 시설규격을 갖추어야 한다.

1. 병상 수가 300개 이상인 종합병원: 다음 각 목에 따를 것
가. 2018년 12월 31일까지 별표 4 제1호바목의 기준에 따른 음압격리병실을 갖출 것
나. 2021년 12월 31일까지 별표 4 제2호카목의 기준에 따른 격리병실 또는 음압격리병실을 갖출 것
2. 병상 수가 300개 이상인 요양병원: 2018년 12월 31일까지 별표 4 제1호사목의 기준에 따른 격리병실을 갖출 것

② 보건복지부장관은 제1항제1호에 불구하고 해당 의료기관 병실의 구조·형태·안전 또는 연한 등에 비추어 음압격리병실의 설치가 현저히 곤란하다고 인정하는 경우에는 보건복지부장관이 정하는 기준에 따라 음압격리병실의 설치기준을 완화하거나 이동형 음압시설 등을 설치하게 할 수 있다.

③ 이 규칙 시행 당시 다음 각 호의 어느 하나에 해당하는 자가 이 규칙 시행 이후에 「의료법」 제33조제3항부터 제5항까지의 규정에 따라 의료기관의 개설허가를 신청하거나 개설신고를 하는 경우 또는 개설변경(의료기관의 주소지 이전 또는 입원실·중환자실의

시설변경만 해당한다)을 하는 경우 해당 의료기관의 시설규격에 대해서는 별표 4 제1호 및 제2호의 개정규정에 불구하고 종전의 규정에 따른다. 다만, 병상 수가 300개 이상인 종합병원 또는 요양병원에 설치하는 음압격리병실 또는 격리병실의 경우에는 별표 4 제1호바목·사목 및 같은 표 제2호카목의 개정규정에 따른다.

1. 「건축법 시행령」 별표 1 제3호라목 및 제9호에 따른 진료·치료시설·의료시설의 용도로 건축허가를 받았거나 건축신고를 한 자 또는 건축허가·건축신고 절차가 진행 중인 자
2. 「건축법 시행령」 별표 1 제3호라목 및 제9호에 따른 진료·치료시설·의료시설의 용도로 용도변경 허가를 받았거나 용도변경 신고를 한 자 또는 용도변경허가·용도변경신고 절차가 진행 중인 자
3. 「건축법 시행령」 별표 1 제3호라목 및 제9호에 따른 진료·치료시설·의료시설의 용도에 해당하는 건축물의 매매계약 또는 임대차계약을 체결하여 해당 건축물을 소유하거나 임차하는 자

### 부　칙 〈보건복지부령 제484호, 2017. 3. 7.〉

이 규칙은 공포한 날부터 시행한다.

### 부　칙 〈보건복지부령 제485호, 2017. 3. 7.〉

이 규칙은 2018년 1월 1일부터 시행한다.

### 부　칙 〈보건복지부령 제497호, 2017. 5. 30.〉
### (정신건강증진 및 정신질환자 복지서비스 지원에 관한 법률 시행규칙)

**제1조(시행일)** 이 규칙은 2017년 5월 30일부터 시행한다.

**제2조** 부터 제10조까지 생략

**제11조(다른 법령의 개정)** ①부터 ⑥까지 생략

⑦ 의료법 시행규칙 일부를 다음과 같이 개정한다.

제36조제3항 중 "「정신보건법」 제3조제1호"를 "「정신건강증진 및 정신질환자 복지서비스 지원에 관한 법률」 제3조제1호"로, "같은 법 제3조제3호"를 "같은 법 제3조제5호"로 한다.

⑧부터 ⑫까지 생략

**제12조** 생략

### 부　칙 〈보건복지부령 제502호, 2017. 6. 21.〉

**제1조(시행일)** 이 규칙은 2017년 6월 21일부터 시행한다. 다만, 제30조의2제2항 후단 및 제36조제7항의 개정규정은 2017년 9월 1일부터 시행하고, 제41조제1항제3호의 개정규정(통합치의학과에 관련된 부분만 해당한다)은 2019년 1월 1일부터 시행한다.

**제2조(의료기관의 개설 등에 관한 적용례)** 제25조제1항·제2항, 제26조제2항, 제27조제1항·제2항, 제28조제2항, 제30조제1항 및 제32조제1항의 개정규정은 이 규칙 시행 후 최초로 의료기관(부속의료기관을 포함한다)의 개설허가·변경허가 신청, 개설신고·변경신고 또는 폐업·휴업 신고를 하는 것부터 적용한다.

**제3조(의료업의 폐업 · 휴업에 따른 환자 권익 보호 조치에 관한 적용례)** 제30조의3의 개정규정은 이 규칙 시행 후 최초로 의료업의 폐업 또는 휴업을 신고하는 것부터 적용한다.

부 칙 〈보건복지부령 제511호, 2017. 8. 4.〉

제1조(시행일) 이 규칙은 2021년 3월 1일부터 시행한다.

제2조(치과의사 국가시험 실시에 관한 적용례) 별표 1의3의 개정규정은 이 규칙 시행 이후 국가시험등관리기관의 장이 영 제4조제3항에 따라 공고하는 치과의사 국가시험부터 적용한다.

부 칙 〈보건복지부령 제536호, 2017. 11. 28.〉
(전문의의 수련 및 자격 인정 등에 관한 규정 시행규칙)

제1조(시행일) 이 규칙은 공포한 날부터 시행한다.

제2조(다른 법령의 개정) ① 생략

② 의료법 시행규칙 일부를 다음과 같이 개정한다.

제41조제1항제2호 중 "비뇨기과"를 "비뇨의학과"로 한다.

별표 8 제1호 표의 한방병원란 가목2) 중 "비뇨기과"를 "비뇨의학과"로 한다.

별지 제14호서식 3쪽 진료과목 현황의 진료과목란 중 비뇨기과란을 다음과 같이 한다.

| 비 뇨 의 학 과 |
|---|

별지 제16호서식 3쪽 진료과목 현황의 진료과목란 중 비뇨기과란을 다음과 같이 한다.

| 비 뇨 의 학 과 |
|---|

별지 제20호서식 3쪽 진료과목 현황의 진료과목란 중 비뇨기과란을 다음과 같이 한다.

| 비 뇨 의 학 과 |
|---|

별지 제23호의5서식 제1쪽 제3호 진료과목 개설 현황란 중 "비뇨기과"를 "비뇨의학과"로 한다.

③부터 ⑤까지 생략

제3조 생략

부 칙 〈보건복지부령 제596호, 2018. 9. 27.〉

제1조(시행일) 이 규칙은 2018년 9월 28일부터 시행한다.

제2조(의료광고 모니터링 결과 제출에 관한 특례) 이 규칙 시행일이 속하는 분기의 모니터링 결과 제출은 제61조의3에도 불구하고 2018년 4분기 모니터링 결과와 함께 제출하여야 한다.

제3조(사진 첨부에 관한 경과조치) 이 규칙 시행 전에 이미 의료법인 설립허가가 신청되거나 임원선임이 보고된 경우에는 제48조제7호 및 제52조제1항제2호의 개정규정에도 불구하고 종전의 규정에 따른다.

제4조(기본재산 담보 제공에 관한 경과조치) 이 규칙 시행 전에 이미 담보제공허가신청서를 제출한 경우에는 제54조제2항의 개정규정에도 불구하고 종전의 규정에 따른다.

제5조(해산 허가신청에 관한 경과조치) 이 규칙 시행 전에 이미 해산허가신청서를 제출한 경우에는 제57조제3항의 개정규정에도 불구하고 종전의 규정에 따른다.

제6조(잔여재산 처분 허가에 관한 경과조치) 이 규칙 시행 전에 이미 잔여재산처분허가신청서를 제출한 경우에는 제58조의 개정규정에도 불구하고 종전의 규정에 따른다.

제7조(처방전 서식에 관한 경과조치) 이 규칙 시행 당시 종전의 규정에 따른 별지 제9호서식은 이 규칙 공포 후 1년까지 이 규칙에 따른 개정서식과 함께 사용할 수 있다.

부 칙 〈보건복지부령 제604호, 2018. 12. 20.〉
(의료기사 등에 관한 법률 시행규칙)

제1조(시행일) 이 규칙은 2018년 12월 20일부터 시행한다. <단서 생략>

제2조 부터 제4조까지 생략

제5조(다른 법령의 개정) ①부터 ③까지 생략

④ 의료법 시행규칙 일부를 다음과 같이 개정한다.

제38조제2항제4호 중 "의무기록사(醫務記錄士)"를 "보건의료정보관리사"로 한다.

⑤ 생략

부 칙 〈보건복지부령 제606호, 2018. 12. 28.〉
(행정규제기본법에 따른 일몰규제 정비를 위한
31개 법령의 일부개정에 관한 보건복지부령)

이 규칙은 2019년 1월 1일부터 시행한다.

부 칙 〈보건복지부령 제656호, 2019. 7. 16.〉

제1조(시행일) 이 규칙은 2019년 7월 16일부터 시행한다.

제2조(의사 국가시험 과목의 변경에 관한 적용례) 별표 1의3 제1호의 개정규정은 2021년 7월 17일 이후 공고하여 실시하는 시험부터 적용한다.

부 칙 〈보건복지부령 제672호, 2019. 9. 27.〉
(어려운 법령용어 정비를 위한 48개 법령의 일부개정에 관한 보건복지부령)

이 규칙은 공포한 날부터 시행한다.

부 칙 〈보건복지부령 제673호, 2019. 10. 24.〉

이 규칙은 2019년 10월 24일부터 시행한다. 다만, 제14조제3항의 개정규정은 2020년 2월 28일부터 시행한다.

부 칙 〈보건복지부령 제712호, 2020. 2. 28.〉

이 규칙은 2020년 2월 28일부터 시행한다.

부 칙 〈보건복지부령 제721호, 2020. 4. 24.〉

제1조(시행일) 이 규칙은 공포한 날부터 시행한다.

제2조(보안장비 설치 및 보안인력 배치 기준에 관한 경과조치) ① 이 규칙 시행 당시 개설·운영 중인 의료기관은 이 규칙 시행일부터 6개월 이내에 제39조의6제1호 및 제2호의 개정규정에 따른 장비 및 인력을 갖추어야 한다.

② 제39조의6 각 호 외의 부분의 개정규정 중 "정신병원"은 2021년 3월 4일까지는 "요양병원(「정신건강증진 및 정신질환자 복지서비스 지원에 관한 법률」 제3조제5호에 따른 정신의료기관 중 정신병원인 요양병원만 해당한다)"으로 본다.

부 칙 〈보건복지부령 제747호, 2020. 9. 4.〉

제1조(시행일) 이 규칙은 2020년 9월 5일부터 시행한다. 다만, 제42조의2제2항 및 제42조의3 제1항의 개정규정은 2021년 1월 1일부터 시행한다.

제2조(의료기관 인증마크의 도안 및 표시방법에 관한 적용례) 별표 9의 개정규정은 시행일 이후

의료기관 인증을 받는 의료기관부터 적용한다.

제3조(의료관련감염 업무의 소관 변경에 따른 경과조치) 제46조의3제1항제3호 및 같은 조 제2항, 제46조의4제1항·제3항, 별지 제21호서식 및 별지 제21호의2서식의 개정규정 중 "질병관리청장"은 2020년 9월 11일까지는 "보건복지부장관"으로 본다.

### 부 칙 〈보건복지부령 제749호, 2020. 9. 11.〉
### (보건복지부와 그 소속기관 직제 시행규칙)

제1조(시행일) 이 규칙은 2020년 9월 12일부터 시행한다.

제2조 생략

제3조(다른 법령의 개정) ①부터 ⑪까지 생략

⑫ 의료법 시행규칙 일부를 다음과 같이 개정한다.

제36조제2항, 제46조의2제1항제5호, 같은 조 제3항제3호 및 같은 조 제5항 중 "보건복지부장관"을 각각 "질병관리청장"으로 한다.

제46조의2제4항 중 "질병관리본부"를 "질병관리청"으로 한다.

⑬부터 ⑳까지 생략

### 부 칙 〈보건복지부령 제809호, 2021. 6. 30.〉

이 규칙은 2021년 6월 30일부터 시행한다. 다만, 제13조의3제1항제4호, 제43조제1항, 제46조제2항 및 별표 8의2 제2호다목의 개정규정은 2021년 12월 30일부터 시행한다.

### 부 칙 〈보건복지부령 제851호, 2021. 12. 31.〉
### (행정규제기본법에 따른 일몰규제 정비를 위한 14개 법령의 일부개정에 관한 보건복지부령)

이 규칙은 2021년 12월 31일부터 시행한다.

### 부 칙 〈보건복지부령 제910호, 2022. 9. 14.〉

이 규칙은 공포한 날부터 시행한다. 다만, 제25조부터 제27조까지, 제27조의2, 제28조, 제30조의2, 제32조, 별지 제14호서식 및 별지 제16호서식의 개정규정은 공포 후 6개월이 경과한 날부터 시행한다.

### 부 칙 〈보건복지부령 제918호, 2022. 11. 22.〉
### 전문의의 수련 및 자격 인정 등에 관한 규정 시행규칙)

제1조(시행일) 이 규칙은 공포한 날부터 시행한다. 다만, 부칙 제4조제7항(보건복지부령 제910호 의료법 시행규칙 일부개정령 별지 제14호서식 및 같은 일부개정령 별지 제16호서식의 개정규정에 한정한다)은 2023년 3월 15일부터 시행한다.

제2조 및 제3조 생략

제4조(다른 법령의 개정) ①부터 ⑥까지 생략

⑦ 의료법 시행규칙 일부를 다음과 같이 개정한다.

제41조제1항제2호 중 "흉부외과"를 "심장혈관흉부외과"로 한다.

별지 제14호서식 제3쪽 중 진료과목 현황의 진료과목의 흉부외과란을 다음과 같이 한다.

| 심 장 혈 관<br>흉 부 외 과 |
|---|

보건복지부령 제910호 의료법 시행규칙 일부개정령 별지 제14호서식 제3쪽 중 진료과목 현황의 진료과목의 흉부외과란을 다음과 같이 한다.

| 심 장 혈 관<br>흉 부 외 과 |
|---|

별지 제16호서식 제3쪽 중 진료과목 현황의 진료과목의 흉부외과란을 다음과 같이 한다.

| 심 장 혈 관<br>흉 부 외 과 |
|---|

보건복지부령 제910호 의료법 시행규칙 일부개정령 별지 제16호서식 제3쪽 중 진료과목 현황의 진료과목의 흉부외과란을 다음과 같이 한다.

| 심 장 혈 관<br>흉 부 외 과 |
|---|

별지 제20호서식 제3쪽 중 진료과목 현황의 진료과목의 흉부외과란을 다음과 같이 한다.

| 심 장 혈 관<br>흉 부 외 과 |
|---|

별지 제23호의6서식 제1쪽 제3호의 진료과목 개설현황란 중 "흉부외과"를 "심장혈관흉부외과"로 한다.

⑧부터 ⑩까지 생략

제5조 생략

[저자 약력]

장 제 훈(張諸訓)

조선대학교 경영학과에서 공부했으며, 인사/조직관리로 경영학 박사학위를 받았다. 현) 한국경영학회 평생정회원, 대한경영학회 정회원, 한국창업학회 정회원, 전) 인적자원개발학회 이사, 현) 국제인문사회연구학회 정회원(편집위원), 사) 세계해양섬학회 정회원, 전) 동암의학연구소 상임이사, 전) 좌수영의료재난 이사장, 현) 한국경영기술지도자회, 전) IBS컨설팅리더십센터 이사, [대통령직속] 국가균형발전위원회 소통위원, 세움앤드키움파트너스(기업경영컨설팅) 대표로 활동하고 있다.

현재 조선대학교에서 미래사회융합대학 스마트비즈니스 전공 초빙교수로 재직하고 있다. 또한, 영리 및 비영리(의료기관) 기업은 100년이 넘은 세월 속에서 대를 이어 생존한 장수기업은 어떻게 탄생하며, 그들의 특별한 점이 무엇이고, 나아가 장수기업이 현재 대한민국의 창업자와 기업가들에게 주는 가치가 무엇인지 집요하게 연구해 왔다. 집필 논문으로는 병원조직의 특성과 비정규직 활용방안에 관한 연구, 병원역량이 경영성과에 미치는 영향에 관한 연구, 의료서비스 질이 환자만족과 병원 재이용 의사에 미치는 영향에 관한 연구(한국인적자원개발학회), 환경불확실성, 차별화 전략, 조직구조가 벤처기업의 경영성과 미치는 영향에 관한 연구(한국창업학회), 창업보육매니저 특성이 지원서비스와 입주기업의 경영성과에 미치는 영향(한국경영컨설팅학회), 머신러닝 기법을 활용한 자영업자 폐업 예측 모형 연구: 서울시 25개 자치구를 중심으로(인문사회21), 국내학술지를 통한 소상공인 대상 창업 연구 동향 : DBpia 중심으로(인문사회21)등 다수가 있으며, 저서로는 ≪백년기업 성장의비결≫, ≪병원경영실무≫, ≪병원경영학2판≫, ≪병원경영학3판≫ 외 다수가 있다.

## 병원경영학 제3판


제3판 발행 2024년 8월 20일

지은이 장제훈
펴낸이 박노일

총괄기획 최준규
편 집 이상민

펴낸곳 pnc publishing and culture 피앤씨미디어
경기도 고양시 일산동구 강송로 153 310-1501
등록 제396-2012-000203호
전 화 070)7550-3758 팩 스 02)6280-3758
홈페이지 www.pncmedia.co.kr 이메일 pnc@pncmedia.co.kr
ISBN 979-11-5730-945-0 93320




정 가 27,000원